A Cognitive Neuropsychological Approach to

失語症臨床の認知神経心理学的アプローチ
評価とリハビリテーションのためのガイドブック

Anne Whitworth　Janet Webster　David Howard 著

長塚紀子 監訳

荻野恵　山澤秀子　吉田敬 訳

Assessment and Intervention in Aphasia
A clinician's guide Second edition

協同医書出版社

装幀　岡　孝治

A Cognitive Neuropsychological Approach to Assessment and Intervention in Aphasia : A clinician's guide
Second edition
by Anne Whitworth, Janet Webster, David Howard

Copyright © 2014 Psychology Press
All Rights Reserved. Authorized translation from the English language edition published
by Routledge, a member of the Taylor & Francis Group

Japanese translation rights arranged with Taylor & Francis Group, Abingdon
through Tuttle-Mori Agency, Inc., Tokyo

本書について

　本書は、失語症の評価とリハビリテーションに関して臨床家と研究者の間で好評を得た本の第2版である。失語症を抱える人々に携わる言語病理学者やセラピストのための、認知神経心理学的なアプローチに関する理論的かつ実践的な参考書である。本書は臨床家グループの活動の中から生まれた。失語症に関する理論を解説し、有用な評価法と研究論文を紹介し、多岐にわたる文献を現場の臨床家に役立つようにまとめている。

　第1部は、認知神経心理学的アプローチを概説し、言語プロセスの障害をどのように評価し解釈するかについて説明している。第2部は、言語処理プロセスのさまざまな段階での障害によって起こる機能低下について述べ、さらに根底に流れる障害を同定する評価ツールの使い方をわかりやすく示している。第3部は、セラピーに関する文献をレビューし、失語症のリハビリテーションを計画し効果を検討する中で認知神経心理学的理論を生かす際に臨床家が直面するテーマや課題について述べている。

　この第2版では、名詞だけでなく動詞についても評価と訓練を示し、近年発表された評価法とリハビリテーション研究について紹介している。また、臨床と研究の場においてリハビリテーションの確かな検証をいかに行うかということについて、充実した考察がなされている。

　この本は経験豊富な臨床家によって書かれている。初版同様、失語症のリハビリテーションならびに言語病理学に関連する分野の臨床家と研究者にとって、非常に貴重な財産となるであろう。

著者について

Anne Whitworth（Curtin University（オーストラリア西部）准教授）
言語病理学の研究者・臨床家・教育者で、後天性の神経学的障害（acquired neurological disorders）が専門。

Janet Webster（Newcastle University（英国）上級講師）
Tavistock Aphasia Centre North Eastに勤務する研究者・臨床家。失語症状を抱える者の読み困難や文処理が専門で、臨床で有用な評価法やセラピーの開発に力を注いでいる。

David Howard（Newcastle University（英国）研究教授（Speech and Language Sciences））
失語症学における研究者・臨床家として著名。特に、言語と記憶に関する認知神経心理学が専門。

治療方法が、それが基づく理念よりすばらしいということはないし、その理念を探すことが、目前の臨床をどうするかより重要でないはずがない。

(Zangwill 1947, p.7)

目次

はじめに　v
日本語版によせて　vii
序論　ix

第1部　理論と原則

第1章　認知神経心理学的アプローチ－理論とモデル－［長塚紀子・訳］ ……………… 3
歴史的背景　3
作業理論モデルとしての認知神経心理学　4
競合するモデル　7
〈訳者コラム①〉　11

第2章　障害の見極めと特徴づけ－原則とエビデンス－［長塚紀子・訳］ ……………… 15
エビデンスを探す　15
成績に影響を与える重要な変数　16
エラー反応の特徴　22
課題間の比較　23
〈訳者コラム②〉　26

第2部　機能障害と評価

第3章　評価概論［長塚紀子・訳］ ……………………………………………………… 29
仮説の検証とテストの選択　29
コミュニケーション状態の観察　30
評価レベルの絞り方　30
テストの項目数　31
評価法　31
〈訳者コラム③〉　33

第4章　単語の聴覚的理解［長塚紀子・訳］ …………………………………………… 37
単語の聴覚的理解のモデル　37
単語の聴覚的理解の障害　37

単語の聴覚的理解の評価　40

単語の特徴　41

「聴覚的音韻分析」に関する評価と解釈　42

「音韻入力レキシコン」に関する評価と解釈　43

「音韻入力レキシコン」から「意味システム」へのアクセスに関する評価と解釈　45

「意味システム（理解）」に関する評価と解釈　47

〈訳者コラム④〉　51

第5章　単語の口頭表出　［長塚紀子・訳］　53

単語の口頭表出のモデル　53

口頭表出の障害　54

口頭表出の評価　56

単語の特徴　57

エラータイプ　57

「意味システム（産生）」に関する評価と解釈　60

「音韻出力レキシコン（ならびに意味システムから音韻出力レキシコンへのアクセス）」に関する評価と解釈　61

「音韻出力配列」に関する評価と解釈　63

〈訳者コラム⑤〉　65

第6章　読解と音読　［吉田　敬・訳］　67

読みのモデル　67

読みの障害　70

読みの評価　74

単語の特徴　74

エラータイプ　75

「文字認知」に関する評価と解釈　75

「文字入力レキシコン」に関する評価と解釈　77

「文字入力レキシコンから意味システムへのアクセス」に関する評価と解釈　79

「意味システム」に関する評価と解釈　81

「文字−音韻変換」に関する評価と解釈　83

〈訳者コラム⑥〉　85

第7章　文字単語の表出　［吉田　敬・訳］　87

文字表出・綴りのモデル　87

書字（綴り）の障害　89

単語の書字の評価　92

単語の特徴　93
　　エラータイプ　94
　　「意味システム」に関する評価と解釈　94
　　「意味システムから文字出力レキシコンへのアクセス」に関する評価と解釈　96
　　「文字出力レキシコン」に関する評価と解釈　96
　　「文字出力バッファー」に関する評価と解釈　98
　　「文字実現」に関する評価と解釈　99
　　「書字運動プログラミング」に関する評価と解釈　100
　　「音韻－文字変換」に関する評価と解釈　100
　　〈訳者コラム⑦〉　102

第8章　物体と絵の認知［吉田　敬・訳］ ……………………………………………………… 105
　　物体と絵の認知のモデル　105
　　物体認知の障害　106
　　物体認知の評価　107
　　「視覚的知覚分析」に関する評価と解釈　108
　　「知覚的特徴の統合、複数の物体への分割、像の正規化」に関する評価と解釈　109
　　「構造記述」に関する評価と解釈　109
　　「物体概念」に関する評価と解釈　110
　　〈訳者コラム⑧〉　111

第3部　セラピー

第9章　セラピーを始める前に［長塚紀子・訳］ ………………………………………………… 115
　　セラピーの全体論　116
　　認知神経心理学的な診かた　117
　　認知的な守備領域と改善のメカニズム　118
　　セラピー評価の枠組み―適切なセラピーの認識―　124
　　〈訳者コラム⑨〉　127

第10章　聴覚的理解のセラピー［長塚紀子・訳］ ……………………………………………… 129
　　聴覚的理解に関する研究の概要　129
　　セラピー研究レビュー（研究1〜8）　132
　　〈訳者コラム⑩〉　152

第11章　名詞の想起と産生のセラピー［山澤秀子・訳］ ……………………………………… 155
　　名詞の呼称に関する研究の概要　155

セラピー研究レビュー（研究1〜29）　163
　〈訳者コラム⑪〉　240

第12章　動詞の想起と産生のセラピー［吉田　敬・訳］　241
　動詞の喚語に関する研究の概要　241
　Ⅰ．動詞に関する研究　242
　動詞に関するセラピー研究レビュー（研究1〜13）　244
　Ⅱ．動詞と名詞に関する研究　280
　動詞と名詞に関するセラピー研究レビュー（研究14〜17）　282
　〈訳者コラム⑫〉　293

第13章　読みのセラピー［荻野　恵・訳］　295
　読みに関する研究の概要　295
　セラピー研究レビュー（研究1〜22）　300
　〈訳者コラム⑬〉　358

第14章　書字のセラピー［荻野　恵・訳］　361
　書字に関する研究の概要　361
　セラピー研究レビュー（研究1〜17）　366
　〈訳者コラム⑭〉　412

第15章　認知神経心理学と失語症［長塚紀子・訳］　415
　認知神経心理学の臨床への示唆　416
　セラピーの総合的視点　419
　神経学からのさらなる洞察　421
　セラピープロセスの認知神経心理学的視点による洗練　422
　認知神経心理学と失語症の将来像　424
　〈訳者コラム⑮〉　426

用語解説　427

文献　431

監訳者あとがき　451

著者索引　453

項目索引　455

はじめに

　本書の初版は、英国ニューカッスル地域の言語臨床家の活動の中から生まれた。彼らは定期的に集まり、失語症に関するさまざまな動きについて話し合っていた。新しい評価法やアプローチについて学び、マネージメント方法について意見を交わし、臨床的研究を奨励し、そして、失語症を抱える人々と関わることについて話題を交換した。今もその会合は続いている。認知神経心理学的な考え方が浸透してきた2000年代初頭、現場の臨床家にとって読みやすい文献がこの領域には不足しているという現実に立ち向かい、認知神経心理学を日常の臨床に近づけることに取り組むこととした。失語症を抱える人々に関わる多方面の臨床家や学生にとって理解しやすく、また手に届きやすいものにすることを目指す中で、このプロジェクトから多くのことを学び、結果として、本書初版の出版へとつながったのである。臨床家、学生、そして研究者によってその本が重要な情報源として認められ、また諸外国でも同様の評価を得た。さらに、上記のニューカッスル失語症研究会から引き続き協力を得て、失語症研究の中でも膨大な広がりを見せるこの領域を現場の臨床家にとって意味あるものにしたいという当初の目的が、この第2版に引き継がれることになった。それによって、私たちが関わるクライアントに直接役立ち、仕事の中で私たち自身がエビデンスを残し、それを活用する技術を発展させ、そして、失語症と認知神経心理学の間を取り持つことに貢献することになる。このプロジェクトの過程で活発な討議に参加してくれたニューカッスル失語症研究会のメンバーは以下の通りである（アルファベット順に紹介する）――Deborah Annis、Jennifer Bell、Helen Bird、Jessica Bristowe、Kirsty Bramley、Frauke Buerk、Ros Emerson、Gill Everson、Louise Ferguson、Catherine Fishwick、Jane Giles、Liz Green、Ruth Hall、Amanda Harris、Pat Heaney、Rose Hilton、Fiona Hinshelwood、Lisa Hirst、David Howard、Louise Kelly、Louise Kellett、Anne-Marie Laverty、Rachael Leisk、Amy Lewis、Christine Lucas、Jenny Malone、Selena Mathie、Aileen McDonald、Janet McWilliam、Fiona Menger、Laura Mizzi、Jennie Morgan、Julie Morris、Kath Mumby、Helen Nazlie、Chris Plant、Laura Quietch、Josie Roy、Jennifer Scott、Lucy Skelton、Lucinda Sommerset、Bryony Stevens、Fiona Stewart、Susan Stewart、Jill Summersall、Clare Telford、Julie Trimble、Sonja Turner、Jennifer Vigouroux、Julia Wade、Heather Waldron、Vicki Watts、Janet Webster、Anne Whitworth、Sheila Wight。彼らの努力とサポートによって、本書とその前身である初版が日の目を見た。活発な話し合いを通して、失語症への取り組みに関する議論と検討を熱心に重ねてくれたことに対し、メンバーの皆さんに本当に感謝している。また、初版に関するLyndsey Nickels、Sue Franklin、Lisa Perkinsの貢献に変わらぬ感謝の意を表したい。

Anne Whitworth、Janet Webster、David Howard

日本語版によせて

　失語症に関する認知神経心理学的アプローチについて、Anne Whitworthが1997年に上智大学で2日間にわたりレクチャーを行った。その経験が一つのきっかけとなって、本書『A Cognitive Neuropsychological Approach to Assessment and Intervention in Aphasia : A clinician's guide』の初版が2005年に誕生した。失語症に取り組む臨床家や研究者、学生たちの間で、英国以外でも読まれる本となり、第2版が2014年に刊行された。その間、我々英国のニューカッスル大学チームと上智大学の飯高京子教授（当時）が率いる研究者や臨床家の間で共同研究が行われ、日本語話者のための『SALA失語症検査』が完成した。こうして認知神経心理学的アプローチが日本でも徐々に受け入れられていく中で、長塚紀子氏と吉田敬氏から本書の日本語版出版の話がもちかけられた。それは、英語で発表された失語症臨床に関するたくさんの研究を日本の皆さんにも広めることができる、ということを意味していた。

　この複雑な領域で、しかも臨床で扱う言語自体が異なることもあって、翻訳はかなり難しい作業であると思われた。しかしながら、翻訳者チームとのやり取りは非常にやりがいのあるものだった。長塚氏の注意深い監訳の作業によって、英語における失語症の評価とリハビリテーションが日本語の本になり、日本語との相違点について説明が必要な場合には訳注や訳者コラムで補足された。作業は原書に忠実に、かつ、理論的にも厳密に進められた。この翻訳書は日本の失語症領域に大きく貢献するものとなるであろう。また、学術的にも大きな成果である。

　本書が掲げる「忙しい臨床現場の中でも認知神経心理学的アプローチを推し進め、理論と実践をつなげることを目指す」という当初の目的を、この日本語版も果たしていってくれることを願う。以前から築いてきた協力関係が、ここにさらなる実りをもたらしたことに、長塚氏をはじめ訳者の皆さんに深く感謝したい。

2015年10月
Anne Whitworth、Janet Webster、David Howard

序論

　英国をはじめとする国々の失語症臨床において認知神経心理学的アプローチが失語症を抱える人々の評価や治療に広く使われているという現実がある一方、このアプローチの適用について学びたいと思う言語臨床家にとって入手しやすい書物がまだ少ない。数少ない評価ツールであるPALPA（Psycholinguistic Assessments of Language Processing in Aphasia：Kayら1992）とCAT（Comprehensive Aphasia Test：Swinburnら2004）が広く利用されているが、使用するべき掘り下げテストの適切な選択、検査結果の解釈、言語処理システムの障害されている機能と保たれている機能の見分けなどに関する文献が、なかなか臨床家の手に届かない状態にある。こうしたステップはセラピーを組み立てるうえで大変重要で、Hatfieldら（1983b）は「理論的かつ特化したものであるべき」と述べている。つまり、障害を受けたプロセスと保たれているプロセスに関する一貫した考え方に立脚するという意味で理論的であるべきで、また、個々の障害に効果をもたらすように働きかけるという意味でそれぞれの患者に特化したものであるべきである。
　認知神経心理学をセラピーへどのように応用するかについては、いまだ理解が難しい側面がある。認知神経心理学的アプローチに基づく失語症セラピーに関する文献は増えているが、そうした症例報告は、臨床家にとっての利用のしやすさ、また使われている理論モデルのわかりやすさという点において多様である。本書は、理論的な解説を試み、その理論を実際の評価ツールとセラピーへ明確に関連づけることで、認知神経心理学の枠組みの中で理論と実践を結びつけることを目指した。
　失語症を抱える人々へのサービス提供は医療制度の中で行われることが多いが、本書では、「失語症をもつ人（失語症者[訳注1)]）」と「クライアント（もしくは患者）」という用語を同様の意味で使っている。また、「臨床家」と「セラピスト」という用語はいずれも、言語セラピスト（speech and language therapist）あるいは言語病理学者（speech-language pathologist）を指している。

失語症者とその幅広い臨床状況

　認知神経心理学的アプローチの展開に着手する前に、臨床家として当然のことを述べておき

訳注1) "person with aphasia"または"people with aphasia"について、本来であればすべて「失語症をもつ人／失語症を抱える人々」と訳すべきだが、以下、便宜上「失語症者」とする。なお、原書の中の古い文献タイトルには"aphasic patients"という用語が出てくるが、本文中に"aphasic patient/person/people"という用語はいっさい使われていない。

たい。それは、このアプローチを使ってコミュニケーション障害を分析し、解釈することは、失語症者と関わるという全体的なアプローチにおいて、ほんの一面にしかすぎないということである。このアプローチはトータルコミュニケーションという枠組みの中でのみ使われるべきであり、そのすべての過程の中で、失語症者自身が主体となり、患者個人の状況が考慮され、コミュニケーションに関わるパートナーたちも常に視野の中に置かれるべきである。低下した機能以外に目を向けること、失語症者を一人の人間として見ること、コミュニケーション状況に配慮し、通常提供しているサービス以外にも目を向けることなどは、失語症者に対する一貫した全体的アプローチにおいて当然求められる要素である。

私たちは、このアプローチが失語症者の実生活から切り離されて使われることがないようにと願っている。それでもなお、言語処理システムを包括的に分析することが、その患者の直面している困難さの本質を理解し、それに続く取り組みを導くために必要不可欠であると考えている。

本書の構成

本書は3部からなり、それぞれ相互に関連し合っている。第1部では、失語症者に現在使われている認知神経心理学的アプローチについて、歴史的な枠組みと現代の枠組みの中に位置づけながら詳しく解説する。

第2部では、理論モデルの各段階の障害から生じる機能低下について説明し、それぞれの段階の評価を検討して、モデルの基礎的な解説を行う。第4章から第8章において、単語の聴覚的理解と視覚的理解、単語の口頭表出と書字表出、さらに物体認知について解説する。物体と絵の認知は言語の領域からは外れるが、解説に含めることとした。多くの言語評価で絵が使われており、物体や絵の認知が言語評価の成績に影響を及ぼすからである。第2部全体を通して、根底にある障害を同定する目的で評価ツールを利用する際の、わかりやすい手引きを提示したい。そのために、さまざまな障害パターンを示す症例を簡単に紹介する。今回の第2版では、以前収録していた評価法のうちすでに入手不可能で使用頻度の少ないものは除き、現在入手できる新しい評価法としてCAT（Swinburnら2004）を含めた。また、動詞の理解と表出に焦点を当てた評価法も加えている。品詞の違いによる言語処理の状態を理解し、コミュニケーション効果を高めるリハビリテーションをどのように行うかという点で、失語症の臨床や研究において動詞への関心は増している。

第3部では、セラピーに関する文献を厳選してレビューし、セラピーの詳しい要約を紹介する。セラピーの準備について概説する第9章では、失語症のリハビリテーションで認知神経心理学的アプローチを用いるにあたっての理論からスタートし、臨床現場でセラピー研究を計画する際の方法や実際に役立つ案を提示する。文献に報告されているエビデンスを適用し、クライアントについて新たな仮説を検証する際の臨床研究家の役割に光を当て、また、研究者のそのような活動が失語症の理論と健常者の言語プロセスのいずれにも貢献できることを述べる。

第10章から第14章でセラピー研究を体系的にレビューし、それぞれの研究について、使用した課題、材料、患者へのフィードバックなどのセラピー手続きを示し、患者に関する情報やセラピーの結果も含めて紹介する。聴覚的理解・語想起・読み・書字について、認知神経心理学的アプローチを使った臨床的研究によって現在までに得られた失語症者のコミュニケーション障害への取り組みについて要約し、セラピーに関する文献をまとめて示す。評価の章と同様に、リハビリテーションにおいても動詞の喚語に関する研究を含めた。読みやすさに配慮し、名詞と動詞の産生を目指したセラピーをそれぞれ別の章立てにした（第11章と第12章）。同じセラピーを名詞と動詞の両方に適用してその効果を比較する研究については、第12章に含めた。第3部で多くの文献をレビューしたが、これですべてを網羅しているわけではない。また、ここで検討した研究が必ずしも方法論的に理想的なものであるとは限らないし、著者である我々と理論的に同じ立場を取っているとも限らない。しかしながら、それらはこの領域の研究を代表するものであり、失語症に取り組む多くの臨床家や研究者が適用している理論モデルの利用に光を当てることができると考えている。このような考え方に立って本書をまとめたことで、失語症者とその家族に直接役立つものと確信している。

第1部
理論と原則

1 認知神経心理学的アプローチ
―理論とモデル―

歴史的背景

　認知神経心理学は1970年代に、神経心理学の中で当時優勢だったアプローチに反発する論理的な考え方として初めて現れた。それまでの神経心理学の手法（古典的アプローチ）は、失語症状の特徴を脳の損傷部位という視点から探求するものであった（より詳しくはShallice 1988を参照のこと）。大脳皮質に部分的に損傷を受けた患者の機能低下を調べてその部位の心理機能を理解し、症状の中で同時に現れることの多いものを症候群として同定しようとしたのであった。ここ30年間、少なくとも英国においては、神経心理学の中で認知神経心理学が主要なアプローチとして発展してきた。その理由の一つとして、脳と行動の関係に関心をもつ者のみが興味を示していた神経心理学が、認知神経心理学の登場によって、健常な情報処理に関するエビデンスをもたらすものとなってきたことが挙げられる。さらに、認知神経心理学が精巧な実験的方法を使って言語症状を詳細に研究し、それによって脳損傷者の反応を説明しようとしていることも、発展してきた理由であろう。

　認知神経心理学の起源は、Marshallら（1966、1973）による読み障害の患者に関する二本の論文にあるが、二つの重要な特徴があった。まずMarshallらは、読み障害のある人々には質的に異なるパターンがあり、彼らをひとまとめにしてしまうとその違いが見えにくくなることに気づいたのである。単語の音読において、ある二人の患者はNEPHEW（甥）を"cousin"（いとこ）、CITY（市）を"town"（まち）などと音読する意味的な誤り（深層失読（deep dyslexia）と呼ばれる障害）を示し、別の二人はLISTEN（リッスン）を"liston"（リストン）、ISLAND（アイランド）を"izland"（イズランド）と音読する読みの規則性の誤り（表層失読（surface dyslexia））を示し、さらに別の二人はEASELを"aerial"、PAMPERを"paper"と読む主に視覚的な誤り（視覚性失読（visual dyslexia））を示したと述べた。二つめの特徴は、こうした個別に異なる現象が、健常者の反応を説明するために開発された情報処理モデルを使って理解できるということである。この読み障害の場合は、読みの「二重経路モデル（dual-route model）」で説明できる。認知神経心理学的アプローチを定義づける本質的な三つの特徴は、①ある集団の平均ではなく個別の症状が重要なエビデンスとなる、②エラー反応の特徴に情報価値がある、③個別の症状を脳損傷

の視点からではなく健常者の言語情報処理モデルの視点から表す、という考え方にはっきりと表れている。

このアプローチは、読み障害を皮切りに他のさまざまな領域へと広がっていった。およそ年代順に示すと、書字障害、記憶障害（長期記憶と短期記憶）、意味障害、語想起障害、物体・絵の認知障害、単語の理解障害、行為の障害、遂行障害、文処理障害、数字処理、計算などとなる。当初の調査対象は、主に脳卒中や脳外傷後の後天性脳損傷の成人で、まれにヘルペス脳炎などの脳感染症患者であった。その後、発達障害も含まれ、さらに認知症をはじめとする進行性の脳疾患にまでその対象が広がった。

研究方法も徐々に変化している。初めは個々の患者を詳細に診ていたが、複数の患者に同じ課題を施行する一連症例研究法[訳注2]（case series designs（ケースシリーズ法））を用いることが多くなってきている。得られたデータは集団として分析するのではなく、患者を個別に分析した結果から、その一群の状態を説明することを重視している。ここでは、患者間の相違点や類似点がエビデンスとして価値をもつ。また、理論モデルも進化してきた。認知構造を箱と矢印で示すことが説明概念の重要な基本であることは変わらないが、読み、語想起、理解など特定の機能に限られたコンピュータモデルの使用も増えている。

さらに、言語に関する機能画像が最初に開発された1987年以降、特にここ15年間ほどは、脳の認知機能の局在に対する関心が再燃している。こうした動きは、ポジトロン断層法（PET）や認知課題遂行中の脳血流の部分的変化を（シナプスの活動を反映させ）測定する磁気共鳴機能画像法（fMRI）などの画像技術の進化によって勢いづいている。これらの方法によって、情報処理の構成要素が脳内のどこでどのように働いているのかについて探ることが可能になりつつある（例えば、Priceら2003、Price 2012など）。

作業理論モデル（a working theoretical model）としての認知神経心理学

脳損傷の局在と言語障害の特徴を直接関連づける理論に見切りをつけたことから、それに替わるモデルとして、情報処理に関わる構成要素あるいはその要素間の相互連絡を重視することになった。これらは、Mortonら（1980）が提唱するロゴジェンモデル[訳注3]によって初めて具体的に解説された。Mortonら（1980）は初期のロゴジェンモデル（Morton 1969）を改訂し、深層失読患者のエラーの種類や読みの成績に影響を及ぼしている要素（単語の心像性や品詞など）について説明している。このモデルは典型的な「箱と矢印」からなるプロセス図であるが、いくつもの処理要素（箱）とそのつながり（矢印）が詳しく示されている。図1.1にモデルを示し

訳注2）一連症例研究法（case series designs）──数名から10名程度の患者に同じ課題を同じ方法で施行し、得られたデータは個別に分析する。患者間で訓練効果を比較し、相違点の原因を調べたり、訓練法の適性を個別に評価したりできる。Howard（2003）は、単一症例研究とグループ研究の"良いとこ取り"ができるとしている。

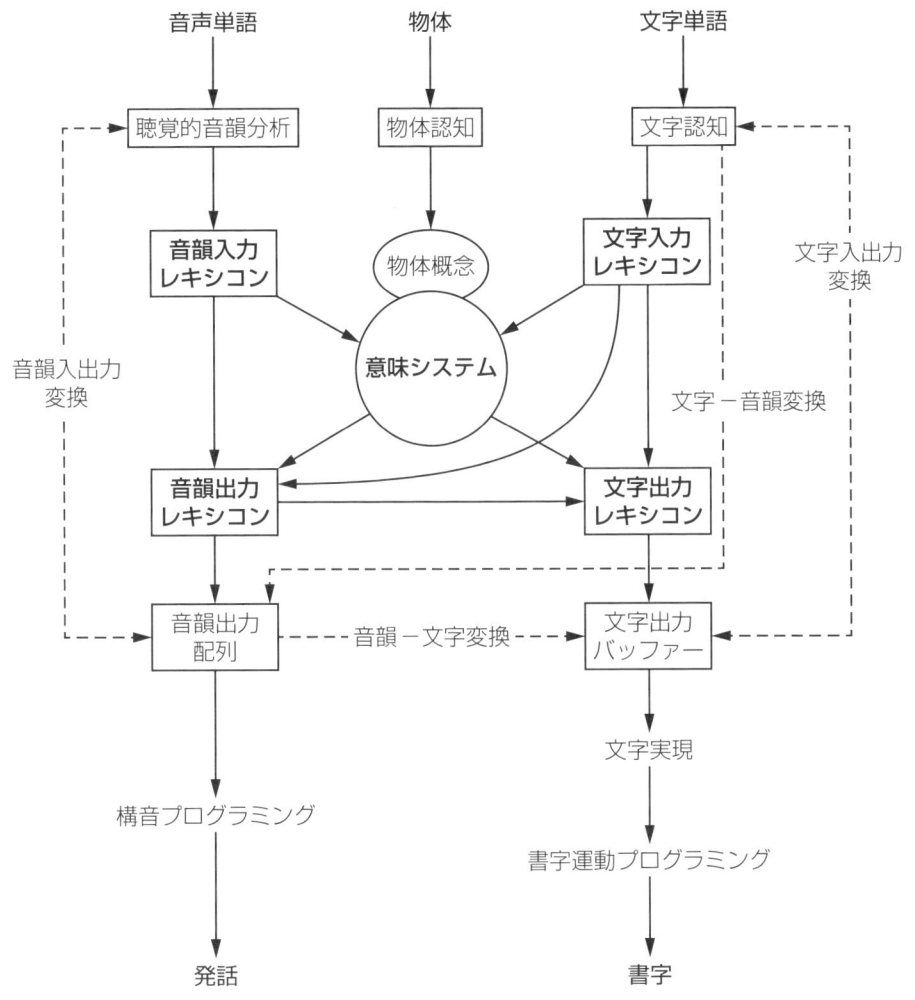

図 1.1 単語の言語処理モデル
Pattersonら (1987) のロゴジェンモデルによる。

たが、これは初期のロゴジェンモデルを改訂したPattersonら (1987) によるものに基づいている。

　この種のモデルは一見複雑に見えるが、単語処理を説明するためにはモデルに示された要素のすべてが必要である。Coltheartらは、「モデルの複雑な要素にはすべて理由がある。もし、

> 訳注3) ロゴジェンモデル (logogen model) ―― 単語の処理モデルで、「箱」と「矢印」で示される。もともとは「ロゴジェン」という箱が想定されており、入力された単語の音韻的あるいは視覚的情報などが一定以上積もると「ロゴジェン」が反応して処理が進む。ロゴジェンはその後「レキシコン」と改名されているモデルが多い。レキシコン内に各自が知っている単語の数だけ項目がある。そのようなモデルを一般的にロゴジェンモデルと呼ぶ。なお、"logogen"とは、ギリシャ語を語源とする「logo (ことば)」と「gen (〜を生じるもの)」からなる造語である。

モデルから箱か矢印のどれか一つでもなくなれば、人間がやってのける言語処理課題のうち少なくとも一つは失敗するシステムとなってしまう」(Coltheartら2001, p.211) と述べている。

　もし、このモデルのさまざまなモジュール[訳注4]（箱）や接続（矢印）が別個に障害を受けるとすれば、脳損傷による症状のパターンは膨大な数にのぼる可能性がある。この膨大な数を思えば、誰一人として他の人と同じ症状のパターンが起こることはないと容易に想像できる。つまり、失語症というものが限られた数の同質の「症候群」としてまとめられるという考え方は必ず立ち行かなくなる。これはもちろん、それぞれの失語症者の症状が類似していないということではない。同じ要素に損傷があれば似たような症状が出るということは、むしろ我々が想定していることである。また、ある症状の組み合わせが他の組み合わせより頻繁に起こり得るということも否定しない。要は、個別の違いが重要であるときに失語症者のデータを群としてまとめて分析することはできないということである (Shallice 1988)。個々のデータを分析することは必然の成り行きなのである。

　この種のモデルを使って失語症者の症状パターンを説明するには、Caramazza (1986)、Shallice (1988)、Coltheart (2001) が詳しく解説し、その正当性を主張しているが、いくつか前提としなければならない事柄がある。Coltheart (2001) は次の四つの要件を記している。

1. **機能的モジュール性**——少なくとも認知システムのいくつかの要素は、他の要素から独立して（あるいは比較的独立して）機能するモジュールである。

2. **解剖学的モジュール性**——認知システムのモジュールには、脳のさまざまな場所に局在するものがある。そのため、脳損傷により特定のモジュールを担う組織が破壊されたりモジュール間の連絡が断たれることによって、選択的な情報処理の障害が起こり得る。機能的モジュールが必ずしも解剖学的モジュールを形成しているわけではない。

3. **認知システムの普遍性**——すべての健常者は同じ認知システムをもっている、という単純化した前提である。これは例えば、音楽のように人によっては経験がないような領域には当てはまらないが、言語処理についてはあり得る想定である。すべての人が認知システムのあらゆる側面で同じ経験や能力があるという意味ではなく、同じ認知処理に関わる認知システム構造が人によってそれほど大きくは違わないという意味である。

4. **機能の減算性**——脳損傷によって、健常な認知システムの要素が一つあるいはそれ以上壊され、傷つけられ、障害を受ける。損傷によって新しい情報処理システムが生まれることはない。その一方で、脳損傷者は、課題遂行のために違う方法に頼ろうとして、病前から存在していた別の処理システムを使うことはある。例えば、重度の顔の認知障害（相貌失認）を起こした者は、相手の洋服や声に頼るようになる。健常者は人を認識する際に通常こういう方法は使わないが、必要に応じて使う能力は備わっている。

訳注4) モジュール (module)——「部品」や「単位」という意味だが、言語処理モデルの中の箱のことを指す。モジュールには言語情報が蓄えられている、あるいは、そこで特定の言語操作を行うと考えられている。

図1.1に示したようなモデルには、根本的に曖昧さがある。この図は、箱の中で情報処理がどのように行われているのかについて何も語っていない。個々の認知モジュールの内部には必ず構造があって、それぞれの処理機能が一式備わっているのかもしれない。例えば、図1.1には「音韻出力配列」という箱がある。Leveltら（1999）は、音韻出力配列には分節に並べる処理や韻律構造に関するものなど、いくつかに分けて考えることのできる処理が含まれていると主張している。モジュールを構成しているこうした処理機能により障害を区別できるというエビデンスもある（Nickelsら 2000）。

作業仮説では、図上のどのモジュールも大脳皮質の損傷により傷ついたり失われたりすると想定している。失語症者では、一部のモジュールに傷がついていたり、モジュール間の連絡に損傷があると考える。脳の機能構造により、あるパターンの損傷が起こりやすいということはあっても、皮質損傷の厳密な部位や皮質下の白質線維の損傷状態はさまざまで、まったく同じパターンの損傷を受ける者が二人存在するとは考えにくい。評価の一つの目的は、モジュールやそのつながり（箱と矢印）のどこに損傷があって、どこが影響を受けていないのかを同定して、さまざまな課題における成績のパターンを簡潔に説明できるようにすることといえる。

第4章から第8章にかけて、モデルの各要素がどのような情報処理をしているのかについて概説する。我々が示すのは単語レベルの言語処理モデルであるが、もちろん完成したものではなく、確かなものでもないかもしれない。本書における基本的な主張は控えめなものであるが、それでも図1.1のモデルは言語処理の作業モデルとして利用することができるであろう。失語症者の障害を受けた処理機能と障害をまぬかれた機能を同定するために評価方法をどのように使うかについての指針を提供したい。

競合するモデル

健常な言語処理と言語障害のパターンの両方を説明するために使うことができる、あるいは使われてきている単語処理モデルはたくさんある。その多くは特定の課題に関するもので、例えば、単語の口頭表出（Foygelら 2000、Leveltら 1999、Rappら 2000、Oppenheimら 2010など）、聴覚的理解（Marslen-Wilson 1987など）、意味表象[訳注5]（Tylerら 2000など）といったものがある。それぞれのモデルに対する論評は本書では割愛するが、こういったモデルでは個々の課題に関する言語処理や表象について詳細に説明しようとしている一方で、さまざまな課題がどのように関連し合っているのかについてはほとんど情報がない。例えば、図1.1のモデルにおける音韻出力配列というモジュールは、絵の呼称、音読、復唱に共通して使われる表出プロセスであるが、このレベル[訳注6]が障害されると、この三つの課題にわたって質的に類似した症状を示すと考えられる（このモジュールへ入力する形態が三つの課題で異なることから、量的な多

訳注5）表象（representation）——意味表象、音韻表象などと使われる。頭（心）の中にもっている情報、また、それがどのように心の中に表現されているかということを示す。

少の違いは生じる可能性がある)。発話で音韻障害の症状がある多くの患者で見られるパターンである(例えば、Caplanら1986、Franklinら2002など)。

　異なる課題に共通するプロセスに注目し、複数の課題にわたる症状パターンを説明しようとしているモデルもある。Morton(1979a)は、復唱時のプライミング[訳注7](先行刺激)のモダリティの違いによる反応の様子から1969年のロゴジェンモデルを改訂し、単語の聴覚入力、音声表出、文字入力、文字表出のすべてに関わるレキシコン[訳注8]が一つしかなかった形から、図1.1に示したように四つの別々のレキシコンを想定した。Allportら(1981)は、Mortonのプライミングに関するデータから文字と音韻のレキシコンを分けることは妥当としたが、入力と出力のレキシコンを分けることには反論し、単語の聴覚入力と音声出力で一つのレキシコン、文字入力と文字出力で一つのレキシコンがあればよいと提案した(Allport 1985も参照)。この考え方の妥当性については多くの論争がなされている(Howardら1988、Monsell 1987を参照)。例えば、音声言語での喚語のレキシコンレベルに障害があることが明らかなのに同じ単語の聴覚的理解は障害されていない患者は多くいるし(Howard 1995など)、逆に、理解のレキシコンレベルに障害があるのに呼称は比較的良好という患者もいる(Howardら1988)。この乖離は、入力と出力の音韻レキシコンが別々であるべきことを示唆している。一方、読みと書字で、同じ単語で困難を示すという報告があり、この場合は、入力と出力の文字レキシコンが共通であれば理解しやすいことになる(Behrmannら1992)。

　MartinとDellらによって開発されたコンピュータによる相互活性化モデルは、単語の理解と産生で一つのレキシコンを想定している(Martinら1994、Schwartzら1994)。当初のモデルでは、単語の理解と産生時に働く機構は、まったく同じ部品が反対方向に動くと考えられていた。これは、復唱で意味的エラーをおかす患者の呼称と復唱のエラーパターンを示すものとして使われた。しかし、Dellら(1997)がこのモデルを使って失語症者の呼称と復唱の誤りのパターンを説明しようとしたとき、呼称のエラーパターンをほぼ適切に捉えた損傷モデルが復唱の正確性をかなり過小評価しやすいことが判明した。さらに、障害原因となる損傷を与えなくても単語リストの3分の2しか理解できなかったこと、非語は復唱できなかったこと、そして失語症者の理解と産生の成績の関係を説明できなかったことから(Nickelsら1995b)、Dellらは、このモデルを理解のモデルとしてはあきらめることとなった。また、失語症者の呼称エラーを説明できるということに関しても、その妥当性を疑われた(Rumlら2000)。こうした問

訳注6) レベル(level)——言語情報処理の段階のこと。「段階」という訳語を使っている場合もある。モデルの箱や矢印を指すことが多い。

訳注7) プライミング(priming)——先行する刺激がそれに続く課題の反応に与える影響を「プライミング効果」と呼ぶ。先行刺激(プライム)の種類や与え方はさまざまであるが、それによって情報処理や知識が活性化されることがあると考えられている。認知心理学領域で使われる用語である。

訳注8) レキシコン(lexicon)——「心的辞書」や「語彙」という訳語が当てられることがある。辞書や語彙といっても、ここで示すモデルのレキシコンには意味は入っていない。辞書に例えるならば、見出しだけリストされているようなイメージである。

題から、このモデルの2000年版（Foygelら2000）では、モデルの目的を絵の呼称におけるエラーパターンの説明のみに制限している。Nozariら（2010）は非語彙ルート[訳注9]をつけ加えて、単語の復唱に関するモデルを開発した。その後、Dellらの見解は簡潔にまとめられているが（Dellら2014）、このモデルの影響は大きく、セラピーに関するさまざまな論文が発表された。

最後に、McClellandやPlautらによって開発されたトライアングルモデルについて記す必要がある（Plautら1996、Seidenbergら1989）。これはコンピュータによる語彙処理モデルで、Allportら（1981）と同様、一つの音韻システムが単語の音声入力と表出を担い、一つの文字システムが文字の入力と表出を担っている。しかし、このモデルの斬新な点は、レキシコンがないということである。例えば、単語であれ非語であれ、音韻空間の構成要素（units）一式が、音韻の可能な連なりを符号化（encode）[訳注10]すると考える。実在する単語のリストを使うことで、音韻から意味や文字へのマッピング（mapping）[訳注11]をシステムが学ぶ。その学ぶ過程で、入力層と中間層（hidden units）のつながりの重みや、中間層と文字や意味とのつながりの重みが調整され、モデルに教え込むために使われる単語を正しくマッピングできるようになる（詳細はPlautら1996を参照）。個々の単語をマッピングする知識はレキシコンのようなものに納められているわけではなく、各層のすべての結びつきにわたって散らばっている。

トライアングルモデルは、Seidenbergら（1989）が提唱してからもずっと開発が続けられているが、二点、注目すべき成果がある。Plautら（1993）は、限られた単語リストを用いたものではあったが、文字から意味を経由して音韻にマッピングするモデルが深層失読患者の特徴を捉えられることを示した。Plautら（1996）とPlaut（1999）は、1音節語について文字から直接音韻へマッピングするモデルを開発している。文字と音韻領域のいずれも正確に表象できていれば、このモデルは健常な読みと表層失読・音韻性失読患者の読み障害パターンを捉えることがほぼ可能である。特筆すべきは、実在する単語のリストのみで教え込んだ一つの計算メカニズムが、不規則語（YACHT（ヨット）、PINT（パイント）など）も、非語（THORK、SLINTなど）も正しい音韻で産生できるということである。Rogersら（2004）はこれを発展させ、意味性認知症（semantic dementia）患者のさまざまな意味課題について説明している。

これらのコンピュータモデルは、各層間のマッピングがどのように行われるかを理解するためには興味深い手段を提供してくれる。しかしながら、入力層と出力層において表象がどのように符号化されているかや、中間層の数やそれらの結びつきの様子などによってモデルの能力は大きく左右される。この種のモデルは、文字から音韻への変換（例えば、Mという文字が入力されたら、まず/m/という音素を出力すればよい）のように、各層が秩序立っていて一般化

訳注9）非語彙ルート（sub-lexical route）――レキシコンや意味を介さない経路。文字を見て、意味を考えずに読み方の規則に従って音読する、語音を聴いてそのまま文字に変換する、聴いたままに復唱するなどのルートを指す。
訳注10）符号化（encoding）――情報を取り込んで保持するために、ある規則に従って行われる操作のことを指す。
訳注11）マッピング（mapping）――変換すること、対応させること、とほぼ同義である。

しやすいときにマッピングを学びやすいことがわかっている。同じような入力であれば同じような出力をするというマッピングを学ぶことは最も容易だからである（Plautら1993を参照）。文字から意味へのマッピングなどそのような規則性がないところでは、こうしたコネクショニストモデル[訳注12]の学習は、最終的に学べる可能性はあっても、容易ではない。それに比べると子どもたちというのは、新しいことばと意味のマッピングを驚くべき速さで学ぶことができる（Clark 1993）。

今のところ、こうしたモデルの適用範囲は限られている。トライアングルモデルは各層の双方向のつながりを常に考えているが、提唱されているモデルの多くは、レベル間の結びつきが一方向に限られたフィードフォワード接続を採用している。モデルの構造がそのモデルがどう働くかにとって重要なのは当然で、書取と音読の両方を扱えるモデルが、一方向の流れしか考えないモデルと同じように読みの説明ができるかどうかはわからない。

この種のコネクショニストモデルの問題の一つは、モデルがどのように振る舞うかは実際に動かしてみないとわからないということである。現行モデルは音読にだけ使われており、単語や非語の復唱や呼称・書称といった他の課題にどのように応用されるのかは不透明である。その結果、こうしたコネクショニストモデルでは、**図1.1**では容易に適応可能な課題に見られる興味深い関連や乖離を想定することができない。例として、非語の復唱ができない人は非語の書取もできないが、非語の音読はできることがあるという事実がある（Howardら1988を参照）。これに対して、非語を復唱もできるし音読もできるが書き取ることができない人たちもいる（Shallice 1981）。以上の理由から、現段階では、障害を評価する指針となり、障害を同定するという点において、臨床現場におけるトライアングルモデルの有用性は限られている。それでも、失語症において言語機能がどのように障害され得るのかについて理解を深めるために、こうしたコンピュータモデルを使うことには大きな可能性が秘められている。

訳注12）コネクショニストモデル（connectionist model）──神経細胞を模した処理単位を組み合わせてコンピュータ上に構築されたモデル。個々の単語に対応したレキシコンはない。トライアングルモデルはその代表的なものである。

訳者コラム①

　本文の図1.1（5ページ）に示したモデルが、本書で展開しているすべての理論の出発点である。ここに原書の図を参考までに示す。

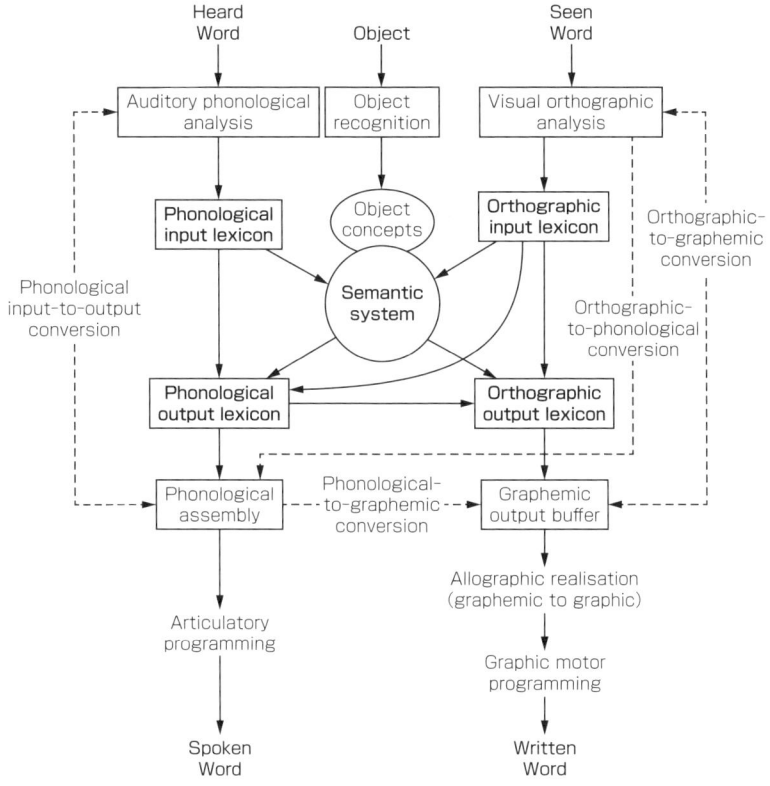

　一見複雑に見えるモデルだが、真ん中に「意味システム」を据えて、その周りの四つのモダリティにそれぞれ「レキシコン」がある。図の左半分が音韻、右半分が文字、上半分が入力、下半分が出力、と実は整然としている。右側の文字関連では、英語用語と日本語訳が若干異なるので、説明を加える。

Visual orthographic analysis	⇒	文字認知（視覚的文字分析という意味だが、本書では文字認知とする）
Orthographic input lexicon	⇒	文字入力レキシコン
Orthographic output lexicon	⇒	文字出力レキシコン
Graphemic output buffer	⇒	文字出力バッファー
Orthographic-to-phonological conversion	⇒	文字－音韻変換
Phonological-to-graphemic conversion	⇒	音韻－文字変換
Orthographic-to-graphemic conversion	⇒	文字入出力変換
Allographic realisation (graphemic to graphic)	⇒	文字実現

"orthography"には「正書法」という訳があるが、このモデルの中では書かれた文字あるいはそのイメージのことを指しており、また"grapheme"には「書記素」という訳があるが、その言語の音韻や意味を書き表す文字あるいは文字列のことといえる。"allograph"は「異字体」と訳されるが、同じ音を表す異なる字のことで、英語では大文字と小文字の区別がよく例に挙げられる。日本語ではひらがなとカタカナの違いや、漢字の「曽」に対して「曾」などが考えられるかもしれない。"allographic realisation"とは、実際に手を動かして書く直前に、適切な文字の形を想起し正しい順番に並べて準備する段階である（ただし、ひらがなとカタカナの単語については、レキシコンにおいてすでにどちらかが選択されていると考えられている）。そこで、"orthography"、"grapheme"、"allograph"のいずれも、本書での訳は「文字」という日本語にした。また、レキシコンは「語彙」や「心的辞書」と訳されることがあるように、「単語」の貯蔵庫で、「文字入力（出力）レキシコン」といった場合、そこに貯蔵されているのはばらばらの文字ではなく、文字単語である。

　原書では英語に関する言語処理を解説しているが、上記の基本的な単語情報処理モデルはどんな言語にも当てはまる。あくまでも仮説としてのモデルではあるが、認知神経心理学的評価法である『SALA失語症検査』（藤林ら2004）は、本書と同様にPattersonら（1987）で紹介されたモデルに基づき開発された。参考までに、以下にSALAモデルを示す。

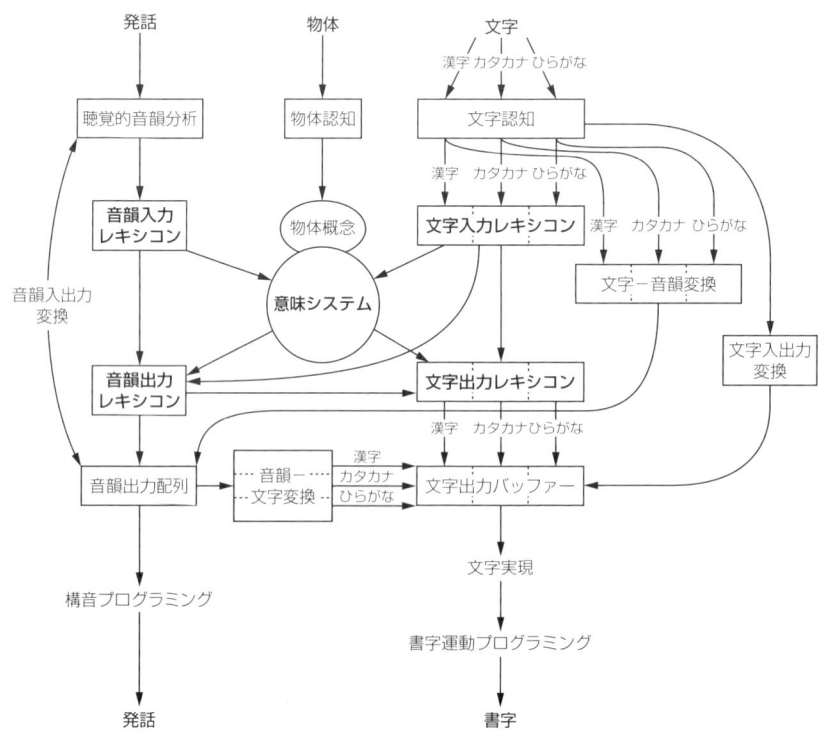

右半分の文字単語の処理について漢字・カタカナ・ひらがなの区別をしているが、モデルの基本構造は同じである。

この第1章は「本家本元」によるオリジナルモデルの解説ということになる。

文献

藤林眞理子，長塚紀子，吉田 敬，David Howard，Sue Franklin，Anne Whitworth（2004）．*SALA失語症検査：Sophia Analysis of Language in Aphasia*．千葉，エスコアール．

Patterson KE & Shewell C（1987）. Speak and spell: dissociations and word-class effects. In M Coltheart, R Job & G Sartori（Eds）, *The cognitive neuropsychology of language*（pp.273-294）. New Jersey: Lawrence Erlbaum Associates.

（長塚紀子）

2 障害の見極めと特徴づけ
―原則とエビデンス―

　すでに述べたように、認知神経心理学では、脳損傷により言語システムに支障をきたし、あるパターンの障害を生むと考えており、その障害は言語処理モデルで説明できると想定している。今ではこれは単なる想定ではなく、過去30年以上にわたって、このアプローチの実用性が多くの研究で示されている。評価の目的は、研究者と臨床家のいずれにとっても、言語処理の障害された部分と保たれている部分を同定し、これらがどう関係し合って症状が出ているのかを示すことである。そのためには、適切な課題を選択し、データ解釈を明確に行う必要がある。

エビデンスを探す

　障害の同定のために行う評価プロセスは、仮説を立てて検証する、ということである。その仮説の中心をなすのは、モデル上の特定要素の相対的健全性（relative intactness）を検証することである。モデルを使って障害のさまざまなレベルを評価することで、3種類のエビデンスが得られる。最初のエビデンスは、さまざまな変数（単語の長さ、心像性など）による成績への影響である。これはShallice（1988）が「重要な変数から見るアプローチ（critical variable approach）」と記述したもので、「課題が正確に遂行される確率に影響を与える変数を特定しようとするものである」（Nickelsら1995a, p.1281）。2番目のエビデンスは、さまざまな課題の反応の中で生じるエラーの特徴である。書字や口頭表出の課題では、エラーは明らかで分類しやすい。理解課題では、起こり得るエラーは課題の作り方で変わる。例えば、単語の聴覚入力による絵のポインティングでは、レキシコンあるいはその手前のレベルに支障があって音韻の似ている単語に聴き誤ったとしても、選択肢の絵に意味的に関連する語しかなければ、それを検知することはできない。音韻的に類似した語のディストラクター[訳注13]を用意したり、聴いた

訳注13）ディストラクター（distractor）――「おとり」という意味合いがあるが、課題の中で意図的に使われる紛らわしい選択肢のこと。意味的に類似、あるいは、音韻的に類似したディストラクターなどを使うことで、誤った反応の分析ができる。

語の意味を言う課題であれば検出できる。

　エラーが明らかになっても、その解釈は必ずしも簡単ではない。例えば、単語の音読で意味的エラーのある（例：UNCLE（叔父）を"nephew"（甥）と読む）患者のほとんどは、視覚的エラー（例：SCANDAL（スキャンダル）を"sandal"（サンダル）と読む）もおかす。この場合、文字認知か文字入力レキシコンに障害があると表面上は解釈できる。しかし、Patterson（1979）によれば、この説明は正しくないという（Coltheart 1980、Mortonら 1980）（**コラム2.1**を参照）。一般的には、特定の種類のエラーは関連するレベルの障害を示唆していると考えられるが、この例が示すように必ずしもそうではない。他の変数による影響を確認したり、関連する課題を行ってみる必要がある。

　根底にある障害を調べる3番目の方法は、言語処理要素が部分的に重なる複数の課題の成績を比較することである。例えば、**コラム2.1**で紹介されている患者PW氏の場合は、文字入力の語彙性判断は健常域で、少なくとも文字認知とレキシコンへのアクセスは良好である。つまり、視覚的エラーがレキシコンやその手前の段階で起きているということは否定される。抽象語の意味表象に関する中枢的意味障害があると仮定するならば、抽象語の視覚的な単語認知は必要とされない理解課題において、PW氏は成績が低下することが予想される。これは聴覚入力の類義語判断課題を行えば確認できる。PW氏は実際、この課題の抽象語で成績が悪かった（Howard 1985）。

　このように、根底にある障害の本質を同定するために失語症者の症状から得られる三つの基本的なエビデンス情報とは、①重要な変数の影響、②エラーの特徴、③共通する処理要素を使うさまざまな課題から集めたエビデンス、である。それぞれのエビデンスは単独では不十分である。統合することで強力なエビデンスとなり、障害された言語処理プロセスを同定できるのである。そのためには、さまざまな課題間の関連性を図1.1の「箱と矢印」モデルによって捉えて明確に述べることが重要となる。

成績に影響を与える重要な変数

　必要な情報を得るために、評価プロセスにおいて操作できる変数はたくさんある。そうした変数がエラーパターンを引き起こし、そこから仮説が生み出される。使われることの多い変数を以下に解説する。ここに挙げたもの以外については、第2章から第6章の関連する箇所で述べることにする。

単語の頻度（word frequency）

　単語の頻度に関する指標は、個々の単語が使われている回数を足し上げて得られる。最も広く使われる指標はKučeraら（1967）によるもので、1960年代のアメリカ英語の文字単語100万語に基づいている。もう少し新しいものとしてはCELEXデータベースがあり、イギリス英語、オランダ語、ドイツ語について膨大な数の単語が調べられている（Baayenら 1995）。イギリス

コラム2.1　SANDAL−SCANDAL−SMANDALパラドックス

　PW氏は深層失読と失語を呈した患者であるが、Pattersonらによってその特徴が詳しく解説されている（Mortonら1980、Patterson 1978、Patterson 1979、Pattersonら1977）。患者は単語の音読で、例えばSHADOW（影）を"dark"（暗い）と読んだり、SHOULDER（肩）を"arms"（腕）、SEPULCHRE（埋葬所）を"tomb"（墓）と音読する意味的エラーを多く示し、深層失読症と診断された。また他の深層失読患者と同様に、TYING（結び目）を"typing"（タイプすること）と読んだり、SMOULDER（くすぶる火）を"boulders"（大きな岩）、APPRAISE（評価する）を"arise"（起こる）と読む視覚的エラーも見られた。この視覚的エラーを説明するわかりやすい仮説としては、①視覚的な文字認知に障害がある、あるいは、②文字入力レキシコンに問題があるため単語がたまに別の語に誤って認識される、ということが挙げられる。このいずれの仮説からも、①視覚的な語彙性判断（文字の連なりが実在語であるかどうかを判断する課題）で成績が悪い、②非語を実在語に見間違うため、非語の音読で実在語への誤りが見られる、③高心像語も低心像語と同様に視覚的エラーを起こしやすい（なぜなら、心像性は意味に関わる変数であって、レキシコンや語彙処理以前のプロセスには関係がない）、ということが予測できる。

　ただ、Patterson（1979）が示した研究結果により、これらの仮説は否定されている。PW氏は、文字の連なりが実在するかどうかを判断する語彙性判断課題で健常レベルの成績だった。SCANDALという文字を見て実在語とし、SMANDALを見て非語であると判断したのである。また、SMANDALという非語を見て"sandal"（サンダル）とは読まず、「これは単語ではないので読めません」と答えている。Mortonら（1980）が考察しているように、視覚的エラーは低心像のターゲット語で起こりやすく、誤って表出した語はターゲットより心像性が高い傾向がある（例えば、PW氏はSCANDALを"sandal"と読んだ）。この現象は「SANDAL−SCANDAL−SMANDALパラドックス」と呼ばれることがある。これは、読みの視覚的エラーが、単に単語認知や文字知覚の難しさが原因で起こっているのではないことを示している。視覚的エラーに単語の意味が影響していることで、語彙処理より後のレベルが関係していることが裏づけられるのである。

　Mortonら（1980）はこのパラドックスを次のように解説している。

　　——SCANDALという語は文字入力レキシコンの正しい項目を活性化するが、抽象語の意味障害により（これには別のエビデンスがある）、単語の意味表象は活性化できない。そして、文字入力レキシコン内の閾値が下がり、次に活動性の高い項目であるSANDALという具象的な語の意味表象が検索され、結果として"視覚的"エラーとみなされるような反応を引き起こす。この説明は、Morton

> （1969、1979a）のロゴジェンモデルのように、レキシコン内の活性化を次のモジュールにつなぐためにはレキシコン項目は一定の閾値に到達しなければならないという考えに基づいているが、Coltheartら（1993、1996、2001）の二重経路モデル（dual-route cascade model）のような、複数のレベルに同時に情報が流れるカスケード（cascade）モデルで改めて説明できるかもしれない。レキシコンレベルでは、SCANDALは最も活性化された語彙項目であり、その活性化の度合いは語彙性判断を正しく行うためには十分だった。しかし、非常によく似ているSANDALも、高いレベルで活性された。視覚的入力レキシコンの中で活性化されたすべての項目が意味システムに送られる。だが、抽象語の意味が障害されていることから、SCANDALよりSANDALの意味表象が強く活性化され、SANDALの意味情報が音読の反応を引き起こしているのである。

英語については1980年代に、印刷物から1,630万語、話しことばから160万語が集められた。この大量の言語資料は、Kučeraらによるもの以上に信頼できる指標となっている。

頻度効果[訳注14]を調べるには、通常、高頻度語のセットと低頻度語のセットの成績を比べるが、その際、語長、音韻的複雑性、心像性など、頻度以外の変数についてはセット間で統制しておく。頻度の高低は相対的なものであって、絶対的なものではない。研究によっては、高頻度語セットの平均頻度が500 wpm（words per million）（100万語につき500語）から30 wpmまで幅があり、低頻度語についても50 wpmから1 wpmと幅がある。つまり、ある研究者の低頻度語が別の研究者の高頻度語に該当するということがあり得る。これは、課題の違いを反映していることもある。例えば、読み課題ではどのような高頻度語も使えるが、絵の呼称では200 wpmを超える高頻度の語で使えるものは少ない[訳注15]。

単語の頻度は獲得年齢（その単語を獲得したであろう年齢）と強い相関があり、これら二つの要素を独立させることは、不可能ではなくとも非常に難しい。頻度効果とは実は獲得年齢効果であるという論議もある（Ellisら1998）。単語の頻度は親密度とも深い関係がある。それはある意味当然で、親密度というのは、どのくらい頻繁にその単語を見聞きしたり使ったりしているかということを評定したものだからである[原注1]。しかしながら、単語の頻度指数は言語資料にごくまれにしか出てこない単語については信頼性が低く、一方、評定された親密度は低頻

訳注14）〜効果（〜effects）——日本語としては本来なら「影響」のほうがわかりやすいが、さまざまな変数によって言語課題の成績に影響を及ぼすことを「効果」という。「頻度効果」ならば、頻度という変数による影響のことで、高頻度語のほうが低頻度語より成績が良い場合、頻度効果がある、という。本章ではこの先、さまざまな変数による効果を説明している。

訳注15）英語の場合、"a"や"the"などが200 wpmを超える高頻度語に入っており、これらは絵の呼称の対象にはならないため。

度語の出現度合いの違いをより適切に捉えているという主張もある（Gernsbacher 1984）。

　脳損傷による単語頻度効果が、反応の正確性に関して、モデル上のどこに影響が表れるのかは明確になっていない。健常者では、ほとんどの課題において高頻度語で反応時間が短くなる。これは一般的に、高頻度語では表象間のマッピングが速くなる（McCannら1987、McCannら1988など；モデルの矢印の部分に効果が表れる）か、高頻度語のレキシコン表象自体がアクセスされやすくなる（Morton 1979bなど；モデルの箱の中に効果が表れる）と説明される。言語処理が障害された場合、反応の正確性に対する頻度効果は、通常、レキシコンの障害を示唆するといわれている（Lesserら1993など）。しかし、根本的な問題が意味レベルにあると思われる意味性認知症（semantic dementia）でも頻度効果が顕著に見られ、低頻度語の意味表象が障害されやすいことが示されている（Lambon Ralphら1998）。言語障害者に見られる反応の正確性に関する頻度効果は、レキシコンか意味レベル、もしくはレキシコンの項目とその意味のマッピングに生じると考えられる。

心像性（imageability）

　人々に単語の心像性（その単語がどれだけ視覚的・聴覚的イメージを呼び起こしやすいか）を評定してもらうと、高い評価になる単語（猫、本など）と、低いと判断される抽象的な単語（幸せ、思想など）があることがわかる。こういった単語を使って**心像性効果**を判定する。心像性は具象性（具体的－抽象的という軸）と密接につながっており、実際、これらを区別することはほぼ不可能である。Marcelら（1978）によれば、心像性のほうが決定的な要素であるとされている。心に描きやすい（imageable）具象語はイメージしにくい抽象語よりも多くの意味的特徴があるため、心像性効果は意味表象の豊かさを反映するといわれている（Plautら1993）。また、低心像語が文脈に依存しているのに対し、高心像語は明確に定義される一貫した意味をもつという考え方もある（Breedinら1994）。

　心像性効果は意味レベルで起こると考えられている。失語症者が低心像語より高心像語で成績が良いということは、よく見られる特徴である（Franklin 1989）。心像性効果は意味レベル、あるいは、意味システムへの入力とそこからの出力プロセスで見られる（Franklinら1994、Franklinら1995、Franklinら1996）。しかし、ごくたまに失語症や進行性の障害で、反対の効果、つまり具象的で高心像の語より抽象的な低心像語で成績が良いということが見られる（Breedinら1994、Marshallら1996、Warrington 1975、Warrington 1981など）。このことは、高心像語と低心像語が意味システムの中で部分的に独立して表象されている可能性を示唆している。

原注1）MRC心理言語学データベース（Coltheart 1981）の親密度は、単語の使用頻度を主観的に評定することによって算出している。Snodgrassら（1980）は、単語の概念に関する親密度を評定している。両者は異なる種類のデータである。

語長 (word length)

　単語も非語も、頻度や心像性などの変数を統制しながら、例えば1音節語、2音節語、3音節語と長さを変えることができる。これらを使って、単語・非語が長くなると復唱やアクセスで正確性が低下するという**語長効果**を見ることができる。

　語長効果の本質は何かということを追究するのは簡単なことではない。音節 (syllable) の多い単語は音素数が多いが、語長効果は音節数と音素数のどちらが原因になっているのだろうか。これを調べるには、音節数は違うが音素数は同じという単語、例えば、4音素で1音節の語 ("trout" など) と4音素で2音節の語 ("poppy" など) を使えばよい。しかし、この二つの単語は子音群 (cluster) の数が異なる。つまり、ある単語の音素の長さ、音節の長さ、子音群の数のそれぞれの効果を別個に解釈することは非常に難しい。Nickels ら (2004) は、表出課題で音韻エラーを示す9名の患者データを分析し、音素数のみが重要な要因であるとした。一方、Romani ら (1998) は、音韻的な複雑性が決定的な要因であると主張している。

　視覚呈示を伴う課題では、状況はさらに複雑である。一般的に単語の文字数と音素数は大いに関係があるが、完全に一致するわけではない。例えば、ACHE は4文字で2音素であるのに対して、FLAX は同じく4文字だが5音素である。また、PRINCE と BANANA のように、1音節語と3音節語の文字数が同じということもある。

　こういった論争は臨床家にとってはあまり重要ではないかもしれない。一般的には、音素数の少ない単語のほうが成績が良い場合は、音韻出力系、特に音韻配列処理の問題が示唆される。ごくまれに短い語より長い語のほうが表出しやすい例があり (Best 1995、Lambon Ralph ら 2000)、この解釈は難しいが、おそらく音韻出力レキシコンへのアクセスに問題があると考えられる (長い語は類似した単語が少なく、音韻表象の中で際立っているため)。

　単語の聴覚的理解における語長効果の報告は少ないが、これはそもそもあまり調査されていないからであろう。音韻入力レキシコン、あるいはレキシコンから意味システムへのアクセスに障害があると、**長い語**のほうが理解しやすいといわれている (Franklin ら 1996、Howard ら 1988)。これは、音韻的空間で長い語は区別しやすく、レキシコン処理において類似した競合語が少ないからと考えられる。

単語の規則性 (word regularity)

　単語の規則性を見るというのは、綴りから語音への変換が予測できる規則的な単語群 (例：MINT (ミント)、RAVE (レイヴ)) と、予測しにくい関係をもつ単語群 (例：PINT (パイント)、HAVE (ハヴ)) について、他の変数を統制して比べるということである。音読課題で**規則性効果**を見ることができ、通常、規則的な単語のほうが不規則な単語より成績が良い。

　英語では、綴りから語音を導く関係に比べて、語音から綴りを導く関係は予測しにくい。例えば、/piːl/ という発音からは、PEAL、PEEL、PELE (Pele Tower という中世後期に英国北部に築かれた要塞) のいずれでも正しい綴りということになる。一方、これらの単語を読むときは、それぞれ唯一妥当なものとして /piːl/ と発音されるであろう。例えば、WHALE、

CAUSE、FLAMEといった1音節語のほとんどは、音読において、綴りからの語音変換が規則的であるのに対し、例えば、BANK、HILL、PANTなどのように書字において1種類しか綴り方がないという語は多くない^{訳注16)}。失語症者が不規則語より規則語の成績が良い場合は、その課題を遂行するのに非語彙ルートを使っていることが考えられる。それは、語彙ルート^{訳注17)}のどこかに不具合があることを示唆している。

語彙性（lexicality）

図1.1のモデルは、語彙アクセスに大きく依存する言語処理システムである。例えば、文字入力レキシコンを介して読むことができるのは実在語に限られるが、それは、レキシコンの中には、なじみのある既知の単語しか表象されていないためである。非語を音読する際には、入力から出力へのマッピングという一般的な規則を適用して読む（例えば、書記素を音素に対応させる規則を用いた「文字－音韻変換（orthographic-to-phonological conversion）」を介して読む）。

実在語も非語と同じプロセスで読むことは可能で、通常は正確に読めるが、不規則語の場合は適切には読めない。復唱は「音韻入出力変換」という非語彙ルートを使っても実在語をすべて正しく表出できるが、音読では綴りと語音の関係が例外的な場合（例：HAVE、BEAR、PINT）は、非語彙ルートを経由すると「規則化」の誤りを起こすことになる。

語長と音韻的複雑性を統制して実在語と非語の成績を比較すると、その課題がどのように処理されているかが見えてくる。実在語の成績が非語より良好な場合、**語彙性効果**が見られ、二つの結論が考えられる。一つは非語彙ルートのどこかに障害があるということであり、もう一つは実在語の読みでは語彙ルートが機能しているということである。実在語より非語の成績のほうが良いということは、それほど多くはないがあり得る。例えば「表層失書」の場合などで（Behrmannら1992、Weekesら2003）、語彙ルートのどこかに障害があって非語彙ルートに依存していることを示している。書取課題で非語彙ルートに依存すると、非語についてはもっともらしい（すなわち正解である）綴りで書けるが、実在語ではもっともらしい綴りで書いても不正解になることが多い（例えば、TRAINとするべきところをTRANEとしてしまう）。

単語の品詞（word grammatical categories）

品詞には、名詞・動詞・形容詞・機能語などがあり、**品詞効果**を見ることができる。品詞によって単語の心像性指数には傾向がある。名詞は通常、動詞よりもかなり心像性が高く評定される。形容詞は名詞と動詞の中間である。機能語は内容語との比較では相当心像性が低く、高

訳注16）同音異字語が多いという意味。
訳注17）語彙ルート（lexical route）――少なくともレキシコンを介し、実在語であることを認識しながら言語処理を行う経路。意味システムを介している場合を「意味的語彙経路」と呼ぶこともある。

頻度で、語長は短い。品詞効果が真に品詞によるものなのか、実は心像性などの別の交絡変数（confounding variables）に還元できるものなのか、という議論がある。Allportら（1981）は、読みにおける名詞と動詞の差異は心像性を統制すると消滅することを示した。名詞と動詞の違いがすべて心像性の違いに還元できるかどうかについては論争が続いている（Berndtら2002、Birdら2000など）。名詞と動詞の違いに関しては、Conroyら（2006）、Mätzigら（2009）、Vigliocco ら（2011）による多くのレビューがある。

　内容語と機能語の比較では、成績の差に心像性や頻度による影響が混じっている可能性についてはさらにわかりにくい。確かに、頻度と心像性を統制した単語リストを使うと、内容語と機能語の差は消えてしまう（Birdら2002、Howardら1988）。しかし、統制したときに残る内容語（内容語の中では高頻度で低心像の単語）と機能語（機能語の中では高心像で低頻度な単語）は、いずれも典型的ではない単語ばかりになってしまうという問題がある。

エラー反応の特徴

　これまでに見てきたそれぞれの変数によって導き出されるエラーパターンに加え、エラー反応の特徴を分析することは、言語処理の障害されたプロセスと保たれているプロセスを特定するためのさらなる情報源となる。最初のステップとしては、エラーはその特性が関連するレベルに障害があることを示していると考える。例えば、意味的エラー（semantic errors）は、意味システム内の表象かその入出力に根本的な機能低下があることを示唆する。同様に、産生における音韻的エラー（phonological errors）は、音韻出力レキシコンの障害か音韻表出のもっと末梢レベルの障害ということになろう。しかし、エラー反応の特徴それだけでは、根底にある障害レベルのエビデンスとして決定的ではない。SANDAL – SCANDAL – SMANDALパラドックス（**コラム2.1**）で示した深層失読の患者PW氏のように、音読における視覚的エラー（visual errors）の原因が文字や単語の認知困難ではないということもある。

　ここで注意点をいくつか挙げておく。聴覚的理解課題の多くは、選択肢によってエラーの可能性が大きく変化する。単語の認知課題での音韻的・視覚的エラーは、音韻的・視覚的に類似したディストラクターがなければ検出できない。意味的エラーも、当然、意味的関連語がディストラクターにあって初めてわかる。さらに、エラーを起こす可能性は、ディストラクターの数によっても変わる。例えば、絵の指さし課題において意味的エラーが起こる可能性は、意味的関連語のディストラクターが四つある場合と一つしかない場合では大きく異なる。また、呈示された語が絵を表す単語であるかどうかを判断する正誤判断課題における意味的エラーの割合は、呈示語の意味的範囲が限られれば変わってくる。理解課題では、単語の定義を言うという課題で起こり得るエラーは最も多様になるであろう。臨床家は、患者の障害についての仮説に基づいて慎重に評価法を選ぶ必要があるし、また、課題が何を患者に求めているかを十分に考慮して解釈しなければならない。

　産生課題においては、反応の分類は比較的わかりやすく、①意味的エラー、②音韻的エ

ラー、③無関連エラーに分けられる。音韻的エラーと無関連エラーでは、反応を実在語と非語に分けて考える。しかし、こうした分類にも問題は多い。例えば、意味的エラーと判断するには、どの程度、意味が近ければよいのだろうか。意味的関連性の客観的な指標が存在しないため、基本的にその判断は個々に任せられている。Martinら（1994）は、ATTITUDE（姿勢、自信のある態度）に対し "everybody has one of those days"（誰でもそういう日がある）と回答したものを意味的エラーと分類している。Howardら（1988）は、SHIRT（ワイシャツ）に対し "iron"（アイロン）と答えたものを無関連としている。

音韻的エラーと判断するための音韻的関連性の度合いについても、研究によって大きく異なる。Nickelsら（1995b）はMortonら（1980）による基準を採用して、ターゲット語の音素の少なくとも50％を、ほぼその出現順に反応語が含んでいるときに音韻的関連があるとした。Martinら（1994）はかなりゆるい基準を採用し、驚いたことに、ターゲット語（あいまい母音を除く）と1音素でも同じであれば音韻的関連があるとしている。エラーをどのように分類するかは、実のところ、各人の裁量に任されているということになる。あらかじめ決められた正答はない。したがって、エラー反応の特徴は、障害レベルのエビデンスとしては単なる一情報でしかないというのが我々の見解である。失語症者の障害されたプロセスと保たれているプロセスの特定に関しては、重要な変数による影響と関連課題の成績をエラー反応の特徴とともに統合して初めてエビデンスとすることができるということを強く主張したい[原注2]。

さらに、Cutler（1981）が指摘したように、エラーには多様な背景がある。つまり、エラーの原因は一つだけではない。例えば、表出課題での意味的エラーは、意味システムの障害でも起こるし、ターゲット語の語彙形態を想起できないことが原因でも起こり得る（Caramazzaら1990）。

課題間の比較

複数の異なる課題で情報処理要素の一部が重なっている場合には、課題間の成績を比較することが障害同定の重要なエビデンスとなる。これについては第4章から第8章で詳しく扱う。この比較はさまざまな方法で可能だが、特定の課題を遂行するために必要なプロセスを判断することによって可能となる。以下に示すような比較が役に立つ。

原注2) 我々はさまざまな見方でエビデンスを統合することが障害の同定に重要であると考えているが、異なる見解もある。例えば、Dellら（Dellら1997、Foygelら2000、Schwartzら1994、Nozariら2010、Dellら2014）は、絵の呼称に関するエラーパターンを説明するモデルを紹介しているが、単語頻度以外の心理言語学的変数の影響についても、呼称と復唱以外の課題についても述べていない。彼らのモデルでは、それらの影響についてはまったく言及されていない。

モダリティ間の比較

同じ内容の理解課題を聴覚的入力と視覚的入力で比較することは、失語症者が二つのモダリティに共通のレベルに障害があるのか（共通レベルにあるならば、二つの課題の成績がほぼ一緒で、心理言語学的な変数[訳注18]による影響やエラーの起き方が類似している）、あるいは一つのモダリティの問題なのかを同定できる。呼称と書称の比較（いずれも意味処理を含む）、呼称と音読と復唱（音韻配列を含む処理）の比較も考えられる。

単一モダリティ内のレベルの違いによる比較

Franklin(1989)は、異なるレベルを調べる課題を使うことで、単語の聴覚的理解課題における問題のレベルがどのように判断できるかについて示した。使ったのは、①非語ミニマルペア[訳注19]——聴覚的音韻分析の出力のみへのアクセス、②聴覚的語彙性判断——音韻入力レキシコンへのアクセス、③単語の理解課題である絵カードの指さしと類義語判断課題——意味システムへのアクセス、の3段階の課題である。Franklinは、**図1.1**の聴覚的理解の経路が正しいという前提で、一つの段階に障害が見られるときには、それに続く段階にも必ず障害が現れるという階層になっていると論じた（**表2.1**）。そして、実際そのような結果になることを報告している（第4章を参照）。この研究は、それぞれの課題がどの段階の言語処理を調べることになるかを慎重に検討することで、障害のレベルが同定できることを示している。

単語の産生課題においては、次に続く段階を巻き込まない独立したレベルを検査する課題は特定しにくいが、次のような比較は役に立つ。例えば、「SEWとSOの発音は同じか？」と

表2.1　単語の聴覚的理解における障害レベルと障害パターンの関係

課題	障害レベル			
	聴覚的音韻分析	音韻入力レキシコン	音韻入力レキシコンから意味システムへのアクセス	意味システム
非語のミニマルペア	✗	○	○	○
聴覚的語彙性判断	✗	✗	○	○
単語の聴覚的理解	✗	✗	✗	✗
単語の視覚的理解	○	○	○	✗

(Franklin 1989)

訳注18) 心理言語学的変数（psycholinguistic variables）——言語の中に潜んでいる特徴で、言語を操作する際の心的過程（メンタルプロセス）に影響を与えているであろう変数。単語の頻度や心像性など。

訳注19) ミニマルペア（minimal pair）——二つの単語間で弁別素性が一つだけ異なるもの。詳しくは41ページの訳注22を参照。

いった文字単語ペアの同音異義語（homophones）の判断は、音声表出をせずに音韻表象へのアクセスを求めている。同音異義語の判断が良好なのにそれらの単語の音読が不良であれば、読み障害の原因が音韻出力配列か構音プログラミングの不具合にあることを示唆している。逆に、両方の課題で成績不良であれば、音読と同音異義語判断に共通な、もっと手前の段階での障害が疑われる。

処理レベルは共有しているがまったく異なる課題間の比較

　まず、図1.1の音韻出力配列を例にとってみる。これは、呼称、単語と非語の復唱、単語と非語の音読に共通するレベルである。これらの課題に類似の障害パターン（例えば、長い単語の成績が低下する）や類似のエラー（省略や置換などの音韻的エラー）があり、正答率がほぼ同じであれば、その患者の障害が音韻出力配列レベルにあるという重要なエビデンスとなるであろう。

　2番目の例として、非語の音読に必要な非語彙ルートの文字−音韻変換を見てみる。この経路は、非語の同音判断（PHAIPとFAPEは同じ発音か？）や、音韻の語彙性判断（KRAITは実在語（crate）のような発音になるが、BRAITは実在語にはない発音である）にも使われる。つまり、この3種類の課題すべてで似たような成績であれば、共通のレベルである文字−音韻変換の機能低下を疑う。

　3番目の例は、まず図1.1から明らかなように、意味システムは単語の聴覚的理解、視覚的理解、呼称、書称など多くの課題で必要とされるプロセスであるが、これらすべての課題で類似した特徴の成績低下があれば意味システムの障害を疑う（Hillisら1990、Howardら1984）。しかし、入力と出力を比較する際（この場合は、理解課題と呼称・書称課題の比較）、理解課題では使用するディストラクターによってエラーの起こり方が限られることから、意味システムの不具合による影響が出にくくなることには注意が必要である。

訳者コラム②

　失語症者の課題への反応は、単語のさまざまな属性（心理言語学的変数）に影響を受ける。第2章で紹介されたものは、
- 単語の頻度
- 単語の心像性
- 語長
- 単語の規則性
- 語彙性
- 単語の品詞

である。「単語の規則性」以外は、異なる言語でも同様の現象が起きるといえる。もちろん、英語で頻度が高い単語が日本語でも頻度が高い、という意味ではないが、「頻度効果」はどの言語でも見られる。

　単語の規則性とは、綴りの読みが規則的か否か、ということであるが、日本語では漢字二字の熟語の読みに一貫性があるか、典型的か、という視点がある（Fushimiら1999）。

* 「一貫語」は、ある2文字単語において各漢字の読み方が一通りしかないもの（例：返信）。「返」は2文字で書かれた単語の1文字目の読みとしては「へん」のみ（返事、など）、「信」は2文字目の読みとしては「しん」のみ（発信、など）である。

* 「非一貫・典型語」は、2文字それぞれに複数の（一貫していない）読み方があり、それぞれの漢字が他の単語を構成しているときには別の読み方がされ得るもので、かつ、当該単語の読みが典型的なものである（例：反対）。例えば「反」は「反物」では「たん」と読むが「はん」の読みのほうが典型であり、「対」は「一対」では「つい」と読むが「たい」が典型である。

* 「非一貫・非典型語」は、それぞれの漢字の読みが複数あり、かつ、当該単語の読みが典型的でないものである。例えば「献立」において、「献」は「けん」と読まれるほうが典型であり、「立」は「りつ」が典型であるため、「こんだて」という読みは非典型である。

　Fushimiら（1999）によると、この3種類のうち、英語の規則語と同じように振る舞うのは、「一貫語」と「非一貫・典型語」で、「非一貫・非典型語」だけが不規則語と同様の影響があるという。『SALA失語症検査』（藤林ら2004）の中には、一貫性と典型性の影響を見ることのできる音読検査（OR36）があり、患者によっては利用できる。

文献

Fushimi T, Ijuin M, Patterson K & Tatsumi IF (1999). Consistency, frequency, and lexicality effects in naming Japanese Kanji. *Journal of Experimental Psychology: Human Perception and Performance* 25 (2), 382-407.

（長塚紀子）

第2部
機能障害と評価

3 評価概論

 本章に続く第4章から第8章で、単語の聴覚的理解、口頭表出、読み、書字、物体と絵の認知という五つの領域にわたってモデルを解説する。一つの章で一つの領域を扱い、それぞれの言語処理システムがモデルのどこに位置づけられるのか、また、その領域で起こり得る機能障害は何かについて示したい。その際、評価は以下の項目について確認しながら進められる。

○ 評価する際に除外すべき要素
○ 単語の特徴や観察すべき変数効果
○ 当該領域内でのモジュールやプロセスの障害を示唆する現象
○ 評価の主な内容
○ 反応方法を明示した評価法や手段
○ 追加の評価の選択
○ 結果の解釈
○ 文献からの障害パターンの実例の紹介

 こうした点を検証していくことで臨床家は評価に役立つ情報を手にすることができるが、このプロセスを採る際には臨床家自身が計画性をもって当たることが必要である。

仮説の検証とテストの選択

 評価にあたっては仮説検証アプローチの視点をもつことが大切で、そうすることで適切なテストを選ぶことができる(包括的な議論についてはNickels 2008を参照のこと)。仮説検証アプローチの目的は、コミュニケーション能力が損なわれた原因を判断すること、すなわち、モデルのどの要素が障害されているのか、そして複数の障害があればどのように関係し合っているのかを判断することである。課題の成績にはさまざまな要素が関わっているが、その能力(あるいは相対的な能力)を見極めるためにどのテストを使うべきか、臨床家は入念に選ばなければならない。その際、モデル上のすべての要素を調べて患者の全体像をつかもうとはせずに、その患者にとって最も重要な評価は何であるかを判断するべきである。

コミュニケーション状態の観察

最初の仮説を立てるにあたり、臨床家は患者との会話から得られる情報、例えば、質問の理解が悪い、明らかな喚語困難があるといったこと、また、本人や家族からの報告を十分参考にするべきである。視力や聴力などの感覚入力についても、評価に影響を与えるので、よく観察しておくようにする。

評価レベルの絞り方

入力経路であろうと出力経路であろうと、特定の処理要素を評価し障害レベルを割り出そうとする前に、その経路全体を見ておくべきである。例えば、聴覚入力経路の場合、まず単語の理解課題（単語と絵のマッチングなど）で聴覚理解を評価すべきである。このテストで問題なければ、語音同定の処理（聴覚的音韻分析）や単語認知（音韻入力レキシコン）は問題ないであろうと推測できる。ここで誤りが多かった場合は、その経路の要素を検査し、問題の原因を突き止める必要がある。つまり、聴覚的音韻分析が障害されているのか、それとも音韻入力レキシコンなのか、あるいは意味レベルの障害が問題なのか、ということを調べなければならない。

同じように、単語の口頭表出では、最初に呼称課題で経路全体を見る。これで、意味表象、レキシコン、音韻の選択や配列、構音のプログラミングの様子がわかる。呼称に問題がなければ、そのプロセスの要素は障害されていないことが推測される。呼称につまずきがあれば、その要素のどこをさらに検査するかを決めていく。呼称においては、エラーのタイプや成績に影響を及ぼしている単語の変数が何であるかを分析することで、仮説を絞ることができる。

特定の要素を評価しようとするときには、より精度の高い機能が要求される課題から行うとよい。例えば、聴覚的音韻分析能力を調べる場合、マキシマルペア[訳注20]ではなく、ミニマルペアを使った弁別から行う。ミニマルペアの弁別が難しい場合はマキシマルペアを試し、どの段階で弁別が難しくなるのかを確認する。もし、ミニマルペアができていれば、それよりやさしいマキシマルペアについては問題がないことが推測できる。

同じように、聴覚入力による意味システムの状態を評価するときには、単語と絵のマッチングよりも類義語に関する課題のほうがよいかもしれない。類義語に関する課題ができた場合、絵の理解に支障がない患者であれば単語と絵のマッチング課題はおそらく問題はない。ただし、例えば類義語判断課題については、その患者がどの程度できそうかという点に注意が必要である。意味障害がある場合、類義語判断課題は評価の最初に施行するにはレベルが高すぎるかもしれないので、単語と絵のマッチング課題のほうが失敗が少なくてよい場合がある（重要

訳注20）マキシマルペア（maximal pair）——二つの単語間で多くの弁別素性が異なるもの。詳しくは41ページの訳注23を参照。

なベースラインにもなる)。

テストの項目数

　評価法の選択と施行にあたっては、テストの項目数についても考慮する必要がある。診断することが目的であれば項目数が少なくても可能かもしれないが、変数の影響を見るためには項目数が多いことが重要である(項目数の平方根が変数効果に関わる)。つまり、ある変数が成績に影響を及ぼしているかどうかをはっきりさせることが重要であるならば、十分な項目数が必要なのである。また、ある要素が障害されていると判断した後にも、セラピーの前後での変化(あるいは変化がないこと)を確認できるようにするために、十分な項目数で評価するべきである(第9章を参照)。臨床家は、その目的が診断することなのか、それとも訓練効果を見ることなのかを頭に入れて、評価のやり方を決めていく必要がある。

評価法

　次章から二つの主要な評価法が登場する。Comprehensive Aphasia Test (CAT：包括的失語症検査) (Swinburnら 2004) とPsycholinguistic Assessment of Language Processing in Aphasia (PALPA：失語症における言語処理の心理言語学的評価) (Kayら 1992)であるが、これらは第1章で解説した認知神経心理学的な理論に基づいており、入力と表出のモダリティを扱っている。その他の評価法は、聴覚的理解や語想起など、言語の特定の側面に関するものである。

　CATは複数の課題にわたって評価を行い、失語症のプロフィールをまとめることを目的とした検査法で、以下の3部からなる。

a. 認知機能のスクリーニングテスト──視覚処理の障害、意味記憶とエピソード記憶の障害、計算障害、観念運動失行・観念失行を同定するために行われる。これらは失語症に併発する障害として知られており、セラピーの効果に影響を与え得る。

b. 言語評価──聴覚的理解、文字理解、復唱、音読、口頭表出、文字表出からなる。下位テストで構成され、項目数は限られているが重要な変数の効果を見ることができる。また、下位テスト間の成績を比較して障害の度合いを判断し、相対的な能力の高低を見ることもできる。

c. アンケート調査──失語症者自身がどの程度困っているのか、また、失語症による情動的側面や、そうした問題の日常生活への影響を判断する。

　CATは標準化されており、成績は健常者との比較もできるし、失語症者の標準的サンプルとも比較できる。また、信頼性と妥当性も確立されている。全部で1時間から2時間で評価を終えることができ、使いやすい。テストデザイン、使い方、解釈の仕方などの詳細については、Howardら(2010)のマニュアルを参照されたい。マニュアルには、各下位テストにおい

て、どの程度の変化で統計的に有意になるのかについてのデータが示されている。

　PALPAは、言語処理の個々の要素を詳細に検査する評価法である。60の下位テストで構成されており、①聴覚処理、②読みと書字、③絵と単語の意味、④文の理解からなる。PALPAを開発したKayらは、「一人の患者にすべてのテストを施行するのではなく、調べたいことに関する仮説をもち、それに適する評価を選び取ることが肝心である」(Kayら1992, pp.2-3)と明記している。PALPAはCATに比べて各テストの項目数が多いので、CATの結果から詳細に評価するべき領域を決め、仮説検証のプロセスを開始する。下位テストの中には健常者データが記載されているものもあるが、評価法全体としては標準化されていない。また、妥当性と信頼性についてもデータが提供されていない。

　この他にも認知神経心理学的なアプローチによる評価法が開発されてはいるが、臨床現場であまり使われていないのが現状なので、この本では扱わない。例えば、Psycholinguistic Assessment of Aphasia (PAL) (Caplanら1990) や、もっと最近では、Alberta Language Function Assessment Battery (Westbury 2007) がある。このようなテストを利用する場合は、下位テストで使われている単語がどこまで心理言語学的変数で統制されているかという点に注意することが重要である。PALPAやCATは他の言語にも適用されているが、そうした翻訳版では、同様の言語処理プロセスに基づきながら、異なる言語の特徴が考慮されている。PALPAの翻訳としては、スペイン語版のEPLA (Valleら1995)、オランダ語版のPALPA Dutch (Bastiaanseら1995)、ポルトガル語版のPALPA-P (Castroら2007) がある。日本では、日本語体系を綿密に吟味し、40の下位テストからなるSALA (藤林ら2004) が開発された。スペイン語版では文字表記法は書記素と音素の関係の規則性が高く、日本語版では表記文字タイプが多いなど、その特徴は言語で異なっている。CATの翻訳も、現在のところ、オランダ・フラマン語版 (Visch-Brinkら2014)、エジプト語版 (Abou El-Ellaら2013) があり、チリ・スペイン語版とサウジアラビア語版が近々刊行される予定である。

訳者コラム③

　第2部「機能障害と評価」の第3章〜第7章では、失語症の言語機能の評価手段として主にPALPAとCATが紹介されている。いずれも英国を中心に使われている認知神経心理学的評価法である。CATは患者の言語プロフィールを見ることができ、本邦での『標準失語症検査（SLTA）』や『WAB失語症検査』と似た役割も果たすが、下位テストにおいて認知神経心理学的視点から分析できるようになっている。PALPAは各下位テスト内の項目数がCATよりかなり多く、それぞれの下位テストが掘下げ検査として使われる。被検者個別の言語プロフィールを出すという発想はPALPAにはない。

　日本語では、『SALA失語症検査』（藤林ら2004）と『失語症語彙検査（TLPA）』（藤田ら2000）の中にPALPAやCATの下位テストに該当する検査があるので、以下にそのおよその対応を示す。

PALPA		SALA		TLPA
1	聴覚処理：非語ミニマルペア	AC1	聴覚的異同弁別　無意味語	
2	聴覚処理：単語ミニマルペア	AC2	聴覚的異同弁別　有意味語	
3	聴覚処理：単語ミニマルペア（文字単語選択）			
4	聴覚処理：単語ミニマルペア（絵単語選択）			
5	聴覚的語彙性判断：心像性×頻度	AC3	語彙性判断（聴覚呈示）	語彙性判断検査Ⅱ〜Ⅳ
6	聴覚的語彙性判断：形態論的語尾変化			
7	復唱：音節数	R30	単語の復唱（モーラ数）	
8	復唱：非語	R31	無意味語の復唱	
9	復唱：心像性×頻度	R29	単語の復唱（心像性×頻度）	
10	復唱：品詞			
11	復唱：形態論的語尾変化			
12	復唱：文			
13	数の短期記憶（復唱・異同弁別）	R32	数詞の短期記憶（復唱）	
		R33	数詞の短期記憶（指さし）	
14	押韻判断×絵			
15	押韻判断×単語			
16	音韻分解：語頭			
17	音韻分解：語尾			
18	文字弁別：鏡映			
19	文字弁別：大文字→小文字	VC10（1）	ひらがな−カタカナ　マッチング	
20	文字弁別：小文字→大文字	VC10（2）	カタカナ−ひらがな　マッチング	
21	文字弁別：単語と非語			
22	文字の呼称と音読			
23	聴覚呈示音と1文字のマッチング			
24	視覚的語彙性判断：綴りの規則	VC11	漢字判断	
25	視覚的語彙性判断：心像性×頻度	VC12	語彙性判断（漢字）	語彙性判断検査Ⅰ〜Ⅳ
		VC13	語彙性判断（ひらがな・カタカナ・漢字）	
26	視覚的語彙性判断：形態論的語尾変化			
27	視覚的語彙性判断：規則性			
28	同音異義語判断	PR26	同音異義語の判断	

29	音読：語長	OR35	単語の音読（表記タイプ×モーラ数）		
30	音読：音節数	OR35	単語の音読（表記タイプ×モーラ数）		
31	音読：心像性×頻度	OR34	単語の音読―漢字（心像性×頻度）		
32	音読：品詞				
33	音読：品詞×心像性				
34	音読：形態論的語尾変化				
35	音読：規則性	OR36	単語の音読―漢字（一貫性）		
36	音読：非語	OR37	無意味語の音読		
37	音読：文				
38	同音異義語の定義×規則性	VC19	同音異義語の読解		
39	書取：語長	D39	単語の書取（表記タイプ×モーラ数）		
40	書取：心像性×頻度	D38	単語の書取―漢字（心像性×頻度）		
41	書取：品詞				
42	書取：品詞×心像性				
43	書取：形態論的語尾変化				
44	書取：規則性				
45	書取：非語	D40	無意味語の書取		
46	書取：同音異義語				
47	単語の聴覚的理解（絵の選択）	AC4	名詞の聴覚的理解	名詞理解検査（聴覚）	
48	単語の視覚的理解（絵の選択）	VC14	名詞の読解	名詞理解検査（視覚）	
49	聴覚的類義語判断	AC6	名詞の類似性判断（聴覚呈示）	類義語判断検査（音声）	
50	視覚的類義語判断	VC16	名詞の類似性判断（視覚呈示）	類義語判断検査（漢字）	
51	単語の意味関連性				
52	音声単語と文字単語のマッチング				
53	呼称・書称×復唱・音読・書取	PR24	呼称（モーラ数）	名詞表出検査（発話）	
		PR25	書称（表記タイプ×モーラ数）	名詞表出検査（書字）	
		R30	単語の復唱（モーラ数）		
		OR35	単語の音読（表記タイプ×モーラ数）		
		D39	単語の書取（表記タイプ×モーラ数）		
54	呼称×頻度	PR20	呼称（親密度）	名詞表出検査（発話）	
55	文の聴覚的理解	AC8(1)	文の聴覚的理解		
56	文の視覚的理解	VC18(1)	文の読解		
57	文中の動詞と形容詞の聴覚的理解				
58	位置関係の表現の聴覚的理解	AC8(2)	位置関係を表す文の聴覚的理解		
59	位置関係の表現の視覚的理解	VC18(2)	位置関係を表す文の読解		
60	名詞と動詞の聴覚的把持				

CAT		SALA		TLPA	
1	線の二等分				
2	意味記憶				
3	語想起				
4	記憶の再認				
5	ジェスチャー				
6	計算				
7	単語の聴覚的理解	AC4	名詞の聴覚的理解	名詞理解検査（聴覚）	

8	単語の視覚的理解	VC14	名詞の読解	名詞理解検査(視覚)
9	文の聴覚的理解	AC8(1)	文の聴覚的理解	
10	文の視覚的理解	VC18(1)	文の読解	
11	文章の聴覚的理解			
12	復唱：単語	R29	単語の復唱(心像性×頻度)	
		R30	単語の復唱(モーラ数)	
13	復唱：複雑な単語			
14	復唱：非語	R31	無意味語の復唱	
15	復唱：数詞	R32	数詞の短期記憶(復唱)	
16	復唱：文			
17	呼称：物体	PR20	呼称(親密度)	名詞表出検査(発話)
		PR24	呼称(モーラ数)	名詞表出検査(発話)
18	動作の口頭表出	PR21	動詞の産生(発話)	動詞表出検査(発話)
19	絵の叙述(口頭)			
20	音読：単語	OR34	単語の音読－漢字(心像性×頻度)	
		OR35	単語の音読(表記タイプ×モーラ数)	
		OR36	単語の音読－漢字(一貫性)	
21	音読：複雑な単語			
22	音読：機能語			
23	音読：非語	OR37	無意味語の音読	
24	写字			
25	書称	PR22	書称(親密度)	名詞表出検査(書字)
		PR25	書称(表記タイプ×モーラ数)	名詞表出検査(書字)
26	書取：単語	D38	単語の書取－漢字(心像性×頻度)	
		D39	単語の書取(表記タイプ×モーラ数)	
		D40	無意味語の書取	
27	絵の叙述(書字)			
28	アンケート(話す)			
29	アンケート(理解)			
30	アンケート(読む)			
31	アンケート(書く)			
32	アンケート(日常)			
33	アンケート(自己イメージ)			
34	アンケート(感情)			

文献

藤田郁代，物井寿子，奥平奈保子，植田　恵，小野久里子，古谷二三代，下垣由美子，井口由子，笹沼澄子(2000)．*失語症語彙検査*．千葉，エスコアール．

(長塚紀子)

4 単語の聴覚的理解

単語の聴覚的理解のモデル

図4.1に単語の聴覚的理解に関わるプロセスを示す。聴いて意味を理解するという過程には、三つの段階がある。聴覚的音韻分析（auditory phonological analysis）、音韻入力レキシコン（phonological input lexicon）、意味システム（semantic system）である。

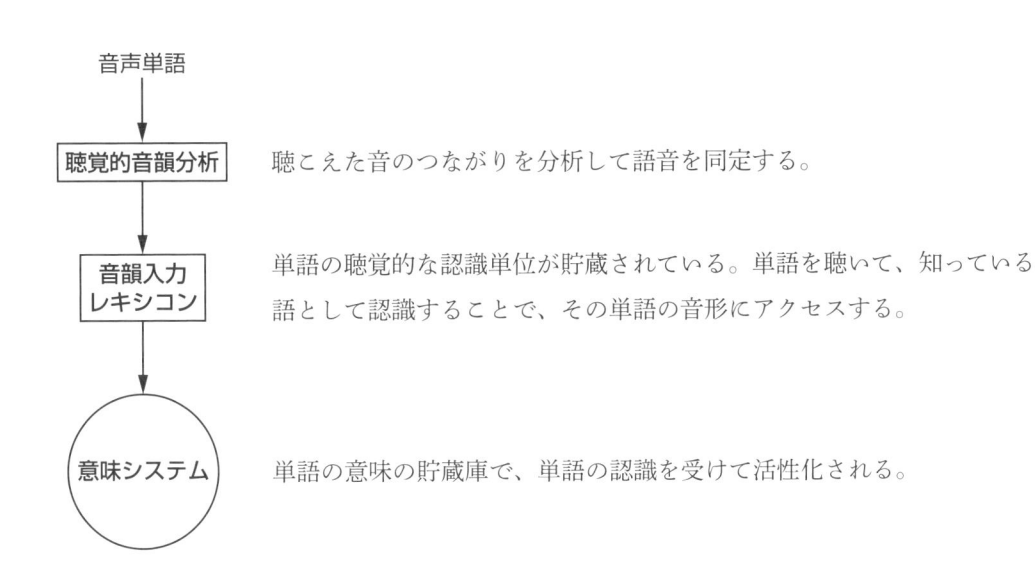

音声単語

聴覚的音韻分析　聴こえた音のつながりを分析して語音を同定する。

音韻入力レキシコン　単語の聴覚的な認識単位が貯蔵されている。単語を聴いて、知っている語として認識することで、その単語の音形にアクセスする。

意味システム　単語の意味の貯蔵庫で、単語の認識を受けて活性化される。

音韻入出力変換も聴覚的入力に関連する要素である。これは、聴覚的音韻分析と音韻出力配列を直接つないでいる。この経路はレキシコンを迂回しており、非語の復唱をするときに使われるが、実在語の復唱にも役立つ。

単語の聴覚的理解の障害

聴覚的音韻分析

聴覚的音韻分析の障害は「語音聾（word sound deafness）」（Franklin 1989）と呼ばれる。このレ

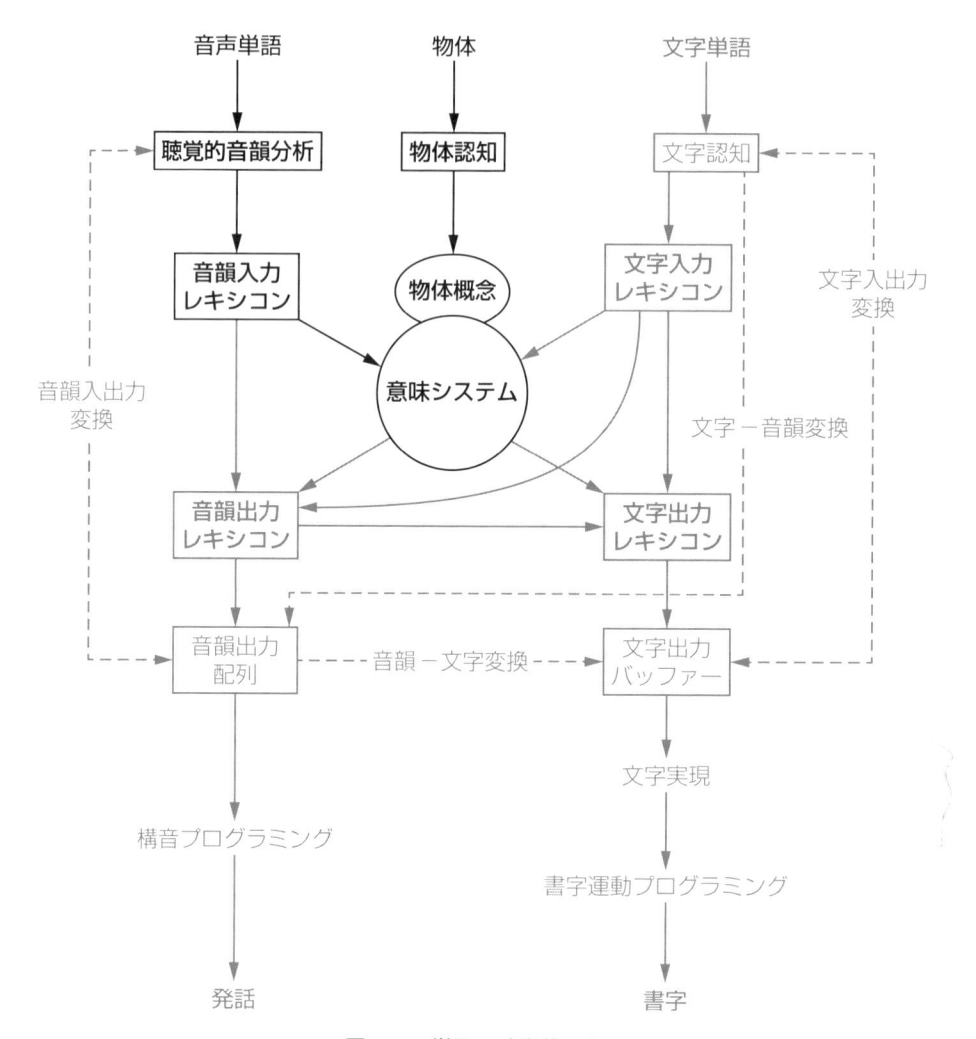

図4.1 単語の聴覚的理解

ベルの障害があるとその先のすべての段階に影響を与え、聴覚的理解に大きく影響を及ぼす。非言語音（呼び鈴など）の弁別には影響せず、また、非言語音を聴いて絵とマッチングする能力もおかされない。

　音韻入力レキシコンへのアクセスが障害されるため、実在語の復唱（実在語の復唱はこの経路を使う）に問題が出る。それでも単語には意味があるため、その助けを借りて復唱ができる場合もある。音韻出力配列への直接経路も機能しないため、非語の復唱も障害される。実在語も非語も読唇することで改善する可能性はある。

　短い単語には音韻隣接語（phonological neighbours）が多く、それによって混乱が生じるため、長い単語に比べて聴き取ることが難しい（Luceら2001、Luceら1990）。「音韻隣接語」とは、1音素のみを変えることでできる別の実在語のことである。単音節語には通常、いくつもの隣接語がある。例えば"cat"（猫）には、"hat"（帽子）、"rat"（ねずみ）、"sat"（座った）、"cap"（キャッ

プ)、"cad"(下劣な男)、"can"(缶)、"cot"(小寝台)、"cut"(切る)、"kit"(道具一式)などがある。3音節語になるとずっと少なく、"crocodile"(ワニ)にはまったく隣接語がなく、"elephant"(象)には"element"(要素)と"elegant"(上品な)の2語しかない。

　文字単語の入力に問題がなければ意味システムにはアクセスできる。理解は、①ゆっくり話したり、②読唇させたり(音声情報を視覚的に与える)、③文脈を与えたりすることで促進できる。

音韻入力レキシコン

　音韻入力レキシコン、あるいは、そこへのアクセスの障害は「語形聾(word form deafness)」と呼ばれる(Franklin 1989)。レキシコン(単語の音形)へのアクセスが障害されると、音素の連なりが実在語であると認識できない。実在語の復唱が、あたかも非語の復唱のようになる。実在語も非語も、音韻分析から音韻出力配列への直接経路を使えば復唱できる。

　高頻度語のほうが低頻度語よりも成績が良いという頻度効果が見られる可能性がある。一方、語彙性判断や単語の聴覚的理解課題において頻度効果を伴わないレキシコン障害も起こり得るため(Howardら1988)、頻度効果はレキシコンレベルの障害によってのみ起こるわけでもない(意味システムの障害でも頻度効果は現れる；Garrardら1999など)。

　文字単語の入力に問題がなければ意味システムにはアクセスできる。音韻入力レキシコンの障害が読解に影響を及ぼすことはない。

　理解を助けるために文脈への依存が強くなる。単語の認識(語彙性判断など)は、短い単語よりも隣接語の少ない長い単語で成績が良い可能性がある(Howardら1988など)。

　そして、音韻入力レキシコンから意味システムへのアクセスの障害は「語義聾(word meaning deafness)」と呼ばれている(Franklin 1989)。意味システムへのアクセスが損傷しているので、聴覚的理解が低下する。長い単語の理解は短い単語よりは良好な可能性があり、それは長い単語の表象がレキシコンレベルでより際立っているため、意味システムへのアクセスの助けになると考えられている(Franklinら1996)。

　レキシコンからのアクセス障害では、音素の連なりが実在語であると認識できても意味は理解できないという状態で、語彙性判断の成績は良好である。また、実在語も非語も復唱することはできる。

　文字単語の入力に問題がなければ意味システムにはアクセスできる。音韻入力レキシコンから意味システムへのアクセスが障害されていても、読解の障害はなんら示唆されない。

意味システム

　意味システムの障害があれば、聴覚入力でも文字入力でも理解が障害される。表出モダリティ(口頭表出と書字)も障害される。意味システムは通常、「弱体化(degraded)」していて(部分的に障害されている)、完全にアクセスできないとか完全に壊れてしまっているわけではない。

心像性効果が見られることが多い。すなわち、「猫」「本」といったイメージしやすい語は、「幸せ」「考え」などの低心像語より理解しやすい。抽象的で心像性の低い語のほうが具象的で心像性の高い語よりも理解が良いという逆心像性効果も起こり得るが、まれである。

中枢的な意味システム障害では、カテゴリー効果を示す患者もいる。よく見られるのは、有生物、すなわち動物、植物、果物、野菜のカテゴリー単語の理解が人工物（物体）より悪いという症状である（Warringtonら 1984による患者JBR氏など）。その逆のパターンも見られるが、まれである（Sacchettら 1992による患者CW氏など）。さらに、物体の理解は比較的良好なものの動物とその他の有生物が選択的に障害されていたり、相対的に地理的名称が保たれていたり、身体部位名称や固有名詞が特に難しかったりするなどの選択的な障害も報告されている（Semenzaら 1988による患者PC氏など）。このような障害は比較的少ないと思われるが、あったとしても気づかれないということがあり得る。

物体の概念には問題がなく語彙の意味だけに障害がある患者の場合は、単語に関する課題では成績が悪いが、非言語的意味課題、例えば「Pyramids and Palm Trees（ピラミッドと椰子の木テスト）」（Howardら 1992）訳注21）の絵3枚版の成績は良好であろう（Nickels 2001の論考も参照のこと）。

単語の聴覚的理解の評価

以下の検査を行い、聴力障害と言語以前の聴覚的分析障害を除外すること。

- 聴力検査
- 環境音を使った検査

評価について

軽度の聴覚的理解障害は、文脈が十分ある日常会話の中では気づかれないことが多い。そのため、やり取りを観察するだけでは聴覚的理解障害の有無を判断することは難しい。聴覚的理解を評価する際には、例えば、聴覚入力による単語と絵のマッチング課題でディストラクターをいろいろ工夫するなど、その経路全体を使う検査からまず始めるとよい。そこで障害があれば、誤りのパターンを分析することによって次に進むべき検査がわかる。手前のプロセス（聴覚的音韻分析と音韻入力レキシコン）が障害されていれば、それに続く意味処理に影響が出る。もし、絵カードマッチング課題が良好であってもまだ理解障害が疑われる場合は、低心像語や低頻度語を使った少し難しい課題を施行することを奨める。また、聴覚的理解障害があっても

訳注21）Pyramid and Palm Trees（PPT）──意味システムの状態を調べる検査。絵と単語から意味へのアクセスを調べる。3枚の絵だけを呈示するバージョンで検査すれば、言語は関与しないため、物体の概念理解に問題がないかどうかがわかる。

意味システム自体に障害がなければ、読解や呼称、書称には問題がない可能性があることにも注意しなければならない。聴覚的理解と読解に乖離がある場合は、意味システムの手前の処理で聴覚的理解に問題があることが示唆される。「ADA Comprehension Battery（ADA理解検査）」（Franklinら1992）も有用であるが、現在は購入することができない。この検査は、PALPAの下位テストに類似したもので、よく統制して作られており、すべてのテストに健常者データが載っていて役立つものとなっている。

単語の特徴

聴覚入力の単語理解を評価する際、考慮したい単語の特徴が四つある。

1. 音韻の対比——例えば、ミニマルペア[訳注22]（"bat"と"pat"のように二つの単語間で弁別素性が一つだけ異なるもの）とマキシマルペア[訳注23]（"bat"と"sat"のように単語内の1音素が多くの対立素性からなる2単語）
2. 非語——長さと音韻の複雑性を実在語と統制したもの
3. 長い単語と短い単語
4. 心像性の高低

これらの変数が成績にどう影響を与えているかを分析することで、次のような三つの効果を推測できる。

a. 語彙性効果——ミニマルペアの弁別において、同程度の難易度の語で、実在語より非語の弁別が悪い場合は、聴覚的音韻分析の障害が示唆される。実在語ミニマルペアの弁別は、レキシコンや意味レベルの情報が助けになっていることが考えられるからである。
b. 逆語長効果——短い単語よりも長い単語を正確に理解することを指すが、これはレキシコンの障害（Howardら1988）か、意味システムへのアクセス障害（Franklinら1996）から生じていることが考えられる。
c. 心像性効果——低心像語よりも高心像語を正確に理解することを指すが、これは意味システムの障害か、そこへのアクセス障害を示唆する。

読唇は、発音の音声的情報へのアクセスを助けるため、患者の理解を促す可能性がある。

> 訳注22）ミニマルペア（minimal pair）——二つの単語間で弁別素性が一つだけ異なるもの。例えば、英語の単語では"bat"と"pat"（/b/と/p/の違いは有声・無声の対立のみ）、日本語なら「滝/taki/」と「柿/kaki/」（/t/と/k/の違いは構音点のみ）など。非語でも同じように作れる（「たぼ」と「かぼ」など）。
>
> 訳注23）マキシマルペア（maximal pair）——二つの単語間で多くの弁別素性が異なるもの。例えば、英語の単語では"bat"と"sat"（/b/と/s/は有声・無声の対立以外に構音方法と構音点が違う）、日本語なら「薪/maki/」と「滝/taki/」（/m/と/t/は有声・無声の対立、構音方法と構音点の違いがある）など。

「聴覚的音韻分析」に関する評価と解釈

障害を示唆する現象
○ 音素の弁別能力が低下する。

評価について
次に示す課題を、読唇をする条件としない条件で行い、視覚的な情報が聴覚情報を補っているのかを確認する。

主な評価内容と評価手段

評価内容	評価手段の例	反応方法
非語ミニマルペアの聴覚的弁別	PALPA※1：非語ミニマルペアを使った異同弁別	同じ・違う
実在語ミニマルペアの聴覚的弁別	PALPA 2：実在語ミニマルペアを使った異同弁別	同じ・違う
	PALPA 3：ミニマルペアの弁別で文字単語選択	文字単語から選択
	PALPA 4：ミニマルペアの弁別で絵の選択	絵の選択
実在語マキシマルペアの聴覚的弁別	マキシマルペア（Morris ら 1996）	同じ・違う

※…Psycholinguistic Assessment of Language Processing in Aphasia（失語症における言語処理の心理言語学的評価）(Kay ら 1992)

その他の評価

評価内容	評価手段の例	反応方法
非語の復唱	CAT※14：非語の復唱	復唱
	PALPA 8：復唱——非語	復唱
単語の復唱	CAT 12：単語の復唱	復唱
	PALPA 7：復唱——音節の長さ	復唱
	PALPA 9：復唱——心像性×頻度[訳注24]	復唱

※…Comprehensive Aphasia Test（包括的失語症検査）(Swinburn ら 2004)

訳注24) 心像性×頻度（imageability×frequency）——「×」の記号で示された用語は、その検査で対象としている心理言語学的変数。二つの変数の交互作用を見ている場合もある。

解釈

- ○ 実在語も非語も弁別が良好であれば、聴覚的音韻分析には問題がないと思われる。
- ✗ 実在語も非語も弁別の成績が低下していれば、聴覚的音韻分析の障害が疑われる。
- ✗ 実在語よりも非語の弁別の成績が低下していれば（語彙性効果）、レキシコンと意味システムは比較的良好で、聴覚的音韻分析が障害されていることが示唆される。
- ✗ 聴覚的音韻分析の障害が疑われれば、実在語と非語の復唱が低下する。反応には音韻的エラーが見られる。
- ✗ マキシマルペアよりもミニマルペアでの弁別が悪い場合は、重症度を判定する目安となる。
- ✗ ミニマルペアの弁別において、選択肢を文字で示したほう（PALPA 3）が聴覚刺激のみのとき（PALPA 1とPALPA 2）より成績が良い場合は、聴覚的把持力の低下が疑われる。

ケース4.1　聴覚的音韻分析が障害された症例（語音聾）－ES氏（Franklin 1989）

患者のES氏は74歳の男性で、検査時、発症後3年が経過していた。退職前は不動産代理人の仕事をしていた。CVAによって失語症を呈した。ES氏の発話は流暢で聴覚的理解障害があった。検査上、音素弁別に重度の低下が見られた。ミニマルペア弁別、聴覚的語彙性判断、聴覚的類義語マッチングで重度の障害があった。実在語の復唱は非語の復唱と同程度に悪かった。CVC（子音－母音－子音）単語の弁別では、単語内のどの位置の語音の対比か、どんな音素の対比かなどについてまったく規則性のない誤り方であった。Franklinは、このことは障害が重度なことを示唆しているか、あるいは、検査で偽陽性反応（false-positive）[訳注25]が多すぎてそのように見えてしまったのかもしれないと推測している。ES氏は、文字入力の語彙性判断と類義語マッチングの検査では、聴覚入力の検査より顕著に成績が良かった。

「音韻入力レキシコン」に関する評価と解釈

障害を示唆する現象
- ○ 実在語を実在する、非語を実在しないと認識する能力が低下する。
- ○ 頻度効果（低頻度語より高頻度語のほうが成績が良い）が見られる可能性がある。

評価について

聴覚的音韻分析の障害があれば、音韻入力レキシコンの検査でも成績が下がる。前節で記載

訳注25）対比する単語間の語音に違いがないのに「違う」と答えることを指す。

したミニマルペア課題などでの成績を検討しておくことは、聴覚的音韻分析の障害が音韻入力レキシコンの状態に影響を与えていないかを判断するうえで重要である。

主な評価内容と評価手段

評価内容	評価手段の例	反応方法
聴覚的語彙性判断	PALPA 5：聴覚的語彙性判断――心像性×頻度	yes/no 反応

その他の評価

評価内容	評価手段の例	反応方法
非語の復唱ができない場合は実在語の復唱	CAT 12：単語の復唱	復唱
	PALPA 9：復唱――心像性×頻度	復唱
音韻的ディストラクターを使った聴覚入力単語の同定（反応は文字と絵から選択）	PALPA 3：ミニマルペアの弁別で文字単語選択	文字単語から選択
	PALPA 4：ミニマルペアの弁別で絵の選択	絵の選択
	CAT 7：単語の聴覚的理解（音韻的ディストラクター）	絵の選択
絵の正誤判断（音韻的に類似する単語と非語のディストラクター）	絵・単語の判断テスト（Howardら 1988）	yes/no 反応

解釈

- ○ 語彙性判断課題の成績が良好であれば、音韻入力レキシコンには問題がないと思われる。
- ✗ 語彙性判断課題の成績が低下していれば、音韻入力レキシコンの障害が疑われる。
- ✗ 単語・絵のマッチング課題と絵の正誤判断課題で音韻的ディストラクターを選ぶ誤りが多い場合は、音韻入力レキシコンの障害が示唆される。
- ✗ 高頻度語に比べて低頻度語で成績が悪い（頻度効果）場合は、音韻入力レキシコンの障害が示唆される。しかし、レキシコンの障害があれば必ず頻度効果があるわけではない。
- ✗ 高心像語に比べて低心像語で成績が悪い（心像性効果）場合は、障害された意味システムに頼っている可能性がある。

> **ケース 4.2　音韻入力レキシコンが障害された症例（語形聾）―MK氏**（Franklin 1989、Howardら1988）
>
> 　患者のMK氏は69歳の男性で、検査時、発症後2年が経過していた。仕事は石油会社のコンサルタントをしていた。CVAによって失語症を呈した。発話は流暢で聴覚的理解障害があった。MK氏は健常者と同程度に音素の弁別は良好で、聴覚的音韻分析レベルには障害がないと推測された。聴覚的語彙性判断には軽度の障害、聴覚的類義語マッチングでは中等度の障害が見られた。文字呈示の類義語マッチングは、聴覚入力のときよりも顕著に良い成績であった。単語と絵のマッチング課題では、音韻的ディストラクターを選ぶ誤りがあった。"pardon"という語を聴いてその意味を説明する課題で"garden"の意味を述べるなど、音韻的に類似した単語に聴き誤ることがあった。また、音韻入出力変換の障害があり、非語の復唱はできなかった。実在語の復唱が低下してはいたが、心像性が成績を左右しており、復唱において意味を介した経路を使っていることが示唆された（Franklin 1989）。

「音韻入力レキシコン」から「意味システム」へのアクセスに関する評価と解釈

障害を示唆する現象

○ 単語が実在することは認識できるが、意味がわからない。
○ 文字を見れば意味にアクセスできるが、聴覚モダリティを通して意味システムにアクセスできない。

評価について

　聴覚的音韻分析あるいは音韻入力レキシコンに障害があれば、意味システムへのアクセスにも影響を及ぼす。これらの要素の評価成績を検討しておくことは、音韻入力レキシコンから意味システムへのアクセス状態に影響を与えていないかを判断するうえで必須である。

主な評価内容と評価手段

評価内容	評価手段の例	反応方法
意味システムの評価	次節の「意味システム」の評価を参照のこと	
単語の聴覚的理解と文字理解の比較	CAT 7とCAT 8：単語の聴覚的理解と文字理解の比較（意味的ディストラクターを使用）	絵の選択

	PALPA 47とPALPA 48：音声単語・文字単語と絵のマッチング（意味的ディストラクターを使用）	絵の選択

その他の評価

評価内容	評価手段の例	反応方法
復唱と単語の定義の口頭表出（文字入力による意味アクセスとの比較）	オリジナル検査（Franklinら1996による）	復唱と定義の口頭表出、読解後の定義表出との比較

解釈

- ○ 聴覚的理解と文字理解が同等であれば、音韻入力レキシコンから意味システムへの入力には問題がないと思われる。
- ✗ 聴覚的理解が文字理解より低下していれば、音韻入力レキシコンから意味システムへの入力に障害があることが疑われる。

ケース4.3　音韻入力レキシコンから意味システムへの入力が障害された症例（語義聾）－DRB氏（Franklin 1989、Franklinら1994）

　患者のDRB氏は55歳の男性で、検査時、発症後2年が経過していた。CVA発症前は旅行代理人の仕事をしていた。発話は流暢で聴覚的理解障害があった。検査では、ミニマルペアの弁別と聴覚的語彙性判断課題は障害されていなかった。文字入力による語彙性判断は健常者レベルだった。聴覚的類義語マッチング課題では重篤な障害が見られ、文字入力による類義語マッチングのほうが顕著に良好だった。聴覚的類義語マッチングでは心像性効果が著しかったが、低心像語でも文字入力すれば意味情報にアクセスできた。DRB氏は、音韻入出力変換の障害もあって非語の復唱はできなかったが、実在語であれば多少の復唱が可能だった。実在語の復唱には、心像性効果と意味的エラーが少し見られた（復唱において意味を介したルートを利用していることが示唆される）。

「意味システム（理解）」に関する評価と解釈

障害を示唆する現象

○ 意味システムが障害されていると、
　(a) 聴覚入力でも文字入力でも意味理解が障害される。
　(b) 口頭表出と文字表出のいずれにも意味的エラーが起こる（意味的エラーは他のレベルの障害を示唆することもある）。
○ 意味処理が必要なすべての課題で心像性効果が現れる。

評価について

聴覚的理解と文字入力理解、口頭表出と文字産生のすべてを評価する必要があるが、それぞれのモダリティの末梢レベルに障害がないかどうかを見ておくことも重要である。

主な評価内容と評価手段

評価内容	評価手段の例	反応方法
単語の聴覚的理解 －高心像の名詞	CAT 7：単語の聴覚的理解	絵の選択
	PALPA 47：音声単語と絵のマッチング	絵の選択
文字単語の理解 －高心像の名詞	CAT 8：文字単語の理解	絵の選択
	PALPA 48：文字単語と絵のマッチング	絵の選択
単語の聴覚的理解 －高心像・低心像の名詞	PALPA 49：聴覚的類義語判断	同じ・違う
文字単語の理解 －高心像・低心像の名詞	PALPA 50：視覚的類義語判断	同じ・違う
単語の聴覚的理解 －動詞	VAST[※1] 動詞の理解	絵の選択
	NAVS[※2] 動詞の理解	絵の選択
	動詞の理解のオリジナル検査（Websterら2009b）	絵の選択
文字単語の理解 －動詞	動詞の理解のオリジナル検査（Websterら2009b）	絵の選択
モダリティ間の比較	PALPA 53：絵の呼称・書称×復唱、音読、書取	呼称、書称、復唱、音読、書字

意味の関連性・一般的知識 －名詞	CAT 2：意味記憶	絵の選択
	Pyramids and Palm Trees（絵と文字版）（Howard ら 1992）	絵の選択、文字単語の選択
	Camel and Cactus test（ラクダとサボテン検査）（Adlam ら 2010）	絵の選択
	PALPA 51：単語の意味関連	文字単語の選択
意味の関連性 －動詞	Kissing and Dancing test（キスとダンス検査）（Bak ら 2003）	絵の選択、文字単語の選択
絵を使わない意味へのアクセス、モダリティ間の比較（音声単語と文字単語の理解）	PALPA 52：音声単語と文字単語のマッチング	文字単語の選択

※1…The Verb and Sentence test（単語と文テスト）（Bastiaanse ら 2002）
※2…The Northwestern Assessment of Verbs and Sentences（ノースウェスタン単語と文テスト）（Thompson 2011）

その他の評価

心像性が変数となっている検査を使うことで、意味システムを介する経路の状態が調べられる。課題で心像性効果が見られた場合は、その課題遂行に意味システムを介していることが示唆される。

評価内容	評価手段の例	反応方法
その他のモダリティでの心像性効果	CAT 12：単語の復唱	復唱
	PALPA 9：復唱——心像性×頻度	復唱
	PALPA 25：視覚的語彙性判断——心像性×頻度	文字単語の選択
	PALPA 31：音読——心像性×頻度	音読
意味課題のさまざまな展開（例：定義を言う、定義を聴いて呼称する） 上位カテゴリーの産生とそれに続く呼称 カテゴリーでの語想起（カテゴリーの流暢性） 分類・カテゴリー課題	Chapey 2001を参照	その他

| 意味の関連性 | Semantic Links（意味的つながり）（Bigland ら 1992） | 絵の選択 |

解釈

- ○ 音声単語・文字単語と絵のマッチング課題、類義語判断課題が保たれていれば、意味システムには問題がないと思われる。
- ✗ 音声単語・文字単語と絵のマッチング課題に意味的エラーがあり、さらに語想起障害があれば、意味システムに障害があることが疑われる。
- ✗ 絵のマッチング課題で、意味的に関連の薄い単語を選択する誤りがある場合には、意味障害が重度であることが示唆される。
- ✗ 視覚的に似ているものへの誤りがある場合は、視覚的入力要素の問題が疑われる。
- ✗ 誤り方に傾向がない場合は、①注意力低下、あるいは、②重度の意味障害が示唆される。
- ✗ 聴覚入力でも文字入力でも低心像語での誤りが多く、高心像語では比較的正確に反応できている場合は、低心像の項目の意味が障害されていることが疑われる。

ケース 4.4　意味システム障害の症例－KE氏（Hillis ら 1990）

患者のKE氏は52歳、右利きの男性で、CVA発症前は大企業の管理職であった。CTで左半球前頭頭頂領域に脳梗塞が見られた。検査時、発症後6カ月が経過していた。自発話は決まり文句と単語だけの発話が多く、意味的エラーが多く見られた。聴覚的理解は単語レベルでも文レベルでも誤りがあった。音読は困難で、単語も非語も音読課題ではほとんど無反応だった。単語の読みでは、例えば、HUNGRY（空腹）を"starve"（飢える）と読む意味的関連語の誤りと、BUY（買う）を"bought"（買った）と読む形態論的な誤りが見られた。文－音韻変換を使って読んでいる様子は見られなかった。音声単語と文字単語のマッチングはチャンスレベル訳注26）だった。書字では具象語を少し書くことができた。書取課題では、例えば、SCREWDRIVER（ねじ回し）を"screwswitch"と書くといった、意味的エラーと混合エラーが見られた。非語を書くことは不可能で、非語彙的処理での書字はできなかった。KE氏には、呼称、書称、音読、書取、音声単語と絵のマッチング、文字単語と絵のマッチングのすべての課題で、同じ項目を使って検査が行われた。成績を詳細に分析すると、刺激と反応のモダリティにかかわらず、同じような誤り率で、誤りの種類も似ていた。どの課題でも意味的エラーの割合が高かった。モダリ

訳注26）チャンスレベル（chance level）──偶然に起こる程度であること。yes/noや二者択一で答えるテストが10問あれば、当てずっぽうでも5問は正答する、そのレベル。

ティ間での項目の一致度も高く、再テストによる一致度も高かった。意味カテゴリーによっては意味的エラーの割合が顕著に異なっていたが、モダリティによる違いはなく、頻度の影響を受けてもいなかった。HillsらはKE氏の検査結果は、モダリティの影響を受けずに自立している意味システムに選択的な損傷があることを示している、と解釈している。

訳者コラム④

　『標準失語症検査(SLTA)』で、「1. 単語の理解」、「2. 短文の理解」、「3. 口頭命令に従う」という三つの下位検査の結果が、例えば、9点、7点、1点というような成績はよく目にする。が、そのようなプロフィールを示す患者が皆、同程度、同質の聴覚的理解能力であるとは言い難い。この第4章で述べられているのは、その違いを入力プロセスの「聴覚的音韻分析」「音韻入力レキシコン」「意味システム」に分けて調べてみよう、ということである。本邦の検査としては、『SALA失語症検査』のAC1～AC7や『失語症語彙検査(TLPA)』の聴覚的理解課題などが利用できる。

　『SALA失語症検査』を例にとると、まず聴覚入力経路をすべて使うAC6「名詞の類似性判断」とAC7「動詞の類似性判断」を施行してみるとよい。この二つのテストで健常域であれば、この経路にはほとんど問題がないことになる（ただし「類似性判断」という課題は難しすぎる場合もあるので、患者によってはAC4「名詞の聴覚的理解」が出発点のことも多い）。AC6やAC7で成績が悪ければ、一つ手前の箱を調べるAC3「語彙性判断」を施行するか、あるいは経路の最初の箱から順番に調べるためにAC1「聴覚的異同弁別」を施行するかを判断する。名詞に焦点を当てて動詞は後回しということであれば、AC7「動詞の類似性判断」とAC5「動詞の聴覚的理解」を施行する必要はない。これらのテストの結果、上記のような似たプロフィールの患者が、語音認知の悪いタイプなのか、語音の入力は良いが語彙として聴き取れないタイプなのか、単語の聴覚入力はしているが意味が曖昧なタイプなのか、などが見えてくる。それらを参考に、訓練計画を立てることになる。

　もちろん、最初からピンポイントで調べたい機能（モデルの「箱」や「矢印」）があれば、その下位テストを選んで施行すればよい。本文中のPALPAとCATが『SALA失語症検査』や『失語症語彙検査(TLPA)』とどう対応しているかは、第3章の「訳者コラム③」に表で示したので参照してほしい。

（長塚紀子）

5 単語の口頭表出

単語の口頭表出のモデル

図5.1に、絵・物体の呼称に関わるプロセスを示す。意味システムからの喚語（例えば絵の呼称）に関し、主に四つの段階がある。意味システム、音韻出力レキシコン（phonological output lexicon）、音韻出力配列（phonological assembly）、構音プログラミング（articulatory programming）である。

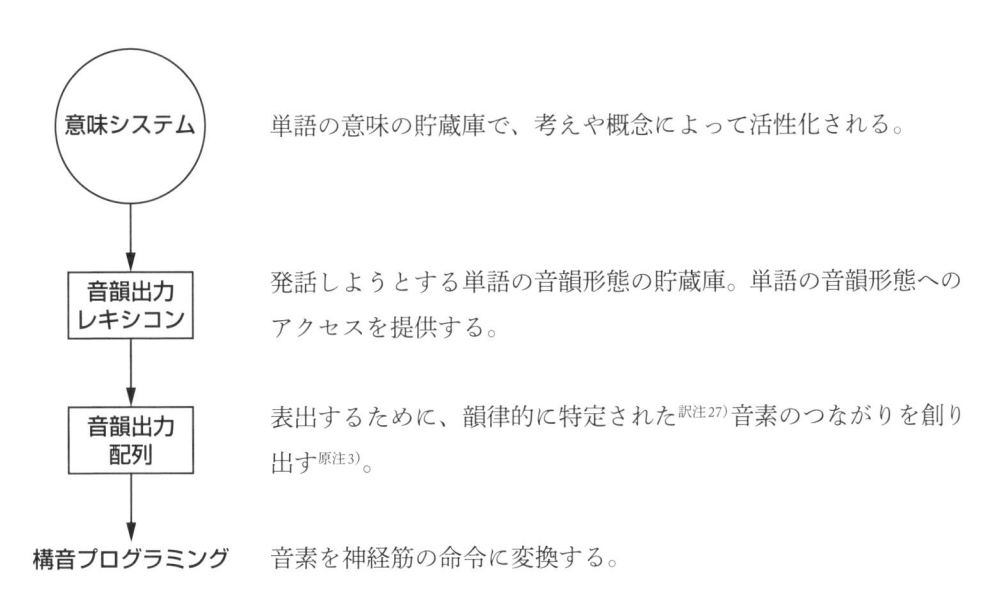

意味システム	単語の意味の貯蔵庫で、考えや概念によって活性化される。
音韻出力レキシコン	発話しようとする単語の音韻形態の貯蔵庫。単語の音韻形態へのアクセスを提供する。
音韻出力配列	表出するために、韻律的に特定された[訳注27]音素のつながりを創り出す[原注3]。
構音プログラミング	音素を神経筋の命令に変換する。

訳注27) 英語の場合は強勢パターン、日本語ではピッチアクセントを伴って準備される。

原注3) モデルの解釈によっては、ここで音韻配列の処理をする間に音素のつながりを保っておく音韻出力バッファーを想定している。音韻出力バッファーが短期記憶課題で重要な役割を果たすという考えもある。しかし、音韻配列のプロセスと音韻出力バッファーは別物であるというエビデンスも多い（例えば、Howardら2005、Vallarら1992などを参照のこと）。短期記憶の障害が必ずしも単語の音韻的産生に影響を与えるわけではない（Shalliceら1977a）。音韻配列という処理は単語産生に明らかに必要なステップであり（Leveltら1999）、逆にバッファーの必要性は明確になっていないため、我々はこのプロセスを「音韻出力配列（phonological assembly）」と呼ぶこととする。

図5.1 呼称

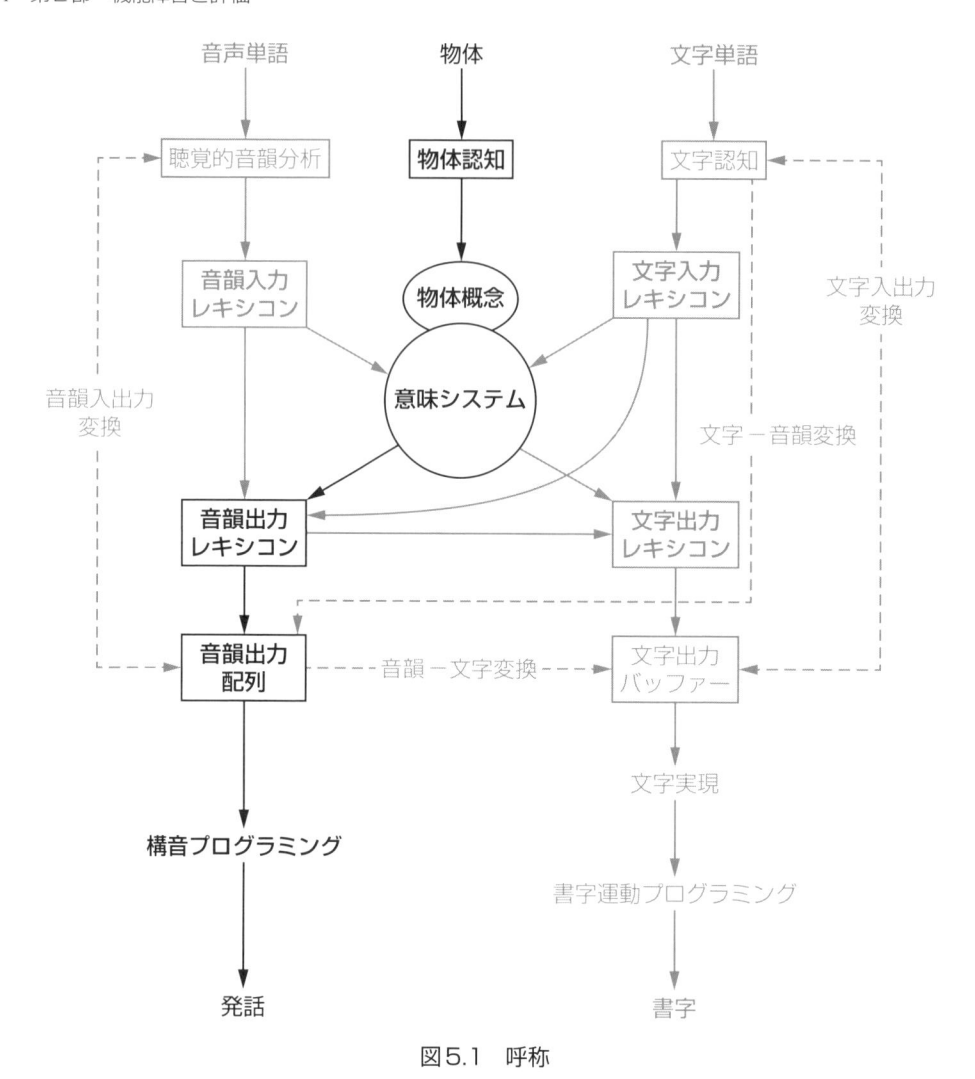

復唱と音読に関わるプロセスを**図5.2**に示す。

口頭表出の障害

意味システム

　意味システムに不具合があると、口頭表出と文字産生が障害され、聴覚入力と文字入力のモダリティも障害される。意味システムは、通常、完全にアクセスできなくなったり破壊されてしまうというより、弱体化する。心像性効果が見られることが一般的で、高心像語（例：猫、本）は低心像語（例：幸せ、考え）より産生が容易である。逆心像性効果、すなわち具象的で高心像な単語より抽象的で低心像な語が産生しやすいということは起こり得るが、まれである。
　単語の産生では、語想起ができないことや想起が遅れるという失名辞症状が見られることが

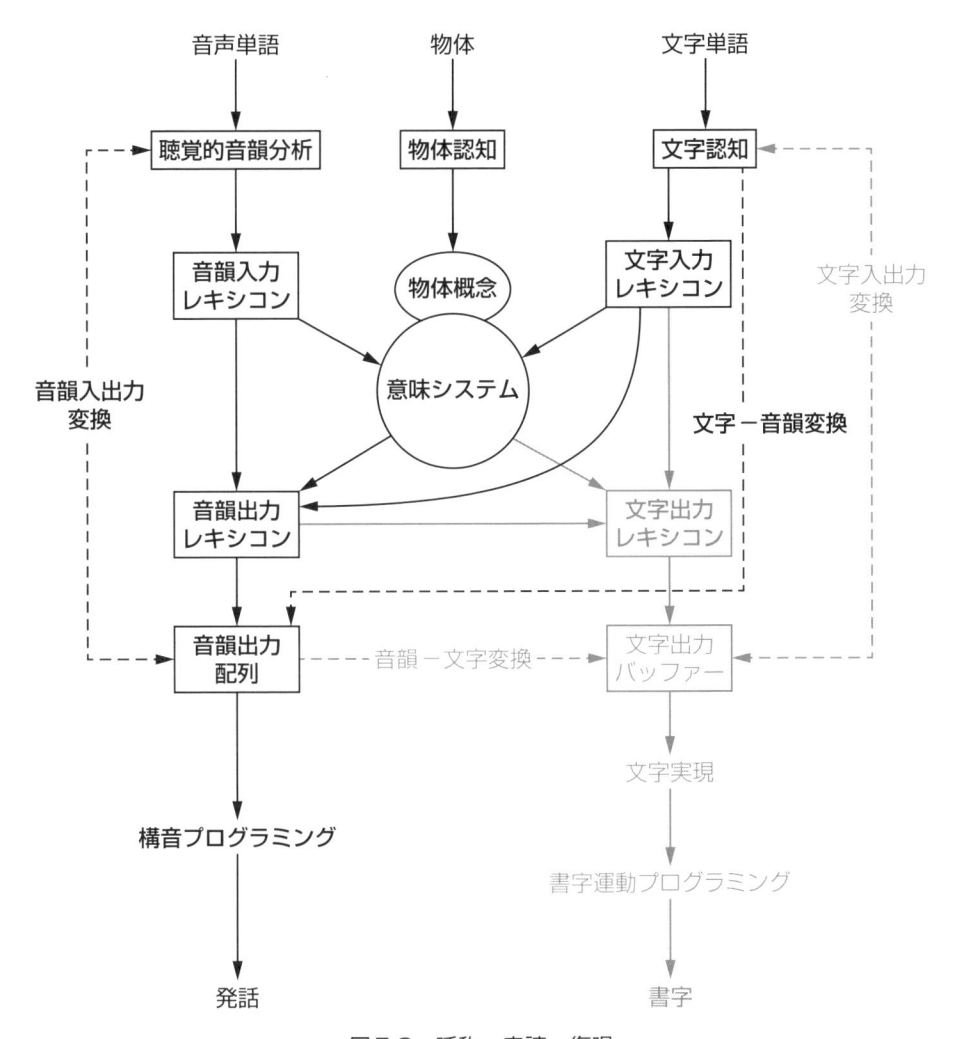

図5.2 呼称、音読、復唱

ある。口頭表出にも書字にも意味的エラーは現れる。意味障害による呼称の低下がある患者は、意味的に関連する語の語頭音（誤った語音ヒント）を与えられると、関連語を表出することがある（Howardら1984）。例えば、"lion"（ライオン）の絵を見て、/t/ という音素を与えられると、"tiger"（トラ）と言ってしまうという現象が見られる。

音韻出力レキシコン（ならびに意味システムから音韻出力レキシコンへのアクセス）

このレベルの障害は呼称で障害されるが、書字には問題が出ない。理解は聴覚的にも視覚的にも問題がない。呼称には以下のような特徴があり得る。

○ 喚語の遅延と失敗
○ 迂言（circumlocution）

- 意味的エラー（Caramazzaら1990）
- 音韻的エラー、あるいは、単語の一部だけの産生
- 頻度効果が見られる可能性[原注4]

レキシコン自体が脆弱になっているのであれば、ある単語が一貫して喚語できないという症状になり得る（Howard 1995）。意味システムからレキシコンへのアクセスに問題があるのであれば、喚語の状態に一貫性が見られないであろう。また、この場合は、呼称に比べて復唱での表出や音読のほうが障害が少ないことが予想される（Kayら1987）。

音韻出力配列

音韻出力配列に障害があれば、すべての表出課題（呼称、音読、復唱）に影響を与えることになる。理解と書称には問題が出ない。

表出には音韻的エラーや新造語（neologisms）が見られる。「接近行動（*conduite d'approche*）」（口頭表出の際に繰り返し表出を試みて、多くの場合、だんだんとターゲット語に近づいていく）も現れる。

長い語よりも短い語のほうが容易であるという語長効果も見られる可能性がある。

構音プログラミング

構音プログラミングの障害は発語失行で見られるが、すべての発話課題で音声的エラーの障害として現れる。書称には問題が出ない。

構音・発話

構音の障害は、ディスアスリア（運動障害性構音障害）である。

口頭表出の評価

以下の検査を行い、運動性の発話障害と視覚的物体認知の障害を除外すること。

- ディスアスリアと発語失行の鑑別のための運動性発話障害の検査
- 物体認知の検査（第8章を参照）

原注4）頻度効果については、意味的障害で現れる（Hodgesら1992）、意味システムから音韻出力レキシコンのマッピング障害で現れる（Barryら1997、McCannら1988）、そして、音韻出力レキシコンの障害で現れる（Howard 1995）という報告がある。

評価について

　語想起の障害は、自発話の中で症状が見られやすいため、よく観察することが最初のステップである。例えば、意味障害があって動詞の喚語に問題があれば、短い句や高頻度語、意味的に単純な動詞のみに頼ることで、文の表出が大きく制限される（Berndtら1997）。口頭表出の評価は、まずは絵の呼称課題から行う。心像性や頻度などのさまざまな単語の特徴を統制した検査を使うことで、障害レベルがどこであるかについての情報が得られることがある。エラータイプや、患者が意味ヒント・音韻ヒントに対してどのように反応するかという視点も診断に役立つ。さらに、言語理解検査や呼称以外の口頭表出課題（例：音読、復唱）も施行する。例えば、絵カードの呼称検査では障害が見られないのに自発話で語想起の低下があれば、絵を使わない語想起課題（例：定義を与えての語想起、カテゴリー内の語想起）を行うとよい。

単語の特徴

口頭表出を評価する際、考慮したい単語の特徴が三つある。
1. 心像性の高低
2. 頻度の高低
3. 単語の音素・音節数

これらの変数が成績にどのような影響を与えているかを分析することで、次のような三つの効果について結論を導くことができる。

a. 心像性効果――高心像語のほうが低心像語より容易にアクセスでき表出できる。これは、意味システムの障害、あるいは、意味システムから音韻出力レキシコンへの出力障害を示唆する。
b. 頻度効果――高頻度語のほうが低頻度語より容易にアクセスでき表出できる。これは、音韻出力レキシコンの障害を示唆する。しかしながら、頻度効果は、必ずしもレキシコンの障害からのみ生じるわけではない[原注4]。
c. 語長効果――短い単語のほうが長い単語より容易にアクセスでき表出できる。これは、音韻出力配列の処理障害か構音レベルの障害が示唆される。

エラータイプ

　症状を表す二つめのエビデンスとしては、口頭表出における誤りの種類がある。エラータイプは次のようなカテゴリーに分けて考えられる。

1. 語想起の遅れと失敗
2. 意味的エラー――ターゲット語に意味的に関連する語への誤り。例えば、NAIL（釘）に対して"screw"（ねじ）と反応する。

3. 音韻的エラー――ターゲット語と音韻的に形が似ている語への誤り。通常、刺激語に含まれる音素の50％以上がおよそ同じ順番で反応に含まれるときに、音韻的エラーとする。例えば、NAIL（ネイル）に対し、/neik/（ネイク）と反応する。実在語の場合もあれば非語になる場合もある。
4. 新造語（neologisms）――非語の反応で、音韻的エラーに分類できるような音韻の類似が起こっていない場合。
5. 意味的に関連がある迂言の場合は、意味情報がある程度保たれていると判断されるが、音韻形態が欠如していると考えられる。例えば、NAIL（釘）に対し、「木に打ち込むやつ」と反応する。

語想起の主な評価

呼称の評価	操作されている要素
CAT 17：物体の呼称	名詞想起の評価 単語の頻度、有生性（animacy）[訳注28]、心像性、語長を変化させている。高頻度語と低頻度語で、語長と心像性をマッチさせている[訳注29]。高心像語と低心像語で、語長と頻度をマッチさせている。1音節語と3音節語で、頻度と心像性をマッチさせている。
CAT 18：動作の口頭表出	動詞想起の評価
PALPA 53：絵の呼称・書称×音読、復唱、書取	名詞想起の評価 規則語と不規則語で、頻度、親密度、具象性、獲得年齢、文字数、音節数をマッチさせている。
PALPA 54：絵の呼称×単語頻度	名詞想起の評価 単語の頻度を変化させ、音節数、文字数、呼称一致度でマッチさせている。
Nickels' Naming Test（Nickels呼称検査）（Nickelsら1994）	名詞想起の評価 単語の頻度と長さを変化させ、高頻度語と低頻度語で語長をマッチさせている。1・2・3音節語を頻度でマッチさせている。

訳注28）有生性（animacy）――名詞が表すものが生物（有生）かそれ以外（非有生）かということとほぼ同じだが、生物学的な分類ではない。文法に関わる分類で、例えば、「犬」（有生）は「いる」と言い、「本」（非有生）は「ある」と使い分けるように、言語処理に影響を与えている単語の特徴の一つである。

訳注29）マッチさせる（matched）――言語検査や訓練材料を作成するときに行う操作。単語のセットAとBの成績を比較する際、比較したい変数（例：頻度）以外の変数（例：語長や心像性）を同等の単語にしなければ、調べたい変数の影響を見ることができない。この場合、AとBは語長と心像性をマッチさせる、と言う。「統制している」という日本語とほぼ同義である。

Boston Naming Test（ボストン呼称検査）（Kaplanら 2001）	名詞想起の評価 段階的な難易度
Graded Naming Test（段階的呼称検査）（McKennaら 1983）	名詞想起の評価 段階的な難易度
VAST（動詞と文検査）の中の動作の口頭表出（Bastiaanseら 2002）	動詞想起の評価 統語構造（他動詞または自動詞）、単語の頻度、名詞による動詞表出への影響を変化させている。
NAVS（動詞と文のノースウェスタン検査）の中の動詞の口頭表出（Thompson 2011）	動詞想起の評価 項構造（必須の1・2・3項動詞と任意の2・3項動詞）。
An Object and Action Naming Battery（物体と動作の呼称検査）（Druksら 2000）	動詞と名詞の語想起評価 単語の頻度、親密度、長さ、獲得年齢、心像性、視覚的複雑性を変化させている。頻度、獲得年齢、親密度効果を調べられる。Conroyら（2009c）は、この検査に含まれる名詞20語と動詞20語を心像性、頻度、獲得年齢、視覚的複雑性でマッチさせている。
Verb and Noun Test（動詞・名詞検査）（Websterら 2000）	動詞と名詞の語想起評価 単語の頻度、心像性、長さを変化させている。名詞と動詞は頻度と長さでマッチさせている。名詞と動詞の中で、高頻度語と低頻度で心像性と語長をマッチさせている。高心像語と低心像語で頻度と語長を、短い語と長い語で心像性と頻度をマッチさせている。

語想起評価に役立つその他の資料

　語想起評価とセラピーに使える絵の資料もある。Snodgrass pictures（Snodgrassら 1980）は物体の絵で、呼称一致度、親密度、視覚的複雑性に関する情報がついている。同じような線画のセットで、もっと良質で、同じような標準的データがついているものがインターネット（http://wiki.cnbc.cmu.edu/Objects）で手に入る（Rossionら 2004）。International Picture Naming project（国際的な絵の呼称プロジェクト）にも、物体（線画520個）と動作（275個）の白黒線画があり、獲得年齢の主観的評定、単語の頻度、親密度、視覚的複雑性、描写の質をさまざまな言語で評価している（http://crl.ucsd.edu/experiments/ipnp/）。写真のセットもインターネット（http://wiki.cnbc.cmu.edu/BOSS）で見ることができ、480個の物体の写真が、名称・カテゴリー・親密度・視覚的複雑性・物体一致・視点一致・操作性について標準化されている（Brodeurら 2010）。また、Websterら（2009）によって開発されたセラピー資料には、自作の呼称評価法の中に動作絵のセットが入っている。

その他の語想起評価

FAS verbal fluency（語想起）（Spreenら 1977）
カテゴリー別の動詞と名詞の表出（Birdら 2003）
定義に対する喚語（Chapey 2001を参照）
動詞に対する名詞の表出、名詞に対する動詞の表出、状況説明を聴いて動詞を表出（Marshallら 1998を参照）

「意味システム（産生）」に関する評価と解釈

障害を示唆する現象

○ 意味システムが障害されていると、
　(a) 聴覚入力でも文字入力でも意味理解が障害される。
　(b) 口頭表出と文字表出のいずれにも意味的エラーが起こる（意味的エラーは他のレベルの障害を示唆することもある）。
○ 意味処理が必要なすべての課題で心像性効果が現れる。

評価について

口頭表出と文字表出、聴覚的理解と文字理解のすべてを評価する必要があるが、それぞれのモダリティにおける末梢レベルの障害の有無についても考慮する。意味的ヒント（semantic cueing）、音韻的ヒント（phonemic cueing）、意図的に誤った音韻ヒントについて、その効果を確認する。

主な評価内容と評価手段

評価内容	評価手段の例	反応方法
モダリティ間の比較	PALPA 53：絵の呼称・書称×音読、復唱、書取（第4章と第6章の入力モダリティに関する評価を参照）	呼称と書称
呼称のエラー分析	同上	絵の呼称

解釈

○　聴覚入力と文字入力による理解が良好で、しかも語想起が保たれていれば、意味システムには問題がないと思われる。
✗　復唱と音読が良好なのに呼称機能の低下があり、理解も障害されている場合には、意味システムに障害があることが疑われる。絵の呼称では意味システムを使う必要がある

が、復唱と音読では必ずしも意味を介する必要がない。
- ✗ 書称と呼称において同じような誤りがあり、また同じ程度の重症度である場合は、意味システムの障害が疑われる。
- ✗ 意味システムに障害があると、語想起に遅れや失敗があり、呼称には意味的エラーが現れ、意図的に誤った音韻ヒントを与えられると意味的に類似した誤った語を産生する。

患者KE氏について述べた第4章の**ケース4.4**を参照のこと。

「音韻出力レキシコン（ならびに意味システムから音韻出力レキシコンへのアクセス）」に関する評価と解釈

障害を示唆する現象
○ 語想起障害に次のような特徴が見られる。
 (a) 語想起の遅れと失敗
 (b) 迂言
 (c) 意味的エラー
 (d) 音韻的エラーと単語の断片表出
○ 頻度効果（Caramazzaら1990）が見られる。

評価について
音韻ヒントへの反応を評価し分析する。

主な評価内容と評価手段

評価内容	評価手段の例	反応方法
呼称のエラー分析	CAT 17：物体の呼称	絵の呼称
	PALPA 53：絵の呼称	絵の呼称
呼称の単語頻度分析	CAT 17：物体の呼称	絵の呼称
	PALPA 54：絵の呼称×単語の頻度	絵の呼称

その他の評価

評価内容	評価手段の例	反応方法
単語の復唱と音読	PALPA 53：絵の呼称・書称×音読、復唱、書取	復唱と音読
音韻ヒントへの反応	オリジナル検査、あるいはCAT 17	呼称

解釈

- ○ 絵の呼称、単語の音読と復唱が保たれていれば、音韻出力レキシコンには問題がないと思われる。
- ✗ 音韻出力レキシコンへのアクセスの障害、あるいは音韻出力レキシコン自体に障害があれば、語想起の遅延や失敗（おそらく頻度効果を伴う）、迂言、意味的・音韻的エラー、単語の断片の表出などが見られる。
- ✗ 復唱と音読が比較的保たれているのに絵の呼称が障害されていれば、音韻出力レキシコン内の単語の形態の障害というよりも、レキシコンへのアクセスが障害されていると考える。ただし、復唱と音読は（少なくとも規則語について）、非語彙ルートを利用しても可能なので注意する。呼称より復唱と音読が良い成績であって、非語の復唱や音読が良好な場合は、レキシコン内の語彙表象へのアクセスが良いというより、非語彙ルートを利用していることが示唆される。
- ✗ 音韻ヒントで正しい喚語ができる場合は、音韻出力レキシコンへのアクセスの障害であって、レキシコン自体は損なわれていないと考える。

ケース 5.1　音韻出力レキシコンが障害された症例（語彙性失名辞（lexical anomia））－EE氏（Howard 1995）

患者のEE氏は46歳の男性、郵便局職員で、家の塗装中にはしごから落ちて脳外傷を負った。検査時、発症後4〜5年が経過していた。発話は流暢で文法的にも正しかったが、喚語困難が見られた。音読と書字において不規則語の誤りが見られた（表層失読と表層失書）。Pyramids and Palm Trees（Howardら1992）の絵3枚版と音声入力3語版では健常域の成績で、絵の認知と意味情報へのアクセスには問題がないことが示唆された。標準的な呼称検査では、重度の失名辞の症状が見られた。100語呼称（Howardら1988）の検査を3回行い、語想起の一貫性、呼称に影響を与えている変数、さまざまなヒントへの反応を調べた。正しく呼称できる項目については高い一貫性が見られた（音韻出力レキシコンに障害がある患者にいつもこのような高い一貫性があるわけではない）。誤りは主に無反応か、適切な意味的情報を含む迂言であった。音素のヒントを与えても呼称は改善せず、反応に時間をかけても改善しなかった。意図的に誤った音素ヒントを与えても、意味的類似語へのエラーは起こらなかった。呼称の成績は単語の親密度に影響されていたが、単語の意味的・音韻的特性による影響はなかった（つまり、心像性効果や音素数による影響はなかった）。同じ100個の単語で、聴覚的語彙性判断と聴覚的理解の成績は良好だった。Howardは、EE氏の意味情報には問題はないが、音韻出力レキシコン内の特定の語彙項目が失われていると論じている。

「音韻出力配列」に関する評価と解釈

障害を示唆する現象
○ 呼称、音読、復唱の障害に次のような特徴がある。
　（a）すべての音声表出課題における音韻的エラーや新造語
　（b）「接近行動」という音韻的エラー
○ 呼称で迂言があり得る。
○ 音声表出を必要とするすべての課題で語長効果が見られる。

主な評価内容と評価手段

評価内容	評価手段の例	反応方法
呼称のエラー分析	CAT 17：物体の呼称	絵の呼称
	PALPA 53：絵の呼称	絵の呼称
呼称での音節の長さ効果	CAT 17：物体の呼称	絵の呼称
	Nickels' Naming Test（呼称検査）	絵の呼称
復唱での音節の長さ効果	PALPA 7：復唱——音節の長さ	復唱
非語彙ルートの音韻入出力変換	PALPA 8：復唱——非語	復唱

解釈
○ 絵の呼称、単語の音読、単語と非語の復唱が保たれていれば、音韻出力配列には問題がないと思われる。

✗ 音韻出力配列の障害があれば、すべての口頭表出課題でターゲット語に関する音韻的エラーが見られる。

✗ 復唱で、長い単語（と非語）の成績が短い単語（と非語）より低下すれば（語長効果）、音韻出力配列かそれ以降のプロセスの障害が示唆される。

✗ 非語はレキシコンに頼らず復唱するため、非語の復唱が実在語より困難であれば、レキシコン自体よりも音韻配列がより障害されている可能性がある。この症状は、非語彙ルートの音韻入出力変換に障害があっても起こる。

ケース5.2　音韻出力配列が障害された症例－MB氏（Franklinら2002）
　患者のMB氏は83歳の女性、隠居中の身で、左中大脳動脈の梗塞があった。検査時、発症後約4カ月が経過していた。自発話では自動化された単語と句が見られた。音韻的エラーと新造語が多かった。聴覚的理解は会話の中ではほぼ良好で、単語の理解も良かった。聴覚的理解は良好だったが聴覚的な押韻判断が悪く、音節分

解の問題があるようだった。書字能力は限られており、誤りが多かった。呼称、音読、復唱の検査では、すべてで障害が見られ、呼称が一番難しかった。すべての課題で、音素の省略と置換などの音韻的エラーが見られた。誤って表出した反応は、実在語の場合も非語の場合もあった。ターゲット語を目指して繰り返し言い直す様子も見られ、正答に近くなることや正答が言えることもあった（接近行動）。3種類の課題すべてで語長効果が見られ、いずれも単語の音素数と相関があった。頻度効果や心像性効果は見られなかった。非語での復唱と音読が実在語より著しく困難だった。その誤りは音韻的なもので、音読では語長効果も見られた。非語の復唱では床効果（floor effect）のため語長効果がなかった。Franklinらは、MB氏が語彙処理後の障害で音韻出力配列に影響を及ぼしており、特に音韻符号化の問題を抱えていると推測している。

訳者コラム⑤

　モデル上の「意味システム」は、失語症状があっても完全に壊れているということはないと考えられている。そうすると、口頭での喚語に関するプロセスとしては、次の「音韻出力レキシコン」か「音韻出力配列」がどういう状態か、ということが主な検討事項となる。後者の「音韻出力配列」は、言おうと思う単語を選んだ後の語音の選択と配列作業の場と考えられ、いわゆる語想起（word retrieval）は済んでいる。単語を固まりとして検索できても、語音の選択や配列に失敗すれば音韻性錯語になることが多く、呼称は不正解にはなるが、その操作は喚語の核心ではない。そのため「音韻出力配列」の不具合は、末梢に近いところの障害、という表現がされることがある。つまり、喚語困難という症状は、ほとんどの場合、「意味システム」の障害の度合いはどの程度か、「意味システム」から「音韻出力レキシコン」へのアクセスの状態、あるいはレキシコン自体の状態はどうか、さらにそれらのどこが相対的により障害されているか、という視点が多い。それを判断するために、検査に使われる単語の心像性や頻度（親密度）などが重要な役割を果たしている。

　『標準失語症検査（SLTA）』では「5. 呼称」から「10. 語の列挙」までが口頭表出の課題である。その結果から見えてくるものは実は多く、失語症の特徴を把握するためにも役立つ。「5. 呼称」の20問は、頻度の高い語から低い語まで含んでいるし、語長が短いものも長いものも含まれている。しかしながら、項目（単語）数は多くなく、そういった心理言語学的変数の影響を体系的に捉えるようには作られていない。また、その変数効果に確信をもてるか、訓練後の変化を捉えられるか、という点からは不十分である。『SALA失語症検査』や『失語症語彙検査（TLPA）』は項目数も多く、PALPAと同様に、検査の得点を集計することで変数効果を見ることができる。

　また、口頭表出は反応の誤りの分析が非常に大切であるのは言うまでもない。これについては、英語であっても日本語であっても観点は同じで、第5章の「エラータイプ」（57ページ）で説明されている通りである。

　日本語訳について一つ付け足しておきたい。単語を想起することについて、原書では"retrieve"という用語が多く使われている。認知神経心理学的モデルはこのようなコンピュータ用語を使っていることが多いが、意味としては、脳の貯蔵庫から「検索する」「引き出す」「回収する」ということである。訳語として用いた「語想起」という日本語は、どちらかというと「動物の名前を言ってください」というように絵のような刺激が**ない**場面での「想起」として使われることが多いが（参考までに、英語ではこのような語想起は"word fluency"といわれる）、今回はレキシコンから検索する、という場合もほとんど「想起する」という表現を使っている。語の「回収」という訳は今回の翻訳では使っていない。

（長塚紀子）

6 読解と音読

読みのモデル

図6.1に文字単語の理解と音読で必要となる過程を示す。読解には、文字認知（visual orthographic analysis）、文字入力レキシコン（orthographic input lexicon）、意味システムの三つの段階が含まれる。

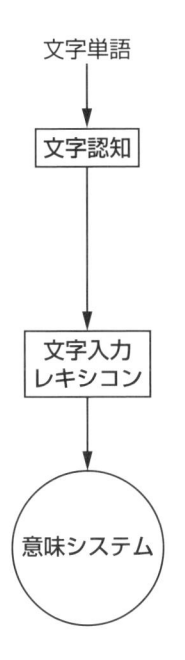

文字単語
↓
文字認知

1. 文字を同定する。
2. 文字を位置ごとに認識（code）する。
3. 書記素へと解析する――例えば、CHURCHは6文字からなるが、CH/UR/CHという三つの書記素がある。

↓
文字入力レキシコン

単語の視覚的な認識単位が貯蔵されている。文字単語をよく知っているものであると認識することで、その単語にアクセスする。

↓
意味システム

単語の意味が貯蔵されている。単語の意味は文字単語の認識を受けて活性化される。

単語を音読するには、三つの経路が活用され得る。図6.1にこれらの経路を示す。音読の三つの経路は、読解で必要とされる過程とさまざまな処理要素を共有する。

意味的語彙経路（semantic lexical route）

この経路では、単語の意味にアクセスすることを介して単語を音読する。以下の過程が含まれる。

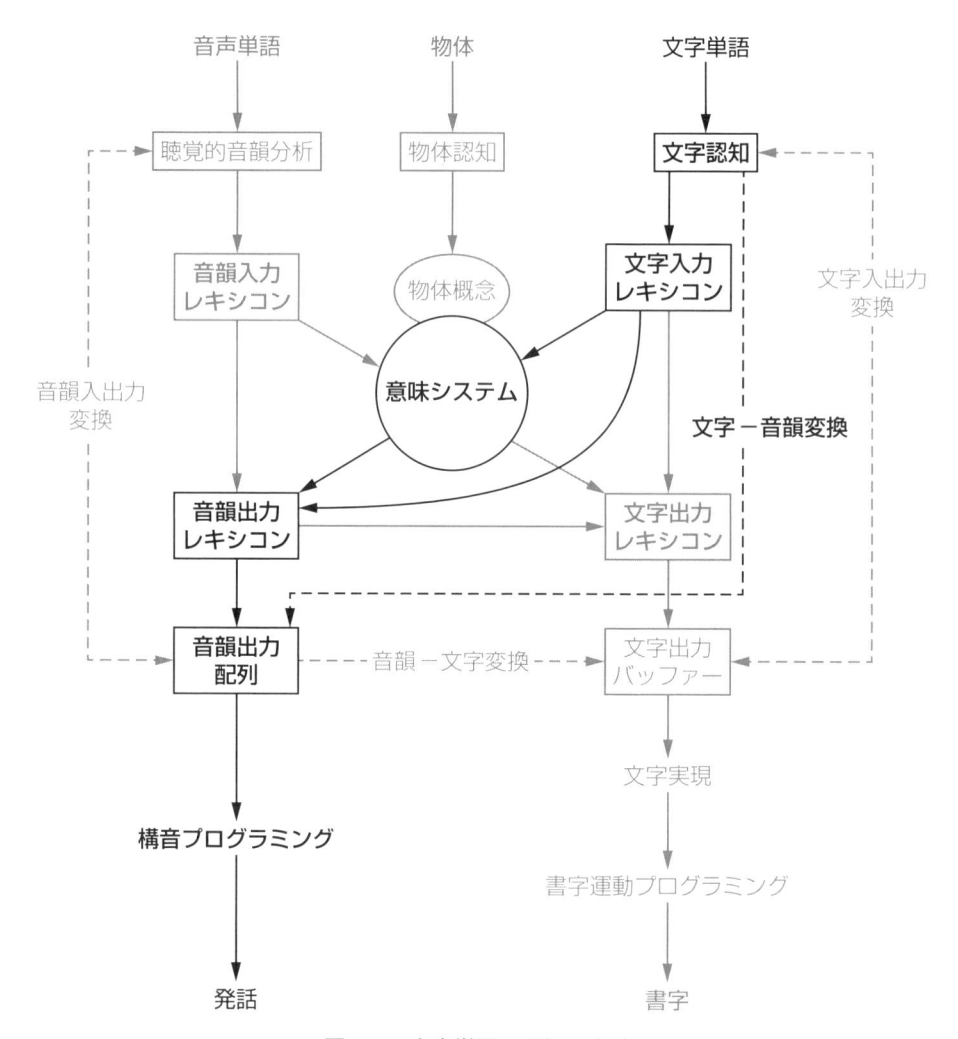

図6.1 文字単語の理解と音読

a. 文字入力レキシコンにおいて単語を認識する。
b. 単語の意味表象にアクセスする。
c. 音韻出力レキシコンから音声形態を引き出す。

　この経路は、実在するなじみのある単語のみを処理し、綴りと音との対応の規則性の影響は受けない。同綴異音語（綴りは同じだが発音が異なる語）を区別する際、意味的な文脈によって単語の発音が決まる場合にこの経路が必要となる。例えば、以下のようなものである[訳注30]。

There was a tear in her eye.（彼女の目に涙が浮かんでいた）
There was a tear in her dress.（彼女の服にほころびができた）

　　訳注30）"tear"の発音が二つの文で違う。前者では /tiə/、後者では /teə/ と発音する。

非語彙ルート（文字－音韻変換）

単語より下位の要素のレベル、すなわち字と音韻の対応を介した音読は「音にするルート」である。この経路では、視覚的な分析を音に変換し、単語の認識システムにより把握される。この過程には以下の処理が含まれる。

a. 書記素の解析（文字認知）──文字列を音素に対応する単位に分割する（例：CH、TH、EE、A_Eなど）。
b. 書記素と音素の対応──文字や書記素（複数の文字からなる）と音の対応関係は、単純であることもあれば（例：B→/b/、CH→/tʃ/）、音脈に依存することもある（例：EやIの前ではC→/s/で、その他はC→/k/）。
c. 音韻出力配列──一続きの音素を合わせて一つの単語にする。

この経路によって、レキシコンで処理できない非語の音読が可能となる。また、規則綴りの単語（規則語）を正確に読むことができる。不規則綴りの単語（不規則語）では、「規則化」という発音の誤りが生じる。例えば、PINT（「パイント」/paint/）を"mint"（「ミント」/mint/）と、BEAR（「熊」/beə/）を"beer"（「ビール」/biə/）と、それぞれ同じ韻を踏んで発音するのである[訳注31]。

直接的語彙経路（direct lexical route）

この経路では、レキシコンを介するものの、意味は介さないで音読がなされる。以下の過程が含まれる。

a. 文字入力レキシコンで単語を認識する。
b. 音韻出力レキシコンから音韻情報を引き出す。

レキシコンには実在する既知の単語のみ表象されているため、この経路では、綴りと音の規則性にかかわらず、実在する単語のみが処理される。意味に関する知識がなくとも、単語の認識および音読が可能となる。例えば、HYENA（ハイエナ）という文字単語に対し、「ハイエナ…、ハイエナ…、これはいったい何だ？」と言うことなどが挙げられる（Schwartzら1980, p.261；Funnel 1983も参照のこと）。

この経路ではおそらく、親密度のより高い語でより機能しやすく、頻度効果が見られるかもしれない。意味を介さずに音読がされるため、語の心像性や具象性といった変数は読みの成績に影響しないはずである。この経路が存在することのエビデンスは認知症の患者から得られる（Schwartzら1980）。

訳注31）"pint"や"bear"の発音は、ともに英語における文字と音との対応の一般的な傾向の点からは例外的であり、典型的な読み方をした場合、それぞれ/pint/と/biə/になる。

規則語の実在語（MINTなど）は、三つのどの経路によっても正しく音読される。不規則語（PINTなど）は、二つの語彙経路のいずれによっても正しく音読されるが、非語彙ルートでは「規則化」して読み誤ってしまう（/pint/）。非語は語彙としての表象がないため、非語彙ルートによってのみ読むことができる。

読みの障害

読解と音読の障害は、損傷された箇所がどこに位置するか、また代わりとなる経路が利用できるかどうかによって異なる。たいてい、経路全体が機能しなくなるということはなく、ある経路が他よりも効果的に働かないということが起こる。読みの障害は伝統的に、末梢性失読あるいは中枢性失読という観点で特徴づけられてきた。主要な読みの障害のタイプの特徴を**表6.1**にまとめた。**表6.2**では、さまざまな中枢性失読の特徴を対比させてある。

文字認知

文字認知の障害によって、視覚的な読みの誤りが生じる（無視性失読、注意性失読、視覚性失読で見られる）。逐字読みが生じることもある。

文字認知は読みのすべての側面に関わるため、誤りは読解においても、実在語と非語の音読においても生じる。実在語の読みが非語の読みよりも良好であることが多いが、必ずそうであるとは限らない。

文字認知から文字入力レキシコンへのアクセス

文字入力レキシコンへのアクセスに障害があると、単語の認識と理解に問題が生じる。この段階での障害によって、視覚性失読に見られる特徴である視覚性の誤りや逐字読みが生じる。文字－音韻変換が保たれていれば、表層失読に特徴的な読みのパターンが見られる。実在語も非語も非語彙ルートを介して読むことになり、その結果、非語と規則語は正しく読まれ、不規則語においては規則化の誤りが生じる。

文字入力レキシコン

文字入力レキシコンに障害があると、読解とレキシコンを介した音読に問題が生じる。文字－音韻変換が保たれていれば、表層失読に特徴的な読みのパターンが見られる。実在語も非語も非語彙ルートを介して読むことになり、その結果、非語と規則語は正しく読まれ、不規則語においては規則化の誤りが生じる。

レキシコン自体に障害があると、書記素の連なりが実在語であるかどうかを判断することが困難となる。語彙性判断と読解が音韻を介してなされれば、不規則語は実在しないものとして判断されるが（例：YACHT（ヨット）→「それは単語ではない」）、同音擬似語（例：BOAL、

表6.1 さまざまな失読の特徴

【末梢性失読】

1. **無視性失読**（Ellisら1987）
   この末梢性失読は、文字認知の段階において単語を視覚的に特定のものであると認知できないことによって生じる。必ずしも一般的な視覚性の無視によって生じるものではない。
   〈特徴〉
   ○ いつも単語の右端ないし左端に起こるような、空間的に決まった視覚性の読みの誤りが生じる。無視が生じるかどうかの境目に当たる点は、読みの誤りによって通常識別できる。多くは、境目よりも保たれた側の文字はすべて正しく、障害を受けた側の文字はすべて誤って読まれる。

   例： 左側の無視性失読　　　右側の無視性失読
   　　　LOG→"dog"　　　　　　LOG→"lot"
   　　　RIVER→"liver"　　　　BOOK→"boot"
   　　　YELLOW→"pillow"　　　BUCKET→"buckle"

   ○ 通常、誤って表出した語は刺激語と長さがほぼ同じである。

2. **注意性失読**（Shalliceら1977b）
   この末梢性失読は、文字認知の段階において単語を視覚的に特定のものであると認知できないことによって生じる。
   〈特徴〉
   ○ 他の語に含まれる文字が干渉・移動することで誤る。
   　　例：WIN FED→"fin fed"

3. **視覚性失読**（Marshallら1973）
   単語の視覚的形態の同定や認知の問題によって生じる。文字認知や文字入力レキシコンへのアクセスのいずれかのレベルの障害によって生じる。
   〈特徴〉
   ○ 視覚的に類似した単語に読み誤る。ただし、単語のどちらか一方の端で生じるなどの強い傾向はない。
   　　例：LEND→"land"
   　　　　EASEL→"aerial"
   　　　　CALM→"claim"

4. **逐字読み (letter-by-letter reading)**（Warringtonら1980、Pattersonら1982）
   逐字読みでは、単語に含まれる複数の文字を同時に、かつ並行的に同定することができなくなる。したがって、単語の中の文字の一部あるいはすべてが1文字ずつ読まれる（文字の名前が1文字ずつ声に出される）[訳注32]ことになり（ときに誤って読まれる）、その後、単語としての反応が得られる。これは、文字認知の障害によって生じる。口頭で単語の綴り字を表出するスペリングの操作を逆方向に適用することで（Warringtonら1980）、あるいは入力レキシコンへ並列的ではなく直列的にアクセスすることで（Pattersonら1982）、文字単語が同定される。

   例：CHAIR→C, H, A, I, R . . . chair
   　　TABLE→T, A, B . . . table
   　　LAMP→L, A, N, P . . . no . . . L A M . . . lamp
   　　TOOL→F, O, O, L . . . fool

   〈特徴〉
   ○ 読むのが非常に遅く、音読までの反応時間が語の長さに比例して増加する。

訳注32）英語のアルファベットでは、文字の名前とその文字の単語内での発音が一致しない。本章末の「訳者コラム⑥」を参照のこと。

○ ときに、比較的短い語では1文字ずつ読む（文字の名前を声に出す：letter naming）ことなく、より速い反応が得られることもある。

逐字読みを行う人のおよそ50%に表層失読の特徴も見られることに注意したい。

【中枢性失読】

1. **表層失読**（Marshallら1973）

    表層失読では、レキシコンを介する読みに障害が見られる一方で、文字－音韻変換は比較的良好に保たれている。レキシコンを介する経路の中でも障害を受ける段階はさまざまで、文字入力レキシコン、意味システムへのアクセス、意味システム自体、音韻出力レキシコンへのアクセス、音韻出力レキシコンからの語彙の想起の障害があり得る。

    〈特徴〉
    ○ 規則語（例：MINT、FEAR）は不規則語（例：PINT、BEAR）よりも良好である。
    ○ 非語の音読は比較的良好に保たれている（患者の多くは、非語の読みは他の変数でマッチさせた実在語に比べて少し成績が低下する）。

    読みの誤りには以下のものが見られる。
    ○ 音韻的にもっともらしい誤り（大多数は規則化の誤り）。
      例：YACHT→/jætʃt/、SEW→"sue"（/suː/）
    ○ 視覚的な誤り。例：SUBTLE→"sublet"
    ○ 文字と音との対応の規則を不適切に適用することによる誤り。
      例：RAGE→"rag"（「Eの規則」を正しく適用できない）

2. **深層失読**（Marshallら1973）

    深層失読は、意味を介した語彙の経路に障害があり、この経路を用いて読むことで生じる。文字－音韻変換にも障害がある。

    〈特徴〉
    ○ 単語単独の読みで意味性の誤りが必ず見られる。例：APE（類人猿）→"monkey"（サル）
    ○ 非語の音読ができない。
    ○ 高心像語の読みは低心像語よりも良好である（抽象語は不良である）。
    ○ 内容語の読みは機能語よりも良好である（ただし、心像性を一致させた場合は差が見られない可能性もある）。

    他の誤りでよく見られるものとして以下がある。
    ○ 視覚性の誤り、意味性の誤りのいずれか、あるいは双方。
      例：CLING（しがみつく、くっつく）→"clasp"（握りしめる、抱き着く）
    ○ 視覚性の誤り。例：DOOR→"doom"
    ○ 形態論的な誤り。例：LOVELY→"loving"
    ○ ときに、視覚性に加え意味性を伴った誤りも見られる。
      例：SYMPATHY（同情）→"orchestra"（オーケストラ）
    ○ 機能語の置換。例：HIM→"was"

3. **音韻性失読**

    音韻性失読では、語彙ルートに比べ文字－音韻変換（非語彙ルート）が障害されている。

    〈特徴〉
    ○ 非語（またなじみのない実在語）の読みが不良であるか、まったくできない。非語はしばしば視覚的に類似した実在語に読み誤る。
      例：SOOF→"soot"（すす）
        KLACK→"slack"（緩い）
    ○ 綴り字と音の対応の規則性にかかわらず、実在語の読みは保たれているか比較的良好である。

    実在語の読みに障害がある場合は、次のような特徴が見られる。
    ○ 高心像語の読みは低心像語よりも良好である（抽象語は不良である）。

> ○ 内容語の読みは機能語よりも良好である（ただし、心像性を一致させた場合は差が見られない可能性もある）。
> ○ 接頭辞や接尾辞を含んだ形態論的に複雑な語の読みは、単純な語よりも不良である。
>
> 以下のような誤りも含まれる。
> ○ 視覚性の誤り。
> ○ 視覚性の誤り、意味性の誤りのいずれか、あるいは双方。
> ○ 形態論的な誤り。

注）音韻性失読では、意味性のみの誤りは生じない。

表6.2 中枢性失読に見られる症状の違い

症状	失読のタイプ		
	表層失読	深層失読	音韻性失読
非語の音読	○	✗	✗
音読における規則性効果	○	✗	✗
音読における心像性効果	✗	○	○（見られる可能性がある）
音読における品詞の影響	✗	○	○（見られる可能性がある）
音読における意味的な誤り	✗	○	✗

JALE、PHOCKS）は実在語と判断され、対応する語として理解される[訳注33]。意味が音韻に基づいてアクセスされると、例えば、MALE（男性）とMAIL（郵便物）、TWO（二つ）とTO（〜へ）とTOO（〜もまた）など、実在語の同音異義語の意味に混乱が生じる。

意味システム

意味の障害によって、音声単語と文字単語の双方の理解に問題が生じ、さらに単語の口頭表出と書字の双方に問題が生じる（第4章の「意味システム」（39ページ）を参照のこと）。

意味システムの障害があると、意味を介した経路を用いた音読に問題が生じる。通常、心像性効果が見られる。文字－音韻変換にも障害があると、深層失読や音韻性失読に特徴的な音読の様子が見られる。

文字－音韻変換

文字－音韻変換の障害によって、非語や未知の単語の音読がまったくできなくなるか、不良となる。非語は視覚的に類似した実在語に読み誤ることが多い。文字－音韻変換の障害は、深層失読と音韻性失読の双方で見られる。

訳注33）例示された語はそれぞれ、BOWL（どんぶり）、JAIL（刑務所）、FOX（キツネ）と同音になる。

読みの評価

以下を行い、視力や半側空間無視の障害を除外すること。

- 視力検査(通常、視力検査技師(optician)によってなされる)
- 必要であれば眼鏡をかけてもらう
- 活字の大きさの影響を確かめる
- 線分の二等分、文字の抹消、星印の抹消(BIT行動性無視検査(Behavioural Inattention Test)、Wilson ら1987)

読み書きに関する病前の問題を除外しておく。

評価について

読みについて評価する際は、読解と音読の双方とも考慮することが重要である。読解を評価するには、読解の経路全体(例:文字単語と絵のマッチング)に関わるテストを使用することが出発点として役立つ。クライアントには声に出さずに単語を読むようにさせる。読解に障害が見られるのであれば、誤りのパターンについて検討するとよい。心像性の高低を考慮した規則語と不規則語、さらに非語の読みを比較することで、読みの三つの経路がどの程度障害されているか、保たれているかについて仮説を立てることができる。ただし、経路全体が機能しなくなるということはなく、ある経路が他よりも効果的に働かないということがあり、事情が複雑にはなる。障害されている処理過程を特定するには、より詳細な評価を施行する必要がある。

単語の特徴

音読を評価する出発点として、単語のリストを3種類準備すると役立つ。

1. 非語——1音節からなる非語の音読。できれば、語の長さや文字の複雑さの点で実在語とマッチさせることが望ましい。
2. 規則語と不規則語——規則性の影響を最も受けやすい低頻度の不規則語を含める。
3. 高心像語と低心像語

これら三つの項目のセットを用いることで、以下の三つの効果の有無について推測できる。

a. 語彙性の効果——複雑さの点で等しい非語と実在語を比べ、非語の読みのほうがより不正確となっていれば、文字‐音韻変換の障害があると示唆される。
b. 規則性の効果——規則語が不規則語よりも正確に読むことができるならば、語彙ルートを介した読みの障害が示唆される。
c. 心像性の効果——高心像語が心像性以外の変数でマッチさせた低心像語よりも正確に読

むことができるならば、意味を介した経路をある程度活用しつつも、意味システムのレベルにおいて障害を被っていることが示唆される。

エラータイプ

障害された処理過程を特定する次の手がかりとして、音読における誤りの特性がある。誤りは以下のカテゴリーに分類される。

1. 意味性の誤り――目標語と意味的に関連した反応。ただし、視覚的には関連していない。例：APE（類人猿）→ "monkey"（サル）
2. 視覚性・音韻性の誤り――文字形態、音韻形態の双方、あるいはいずれかの点で目標語と類似した誤り。視覚的な類似性の一般的な基準は、誤反応において、刺激語の文字の少なくとも50％がおおよそ同じ順序で出現しているというものである（Mortonら1980を参照）。例：DOOR → "doom"
3. 視覚性・意味性の混合の誤り――視覚的かつ意味的に刺激語と関連した誤り。例：RAT（ねずみ）→ "cat"（猫）
4. 形態論的な誤り（morphological errors）――少なくとも語根（root morpheme）を刺激語と共有しているものの、形態素の付加、省略、置換の誤りが生じている反応。通常、形態論的に複雑な刺激のときに最もよく見られる。例：LOVELY → "loving"
5. 視覚性の誤りを経た意味性の誤り――視覚性の誤りに続いて意味性の誤りが生じたと思われるもの。例：SYNPATHY（同情）→ "orchestra"（オーケストラ）[訳注34]
6. 音韻的に妥当な誤り（phonologically plausible errors）――大多数は「規則化」の誤りだが、比較的まれに「不規則化」が起こることもある。例：SPEAR（/spɪə/）→ /speə/[訳注35]

「文字認知」に関する評価と解釈

障害を示唆する現象
○ 文字を認知する能力の低下
○ 視覚性の誤りを伴った読解と音読の障害
○ 語長効果（語の長さが短い語のほうが長い語よりも容易である）

評価について
文字認知の障害は、読みに関する課題すべてに影響を及ぼす。

訳注34）SYNPATHYが視覚性の誤りによりSYMPHONY（交響曲）となり、さらに意味性の誤りによって生じた。
訳注35）この例では「不規則化」が生じている。

主な評価内容と評価手段

評価内容	評価手段の例	反応方法
文字の認知	PALPA 18：文字と鏡映文字の弁別	文字の選択
	PALPA 19：大文字と小文字のマッチング	文字の選択
	PALPA 20：小文字と大文字のマッチング	文字の選択
	PALPA 21：単語と非語における文字の弁別	チェック印をつける
聴覚的・視覚的文字認知	PALPA 23：1文字の読み方の聴覚入力と文字のマッチング	文字の選択

解釈

○ 文字の認識、文字の弁別、文字のマッチングの課題の成績が良好であれば、文字認知には問題がない。

✗ 文字の認識が困難で、単語と非語の読みにおいて視覚性の誤りがあれば、文字認知の障害が示唆される。

その他の評価

【無視性失読】

評価内容	評価手段の例	反応方法
無視性の誤りの検出	One, few, many bodies test[訳注36] （Pattersonら 1990） 単語レベルの無視の検査	音読
誤って音読した語に着目	オリジナル検査——クライアントに文章を音読してもらい、誤りの空間的な分布に着目する。 ページレベルの無視の検査	音読

訳注36) 「body」は、音韻における韻（rhyme）に対応する文字の単位である。この検査では、単語のリストに、"patch"のようにbodyが共通する別の単語（"batch"、"catch"、"hatch"など）が多く存在するもの、"porch"のようにbodyが共通する別の単語（"torch"など）がわずかであるもの、"perch"のようにbodyが共通する別の単語が存在しないものが含まれている。

【逐字読み】

評価内容	評価手段の例	反応方法
1文字の読み方・音	PALPA 22：1文字の名前・音を言う	1文字の名前・音を言う
語長効果	PALPA 29：音読・単語の長さ	音読

> **ケース6.1　逐字読みを呈する症例－CH氏** (Patterson ら 1982)
>
> 　患者のCH氏（男性）は81歳のとき、左半球にCVAを発症した。右利きで、定年になるまで運転手をしていた。CTで左後頭葉と側頭葉に病巣が見られた。右同名半盲があった。発症から4年後に検査を施行した。CH氏は言語の理解と表出に問題は見られなかった。聴覚呈示された単語の綴りを口頭で言ったり書いたりすることは、完璧ではないものの良好であった。綴りの誤りのほとんどは、音韻的に容認可能なもの（例："definite"に対して"definate"と書く）か、ほぼ容認可能なもの（例："yacht"に対して"yaught"と書く）であった。このような問題が病前の書字能力をどれだけ反映しているかは不明であった。口頭でのスペリングができれば、その単語を同定することは常に可能であった。音読はほぼ逐字読みで、個々の字を一つずつ読んでから語を表出した。音読は非常に遅く、単語の長さに比例して音読までの反応時間が増加した。CH氏は個々の字の読み方にも障害はあるが、大文字では若干良好であった。このため文字を誤って認識することとなり、単語の読み誤りが生じた（例："men"を"h, e, n, hen"と読む）。視覚的に類似した文字同士の読み誤りが最もよく見られた。他には、目標語と語頭の文字が同じである単語を表出する誤りが見られた。文字が正しく認識され、文字1文字の読み方が正しければ、規則語でも不規則語でもほとんどの場合正しい単語を表出することができた。著者らは、CH氏は正しく文字を認識することができれば、綴りの語彙的な知識には問題がなく、単語を正しく発音することができると述べている。

「文字入力レキシコン」に関する評価と解釈

障害を示唆する現象

○ 書記素の連なりを実在語あるいは非語として認識する能力が低下している。不規則語を非語と判断したり、同音擬似語を実在語と判断したりする場合、文字－音韻変換に依存してそれらを判断していると考えられる。

○ 読みで視覚性の誤りが見られる。

- 頻度効果が見られる（高頻度語は低頻度語より認識が容易）。

非語の読みが（比較的）保たれているのであれば、

- 規則性効果が見られる（例外的な読みをする語の音読がより困難で、規則性の誤りが生じる。例えば、BLOOD（/blʌd/）に対して"blewed"（/bluːd/）と読む）。
- 読解において同音の別の語に読み誤る（例えば、BERRY（/beri/）→「埋める」（"bury"）、LISTEN→「ボクサー」[原注5]など）。

評価について

文字認知が障害されていれば、視覚的な語彙性判断と読解の課題の成績も低下する。文字入力レキシコンへのアクセスが不良であれば、視覚性失読や逐字読みが生じる可能性もある。レキシコンの障害により、意味経路や直接的語彙経路を介した音読に問題が見られる。文字入力レキシコンが障害されている一方で文字−音韻変換が良好であれば、表層失読の症状が見られる。

主な評価内容と評価手段

評価内容	評価手段の例	反応方法
文字単語の語彙性判断−規則に反した文字列	PALPA 24：文字の並びが規則に反している非語を含んだ視覚的語彙性判断	文字単語の選択
文字単語の語彙性判断−意味の関与	PALPA 25：視覚的語彙性判断──心像性×頻度	文字単語の選択
文字単語の語彙性判断−規則性	PALPA 27：視覚的語彙性判断──綴りと音の対応の規則性	文字単語の選択

解釈

- ○ 文字単語の語彙性判断課題の成績が良好であれば、文字入力レキシコンは保たれていることがわかる。
- ✗ 文字単語の語彙性判断課題の成績が不良であれば、文字入力レキシコンに障害がある。
- ✗ クライアントが文字−音韻変換を介して音韻情報にアクセスすることができるかどうかによって、さまざまな誤りのパターンが見られる。さらに検査を行うことで、文字−音韻変換を用いた経路が保たれているかどうかを確かめられる。もしこの経路が保たれているのであれば、表層失読の特徴が見られる。

原注5）1962年から1964年までヘビー級の世界チャンピオンだったSonny Listonというボクサーがいた。

その他の評価

評価内容	評価手段の例	反応方法
非語の音読	CAT 23：非語の音読	音読
	PALPA 36：非語の音読	音読
綴りと音との対応における規則性の効果	CAT 20：単語の音読	音読
	PALPA 35：綴りと音との対応における規則性と音読	音読
文字単語からの意味へのアクセス	PALPA 38：同音異義語の定義と規則性	定義を述べる／音読
文字単語からの音へのアクセス	PALPA 28：同音異義語の判断	チェック印をつける

解釈

- ○ 音読において規則性の効果が見られ、非語を音読することができるのであれば、文字－音韻変換は比較的保たれているといえる。
- ✗ 単語の理解が主として音韻形態に基づいていると、同音の別の語に誤ってしまうことが多い。このような誤りが、規則語にのみ生じ（例：BERRY→「地面の中に入れることだ」）訳注37)、不規則語には見られないのであれば（例：BURY(/beri/)→「これは単語ではない、/bjuəri/」）訳注38)、意味理解のもととなる音韻情報は、主として非語彙ルートである文字－音韻変換によるものである。しかし、同音の別の語への誤りが不規則綴りの語にも頻繁に起こるのであれば（例：BURY→「茂みで育つもの、ベリー」）、音韻情報は直接的語彙経路（語彙を介するものの意味は介さない）による文字から音韻への変換に依存していることもあり得る訳注39)。

「文字入力レキシコンから意味システムへのアクセス」に関する評価と解釈

障害を示唆する現象

○ 文字単語を実在するものとして認識することはできるが、意味の理解が困難である。

訳注37) 規則語である"berry"（ベリー）が、同音の不規則語である"bury"（埋める）のことであると解釈している。

訳注38) 不規則語である"bury"（埋める）を規則化して読んでおり（/bjuəri/）、その音韻形態から呈示された単語が実在しないと判断している。

訳注39) 音韻入力レキシコンでの"bury"から、音韻出力レキシコンでの/beri/に至り、その音韻形態をもとに同音の"berry"の意味であると理解していると考えられる。

○ 聴覚モダリティを介した意味理解は良好であるが、視覚モダリティを介して意味にアクセスすることに問題が見られる。

評価について

文字認知や文字入力レキシコンに障害があれば、意味へのアクセスにも影響を及ぼす。文字入力レキシコンから意味へのアクセスが障害されていると、意味的語彙経路を介した音読に問題が見られる。ただし、規則語、不規則語ともに直接的語彙経路を介して読むことができる。

主な評価内容と評価手段

評価内容	評価手段の例	反応方法
文字単語から意味へのアクセス	PALPA 38：同音異義語の定義と規則性	定義を述べる／音読
単語の聴覚的理解と読解の比較	CAT 7またはCAT 8：単語の聴覚的理解・読解	絵の選択
	PALPA 47またはPALPA 48：音声・文字単語と絵のマッチング	絵の選択

解釈

○ 同音異義語に関して混同することなく単語の意味理解ができ、聴覚的理解と読解の程度が同等であれば、文字入力レキシコンから意味へのアクセスに問題はない。

✗ 読解の成績が聴覚的理解と比べて低下していれば、文字入力レキシコンから意味への入力が障害されているとわかる。

✗ 同音異義語の意味を述べる課題で別の同音異義語に誤ってしまう場合、文字入力レキシコンから意味へのアクセスに障害があり、音韻情報に基づいて意味にアクセスしていることが示唆される。同音異義語の誤りが規則語のみに見られるのであれば、この誤った音韻情報は文字－音韻変換を活用することで生じたといえる。同音異義語の誤りが不規則語で生じるのであれば、音韻情報がレキシコンを介して引き出されていると考えられる。

ケース 6.2　音韻出力レキシコンに障害がある症例（表層失読）－MP氏（Bubら 1985）

患者のMP氏は62歳の女性で、自動車にはねられ頭蓋骨を負傷した。特に左側頭葉に損傷を被った。事故後およそ3年後に検査を実施した。理解の障害は重度で、単語の聴覚的理解と読解が困難であり、また、意味の関連性を判断することに問題が見られた。発話では失名辞とジャーゴンが見られた。発話に比べると、音読

は速く、流暢であった。読みの課題を実施すると、規則語の音読は不規則語よりも正確だった。頻度効果が強く見られた。非語の読みは正確だった。使用頻度が高ければ、例外語を読むことができることもあったが、低頻度の例外語は、綴りと音との対応規則を用いることによって規則化の誤りが生じた。語彙性判断課題では、不規則語での判断はできなかったが、語彙弁別課題 (lexical discrimination task) では、文字と音との対応の規則性の影響を受けた。例外語を実在語であると判断することは、綴りの点でもっともらしい非語と組み合わせると、とりわけ困難となった。MP氏は語彙に関する知識を多少なりとも活用することで単語の読みが可能となるが、これは意味を介しているのではなく、文字単語の表象と単語の音韻表象とを結びつける直接的語彙経路を用いていることによると著者らは述べている。この経路にアクセスできない場合は、綴りと音との対応に関する知識を用いた。語彙弁別の能力から判断すると、クライアントの機能的な障害は、文字単語の表象ではなく、音韻表象を想起する段階にあると著者らは述べている。

「意味システム」に関する評価と解釈

障害を示唆する現象

○ 意味の障害があれば、
  (a) 聴覚的理解と読解の双方で障害が見られ、かつ、
  (b) 発話と書字の双方で意味性の誤りが見られる(ただし、意味性の誤りは他のレベルの障害によっても生じ得る)。
○ 意味処理が関わるすべての課題で心像性の効果が見られる。

評価について

意味の障害は、意味を介した経路を活用した音読と読解に影響を及ぼす。文字-音韻変換も障害されていると、深層失読や音韻性失読の特徴が見られるようになる。この二つの失読の違いは、深層失読では意味性のみの誤りが見られるということでわかる。

主な評価内容と評価手段

第4章の「意味システム」に関する評価(47ページ)も参照のこと。

評価内容	評価手段の例	反応方法
読解と聴覚的理解の比較	CAT 7 または CAT 8：単語の聴覚的理解・読解	絵の選択
	PALPA 47 または PALPA 48：音声・文字単語と絵のマッチング	絵の選択

心像性効果（頻度効果との関連）	CAT 20：単語の音読	音読
	PALPA 31：心像性×頻度に関わる音読	音読

解釈

- ○ 聴覚的理解と読解、口頭表出と書字に問題が見られなければ、意味は保たれているといえる。
- ✗ 聴覚的理解と読解の成績がともに同等に低下し、目標語と意味的に関連したディストラクターを選択するのであれば、意味の障害が示唆される。
- ✗ 高心像語に比べて低心像語で誤りが多く見られるのであれば、中枢的な意味の問題があるといえる。

その他の評価

評価内容	評価手段の例	反応方法
非語の音読	CAT 23：非語の音読	音読
	PALPA 36：非語の音読	音読
品詞の効果	CAT 22：機能語の音読	音読
	PALPA 33：品詞別の音読（心像性を統制している）	音読
形態論的な複雑さの効果	CAT 21：形態論的に複雑な語の音読	音読
	PALPA 34：単語の形態論に関わる音読	音読

解釈

- ○ 非語の音読が可能であれば、文字－音韻変換が保たれている。
- ✗ 非語の音読の能力が低下していれば、文字－音韻変換に障害がある。
- ✗ 名詞に比べ動詞や機能語の音読の成績が低下していれば（品詞効果が見られる）、統語－意味の問題がある。動詞や機能語は名詞よりも心像性が低いため、音読の問題は心像性効果による可能性もある。
- ✗ 形態論的な複雑さの効果は深層失読で報告されている。しかし、この効果は本来意味的なものであるかもしれない（Funnel 1987）。

> **ケース 6.3　意味的語彙経路を介した読みと文字－音韻変換の障害が見られた症例（深層失読）－GR氏**（Marshall ら 1966、Newcombe ら 1971、Newcombe ら 1980）
>
> 　患者のGR氏（男性）は19歳の兵士で、1944年にノルマンディーで弾丸が脳を貫通し負傷した。弾丸は左シルビウス裂の領域より入り、左頭頂葉上部から抜けた。発話は非流暢で失文法があり、検査と自発話で喚語困難が見られた。音読は、具体的なものを指す一般名詞では良好であったものの、他の単語では誤りが見られた。非語はまったく読むことができなかった。音読での誤りの種類は、迂回反応（例：TOMATO（トマト）→「読めない……私は好きじゃない……赤いもの」）と、意味性の誤り（例：ARSENIC（ヒ素）→ "poison"（毒））であった。他の検査においても意味性の問題があることが示された。単語と絵とのマッチングでは、音声呈示・文字呈示のいずれにおいても、意味性の誤りや意味性あるいは視覚性の誤りの割合が高かった。文字単語を意味カテゴリーに分類することが困難で、意味カテゴリー内での音声単語と文字単語とのマッチングで誤りが生じた。呼称は非常に困難で、低頻度語では表出するのに時間がかかった。迂回反応（誤った単語の表出）の表出が目立ち、例えば、SYRINGE（注射器）に対して、「薬を入れるときに使うもの……注射（injection）」と述べた。

「文字－音韻変換」に関する評価と解釈

障害を示唆する現象
○　非語の読み（なじみのない文字列の発音）が困難となる。

評価について
文字－音韻変換は、深層失読と音韻性失読の双方で障害がある。

主な評価内容と評価手段

評価内容	評価手段の例	反応方法
非語の音読	CAT 23：非語の音読	音読
	PALPA 36：非語の音読	音読

解釈
○　非語の音読が可能であれば、文字－音韻変換は保たれている。

✗ 非語や見慣れない単語の音読の能力が低下していれば、文字－音韻変換に障害がある。

> **ケース 6.4　文字－音韻変換の障害が見られた症例（音韻性失読）－WB 氏**
> 　　　　（Funnell 1983）
>
> 　患者の WB 氏（男性）は 58 歳のときに左半球に CVA を発症した。以前は運送マネージャーとして働いていた。発話は非流暢であったが、失文法は見られなかった。ディスアスリア（運動障害性構音障害）が若干見られた。実用的な場面での理解は比較的良好であったが、統語構造の理解は障害されていた。非語の音読、1 文字の音読、接尾辞単独の音読ができなかった。実在する単語の音読はおよそ 90％可能で、心像性、品詞、綴りの規則性、形態論的な複雑さの影響は見られなかった。機能語や接尾辞は、適切な単語や音韻の並びに問題がない単語に付随していれば、読むことができた。実在語の音読では意味性の誤りはごくわずかであった。WB 氏は単語単独での読解で意味性の誤りが見られたことから、WB 氏の実在語の音読の様子は、意味を介することなく、文字レキシコンと音韻レキシコンを直接結んだ経路を経た結果であると著者は述べている。単語の音読は、意味の判断に比べ極めて良好であった。文字呈示の MITTEN（ミトン）を GLOVE（手袋）や SOCK（靴下）とマッチングさせることはチャンスレベルであったものの、これらの単語の音読はほぼすべて正しくなされた。

訳者コラム⑥

　読みの処理経路には、大まかには「語彙ルート」と「非語彙ルート（文字－音韻変換）」がある（本文の「意味的語彙経路」と「直接的語彙経路」は語彙ルートをさらに二つに分けている）。非語は必ず非語彙ルートを介して音読される。したがって、非語彙ルートが健全であるかどうかは、非語を用いて（『SALA失語症検査』のOR37「無意味語の音読」など）評価する必要がある。一方、実在語は語彙として存在するため語彙ルートを通常介するが、非語彙ルートによって音読することもできる。非語彙ルートのみに依存した音読では、意味理解を伴っていないことが多い。このような処理過程は言語を問わず共通するものと考えられているが、英語における個別の現象や課題が必ずしもそのまま日本語に当てはまるとは限らない。以下、日本語の読みについていくつか見ていくこととする。

　日本語では、漢字と仮名文字（さらに仮名文字の中にひらがなとカタカナ）が存在することから、これまでも表記タイプによる読みの違いについてはさまざまな点から注意が払われてきたが、各表記タイプを評価する際には、どのような語彙を選択すべきであるかについても留意したい。『標準失語症検査（SLTA）』では、漢字と仮名文字の双方で音韻面で同一の語彙を用いているが（例：「新聞」と「しんぶん」）、同一の概念に対応する語彙を直接比較できる利点がある一方で、両者間で文字単語としての親密度が異なる恐れもある。例えば、漢字で通常表記される単語を他の表記タイプで表すと親密度が低下し、「同音擬似語（pseudo-homophone）」とみなされる可能性もある（本コラム最終段落での記載事項を参照）。『SALA失語症検査』のOR35「単語の音読（表記タイプ×モーラ数）」では、漢字、ひらがな、カタカナそれぞれで通常表記する語彙を用い、かつ親密度を3者間で統制していることから、同一の概念に対応する語彙の比較はできないものの、各表記タイプでの音読能力を語彙の親密度に影響されずに比較できるようになっている。

　日本語話者の表層失読では、漢字単語に比べて仮名文字の音読は良好であるといわれている。仮名文字は文字と音との対応が規則的であるため、語彙として処理しなくても（非語彙ルートを介しても）音読が可能なためである。一方、漢字単語では、単語によって文字の読み方が変わり（読み方に一貫性がない）、かつその読み方が非典型的であるもの（例：〈物見〉（ものみ）（〈物〉を「ぶつ」、〈見〉を「けん」と読むほうが典型的））や熟字訓（例：〈海老〉（えび））の音読は、特に困難になるとされる（中村ら2000、Pattersonら1995など）。表層失読での漢字単語の読み誤りとして、類音性錯読がある。これは、〈海老〉を「かいろう」と音読するように、漢字単語としての読み方に従わず、構成する文字の個々の読みを当てはめる誤りであり、LARCエラー（legitimate alternative reading of components：単語を構成している文字の別の読み方。その単語の読みとしては誤っているが、文字単独では可能な読み方）とも呼ばれる。『SALA失語症検査』のOR36「単語の音読－漢字（一貫性）」は、読み方の一貫性および典型性を考慮した漢字単語の音読検査である（ただし、典型性の効果は単語の頻度・親密度によっても変わってくるといわれるが、本検査では健常者調査で誤りの少ない単語のみ用いている）。

本章の逐字読みの説明(77ページの「その他の評価」の【逐字読み】、およびケース6.1)では、アルファベット1文字が何であるか言わせる課題が挙げられている。原書ではこの作業は"letter naming"と呼ばれている。本文中では「1文字の読み方」と訳したが、もう少し原語に近い訳にすると「文字の名前を表出する」ということになる（なお、これらはいずれも若干迂言的な表現であるため、"letter naming"が頻出する第13章では「文字の呼称」と文字通りの直訳としている）。英語では、文字に名前があるが（〈a〉という文字は/ei/と呼ばれる）、その文字が単語内でどのように発音されるかは別である（例えば、〈cat〉では/æ/、〈tape〉では/ei/、〈any〉では/e/と発音される）。一方、日本語の仮名文字では原則として文字の名前と単語内での読み方が同一である。「文字の名前」という意識すらないのかもしれない。例えば、〈あ〉という文字は、単独でも/a/と発音され、またどのような単語の中であっても/a/と発音される（ただし一部例外もあり、〈う〉は「がっこう」のように長音で用いられる際は/o/と発音される）。

　同音擬似語は、本文中にもある通り(73ページ)、〈PHOCKS〉のようなものを指し、文字表記上は非語であるが、音韻上は実在語（〈FOX〉(狐)）と同音となるものである。日本語の失語症の研究においては、伏見ら(2000)で、他の研究者による課題も含めて、さまざまな同音擬似語の例を見ることができる。そこでは、漢字表記において明らかな非語となるものもあれば（例：〈応演〉（〈応援〉と同音））、表記タイプが通常とは異なり、文字形態上「非語に近い」ものもある（例：〈セキタン〉（通常〈石炭〉と漢字で書かれるものをカタカナで表記））。したがって、日本語において同音疑似語がどのようなものとなり得るか注意したうえで、読みの評価をすべきであろう。

文献

伏見貴夫，伊集院睦雄，辰巳　格(2000)．漢字・仮名で書かれた単語・非語の音読に関するトライアングル・モデル(1)．*失語症研究* 20(2)，115-126.

中村　光，中西雅夫，濱中淑彦，仲秋秀太郎，吉田伸一(2000)．表層失読(surface dyslexia)からみた単語認知．*失語症研究* 20(2)，136-144.

Patterson K, Suzuki T, Wydell T & Sasanuma S (1995). Progressive aphasia and surface alexia in Japanese. *Neurocase* 1(2), 155-165.

（吉田　敬）

7 文字単語の表出

文字表出・綴り(spelling)のモデル

図7.1に物体や絵を見て文字単語を表出する際に必要となる過程を示す。図7.2に写字で必要となる過程を示す。単語を書字し意味を伝達することには、意味システム、文字出力レキシコン(orthographic output lexicon)、文字出力バッファー(graphemic output buffer)、文字実現(allographic realisation)の四つの段階が含まれる。

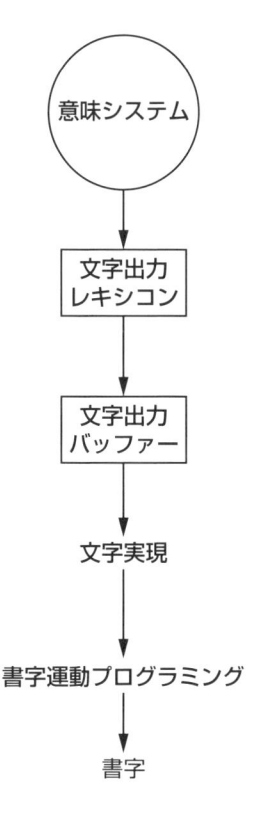

意味システム
　単語の意味が貯蔵されており、考えや概念に反応して活性化される。

↓

文字出力レキシコン
　なじみのある単語の綴りや文字単語の語形が貯蔵されている。このレキシコンへは、①意味システム、②音韻出力レキシコン、のいずれかから情報が入力される。

↓

文字出力バッファー
　書記素(grapheme)の表象が貯蔵されている(文字の情報は抽象的であり、大文字か小文字かに関しては特定されていない)。

↓

文字実現
　書記素を異字体(allographic form)[訳注40]として特定した形で(例：大文字か小文字か)、文字を空間的に表現する[訳注41]。

↓

書字運動プログラミング
　「文字実現」で選ばれた異字体を運動パターンに変換させ、文字(allographs)として書き表す。

↓

書字

訳注40) 異字体(allographic form)——一つの書記素が異なる字体で表されたもの。
訳注41) 特定の異字体を正しい順序で綴る準備をすること。

図7.1　書称

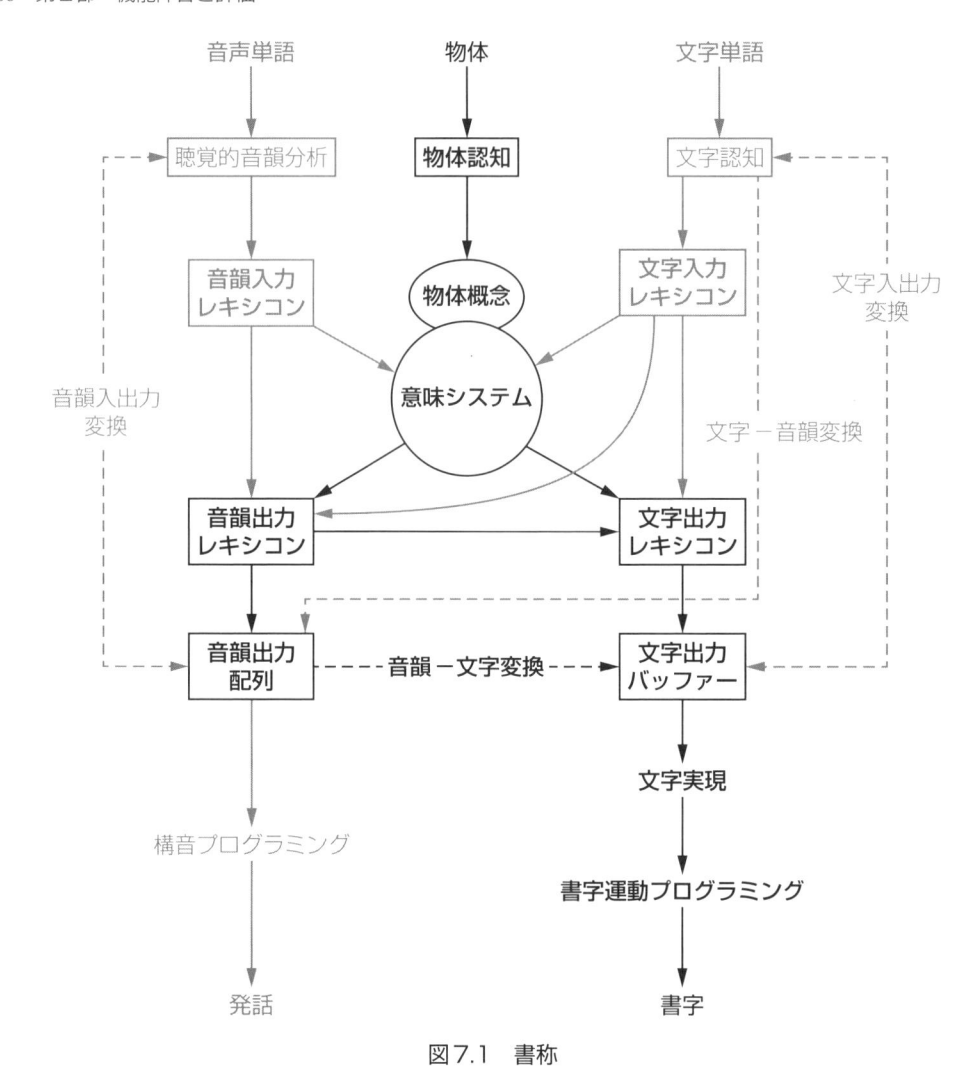

書取は、三つの経路により可能となる。図7.3に示す。

意味的語彙経路（semantic lexical route）
　この経路は、意味にアクセスすることによる書字であり、通常の綴りのメカニズムである。この経路には、①意味システムからの情報の活性化、②文字出力レキシコン内の単語へのアクセスが含まれる。同音異義語を正しく綴るためにはこの経路が必要となる。

非語彙経路（音韻－文字変換）
　音韻－文字変換（phonological-to-graphemic conversion）を介した書字は「音にするルート」である。この経路では、単語を音素へ分けて、その音素を書記素へ変換する。親密度の低い単語や非語の書取にこの経路が必要となる。

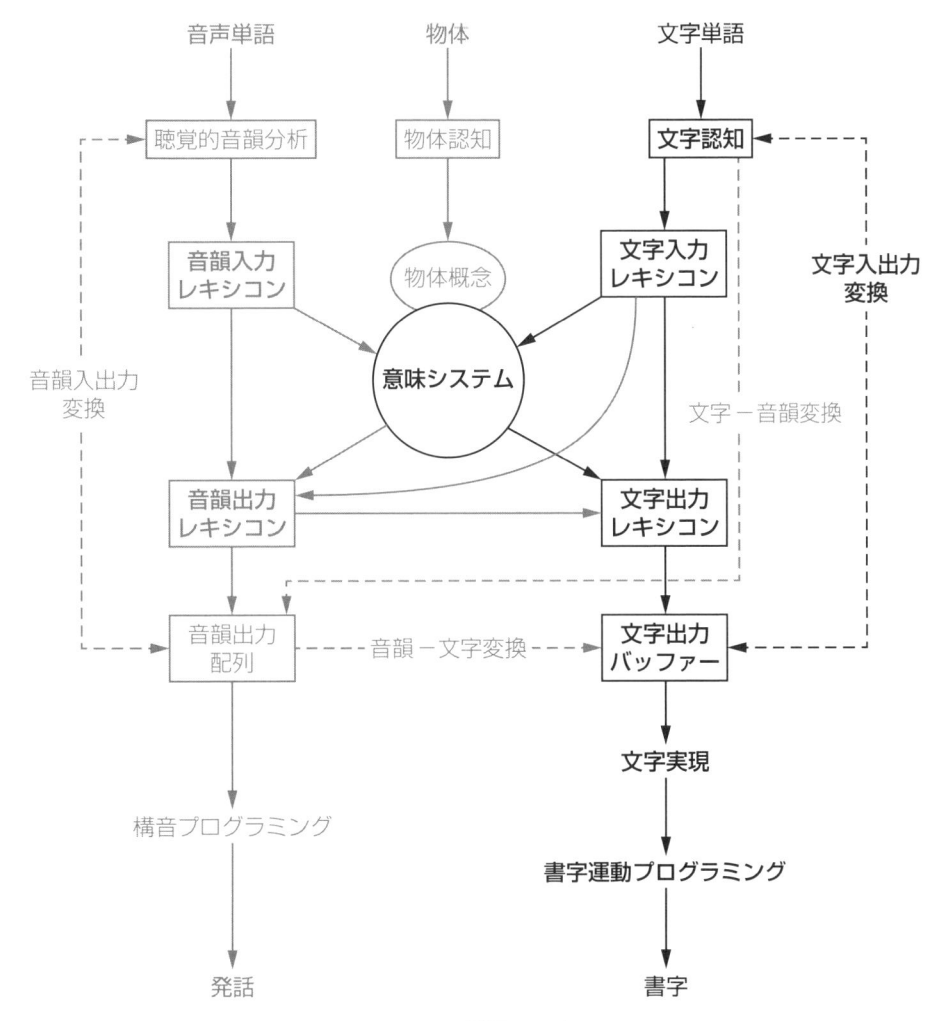

図7.2 単語の写字

直接的語彙経路（direct lexical route）

この経路では、レキシコンは通るが、意味は介さないで書取をする。この経路には、①音韻出力レキシコンからの単語の音韻情報の想起、②文字出力レキシコン内の単語の活性化が含まれる。これらのレキシコンには実在する既知の単語のみが表象されているため、この経路は音と綴りの規則性を問わず、実在する単語のみを処理することができる。そのため、意味を活用しなくても不規則語を書くことができる。

書字（綴り）の障害

書字の障害は、障害の箇所およびその代わりとなる経路が使えるかどうかに左右される。書字の障害はこれまで、深層失書、表層失書、音韻性失書として述べられてきた。**表7.1**にそれ

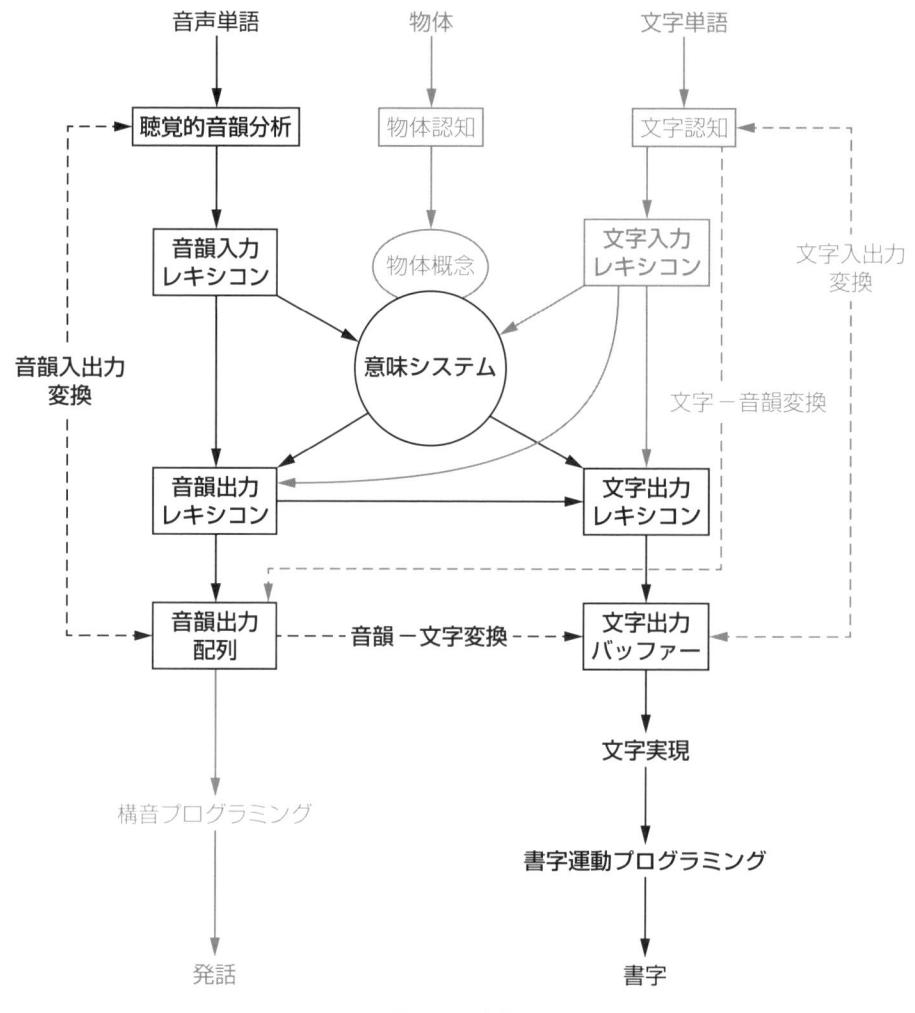

図7.3 書取

それの失書の主な特徴を示す。

意味システム

意味の障害により、音声単語と文字単語の双方の理解に、また単語の発話と書字の双方に問題が見られる（第4章の「意味システム」(39ページ)を参照のこと）。

意味システムの障害は、書字による意味の伝達や意味を介した経路による書取に影響を及ぼす。典型的には心像性効果が表れる。音韻－文字変換が障害されている場合は、書字は深層失書の特徴を示す。

意味システムから文字出力レキシコンへのアクセス

文字出力レキシコンへのアクセスの障害により、意味的語彙経路を介した書字に問題が見ら

表7.1 さまざまな失書の特徴

【失書】

1. 深層失書 (Bubら1982)
   深層失書は、障害された意味経路を介して書字を行った結果、現れる。文字出力レキシコンへのアクセスが障害されており、さらに音韻−文字変換も障害されている。
   〈特徴〉
   ○ 深層失書と診断されるためには、書字において意味性の誤りが見られることが必須条件である。例：TIME（時間）→ "clock"（時計）
   ○ 非語の綴りに障害が見られる。まったくできないか、ほぼ不可能である。
   ○ 高心像語は低心像語より正確に書くことができる。
   ○ 内容語は機能語より正確に書くことができる。

2. 音韻性失書 (Shallice 1981)
   音韻性失書では、語彙より下位の要素の書取が困難である一方、語彙の書字は比較的良好である。この書字障害は、非語彙的な音韻−文字変換（非語の復唱は保たれている）や非語彙的な音韻入出力変換（非語の復唱と非語の書取の双方が障害されている）の障害により生じる。
   〈特徴〉
   ○ 非語の書取が非常に困難となる。
   実在語の書取はほぼ完璧であるものの、以下のような障害が実在語で見られることがある。
   ○ 書取で構造的に類似した語への誤りや形態論的な誤りが見られる。
   ○ 高心像語の書字が低心像語より良好である。

3. 表層失書 (Beauvoisら1981)
   表層失書では、レキシコンを介した書字に障害がある一方、音韻−文字変換は保たれている。
   〈特徴〉
   ○ 規則語と非語は、不規則語よりも正確に書くことができる。
   ○ 高頻度の不規則語の中には書字が可能なものもある。
   ○ 同音異義語の綴りで混乱が生じる。例：SAIL（帆）→ "sale"（販売）
   〈誤り〉
   ○ 不規則語の綴りでの規則化の誤り。例：ANSWER → "anser"
   ○ 不規則語に関する部分的な知識を反映した誤り。例：YACHT → "yhaght"、SWORD → "sward"

れるようになる。それでも、音韻−文字変換や直接的語彙経路を介して単語を書字することは可能かもしれない。音声単語と文字単語の理解、単語の音声表出は保たれている。音韻−文字変換も障害されている場合は、書字の様子は深層失書の特徴を示す。

文字出力レキシコン

文字出力レキシコンの障害により、意味的語彙経路と直接的語彙経路を介した書字に問題が見られる。音韻−文字変換が保たれている場合は、書字は表層失書の特徴を示す。頻度効果が見られる可能性がある。文字出力レキシコンに障害があることにより、同音異義語の書字で混乱が生じる。

文字出力バッファー

文字出力バッファーの障害により、単語と非語の書字に問題が生じる。ただし、非語は実在

する単語よりも顕著に低下することが多い（Sageら2004）。書称、書取、遅延写字、タイピング、口頭での綴りに影響が見られる[原注6]。文字出力バッファーはレキシコンよりも後の処理過程に位置するが、それでも語彙や意味の変数、例えば、単語の頻度、心像性、獲得年齢に書字の成績が影響を受けるというエビデンスが増えている（Sageら2004）。

　綴りの誤りには、文字の①付加、②省略、③置換、④転置がある。単語の長さが綴りに影響を与える。文字の形態は保たれている。

文字実現

　文字実現の障害により、実際に存在する単語と非語の双方に文字の置換が生じる。書字に関わる行為はすべて障害が見られるが、口頭での綴りには問題がない。

書字運動プログラミング（graphic motor programming）（文字－運動変換）

　この過程での障害により、運動の選択に問題が生じる（Baxterら1986）。単語の綴りを口頭で述べることはできる。単独の文字を書くときに見られる誤りのタイプには、①置換、②不完全な文字、③二つの文字の混合がある[訳注42]。

　文字の形態を述べることはできる。模写には問題がない（失行ではないため）。大文字（Del Grosso Destreriら2000）または小文字（Pattersonら1989）のいずれかに限定された問題が生じ得る[訳注43]。

音韻－文字変換

　音韻－文字変換の障害により、非語の書字がまったくできないか不良となる。非語は類似の実在する単語として書かれることが多い。音韻－文字変換は、深層失書と音韻性失書の双方で障害が見られる。

単語の書字の評価

以下の検査を行い、視力障害、視覚性の無視、失行を除外すること。

- 視力に関する検査（通常、視力検査技師（optician）によってなされる）
- 必要であれば、眼鏡の着用

　　　原注6）口頭での綴りが書字による綴りに比べ良好である例があることから、書字と口頭の綴りにそれぞれの出力バッファーがあることが示唆されている（Lesser 1990、Pound 1996）。モデルにこのような改変をする必要があるかどうかは明らかではない。
　　訳注42）ここで述べられている誤りのタイプはBaxterら（1986）の症例による。
　　訳注43）Pattersonら（1989）では、文字出力バッファーから文字コードを引き出す過程に障害があるとされている。

○ 線分の二等分
  ○ 失行に関する検査
  ○ 全身の位置調整や姿勢（理学療法士と連携して）

読み書きに関する病前の問題を除外しておく。

全般的な注意点

書字を評価する際、出発点として、さまざまな刺激を用いた絵の書称課題が役立つ。書称の前に、クライアントが単語を口頭でどの程度表出できるかについて注目しておくことが重要である。誤りのタイプを検討することで、障害のレベルについて仮説を立てることができる。心像性を変数とした規則語と不規則語、非語の書取を行うことで、診断を確実なものにすることができる。文字出力バッファー、文字実現、書字運動プログラミング（文字－運動変換）といった末梢の処理過程に障害が疑われる場合は、書字での成績を、写字、口頭での綴り、文字盤や文字チップでの表出、タイピングと比較する。綴りを評価する際、クライアントの中には非利き手を使用する者もいることを認識しておく必要があり、また、病前の書字の能力を考慮しておく必要がある。

単語の特徴

単語の書字を評価するには、以下の4種類の単語リストを準備しておくと役立つ。
1. 高心像語と低心像語
2. 高頻度語と低頻度語
3. 規則語と不規則語――低頻度の不規則語も加えておく必要がある。低頻度の不規則語は規則性の効果を引き出しやすいからである。
4. 音節の長さを変えた語（例えば、1音節、2音節、3音節の語）

いずれにおいても、使用される単語はクライアントの病前の語彙の中に含まれていることを確かめておくことが重要である。これらの変数を分析することで、次の四つの効果について推測することができる。
a. 心像性効果――他の変数を統制したうえで、高心像語のほうが低心像語よりも正確に書字を行うことができる場合は、意味システムの障害が示唆される。
b. 規則性効果――規則語のほうが不規則語よりも正確に書字を行うことができる場合は、文字出力レキシコン自体か文字出力レキシコンへのアクセスに障害があることが示唆される。
c. 頻度効果――高頻度語のほうが低頻度語よりも正確に書字を行うことができる場合は、文字出力レキシコンの障害が示唆される。

d. 語長効果——語の長さが短い語のほうが長い語よりも正確に書字を行うことができる場合は、文字出力バッファーか、レキシコンより後の他の処理レベルに障害があることが示唆される。

エラータイプ

二つ目のエビデンスとして、書字で表出された誤りの特徴がある。これらの誤りは以下のカテゴリーに分類される。

1. 付加　例：TABLE→TARBLE
2. 省略　例：TABLE→TALE
3. 置換　例：TABLE→TAPLE
4. 文字の転置　例：TABLE→TALBE
5. 不完全な文字
6. 二つの文字の混合
7. 形態論的な誤り（接辞の付加、省略、置換）　例：TABLE→TABLES
8. 意味性の誤り　例：TABLE（テーブル）→CHAIR（椅子）
9. 規則化の誤り・音韻的に妥当なものへの誤り　例：TABLE→TAYBULL

書称における重要な評価

書称の評価	統制要因
CAT 25：書称	統制していない、高・低頻度語、高・低心像語、規則・不規則語の混合
PALPA 53：呼称・書称×音読、復唱、書取	単語の頻度、親密度、具象性、獲得年齢、文字の数、音節数に関して統制した規則語と不規則語

さらに、第5章で示した名詞と動詞の想起に関する評価も書称を検討するのに使える。

「意味システム」に関する評価と解釈

第4章で解説した評価も参照のこと。

障害を示唆する現象

○ 意味の障害があれば以下のような現象が見られる。
　(a) 聴覚入力でも文字入力でも理解の障害がある。
　(b) 口頭表出と文字表出の双方で意味性の誤りが見られる（ただし、意味性の誤りは他のレベルの障害によっても生じ得る）。

評価について

書字では、意味の障害により、書字によって意味を伝達することや書取で意味的語彙経路を使用することに問題が生じる。音韻－文字変換も障害されていれば、クライアントは深層失書の特徴を示す。さらに他の評価を実施することで、他の特徴の有無について判断することができる。

主な評価内容と評価手段

評価内容	評価手段の例	反応方法
書称の誤り分析	PALPA 53：呼称・書称×音読、復唱、書取	書称
心像性効果	PALPA 40：書取——心像性×頻度	書取

解釈

- ○ 音声、文字双方の理解と表出が保たれていれば意味は保たれている。
- ✗ 書称で意味性の誤りが見られ、理解と呼称でも意味性の誤りが見られれば、意味システムの障害が示唆される。
- ✗ 高心像語に比べ低心像語での書字が不良であれば（心像性の効果がある）、意味システムの障害が示唆される。

その他の評価

評価内容	評価手段の例	反応方法
心像性効果	PALPA 40：書取——心像性×頻度	書取
品詞効果	PALPA 42：書取——品詞×心像性	書取
形態論的な複雑さの効果	PALPA 43：書取——形態論的語尾変化	書取

解釈

- ○ 高心像語に比べ低心像語の書取が不良であれば（心像性効果）、意味システムか文字出力レキシコンへのアクセスの障害が示唆される。
- ✗ 名詞に比べ動詞や機能語の書取が不良であれば（品詞効果）、統語－意味の問題が示唆される。機能語のような単語は心像性が低いため、書取の成績が低いのは心像性効果によるのかもしれない。
- ✗ 形態論的な複雑さの効果は深層失書で報告されている（Badeckerら 1990）。

「意味システムから文字出力レキシコンへのアクセス」に関する評価と解釈

障害を示唆する現象

○ 書字で意味性の誤りがある一方で、読み、聴覚的理解、呼称では意味性の誤りは見られない。
○ 心像性効果が見られる。

評価について

　文字出力レキシコンへのアクセスが障害され、音韻−文字変換にも障害がある場合は、深層失書に該当する書字の症状が見られる。直接的語彙経路によって、規則語・不規則語は書けるかもしれない。

ケース 7.1　意味システムと音韻−文字変換の障害がある症例（深層失書）−JC氏（Bub ら 1982）

　患者のJC氏は21歳の女性で、左半球の中大脳動脈領域にCVAを発症した。検査時には発症から4カ月が経過していた。発話は非流暢で失文法的であり、対面呼称（confrontation naming）訳注44)で喚語困難が見られた。単語や短文の理解は概ね保たれていたが、継時的な命令の理解は困難であった。書字の評価を実施したところ、非語の書取ができず、刺激語と似つかない反応が見られたり、目標語と音が類似した実在語を書いたりすることもあった（例：CLIMPANY→"balcony"（バルコニー））。実在語の書字では意味性の誤りが見られた（例：TIME（時間）→"clock"（時計））。単語の書字では、心像性効果（具象名詞は抽象名詞より正確に書字ができる）や品詞効果（名詞は動詞よりも正確に書字ができる）も認められた。機能語の書字は不可能であった。一方、単語と非語双方の音読と復唱は正確であった。

「文字出力レキシコン」に関する評価と解釈

障害を示唆する現象

○ 不規則語で頻度効果が見られる。
○ 同音異義語の書字が不良となる。

訳注44）対面呼称（confrontation naming）——絵カードなどに描かれた物や実物を見て、その名称を呼称すること。

評価について

文字出力レキシコンが障害される一方で、音韻−文字変換が保たれているのであれば、表層失書に該当する書字の症状が見られる。さらに、不規則語の表出で規則化の誤りをする規則性効果の症状を評価する検査もある。

主な評価内容と評価手段

評価内容	評価手段の例	反応方法
書称の誤り分析	PALPA 53：呼称×音読、復唱、書取	書称
頻度効果	PALPA 54：呼称・書称×頻度	書称
	PALPA 40：書取──心像性×頻度	書取
規則性効果	PALPA 44：書取──規則性	書取
同音異義語の書字	PALPA 46：書取──同音異義語を区別する	書取

解釈

○ 低頻度の不規則語の書字が良好であれば、文字出力レキシコンは保たれている。

✗ 規則語に比べて不規則語の書字が不良であれば（規則性効果）、文字出力レキシコンのレベルで障害があり、音韻−文字変換は保たれている。

✗ 不規則語を規則化して書字する傾向があれば、別の同音異義語を表出する誤りが見られる可能性もあり、文字出力レキシコンに問題があることが示唆される。

✗ 高頻度語に比べ低頻度語の書字が不良であれば（頻度効果）、文字出力レキシコンに障害があることが示唆される。

ケース 7.2　文字出力レキシコンに障害がある症例（表層失書）－TP氏（Hatfieldら1983a）

患者のTP氏は女性で、50歳のとき左半球後方に脳出血を発症した。検査時、発症から4カ月経過していた。単語と文の聴覚的理解は概ね正確であった。重度の喚語困難が見られた。復唱は単語と文の双方とも可能であった。TP氏の書字には多くの綴りの誤りが見られた。例えば、絵の叙述課題では、"she is still laughing about the two men being cross"（彼女は不機嫌な二人の男のことで大笑いしていた）とすべきところを、"she is stil lafing about the to men being cros" と書いた。書取では、規則語の書字は不規則語の書字よりもはるかに良好であった。ただし、ときに不規則語の書字が正確にできることはあった。綴りの誤りは主として音韻的に妥当な反応であった（例：ANSWER→"anser"）。また、視覚的に類似した文字と混同することもあった（例："p"と"b"）。書字で同音異義語を区別して書くことはできなかった。著

者らは、TP氏の書字は音韻的な綴りに依存していることを反映しており、単語の情報に基づいて綴ることはほとんどなかったと述べている。

「文字出力バッファー」に関する評価と解釈

障害を示唆する現象
○ 綴りの誤りが全般的に見られる（単語と非語の双方に見られる文字の付加、省略、置換、転置）。
○ 語長効果が見られる。

評価について
文字出力バッファーの障害により、すべての書字課題に問題が見られる。

主な評価内容と評価手段

評価内容	評価手段の例	反応方法
語長効果	PALPA 39：書取——文字の数	書取
実在語と非語の比較	PALPA 45：書取——非語	書取
写字	CAT 24：写字	写字
	オリジナル検査——単語と非語の即時および遅延写字	写字

解釈
○ 書称、書取、単語（長短を問わない）と非語の写字が保たれていれば、文字出力バッファーは保たれている。
✗ 短い語よりも長い語の書字が不良であれば（語長効果）、文字出力バッファーの障害が示唆される。
✗ 単語と非語の書字と写字において綴りの誤りが全般的に見られるのであれば、文字出力バッファーの障害が示唆される。

ケース 7.3　文字出力バッファーの障害がある症例－FV氏（Miceli ら 1985、Miceli ら 1987）
患者のFV氏（男性）は弁護士で、60歳ときCVAを発症した。CTでは角回の上端部および上頭頂小葉の下端部にごく小さな病巣があり、皮質下白質にもごくわずか

に及んでいた。当初は軽度の失語が見られたが消失し、仕事に復帰した。退院後の検査で、失語は見られなかったものの、重度の書字障害が見られた。発話は流暢で、語彙は多く、統語構造は健常者の範囲に収まっていた。発話と聴覚的理解の検査では健常域の成績を示し、単語と非語を正しく音読することができた。自発書字は文法面で適切であり、語彙も多かったが、綴りの誤りが頻繁にあった。検査では、単独の文字を書き取ることはできたが、文字が連続していると誤りが見られた。書称と書取で綴りの誤りが頻繁に見られた。誤りには、文字の置換、省略、付加、転置が含まれ、結果として非語になっていた。書字の正確さは、単語の品詞、頻度、抽象度には左右されず、長さの影響を受けており、長い語に比べ短い語で正確に綴っていた。実在する単語よりも非語で多くの誤りが見られたが、誤り方は同じであった。FV氏はしばしば自らの誤りに気づいているようであり、誤りであると伝えればおよそ80％は修正することができた。語彙性判断課題では、自分が誤って書いた語が刺激語として呈示されると、それが非語であると判定することもできた。FV氏は、実在語と非語を、呈示から10秒経った後の遅延写字でも正しく書くことができた。著者らは、FV氏の書字の様子は文字出力バッファーの障害によって説明できるが、遅延写字が正確であることについては説明できないと述べている。また、非語に比べ実在語の書字でFV氏の反応の正確さが増すことについて、音韻－文字変換の障害では説明できないとしている。著者らは、文字出力バッファー内の情報の更新は、音韻－文字変換のみならず、文字出力レキシコンによってもなされる（あるいは音韻出力レキシコンによってもあり得る）というモデルを提案している。

「文字実現」に関する評価と解釈

障害を示唆する現象

○ 実在する単語と非語の双方に文字の置換が見られる。

主な評価内容と評価手段

評価内容	評価手段の例	反応方法
口頭での綴りと書字での綴りの比較	オリジナル検査――どのような綴りの検査でもよい	口頭と書字の綴り
実在語と非語の書字	PALPA39：書取――文字の数	書取
	PALPA45：書取――非語	書取

解釈

- ○ 書字の綴りと口頭の綴りが同じような結果なら、文字実現に障害はないといえる。
- ✗ 口頭の綴りに比べて書字の綴りが不良であれば、文字実現の障害が示唆される。
- ✗ 実在語と非語の双方で文字の置換が見られれば、文字実現の障害が示唆される。

「書字運動プログラミング」に関する評価と解釈

障害を示唆する現象

○ 1文字の書字と運動に障害が見られる。

主な評価内容と評価手段

評価内容	評価手段の例	反応方法
自発書字	誤りタイプの分析	書字の綴り・文字の表出
写字能力	文字の模写の能力	写字

解釈

- ○ 写字と書字で文字の形態が適切であれば、書字運動プログラミング（文字－運動変換）に障害はないといえる。
- ✗ 書字をしている際の運動や文字の模写に問題があり、文字形態が不正確であれば、書字運動プログラミング（文字－運動変換）の障害の関与が示唆される[訳注45]。

「音韻－文字変換」に関する評価と解釈

障害を示唆する現象

○ 非語の書字が困難となる。

評価について

深層失書と音韻性失書の双方で、音韻－文字変換が障害されている。

訳注45）書字運動プログラミングに問題があっても、一筆一筆確認しながら写字をする能力は保たれているとされ（92ページでは「模写には問題がない」とされている）、ここでは文字の連なりを滑らかに写字できるかを検討していると考えられる。

主な評価内容と評価手段

評価内容	評価手段の例	反応方法
非語の書字	PALPA45：書取——非語	書取

解釈

○ 非語の書字の能力が保たれていれば、音韻−文字変換に障害はないといえる。

✗ 非語や知らない単語の書取が不良であれば、音韻−文字変換の障害が示唆される。

ケース7.4　音韻−文字変換の障害がある症例−PR氏（Shallice 1981）

患者のPR氏は右利きの男性、コンピューターの販売員で、50歳代半ばで左中大脳動脈領域に脳梗塞を発症した。検査の時点では発話は流暢で、さまざまな単語を表出することができたが、文構造は限られていた。聴覚的理解と呼称の検査では健常域内にあった。音読では軽度の音韻性失読の特徴を示し、非語の音読にごく軽度の問題が見られた（例：ITE→"it"）。自発書字は、軽微な運動と構成（formulation）の問題があることから表出に時間がかかって非常に努力を要するものになっており、機能語と動詞の誤りが見られた。検査では、条件を統制した実在語と非語の書字の間で顕著な差が見られた（実在語は94％の正答率、非語は18％の正答率）。非語の書字の誤りの多くは無反応であった。非語の表出を試みたときには、実在語を想起して、非語を書く助けとしていたと自ら述べていた。音素単独や音素結合の書取はできなかったものの、文字の名前を呈示されれば、その文字を書くことはできた。実在語の書字の誤りには、無反応、構造的に類似した誤り（例：ABSORPTION→"absolve"）、派生の誤り（例：ASCEND（登る；動詞）→"ascent"（登ること；名詞））が見られた。とりわけ機能語の書字が困難であった。PR氏は書字をすることができない機能語や非語を復唱することはできた。しかし、音韻分解の課題は不良であった。

訳者コラム⑦

　第1章の「訳者コラム①」で英語による原語と日本語訳の対応が示されているが、文字の表出に関して、ここで改めて用語について確認しておく。「文字」に関わる用語として、"grapheme"（書記素）、"graph"（字体）、"allograph"（異字体）がある。音声学や音韻論の知識がある読者にとっては、これらをそれぞれ「音」における"phoneme"（音素）、"phone"（（単）音）、"allophone"（異音）という用語と対応させるとわかりやすくなる。抽象的な音素、例えば、日本語のタ行音の子音部分/t/は、タ[ta]、チ[tɕi]、ツ[tsɯ]となるように、それぞれ異なる単音として実現されている。このように同一の音素に属する異なる実現型を異音と呼ぶ。文字も同様に、同一の書記素が複数の実現型をもち（例えば、活字体か筆記体、大文字か小文字）、この同一の書記素に属する異なる実現型を異字体と呼ぶ（〈T〉、〈t〉、〈𝒯〉、〈𝓉〉はすべて同一の書記素に属する異字体である）。

　しかし、実際の処理過程を考慮すると、異音と異字体はかなり性質が異なる。異音は自動的に実現される一方で（音環境に従って自動的に選択される条件異音など）、異字体の選択は意識的なものである側面が強い。だからこそ、発話の過程では見られない、"allographic realisation"（文字実現）という独立した処理要素が書字過程で設けられているのであろう。ちなみに、"allographic realisation"は、"letter shape selection"（文字形態の選択）（Rappら2001）などと称されることもある。

　口頭での綴りについても少し考えてみたい。本文中（92ページ）でも述べられている通り、「口頭での綴り」は、「文字出力バッファー」よりも後の処理、すなわち「文字実現」以降の処理過程での障害の有無を確認するために必要とされている課題である。「文字出力バッファー」の障害では、文字による綴りと口頭での綴りの双方で問題が見られる。「文字実現」以降の処理過程の障害では、文字による綴りでは問題が見られる一方、口頭での綴りでは問題が生じない。

　第6章の「訳者コラム⑥」で触れた通り、日本語の仮名文字は、「文字の名前」と読み方が基本的には同一であるため、口頭での綴りの表出は通常の口頭表出と現象的にほぼ同じものとなる。しかし、各文字を想起（意識）し、一文字ずつ「が、小さいつ、こ、う」と表出することもできることから、やはり通常の口頭表出とは異なるのであろう。一方、漢字単語の綴りを説明することは、日常会話において固有名詞を書き取ってもらう際によく見られ、その場合「〇〇の〇」という表現をすることが多い。例えば、〈八事〉（やごと）という地名を説明するのに「漢数字のはちに、事件のじ」といった表現を用いる。一方、普通名詞では、同音異義語を説明する際に「チャーチのきょうかい」（〈教会〉）や「値段が高いほうのこうか」（〈高価〉）といったように、一字ごとに述べるのではなく、別の表現で説明することによって語彙を想起させることが多い。以上のことから、日本語においては、口頭の綴りは英語とは同様には考えられない（評価できない）のかもしれない。なお、『WAB失語症検査』のオリジナル版では口頭での綴りの課題があるが、その日本語版では、「にんべんに本」（〈体〉）というように、偏や旁

などの表出が求められており、文字よりも下位の要素である、いわば"sub-character"レベルの課題となっていることに注意したい。

　文字（単語）の読みにおける評価と同様に、書字の評価においても、複数の表記タイプ（漢字、ひらがな、カタカナ）が存在するという日本語特有の特質を考慮すべきである。第6章の「訳者コラム⑥」でこの点について若干述べたので、参照されたい。

文献

Rapp B & Gotsch D（2001）. Spelling disorders: cognitive theory in clinical practice. In RS Berndt（Ed）, *Handbook of neuropsychology, 2nd edition, Vol. 3*. Amsterdam: Elsevier.

（吉田　敬）

8 物体と絵の認知

物体と絵の認知のモデル

視覚的入力により物体を認知するには（絵でもよいし実物でもよい）、いくつかの段階を経る。図1.1（5ページ）のモデルをより詳細にしたものを下に示す。

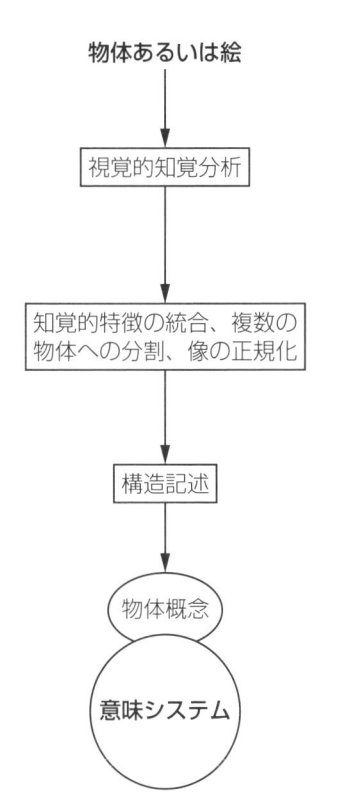

物体あるいは絵

↓

視覚的知覚分析 — 視覚入力から形体、色、動き、奥行きなど、知覚的な特徴を抽出する。

↓

知覚的特徴の統合、複数の物体への分割、像の正規化 — 複数の知覚的な特徴を統合し、物体を形成する。単一の刺激に複数の物体が含まれている場合は、異なるものとしてそれらの特徴を分割する。特定の視点からのみ知覚できる形から、視点から独立した物体へと像を正規化する。

↓

構造記述 — 「構造記述システム」を使って見慣れた物体を認知する。

↓

物体概念 — 非言語的な概念的意味が表象されている。

意味システム — 物体概念に応じて活性化される単語の意味が貯蔵されている。

物体はこれとは別の方法によっても認知され得ることに注意したい。触覚を通して、あるいは少なくとも特徴的な音を発する物体については聴覚を通しても、物体の認知はなされ得る。また、物体認知の障害は、後頭葉や側頭葉下部（通常これらは後大脳動脈領域）の損傷によって生じるが、脳血管障害による失語症者では一般的に物体認知は保たれる（失語症はたいてい

中大脳動脈領域の損傷による）(Farah 1990、Riddochら2001)。したがって、失語症者では、物体認知の著明な障害は通常見られない。

側頭葉下部、特に紡錘状回とその周辺領域は、顔の認知にとって重要であり（De Haan 2001)、顔の認知の障害（相貌失認）は物体の認知の障害に伴うことが多い。また、側頭葉内側面、とりわけ海馬とそれに隣接する皮質は、エピソード記憶にとって重要である（Parkin 2001)。これらの領域も後大脳動脈によって栄養供給がされるため、健忘（逆行性、前行性がともにあり得る）がしばしば物体認知の問題に伴って生じる。

物体認知の障害

視覚的知覚分析

この段階の障害によって、以下の点に関する問題が生じ得る。

a. 形体知覚
b. 運動知覚——視覚性運動盲（akinetopsia）
c. 色彩知覚——色覚異常（1色覚）（achromatopsia）
d. 奥行き知覚

知覚的特徴の統合、複数の物体への分割、像の正規化（view normalisation）

「統覚型（apperceptive）」視覚失認は、刺激の単純な視覚的特徴を正確に抽出することができるのに物体が知覚できないという障害である。視覚的配列（visual array）の分割と物体の特徴の統合の双方あるいはいずれかに問題が生じ得る。通常とは違う（非典型的な）眺めからの物体の絵の認知は、通常、不良となる。その物体が何であるか認知できなくても、描画で一つ一つ線を写すことは通常できる。他の感覚モダリティ（触覚、音、匂い）での物体認知は、視覚的な物体認知より良好である。

構造記述（structural description）

「連合型（associative）」視覚失認は、構造記述の障害によって生じる。この段階での障害がある患者は、通常とは異なる眺めからの図のマッチングなど、より末梢的な視覚的特徴に関わる課題では良好な成績であるが、物体の判断課題（実在する物体と実在しない物体との識別）は不良である。また、指示通りに物体を描画する、物体の形状に関する質問に答える（例えば「ヒョウには長いしっぽがあるか？」）といった、貯蔵されている知覚に関する知識を問う課題においても困難である。

物体概念

「連合型」視覚失認は、物体概念の障害によっても生じ得る。実在する物体かどうかを判断する課題での成績は良好であっても、入力のモダリティにかかわらず、物体に関する概念情報

を引き出すことが難しくなる。このレベルにおける意味の問題は、カテゴリー特異的なものとなり得る。最も頻繁に見られるカテゴリー特異的な障害は、人工物では問題が見られない一方で「有生」物（動物、植物、食物）での障害が見られる、あるいは逆に人工物で障害が見られるというものである。より特定の概念に関わる障害（例えば動物のみの障害）はまれである（Capitaniら 2003、Caramazzaら 2003）。

> **ケース 8.1　統覚型視覚失認の症例－HJA氏**（Humphreysら 1987、Riddochら 1986）
>
> 　患者のHJA氏は60歳代のときに、穿孔性虫垂炎の緊急手術の後、脳血管障害を被った。CTスキャンでは、後頭極に接した領域で両側の損傷が見られたものの、一次視覚野は保たれていた。上半分の視野の欠損が両側で見られた。視覚呈示された物体や絵の認知は極めて困難であったが、一つ一つの線を書くことで模写をすることはできたことから、刺激の知覚はできていることがわかった。色彩を伴った視覚は失われていたが（色覚障害があった）、これは色彩視覚に関わる領域であるV4が両側で損傷していたことから当然の結果であると考えられる。視覚障害以外の側面については、言語は保たれており、定義に基づいて呼称することにも、特徴的な音を聴いて呼称することにも問題はなかった。1文字ずつ苦労して文字を読むことは可能ではあったが、極端な疲れを伴い、満足のいくものではなかった。絵が重なると認知しにくくなるが、絵をシルエットで呈示し、全体的に複雑さを減らすと成績は向上した。著者らは、この患者は「統合型（integrative）視覚失認」があるとし、「形体の要素の登録は保たれているが、その要素を統合して、全体として認知することができない」（Humphreysら 1987, p.105）と述べている。

物体認知の評価

以下の検査を行い、視力障害と視覚性無視を除外すること。

- 視力検査（通常、視力検査技師（optician）がする）
- 線分の二等分（例：BIT行動性無視検査（Behavioural Inattention Test）、Wilsonら 1987）

　脳血管障害後の失語では、主要な視覚的知覚障害はまれであるため、はじめに物体概念（後述の説明を参照）へのアクセスが良好かどうかを確かめるのが最適な方法である。そこで顕著な問題が見られるようであれば、それより手前の処理過程を精査するとよい。

「視覚的知覚分析」に関する評価と解釈

障害を示唆する現象
○ 他のモダリティとの比較で、視覚的に呈示された刺激（物体、絵）の認知が困難である。
○ 形、大きさ、色、空間的位置、動きのすべて、あるいはいずれかに基づく刺激の識別やマッチングが困難である。

主な評価内容と評価手段

評価内容	評価手段の例	反応方法
形体の知覚	VOSP[※1]：形体検出スクリーニング検査	yes/no
	BORB[※2] 1：基本的な図形の模写	描画
長さの弁別	BORB 2：線分の長さのマッチング課題	同じ／違う
大きさの弁別	BORB 3：図形の大きさのマッチング課題	同じ／違う
方向の弁別	BORB 4：線分の傾きのマッチング課題	同じ／違う
空間的位置	BORB 5：円の切れ目の位置のマッチング課題	同じ／違う
	VOSP 5：点の数を数える	数
	VOSP 6：点の位置の弁別	指さし
	VOSP 7：点の位置を述べる	数字

※1…The Visual Object and Space Recognition Battery（物体空間認知バッテリー）（Warringtonら1991）
※2…Birmingham Object Recognition Battery（バーミンガム物体認知バッテリー）（Riddochら1993）

解釈
○ 物体の認知が可能であれば、形体の知覚は保たれている。
○ 色の呼称やマッチングが可能であれば、色の認知は保たれている。
✗ 触覚呈示による物体の認知に比べ、視覚呈示された物体の認知に問題があることが、このレベルでの障害の必要条件である。

形体の模写が不良であるのは、構成失行（描画の障害）や視覚性無視によるとも考えられることに注意が必要である。

「知覚的特徴の統合、複数の物体への分割、像の正規化」に関する評価と解釈

障害を示唆する現象

○ 他のモダリティとの比較で、視覚的に呈示された刺激（物体、絵）の認知が困難である。
○ 複数の物体が重なり合った絵を別々のものとして認知することや通常とは異なる眺めから物体を認知することの双方、あるいはいずれかに問題が見られる。

主な評価内容と評価手段

評価内容	評価手段の例	反応方法
像の正規化	VOSP 2：シルエット	呼称あるいは物体の特徴を述べる
	VOSP 4：段階的シルエット（特殊な視点から通常の視点へと段階的に変化させて呈示）	呼称あるいは物体の特徴を述べる
	BORB 7：特殊な視点からの物体の判断課題（物体の特徴を最小限に呈示）	指さし
	BORB 8：特殊な視点からの物体の判断課題（短縮遠近法で呈示）	指さし
物体への分割 特徴の統合	BORB 6：重なり合った図の課題	呼称あるいはマッチング

解釈

○　物体の認知が可能であれば、特徴の統合、物体への分割、像の正規化に問題はない。
✗　触覚呈示による物体の認知に比べ、視覚呈示された物体の認知に問題があることが、このレベルでの障害の必要条件である。
✗　通常と異なる眺めから見た図や重なり合った図の認知に問題が見られる。

「構造記述」に関する評価と解釈

障害を示唆する現象

○ 他のモダリティとの比較で、視覚的に呈示された刺激（物体、絵）の認知が困難である。
○ 物体かどうかの判断や記憶に基づく描画に問題を示す。

主な評価内容と評価手段

評価内容	評価手段の例	反応方法
物体の判断	BORB 10：物体の判断	yes/no
記憶に基づく描画	BORB 9：記憶に基づく描画	描画

解釈

- ○ 物体の認知が可能であれば、構造記述に問題はない。
- ✗ 触覚呈示による物体の認知に比べ、視覚呈示された物体の認知に問題があることが、このレベルでの障害の必要条件である。
- ✗ 物体かどうかの判断や記憶に基づく描画に問題があれば、構造記述が障害されている。

「物体概念」に関する評価と解釈

障害を示唆する現象

- ○ 呈示刺激がどのようなモダリティであっても、言語を（明示的に）まったく必要としない課題であっても、概念的知識を引き出すことが困難である。障害はカテゴリー特異的である可能性がある。

主な評価内容と評価手段

評価内容	評価手段の例	反応方法
物体概念	CAT 2：意味記憶	絵の選択
	Pyramids and Palm Trees（絵3枚版）（Howardら 1992）	絵の選択
	BORB 12：関連項目マッチング課題	絵の選択
	BORB 11：項目マッチング課題	絵の選択
カテゴリー特異的障害	The Category-Specific Naming Test（特定カテゴリー呼称テスト）（McKenna 1998）	呼称あるいは単語と絵のマッチング

解釈

- ○ 関連する概念についてのマッチングや呼称が可能であれば、物体概念が保持されているといえる。
- ✗ モダリティ間での概念のマッチングに問題があれば、物体概念に問題があることが示唆される（カテゴリー特異的である可能性はある）。

訳者コラム⑧

　第8章では、視覚認知の課題としてVOSP（The Visual Object and Space Recognition Battery）とBORB（Birmingham Object Recognition Battery）の下位項目がたびたび引用されている。ともに視覚認知に関する評価バッテリーであり、英国で出版されている。本邦ではこのような検査は出版されておらず、また言語の臨床家にとっては、そもそもこの領域自体になじみが薄い。実際、本文でも述べられているように、失語症者では物体認知の著明な障害は通常見られない。しかし、言語そのものに関する評価であっても、呼称のように視覚認知の過程を含むものも多いことから、視覚認知に関する基礎的な知識をもっておいてもよいかと思われる。また、言語の臨床家であっても視覚処理の問題をもつ患者に出会うことは皆無ではないことから、視覚処理に関する具体的な評価法について知っておくことは臨床的にも意味のあることであろう。

　ここでは、本章で言及された検査項目のうち、項目名を見ただけではどのようなものか想像しにくいものについて簡単に紹介する。

「視覚的知覚分析」の評価

- VOSP 6（Position discrimination）——1枚のカードに線で描いた四角が二つあり、一方の四角の中にはその真ん中に点が一つあり、もう一方の四角の中には中心からやや離れたところに点が一つある。被検者にどちらがより中心に点があるか指さしてもらう。
- VOSP 7（Number location）——1枚のカードに線で描いた四角が二つあり、一方の四角の中には16個の数字がランダムに配置されている。もう一方の四角の中には点が一つだけ、16個の数字のどれかと同じ場所に位置している。被検者は点が位置する場所に相当する数字を言う。
- BORB 2（Length match task）——横に伸びた線分が左右あるいは上下に二つ並んでおり、被検者はそれらの長さが同じかどうか判断する。
- BORB 3（Size match task）——二つの黒い円が左右あるいは上下に二つ並んでおり、被検者はそれらの大きさが同じかどうか判断する。
- BORB 4（Orientation match task）——横に伸びた二つの線分が上下に、あるいは縦に伸びた二つの線分が左右に並んでおり、被検者はそれらの傾きの角度が同じかどうか判断する。
- BORB 5（Position of gap match task）——線で描かれた二つの円が上下あるいは左右に並んでおり、それぞれの円の線がある箇所で切れている。被検者は二つの円で線が切れている場所が同一であるかどうか判断する。

「知覚的特徴の統合、複数の物体への分割、像の正規化」に関する評価

- VOSP 4（Progressive silhouettes）——ある物（例：ピストル）を表す一連の絵（10枚）が用意されている。絵はどれも黒いシルエット（影絵）で表されている。被検者は一連の絵を順

番に呈示される。最もわかりにくい角度から見たシルエットから始まり、10枚の絵を通して徐々に通常見慣れた角度から見たシルエットへと変わっていく。被検者は呈示された物が何であるか、一連の絵の中でわかった時点で答える。
- BORB 6（Overlapping figure task）——文字、単純な図形、絵のそれぞれが、二つか三つ重なり合って描かれたものを見て、被検者は何の絵が重なっているのか答える。
- BORB 7（Minimal feature view task）——上部に絵が1枚、下部に絵が2枚ある。上部の絵は通常見慣れた角度から見た物体（例：馬を横から見た）を表している。下部の絵のうち1枚は、上の絵と同一の物体を通常見慣れない角度から見たものであり（馬を上から見た）、もう一方は別の物体を表したものである（例：サイ）。被検者は、上部に示した物と同じ物を下の2枚の絵から選ぶ。
- BORB 8（Foreshortened view task）——BORB 7と同様に、被検者が上部の絵で示された物と同じ物を下の2枚の絵から選ぶ課題であるが、下部に示された絵のうち上部と同一の物体の絵は短縮遠近法で表されたものである（馬であれば真正面から見たもの、フォークであればとがっている部分を前から見たもので、奥行きが短く描かれている）。

「構造記述」の評価
- BORB 10（Object decision）——被検者は絵で描かれている物が実在するかどうか判断する。実在しない物とは、異なる物体を一つの絵に仕上げたものである（例：体が山羊で頭が鹿になっている）。

「物体概念」の評価
- BORB 11（Item match task）——被検者が上部の絵で示された物と同じ（種類の）物を下の2枚の絵から選ぶ課題である。下部に示された絵のうち上部と同じであると判断される絵は、同じカテゴリーに属する別の物体（例：上部の絵がグランドピアノで下部の絵がアップライトピアノ）であることもあれば、同一の物体を異なる角度から見たもの、同一のものが異なる動きをしているものであることもある。
- BORB 12（Associative match task）——被検者が上部の絵で示された物と関連する物を下の2枚の絵から選ぶ課題である。この検査での関連する物というのは、同じ場面で使用されるということを意味する（例：上の絵は金槌で、下の絵の一方は釘を、もう一方はねじを示している）。

（吉田　敬）

第3部

セラピー

9 セラピーを始める前に

　失語症セラピーは、障害の特徴とセラピーの目的によって、さまざまなアプローチが存在する (Howardら1987、Basso 2003、Whitworthら2014)。この多様性は、患者の症状が個別に大きく異なっていること、失語症の重症度がさまざまであること、そして言語障害が患者とその家族らに与える影響が多様であることを反映しているばかりでなく、セラピストの治療アプローチが多岐にわたっていることを表してもいる。世界保健機関 (WHO) が2001年に採択した国際生活機能分類 (ICF) により、失語症セラピーについてはその心理社会面と環境的側面に重点が置かれるようになってきている (Poundら2000など)。失語症セラピーに関するこうした視点はだいぶ前から我々の臨床の一部となっているが (Holland 1982、Green 1982など)、この点に関する議論は、認知神経心理学的視点をもったセラピーと他の考え方に基づくセラピーとが統合、かつ調和されることで実りあるものとなってきている (Martinら2007)。

　失語症者の実生活について考えることは大切ではあるが、それでも、障害自体に焦点を置くアプローチには、失語症とは何か、セラピーで達成できるものは何かという重要な観点がある。これには主に二つの考え方がある (Albertら1981、Seron 1984)。一つめは、失語症とは言語へのアクセス障害、あるいは、言語処理や表象が損傷されているという立場である。そして、セラピーを行うことで、言語機能は修復、再学習、再訓練できると考える。二つめは、障害されたプロセス自体は回復しないという前提に立ったアプローチであり、セラピーは障害された機能に取って代わる代償方略 (他の言語技能やコミュニケーションスキル) に頼る必要があると考える。

　次章から紹介するセラピー研究は、前章までに解説してきた認知神経心理学の理論的視点から考察している。言語機能は、ターゲットを定めたリハビリテーション (リハビリ) を行えば再訓練や再アクセスができると考え、通常、障害されたプロセスを直接ターゲットにしている。また、すでに強調しているように、障害された言語プロセスと障害されずに残ったプロセスの両方を分析することで、残された機能を使った代償方略を検討することも可能になる。認知神経心理学的な失語症のセラピー研究を一部含むものの、目的を異にするレビューも存在し (例えば、Robey 1998、Bhogalら2003、Mossら2006、Cherneyら2008)、特に、コクランライブラリー (Cochrane Library) は、大人数を対象にしたランダム化比較試験 (RCTs) などの研究パラダイムを用いたセラピー効果に関して詳細な資料を提供している (Greenerら1999、Kelly

ら2010、Bradyら2012)。

　本書の初版におけるセラピーについての考察をもとに、この章の目的を次のように定める。一つめは、認知神経心理学的な視点によるセラピーをリハビリの全体的な状況(holistic context)の中で捉えて、失語症セラピーの全体像を形作る要素を示すことである。そうすることで、失語症セラピーにおける認知神経心理学的観点と改善のメカニズムを議論する方向にもっていく。二つめは、実際に認知神経心理学的なセラピーを行う臨床家や研究者が用いている主な方法について検討し、セラピーを準備し評価するときに注意すべき基本的な考え方を紹介することである。第10章から第14章で多くの研究論文について述べるが、それらの失語症セラピーのレビューに使われる枠組みを、この章の最後に示す。

セラピーの全体論(holistic context)

　失語症セラピーの全体論的な考え方については議論の余地はなく、認知神経心理学的アプローチに基づくセラピーもそうした観点の重要な一部をなしている。ICFモデルは状況(context)について言及しており、障害自体がその人の状態の基本的な側面ではあるが、環境的・個人的な状況が伴ってその障害特徴に心理社会的な影響を与えるとしている(失語症に関するICFの概要についてはSimmons-Mackieら2007を参照のこと)。Kaganら(2008)が開発したA-FROM(Aphasia Framework for Outcome Measurement：失語状態評価の枠組み)モデルは、ICFモデルの枠組みを失語症に特化して解釈したものであるが、「失語症マネージメントにおける多様性についての考えを組み立てる機会を我々に与えてくれた」ものである(Whitworthら2014)。A-FROMにおいて、失語症のさまざまな要素の真ん中に生活の質(QOL)を据えたことで(失語症者のQOLについてはCruiceら2000も参照のこと)、異なるアプローチ間の違いや、それぞれのアプローチの理解が進むであろう。

　認知神経心理学的セラピーは、他のセラピーアプローチと並行して使うこともできるし、他のアプローチと統合することもできる。実際、障害に直接焦点を当てたセラピーでは、全体的なコミュニケーションを促進させるセラピーと同時に行う必要があることも多いし、患者とその家族らの心理的・心理社会的な影響に対処すべく支援することもある(Brumfitt 1993、Cunningham 1998、Codeら2003、Holland 2007、Worrallら2010)。例えばPoundら(2000)は、患者が言語を失ったこと自体にどのように対応するかということとその日常生活への影響を支援するセラピーついて述べている。Holland(1982)は実用的なコミュニケーションを促進する方法について述べており、Chapeyら(2008)は失語症者が日々の事柄に関わることに取り組むLPAA(Life-Participation Approach to Aphasia：失語症者の生活参加型アプローチ)を提案している。さらに、失語症者のコミュニケーションパートナーと連携することについてのエビデンスも多くの研究で示されている(Boothら1999a、Boothら1999b、Lesserら1999、Turnerら2006a、Turnerら2006b)。以上のアプローチについてはこれらの文献で詳述されているので、その解説については割愛したい。こういったアプローチの統合は、例えば、語想起改善の訓練

で個々人に役立つ語彙を使うことや、特定の職業に戻るための読み方略を訓練することなどに反映されている。Poundら（2000）が述べているように、「失語症が多面的な特徴をもっているために、セラピーと支援には柔軟で総合的なアプローチが求められる」のである。

　失語症のリハビリにはすべて、患者個人のコミュニケーションに関するニーズや希望と、セラピーにおけるそれらの優先順位を反映させなければならない。言語処理システムの障害をターゲットにしたセラピーを優先すべき場合は多く、認知神経心理学はこれらの障害を特定し訓練していく良い方法であるといえる。障害への直接的なリハビリは、失語症者の実生活におけるニーズと無関係なわけではないが、コミュニケーションそのものに焦点を当てているともいえない。認知神経心理学に基づいたセラピーの最終目標は日常場面でコミュニケーション技術を使えるようにすることであり、訓練では、他のアプローチと同様、その患者にとって関連があって適切な材料やテーマを扱う必要がある。さらに、リハビリの効果を検討する際には、言語処理機能が向上したかどうかという視点にとどまらず、実生活におけるコミュニケーションへの影響とその患者にとって感じられる改善の実感までも考慮するべきである。

認知神経心理学的な診かた

　認知神経心理学が失語症の言語症状研究に導入されて以来、セラピーを考えるうえでのその貢献について広く議論されてきている。興味のある読者には、Howardら（1987、1989）、Caramazza（1989）、Basso（1989）、Wilsonら（1990）、Hillis（1993）、Lesserら（1993）、Nickelsら（2010）をお奨めしたい。認知神経心理学的な診かたにおいて、評価の目的は、患者の発話や言語パターンを健常者の言語処理システムという観点から理解し、その個人に対し目標を定めたリハビリを考案できるようにすることである。評価は、障害されたプロセスを同定し、かつ、損なわれていない言語処理能力をも同定できるよう詳細に行わなければならない。同じように見える症状でもさまざまな状態から起こっており、表面的な評価はセラピー計画を立てるには十分ではない（Howardら1989）。Lesserら（1993）が指摘しているように、実際に行われるセラピーが伝統的な方法や技術とそれほど異なっていないことはある。しかし、患者の障害の特徴を見定めて個別に対応するやり方は、根底にある障害を理論的に理解したうえで選択しているという点で、伝統的な方法とは異なるのである。

　Howardら（1987）は、障害レベルを同定することや、障害されたプロセスと残存するプロセスを見極めることが、それ自体で、最も適切で効果のあるセラピーを**決める**ことにはならないかもしれないと指摘している。しかしながら、行うべき訓練の選択肢を絞り込めることは確かである。Bassoらは次のように明確に述べている。

　　「認知神経心理学が失語症のセラピーに貢献した最もすばらしい点は、数あるセラピーの
　　選択肢をセラピストが理論に基づいて大幅に絞り込めるようになったことである。言語表
　　象と認知機能の処理について明確かつ詳細に打ち出される仮説によって、理論的に正しく

ないすべての方法を排除することができる。認知モデルが詳細に示されれば、理論的で根拠のある訓練方法をより適切に選びやすくなる。一方、認知モデルが大雑把であれば、理論的には筋の通ったリハビリ方法がたくさん存在することになってしまう」(Bassoら2000, p.228)。

認知的な守備領域（domain）と改善のメカニズム

健常者の言語処理モデルは、認知リハビリテーション理論の発展が伴うことで、さらに有用なものとなる(Hillis 1993)。何人もの研究者が、セラピー理論を開発する必要性について明言しており、その適用すべき領域を提唱している(Howardら1987、Byngら1995、Wertz 1999、Basso 2003など)。Nickelsら(2010)は、理論とセラピーの相互関係についても研究している。Hillis(1993)は、少なくとも次のようなことが必要だと提言している。

a. セラピーの前後における患者の認知システムの徹底した分析と、どのような変化が起こったかについての詳しい検証
b. どのように変化が起こったかについての仮説メカニズム
c. 患者自身の特徴のうち何が、また神経学的損傷のどの特徴がセラピーの結果と関連しているかについての十分な理解

患者の認知システムを分析するために用いる評価法の使い方については、すでに第8章までで扱っている。改善のメカニズムについて、なぜあるセラピー課題が言語システムに特定の変化をもたらすのかという点はあまり注目されてきていない。さまざまなセラピーアプローチを大まかに分類することはできる。例として、Howardら(1987)とLesserら(1993)によって提唱された体系を基本にした分類を表9.1に示す。そこでは、セラピーアプローチは次の六つのカ

表9.1 セラピーアプローチの分類

アプローチ	セラピーの目的
再活性化	障害された言語能力と処理能力へのアクセスを再活性化する。
再学習	障害された言語手続きあるいは言語知識を学ぶことで再獲得する。
脳の再組織化	脳の別の部分に、障害された言語機能を取って代わるように働きかける。
認知機能再編成	言語機能の遂行を担う別の手段や経路を探るよう働きかける。すなわち、言語システムで残存している部分を利用し、間接的な方法をもって障害された機能を達成する(Luria 1970)。
補助手段	コミュニケーションを促進するために補助機器を使うよう奨める。
代償方略	障害された機能には焦点を当てずに、残された言語とコミュニケーション行動を最大限使うようにする。

テゴリーに分けられている――①再活性化（reactivation）、②再学習（relearning）、③脳の再組織化（brain reorganisation）、④認知機能再編成（cognitive-relay）、⑤補助手段（substitution）、⑥代償方略（compensation）。失語症セラピーにおける改善メカニズムのさらなる分析はWhitworth（1994）によってなされている。次章からの研究は、主に上記①～④までのカテゴリーに当てはまるアプローチを使っている。補助手段や代償方略は、前述したように、認知神経心理学的な視点に相いれないわけではないが、一般には言語機能が失われていることを前提としている。セラピーによっては、さまざまな方略を混ぜた課題を使うこともある。

　この分類体系は、セラピーの作用に関するセラピストの強い思いに基づいているが、これらが**真に**改善のメカニズムであるというエビデンスはほとんど存在しない。一例を挙げると、Albertら（1973）によって開発されたメロディック・イントネーション・セラピーがある。これは、障害されていない右脳の処理能力を使って、音楽のように発話産生をするという考えに基づいている。この方法は「脳の再組織化」に分類することができよう。しかし、機能的脳画像による調査では、右脳の言語活動を利用しているというエビデンスは示されておらず（Belinら1996）、むしろ、左半球内の損傷を受けていない領域が改善の鍵を握っていると考えられている。

　先に挙げたHillisの3番目のポイントは、セラピー効果と患者の特徴との関係のことで、個々の患者に対するセラピーデザインとその成果の測定を検証するということである。すでに多くの文献で、成績が顕著に改善しても、それ自体ではある特定のセラピーで効果があったとは言えないと述べられている。セラピーが直接かつ明確にもたらした改善というものは、自然回復によるものや、支援や社会との関わり、励ましによるものなどはっきりと限定することのできない効果とは区別して考えなければならない。主に単一症例研究（single case study）を用いてこのような改善の原因を識別することで、訓練効果について推測できるようになる。単一症例デザインの種類や利用に関する包括的レビューについては、Howard（1986）、Willmes（1990）、Franklin（1997）を参照されたい。Tateら（2008）は、単一被験者デザインの方法論的厳密性や質を評価するプロトコルを提供している。

　基本的な研究デザインを**表9.2**に示したが、これらは組み合わせて使われることが多い。次章からのレビュー文献に研究デザインが明確に記されている場合は、その旨、記載してある。

　単一症例による方法論は個人の変化を見るために妥当なものであるが、リハビリアプローチの効果が出る失語症者と出ない失語症者を見極めるための基本は、この研究デザインをさらに活用することにかかっており、それを突き詰めていくことで、セラピストが最も効果のあるアプローチを選べるようになるべきである。当初はあまり注目されていなかったが（Nettletonら1991には初期の試みが見られる）、Howard（2003）をはじめとした研究者ら（Schwartzら2010）は、この問題は一連症例研究法（case series approach）を使えば効果的に取り組むことができると提唱している。リハビリによる改善の本質が、個々の失語症者の特徴との関連づけで詳細に検証できるからである（この方法を用いた例として、Bestら2002、Conroyら2009a、Conroyら2009b、Fillinghamら2006を参照のこと）。一連の患者に対して同じ評価法と同一手順によるセ

表9.2 単一症例研究デザインのまとめ

デザイン	形式
多層ベースライン	訓練の前と後に、訓練でターゲットとしたプロセスとそれ以外のプロセスをいくつかテストする。それ以外のプロセスとは、訓練プロセスに関連しておらず、訓練によって影響を受けないであろうと思われる課題（コントロール課題）の場合と、訓練に関連があって般化効果が期待される課題などである。 多層ベースラインとは、異なるプロセス間で見る場合や、同じプロセスでも異なる課題（文脈）の中で見る場合がある。 もし訓練に効果があれば、訓練したプロセスのテストでは改善を示すが、コントロール課題では改善が見られてもわずかであり、般化が見られるとするなら、ターゲットとしたプロセスと関連のある課題である程度の改善が見られるであろう。
コントロール課題	多層ベースラインデザインを単純にしたものである。訓練の前と後に、ターゲットとしたプロセス、無関連コントロールプロセスのテストを行う。 もし訓練に効果があれば、訓練したプロセスのテストでは改善を示すが、無関連プロセスでは改善はないか、改善が見られてもわずかであろう。
反復ベースライン	訓練の前に、訓練でターゲットとするプロセスを何回もテストする。 もし訓練に効果があれば、訓練後に顕著な改善が見られ、その改善はベースライン期に比べ訓練期で顕著に高いであろう。
特定項目デザイン	訓練の前に、訓練語と非訓練語のテストを行う。 もし訓練に効果があってそれが特定項目に限定的であれば、訓練語に顕著な改善が見られ、非訓練語には（般化が起こっていなければ）改善が見られてもわずかであろう。
クロスオーバーデザイン	訓練の二つの期のそれぞれ前後に二つのプロセスのテストを行う。 プロセス1の訓練を最初に行い、続けてプロセス2の訓練を行う（異なるプロセスをこのように前後させることもあれば、訓練単語をクロスオーバー（前後）させることもある）。 もし訓練に効果があれば、訓練第1期の後にはプロセス1（あるいは単語の第1セット）のみで顕著な改善が見られ、訓練第2期の後にはプロセス2（あるいは単語の第2セット）のみに顕著な改善が見られるであろう。

ラピーを行うという一連症例研究で、単一症例研究による結果の是非を確認でき、個々の違いを綿密に調べることができる。例えば、喚語セラピーの効果については有力なエビデンスが示され（Hickinら2002など）、セラピーの成果に対する記憶力と統合的問題解決能力の関与についても研究されている（Lambon Ralphら2010など）。また、患者のセラピーに関する好み（Filligham ら2006、Coroyら2009bなど）や、同じ種類のセラピーに対して名詞と動詞でどのように反応が異なるかということについても研究がなされている（Conroyら2009a、Conroyら2009b）。また、Beesonら（2003）も一連症例研究法を使って、書字セラピーによる成果、動機づけ、コミュニケーションニーズの関係について調べている。

臨床現場でのセラピー研究計画

認知神経心理学的アプローチに基づく失語症セラピーの研究は、単一症例研究の発展ととも

に増加し、これらはおそらく共生の関係にある。セラピーを計画し、実行し、評価するために、体系的なアプローチを取る必要があることは明らかである。臨床家であれば皆、自分の行ったリハビリが患者にとって効果があったかどうかを知りたいし、知る必要がある。もし、患者に改善が見られたとしたら、基本的には次のような三つの可能性が考えられる。

1. **自然回復——患者は実はリハビリをしなくても改善した**
   この場合は、リハビリを行っている期間も行っていない期間もほぼ同じように改善が見られるはずで、しかも、訓練対象にした課題も対象にしていない課題もほぼ同等に改善することになる。
2. **「おまじない（charm）」効果、あるいは、プラセボ（偽薬）効果——単に臨床家が関わったということにより改善した**
   セラピストがそこにいるだけですべての患者が改善すれば、それはすばらしいことである。しかし、残念ながら現実にはそういうことはなく、我々は、改善が「おまじない効果」ではないことを示さねばならない。「おまじない改善」であれば、訓練対象にした単語も対象にしなかった単語も同じように改善するはずだし、対象にした課題も対象にしなかった課題も同様に改善するはずである。また、そのような改善がリハビリを行っている期間だけ見られるということにもなる。
3. **治療効果——リハビリにより改善した**
   セラピストにとって、これが最も良いことである。なぜなら、自分が行ったリハビリで患者の言語成績が上がったということになるからである。この場合には、①治療期間のみに改善が見られる（もちろん場合によっては、セラピー後にも効果が持続する）、②訓練対象にした単語について、変数をマッチさせた非対象の単語よりも大きな効果が見られ、また、ある課題内で般化が見られた場合は、対象にしなかった課題や関係のない課題より対象にした課題での改善が大きくなる。

こうした可能性を見分けるために、そして、リハビリ効果を理論的に解釈するためには、臨床現場においても単一症例研究の基本原則に従うことが大事である。研究法の原則を適切に守れば結論を確実に導くことができるが、臨床現場では、あるいは、臨床環境の中で行われる研究においては、すべての要素を叶えることは現実的でない。その状況を理解したうえで、結果を解釈することが重要である。原則については以下に示すが、原則が守れない場合についても述べている。これら提言内容の多くは、Howardら（2015）で詳しく説明されている。

【仮説を立てる段階】
○ 患者の障害レベルの仮説を、評価データをもとに明確に立てる。包括的な評価を行うこともあるが、簡便な評価が望ましい。

【セラピーの前】

○ 事前に、結果に関する主要な測定方法を考えておく。つまり、変化を捉えるためには何を測定すべきか、どこにその改善を見込むかということである。他の測定法、例えば他の項目や課題への般化を捉える方法なども、この時点で決めておくことが必要である。

○ 使用する評価法を決めておく。変化を捉えるための統計処理が可能で、十分な項目数のある評価がよい。項目数が多いほうがセラピー後の結果に自信がもてる。また、研究によっては、項目数が多くないとその一部をコントロール項目にできない場合もある。つまり、評価項目の中から、訓練対象項目と非対象項目を設定する場合である。さらに、項目数が少ない場合は、統計にエラーが出やすいことになり、セラピーの効果が限られることにもつながる。

○ 理想的には、セラピーに使う項目選択について、選択段階とベースライン期が必要である。セラピストは通常、患者にとって難しい項目を訓練語に選びたいと思っている。選択段階で多くの項目を1〜3回ほど試して、常に誤る項目を選ぶことがある。もし、ある項目で3回とも間違えると、訓練しないとこの項目はずっと正しくできないと思いがちである。ところが、実はそうではない。Howardら（1985b）は、3回評価して喚語が最も難しい単語を訓練対象に選んだが、12名の参加者が何の**訓練もしていない時点**における最初のテストで平均30％の単語を正しく答えることができたのである（「平均値への回帰（regression to the mean）」と呼ばれる現象）。Howardら（2015）は、難しい項目を訓練しようと思う場合には、選択段階とベースライン期を区別して考えるべきであると述べている。代案としては、選択段階を設定せずに、セラピー前の成績がどうであれすべての項目を含めるということでもよい。

○ ベースライン評価は、できれば2〜3回繰り返して行い、反応の変動性と安定性を見通せるようにしておく。そうでないと、セラピー前の勾配（つまり、改善率）とセラピー期間中の勾配を比較できない。Howardら（2015）は、ベースライン期の成績が安定していることを求めているわけではなく、また実際それは可能ではないし（帰無仮説を支持することになるため）、できることとしては、変化に一定の限度を設けて比較するとよいと述べている。

○ 訓練の対象とする項目と対象としない項目（コントロール項目）を比較するデザインの場合は、項目を**ランダム**に二つのセットに分ける。ランダムでありながら項目セットをマッチさせる。二つのセットで、セラピー前のテストで正答した項目とそうでない項目のバランスを同等にする必要もある。また、成績に影響を及ぼすと考えられる変数（喚語の場合なら、単語の長さ、頻度や心像性など）をマッチさせることもある。コントロールセットを設定しなければ、般化について検討することはできない。

○ コントロールの適切な評価法、つまり、今回のリハビリによって変化は見られないと思われる反応についても明確に考えておく。これは、あるテストを繰り返すこと（つまり、ベースライン期と訓練期を比較）、訓練対象項目とコントロール項目を比較すること、あ

るいは、訓練の対象にしない言語モダリティや反応をコントロールとすることなどで評価できる。非訓練モダリティを使う例としては、喚語訓練の際に文法の理解をコントロール課題にすることが挙げられ、また、非訓練の反応を使う例としては、複数形の訓練をした際に時制に関するテストをコントロール課題にすることなどが考えられる。適切なコントロール評価法を見極めるのは簡単ではないこともあるが、この準備ができていない場合は、自然回復や臨床家のおまじない効果について否定することが難しくなる。
○ 理想的には、セラピー前に患者に関わる期間とセラピー期の期間の長さは同程度であるべきである。これによって、おまじない効果を防ぐことができる。セラピーが長期間にわたって行われる場合や臨床上の制約がある場合は、この条件をクリアするのは難しい。そのような場合は、例えば、非訓練語を設けたり、会話グループやセラピーの準備段階における交流といった実験的ではない関わりを設定するなど、他の研究デザイン要素を含めるようにして、おまじない効果について考察できるようにする。

【セラピー期】

○ セラピーは、その手続き (protocol) に関する説明を読めば再現できるということが重要である。セラピーの目的、使った手段、与えた教示やフィードバック、採用したステップ、記録の方法、その研究手続きの中で先に進むための基準などの詳細な記述によって、他の臨床家や研究者が再現できる必要がある。セラピーの方法が不明確な場合は、単一症例デザインの結果を検証することができない。
○ セラピー期に行うセッションの数を明記する。その数は、過去のエビデンス、理論的見解、実現可能性などに基づいている。一方、成功するまでセラピーを継続するデザインもあるが、あらかじめその基準を決めておくか、非訓練語が訓練語との比較でほとんど改善が見られない時点が基準となる場合もある (Thompson 2006 など)。セッションの数を明記しないと、データの統計分析の説得力が低下することになる (Howard ら 2015)。
○ セラピー期間中に非訓練項目のテストをする (probe) ことについては、次の二つの考え方がある。一つは、訓練期間中に非訓練項目をテストすると、それらの項目について図らずもセラピーをしたことになってしまう危険性があるため、できれば非訓練項目のテストを避けたいという主張である（訓練をしているわけではないのに繰り返しその項目を呈示することで結果として改善する；Howard ら 2015 を参照のこと）。Thompson (2006) はその反対のことを主張しており、セラピー期間中に訓練対象項目と非訓練項目の両方をテストしていくことで、特に、改善が訓練開始と同時に起こっていることを示すために重要な情報が得られるとしている。両者の立場について Howard ら (2015) が詳しく述べている。一つ確実なことは、各セッション開始時に訓練項目と非訓練項目の両方を検査することは、リハビリに充てる時間がどうしても減るということである。

【データ分析期】
- 統計処理は、結果が偶然起きたわけではないことを確かに示すために、できる限り行う。必要なら、統計処理についてのアドバイスを請うべきである。Howardら（2015）は適切な統計処理について提言している。
- 非訓練項目・非訓練課題への般化についても分析する。例えば、セラピー期間中、変数をマッチさせた非訓練項目がベースライン期に比べて改善している場合など、訓練項目と同様に統計的に評価する。
- 実生活の課題や行動への影響についても、必要な場合は分析する。改善について患者と家族がどう感じているかなども含む。

セラピー評価の枠組み―適切なセラピーの認識―

　言語病理学者、セラピスト、その他失語症臨床に関わる専門家にとっての課題は、個々の患者に特有の障害を治療するために効果的な方法を判断することである。Byngら（1995）はセラピーに関わる重要な要因について概説しており、セラピーというのは単に課題や訓練材料のことだけではなく、課題の組み合わせや織り込まれている心理言語学的概念、セラピストと患者の相互作用なども含むことを強調している。次章からのレビューフォームは、Byngら（1995）が文処理障害のある患者に対するセラピーを比較対照した研究で使ったパラメータを基礎としている。これはさまざまなセラピー的介入に適用できるが、以下のものが含まれる。

a. セラピーの焦点、すなわち、働きかける言語障害
b. 課題のデザイン、すなわち、課題をどのように患者に説明するか、使う刺激の特徴、セラピストと患者のやり取り、フィードバックや促進の仕方
c. 改善メカニズムの仮説

　これらの要素を示すことで、セラピーを再現するために必要な詳しい情報を提供でき、さまざまな相違点と類似点を知ることができる。
　次章からのレビューの目的は、失語症のリハビリとして有用なセラピー方法の概要を示し、セラピストが自分の患者に効果的なセラピー方法を考え、選べるようにすることである。次の3点の基準を満たす研究を紹介することにした。

1. 患者の障害されたプロセスと保たれているプロセスの詳細が記述されており、他の患者との類似点が判断できること。
2. セラピーを再現できるように詳細が書かれていること。
3. 適切な研究デザインが使われていて、リハビリ効果を判定できること。

これらの条件を問題なくクリアした研究の数は限られているため、ほぼ条件が整えばレビューに含め、情報がないところや推測を必要としたところには注釈をつけた。すべての研究を**表9.3**に示すフォーマットで示し、比較できるようにした。レビューはすべてを網羅しているわけではなく、報告される研究の数が増え続けていることを考えれば、それは叶えられない望みである。その代わり、特定のタイプのセラピーを代表する例や、特徴ある研究については

表9.3　セラピーレビューの定型書式

【タイトル、著者、論文の発行年、雑誌名・書籍名など】
【セラピーの焦点】
　○ ターゲットとした障害——訓練する対象とした障害されたプロセス
【セラピーアプローチ】
　○ 使われたアプローチ（表9.1を参照）
【患者情報】
一般情報
　○ 患者に関する個人情報（年齢、性別、教育背景など）
　○ 既往歴などの医学的情報と失語症を引き起こした原因
言語障害と残存能力
　○ セラピー前の評価結果と、保たれている言語側面と障害された側面に関する著者の解釈
発症後経過年月数
【セラピー】
セラピー計画
　○ セラピーの目的
　○ セラピーの持続期間（頻度、セッションの長さ、期間）
　○ 訓練効果を評価するためのセラピーデザイン
課題
　○ 課題全体の形式と呈示の仕方
訓練材料
　○ 使った刺激材料（単語の長さ、頻度、規則性など、心理言語学的な特徴も含める）
ステップ
　○ セラピーの段階や進め方の詳細
誤反応へのフィードバック
　○ 患者が正答できなかったときのセラピストの応答や促進の仕方
正反応へのフィードバック
　○ 患者が正答できたときの応答や促進の仕方
【結果】
　○ セラピー前とセラピー後に測定した検査結果
　○ 改善の全体的なパターンと、訓練の直接的結果と判断される度合い
　○ 課題刺激そのものへの反応の改善
　○ 異なる課題、異なる項目の結果
　○ 実用的な改善
　○ 改善メカニズムの仮説
【その他】
　○ 他の関連する情報
　○ 研究の再現
　○ 研究を行った著者らによって示唆された改善
　○ 研究デザインや患者とセラピーについての記述の適切性に関する一般的なコメント

含めるようにしており、特に、研究数が多い呼称セラピーのところではそのように考慮してある。また、刊行されていて入手しやすい文献に関するレビューを載せるようにした。学位論文やシンポジウム報告書など、例えば、英国失語症協会（British Aphasiology Society）に収録されているものなどは非常に豊かな情報源ではあるが、一般には入手しにくいことから掲載は見送っている。

　第10章から第14章それぞれの最初に、その章でレビューする研究を表にまとめてある。そこで示した順番に詳しいレビューを展開している（表の中に該当のページ数も表示してある）。

訳者コラム⑨

　第9章の原語タイトルは"Introduction to therapy"で、第10章〜第14章を読むための導入という位置づけだが、基本的事柄の解説も含まれている。その主な内容は、認知神経心理学的な視点でセラピーを行う場合の研究デザインと、セラピーを準備するときの注意点に関することである。

　本邦の言語臨床家は心理学の実験法を基礎知識として学ぶことが多いが、おそらく統計学との関係もあって、集団を対象とした実験法（研究法）の話が多い。一方、学術集会で「〜の一例」「〜の症例」という発表は多く目にする。また、今回の認知神経心理学的アプローチにおいては、グループの平均値ではなく個別の違いが重要という視点から、単一症例研究法や数人の症例に同じ課題を行う一連症例研究法が基本である。それぞれ弱点もあれば利点もあるが、言語臨床でいわゆる「個別リハビリ」を行っていれば、その個人に対する訓練法の効果を知るために、当然、単一症例研究法の視点をもつ必要がある。表9.2に研究デザインが五つ紹介されている。これは用語や考え方の説明となっているが、このどれかを選ぶというわけではなく、組み合わせて使われることが多いと解説されている。どれもある意味似ており、その基本はいわゆる「ABAデザイン」である（ABAデザインという用語は本文には使われていない）。最初のAはセラピー前のベースラインのこと、Bはセラピー期、2番目のAはセラピー終了後を指す。これを複数の課題や訓練方法、コントロール項目、コントロール課題などにわたって行う際の考え方を、異なるデザイン名のもとに説明しており、少し複雑に見える。要は、自分のセラピーは何のためにどんな課題を行い、何が改善する見込みで、何には影響を及ぼさない予定、などの見通しを立てることによって研究デザインが決まってくる。「セラピー前」の準備に関する注意事項（122〜123ページを参照）が多いのもうなずける。忙しい臨床環境の中で、研究的視点をもってセラピーを行うことには障壁も多いが、それでも、単一症例研究法の考え方を頭に入れておくことは臨床家として大切なことと思う。

　単一症例研究においてはグループ研究で利用される推測統計は通常使えないが、近年、単一症例に適した統計に関する議論も広がりを見せている。『Aphasiology』29巻5号（2015）には、セラピー研究法に関するフォーラムが組まれている。英語の論文にはなかなか手が伸びなくとも、失語症学において世界で今注目されていることの一つがセラピーに関する研究法であるのは確かなようだ。

（長塚紀子）

10 聴覚的理解のセラピー

聴覚的理解に関する研究の概要

　失語症の聴覚的理解障害を評価し解明しようとする研究で、認知神経心理学的な枠組みを使ったものは数が限られている。評価に基づいた聴覚的理解に関するセラピーについても、厳密に検討した研究は少ない。今回レビューした研究を**表10.1**に示した。

　聴覚的音韻分析レベルにおけるセラピー効果を調べた研究が一定数ある。これらの研究は視覚的なヒントを与えることで語音の弁別を促し、似た音や似た単語の識別を改善させようとするものである。Gieleweski（1989）は、聴覚入力による単語と絵のマッチング課題で、系統的に音素の類似性を変化させ、構音方法を絵で示す条件や読唇の条件を変えて研究している。この研究は、事例検討で自然回復期の患者だったことから、広範囲に見られた回復がセラピーの効果であるかどうか判断できないため、ここではその詳細について掲載を見送っている。しかしながらGieleweskiの研究は、本章で紹介する他の研究の先駆けとなった。Morrisら（1996）は、音素弁別を改善するために行ったさまざまなセラピーの効果を厳密に調査している。この研究は、Gieleweski（1989）と同様に、刺激の音韻的類似性を系統的に統制し、最初のステップでは弁別を促すために構音を手で表現したり読唇を利用したりした。多様なセラピー課題が使われており、著者らによると患者のやる気を保つために幅広い課題が必要だったとしている。Morrisら（1996）によって記述されたセラピー材料は、『ニューカッスル大学失語症資料－聴覚プロセス－』（Morrisら2009）に収められている。似たような課題はManetaら（2001）の第1期セラピーにも使われ、Tessierら（2007）のコンピュータを利用したセラピーにも使われている。

　語音弁別はセラピーで改善できるというエビデンスがある。Morrisら（1996）とTessierら（2007）のいずれの研究にも、音素の弁別能力の改善が報告されている。Morrisら（1996）により報告された患者JS氏は、復唱も改善したが、単語の聴覚的理解には大きな改善が見られなかった。なお、セラピーの日常への影響については記されていない。Tessierら（2007）の患者はより広い改善を示していて、理解も向上し、日常の活動（会話や電話の使用）への般化も見られた。Manetaら（2001）の患者PK氏には音素弁別セラピーの効果が見られず、症状の重さが影響したものと考えられた。しかし、患者の妻を巻き込んで間接的セラピーを行った第2段階では、患者である夫に対して適切なやり取りの方法を妻に学んでもらったことで日常での

表10.1 聴覚的理解に関するセラピー研究の一覧表

障害レベル	研究	訓練課題
聴覚的音韻分析	研究1：Morrisら1996（p.132）	○ 音素と書記素のマッチング ○ 音素弁別 ○ 音声単語と絵のマッチング ○ 音声単語と文字単語のマッチング ○ 単語判断（合っている・違う） ○ CV/VC異同判断（同じ・違う） 最初は読唇可とし、徐々に声を聴くだけの条件、録音テープを聴く条件へと進めていく。ペア語の弁別素性の違いを徐々に少なくする。
	研究2：Manetaら2001（p.134）	○ ミニマルペア判断 ○ 患者の妻のコミュニケーション行動を変化させる間接的セラピー
	研究3：Tessierら2007（p.136）	コンピュータで呈示するセラピー ○ 音素弁別 ○ 音素認識
聴覚的音韻分析 音韻入力レキシコン 意味システム	研究4：Graysonら1997（p.138）	○ 読唇条件下における音声単語と絵のマッチング（同じ韻を踏むディストラクター）
意味システムへのアクセス（聴覚入力）	研究5：Francisら2001a（p.142）	暗示的な（implicit）聴覚的セラピー ○ 単語の定義を黙読した後に、単語の書字 ○ 単語を黙読して、三つの文字単語から指さし（類義語判断） 明示的な（explicit）聴覚的セラピー ○ 単語の定義を聴きながら音読した後に、単語の復唱 ○ 三つの文字単語を聴いて、音読し、指さし（類義語判断）
意味システム	研究6：Behrmannら1989（p.144）	○ 音声単語と絵、文字単語と絵のマッチング、対象物を弁別する特徴の確認、徐々に意味関連を近づけた意味ヒントによる単語同定
	研究7：Bastiaanseら1993（p.146）	○ 音声単語と絵のマッチング（意味関連語のディストラクター） ○ その他の意味課題（例：意味的カテゴリー分類）
	研究8：Morrisら2012（p.148）	○ 絵カード名称の正誤判断課題

改善が見られた。このような方法を直接的アプローチとともに全体的な枠組みの中で使うこともできる。Manetaら（2001）は、間接的セラピーにおいては、構造化したプログラムで手本を

示し、練習を繰り返して、フィードバックすることが大切であると訴えている。

　Graysonら(1997)は、聴覚的理解に関するさまざまな困難を抱えた患者LR氏に対して行った多面的なセラピーアプローチについて報告している。Bastiaanseら(1993)の中に記されたセラピープログラムは、音韻入力レキシコンあるいは意味システムの中にある単語へのアクセスをターゲットにすることも可能なプログラムであったが、報告された症例は意味システムのみに焦点を当てている。Francisら(2001a)は、音韻入力レキシコンから意味システムへのアクセスに問題(語義聾)がある患者KW氏に対し、二つのセラピーを行って比較している。彼らは、聴覚的理解と文字理解の両方を組み合わせた(つまり、障害されたプロセスと残存するプロセスの両方を対象とした)セラピーによって患者が改善したと報告している。ただ、いずれのセラピーも特定項目(item-specific)の改善しか見られず、その患者に関係のある単語を訓練単語に選ぶことの必要性を強調している。Bastiaanseら(1993)とBehrmannら(1989)は、さまざまな意味的課題を使って、聴覚的な入力のみで意味システムに働きかけている。一方、Morrisら(2012)は、二人の患者に対する特定の意味セラピー(絵の呼称正誤判断)の効果について検討している。一人の患者では、意味システムへのアクセスが改善して訓練語も非訓練語も顕著に成績が向上した。もう一方の患者は改善が見られず、Morrisらはこの課題で異なる結果が出たことについて何が原因かさらに検討している。

　単語の聴覚的理解に関するセラピーの研究が少ないことについては、いくつか理由が考えられる。まず、失語症患者の多くは、発症後数カ月のうちに単語の理解はかなり改善する。その結果、慢性期において聴覚的理解レベルに目標を定めたセラピーを行う対象者は少ない。顕著な単語理解障害がある患者へのセラピーは発症後の初期段階に必要なことが多く、自然回復も見られるこの時期にセラピー効果をきちんと示すことのできる研究計画を立てることは難しい。Graysonら(1997)の報告は、例外的にうまくいったケースである。次に、セラピーは、障害されたプロセスの治療のために残存するプロセスに頼ることがある。例えば、呼称の治療では、表出を促進するために(相対的に)問題の少ない理解や復唱などのプロセスを利用する。入力プロセスを単語産生に利用することはできても、単語産生を聴覚的理解には利用できない。さらに、聴覚的理解障害が重度であれば、典型的には全失語の症状のことが多く、表出はさらに厳しいと考えられる。結果として、聴覚的理解を助けることのできる、障害されていない他の能力を備えている患者は少ない。最も期待できる可能性としては、文字単語の理解能力である。書かれた文字はすぐには消え去らないということが理由の一つで、聴覚的理解障害のある患者が文字理解のほうが良好ということはよく見られる。Francisら(2001a)は、そのようなアプローチを語義聾を呈した患者KW氏に対して試みたと報告している。KW氏は、聞いた単語の意味にアクセスし定義を言えるようにするために、単語の文字を思い浮かべる方略を利用した。文字化することは、Manetaら(2001)の間接的セラピーの段階で、患者PK氏の妻に行った代償方略でも使われている。また、聴覚的理解は読唇でも促進され、初期評価データとセラピーによる改善のエビデンスがあり(ただし有意なレベルではない)、患者によっては効果があるかもしれないとしている(Manetaら2001)。

セラピー研究レビュー

研究1

Morris J, Franklin S, Ellis AW, Turner JE & Bailey PJ (1996). Remediating a speech perception deficit in an aphasic patient（失語症患者の語音認知障害の治療）. *Aphasiology* 10 (2), 137-158.

セラピーの焦点
聴覚的音韻分析（語音聾）

セラピーアプローチ
再活性化

患者情報
【一般情報】
患者のJS氏は73歳で、元工場労働者。大脳左側1箇所のCVAにより全失語症状であった。CTにより、両側半球と、特に左基底核に低吸収域が見られた。聴力検査では閾値20dB（周囲雑音内）で、また高周波数（8,000Hz）の若干の低下が見られた。

【言語障害と残存能力】
　JS氏の口頭表出は、ときおり単語レベルで発する程度に限られ、決まり文句と新造語であった。コミュニケーションはほとんどyes/noと非言語的な手段に頼っていた。聴覚的理解は音声処理以前の問題があり、ギャップ検知（gap detection）[訳注46]、フォルマント弁別、周波数変調検知、ピッチ弁別に障害が見られた。音素レベルでは、ミニマルペアと単語の聴覚的弁別に障害があった。文字理解も障害されており、その程度は軽めだが、意味システムが中枢的に障害されていることが示唆された。著者らは、JS氏は聴覚的音韻分析に問題（語音聾）があり、そのうえに中枢的な意味システムと表出困難が重なっていると推測している。

【発症後経過年月数】
今回のセラピー開始時、JS氏は発症後1年であった。

セラピー
セラピーの目的は、音韻弁別を改善させることで、6週間にわたり12回のセッションを行った。コントロール課題を設けた多層ベースラインのセラピーデザインにより、効果を測定した。

　　訳注46）ギャップ検知（gap detection）——音声レベル以前の聴覚的処理のテストで、400msの音の中に4～20msの音の途切れがあるかどうかを検知する。

セラピー手続きの概要は以下を参照のこと。

課題	1. 音素－書記素マッチング	2. 音素弁別	3. 音声単語と絵のマッチング	4. 音声単語と文字単語のマッチング	5. 単語判断	6. 異同判断
	聴覚入力した音素と文字のマッチング	音素の異同判断	音声単語と絵のマッチング	音声単語と文字単語のマッチング	単語が絵に合っているか判断	非語の異同判断
訓練材料	刺激「子音＋/ə/」に対して三つの文字を呈示	「子音＋/ə/」のペア	CVC単語 ディストラクターは音韻的関連語で最初か最後の子音のみ異なる	CVC単語 ディストラクターは音韻的関連語で最初か最後の子音のみ異なる		CVかVCの非語 同じか違うかの判断
ステップ	〈音韻的類似性〉 a. 3弁別素性の違い b. 2弁別素性の違い c. 1弁別素性の違い	〈呈示法〉 a. 読唇あり b. 音声呈示 c. テープレコーダで呈示	なし	なし	なし	なし
誤反応へのフィードバック	正答ではないことを伝える。 難易度を低くして再度呈示する。					
正反応へのフィードバック	正答であることを伝える。					

結果

JS氏は、ミニマルペア・マキシマルペア弁別課題と音声処理以前の弁別課題で顕著な改善を見せた。聴覚的語彙性判断と聴覚入力による類義語判断においても改善傾向を示した。復唱も顕著に改善したが、呼称の成績は向上しなかった。コントロール課題である文字入力類義語判断は改善しなかった。

JS氏は、語音の弁別能力が顕著に改善したことで、聴覚的理解課題が全般的に向上した。こ

の弁別力が復唱をも促進した。改善はセラピープログラムの効果と考えられた。関連のない課題での改善は見られなかった。セラピーが終了した後にもこの改善が維持されていたかどうか、日常の理解が改善したかどうかについては記されていない。

その他

厳密な初回評価と再評価のデータが示されていることで、この研究は当該患者に関するセラピーとして徹底的にレビューする価値がある。著者らは、患者のやる気を維持するために幅広い訓練課題が必要だったとしている。患者のJS氏については、Morrisら（1995）によっても、より詳細なセラピーとともに記述されている。

研究2

Maneta A, Marshall J & Lindsay J (2001). Direct and indirect therapy for word sound deafness (語音聾に対する直接的・間接的セラピー). *International Journal of Language & Communication Disorders* 36 (1), 91-106.

セラピーの焦点

聴覚的音韻分析

セラピーアプローチ

第1期：再活性化
第2期：代償方略

患者情報

【一般情報】

患者のPK氏は単一言語（英語）話者で、79歳のときにCVAを起こした。元大学研究室の技術者である。CTによると左大脳半球の側頭頭頂に梗塞があり、側脳室まで広がっていた。CVAによる右片不全麻痺は改善したが、重度失語症は残った。聴力には問題がなかった。

【言語障害と残存能力】

PK氏の発話は、新造語様のジャーゴンが多く、決まり文句やときおり判別できる程度の単語のみだった。yes/noの使用は信頼できるレベルだった。文字理解は、単語では可能だったが、文レベルでは障害されていた。聴覚的理解は困難だった。単語の聴覚的入力課題はすべて重篤に障害されていたが、単語と絵のマッチング課題だけがチャンスレベルより良かった。読唇をさせても聴く課題の成績は向上しなかった。復唱障害も重度だったが、読唇で顕著に改善した。復唱に比較すれば絵の呼称はかなり良好だった。著者らは、PK氏は語音聾（聴覚的音韻分析の問題）であるとした。また、妻は適切なコミュニケーション手段を使えなかったた

め、長い間、PK氏とのやり取りに支障が出ることが多かった。

【発症後経過年月数】

今回のセラピー開始時、PK氏は発症後5年が経過していた。

セラピー

セラピーは2期で構成されている。第1期は読唇と手のサイン（cued speech）を用いてPK氏の語音弁別を改善させることが目的であり、第2期は妻（FK氏）のコミュニケーション行動を変化させることが目的であった。

多層ベースラインの単一症例研究デザインを使った。第1期、第2期ともに、6週間にわたり30分のセッションを12回行った。

【第1期：聴覚的弁別】

課題	1. 音素－書記素マッチング 聴覚入力した音素と文字のマッチング	2. 音声単語と文字単語のマッチング 音声単語と文字単語のマッチング	3. 音声単語と絵のマッチング 音声単語と絵のマッチング
訓練材料	刺激「子音＋/ə/」に対して三つの文字を呈示	CVC単語と音韻的関連語の文字単語三つ	CVC単語と音韻的関連語の絵3枚
ステップ	構音様式と構音点を色分けして強調する 〈音韻的類似〉 段階1：2弁別素性以上 段階2：1弁別素性 〈視覚的ヒント〉 a. 手のサイン b. 読唇のみ		
誤反応へのフィードバック	口頭と視覚的フィードバック　ヒントを加えて再度刺激を呈示		
正反応へのフィードバック	口頭と視覚的フィードバック		

【第2期：コミュニケーション方略】

第2期は、PK氏の妻FK氏のコミュニケーション行動を変化させることが目的であった。PK氏のコミュニケーション能力の良い点と弱点をまとめて示し、取り得る手段の概要を書いた冊子を作り、妻に渡した。コミュニケーションの取り方はセラピストがモデルを示し、妻が実際に練習をして、セラピストがフィードバックを与えた。その方略は、キーワードやフレーズを文字で示すこと、情報を一つずつ確実に伝えるために表現を工夫すること、それとPK氏の理解を確認することなどである。

結果

第1期終了後、聴覚的課題と復唱における明らかな改善は見られなかった。読唇すれば理解が向上する傾向はわずかながらも一貫して見られたが、有意な改善レベルには達しなかった。第2期の後、PK氏の聴覚的理解力に変化はなかったが、妻が文字を使ったり情報を単純に簡潔に表現することで、妻の話を以前より良く理解できるようになった。PK氏には、語音弁別の直接的セラピーによる効果はなかった。著者らは、Morrisら（1996）により報告された患者との比較で、PK氏の障害がより慢性的で重度だったためセラピーの効果が出にくかったとした。今回の間接的なセラピーは、コミュニケーションの問題を減らすことにつながった。

その他

コミュニケーション状態の変化は、患者の自伝的事柄について質問する中で評価されたが、著者らはこれでは自然なやり取りを評価したことにならないであろうと認めている。第1期のセラピーは、Morrisら（1996）の課題と類似している。著者らは、もっと時間をかけたセラピーをすれば、聴覚的理解の改善が見られた可能性もあると述べている。第2期では、方略としては単純だったかもしれないが、プログラムを組み立てて繰り返しモデルを示し、練習をさせてフィードバックを与えるということが妻のFK氏にとっては必要であったとした。

研究3

Tessier C, Weill-Chounlamountry A, Michelot N & Pradat-Diehl P (2007). Rehabilitation of word deafness due to auditory analysis disorder（聴覚的分析の障害による語聾のリハビリテーション）. *Brain Injury* 21(11), 1165-1174.

セラピーの焦点

聴覚的音韻分析（論文の中では、聴覚的分析システムという表現）

セラピーアプローチ

再活性化（誤りなし学習（errorless learning）[訳注47]）

患者情報

【一般情報】

患者は65歳女性、右利き、フランス語話者。脳梗塞により、聴覚失認と語聾の症状がある。MRIで脳幹に多発性の損傷が認められ、両側性の皮質下性血管障害と診断された。軽度の小

訳注47）誤りなし学習（errorless learning）——最初からヒントを適切に与えて、間違うという体験をなるべくさせないで学ばせること。

脳疾患もあった。また、軽度の老人性難聴が見られた。

【言語障害と残存能力】

患者は、呼称・口頭表出・書字表出・文字理解に問題は見られなかった。しかし、単語と文レベルの聴覚的理解と復唱（読唇なしの条件）に障害があった。著者らは、聴覚的分析障害による音素弁別障害と音素認識（recognition）障害があるとした。

【発症後経過年月数】

今回のセラピー開始時、患者は発症後10カ月であった。

セラピー

この研究は、聴覚的プロセスに関する特定のリハビリを行うことでコミュニケーション能力を改善できるかどうかを判断することが目的であった。セラピーは、1週間に2回のペースで、1時間のセッションを12回（音素弁別10回、音素認識2回）行った。反復多層ベースライン単一症例研究デザイン（ABCAデザイン）を使った。患者は、セラピーの前に2回（4カ月前と1週間前）、2種類のセラピーの間、セラピー終了後に2回（直後と1カ月後）の評価を受けた。セラピーはコンピュータを使って行われた。

課題	1. 音素弁別（phoneme discrimination）音素のペアが同じ音同士あるいは違うものを呈示	2. 音素認識（phoneme recognition）聴覚入力した音素を音素文字25個すべての中から選択
訓練材料	25個の音素ペア（13個は母音ペア、12個はCVペア）	25音素
ステップ	〈音素の複雑性〉 母音、子音の順番 後舌広母音、後舌狭母音の順番 〈視覚的ヒント〉 a. 聴覚呈示した音素の文字を点滅させて示す b. 少し待ってから、聴覚呈示した音素の文字を点滅させて示す c. 最初の音だけ文字で見せる d. 文字は何も見せない	〈視覚的ヒント〉 a. 聴覚呈示しながら、その音素の文字を点滅させて示す b. 少し待ってから、その文字を点滅させて示す c. 点滅はさせない
誤反応へのフィードバック	記載なし	記載なし
正反応へのフィードバック	記載なし	記載なし

結果

セラピー前、音素弁別と音素認識の成績は安定していた。10回のセラピーセッション後、患者は訓練した音素についての弁別の誤りはなくなり、非訓練の音素認識の正答率が64％から84％へと改善した。その後の2回の訓練セッション後には、音素認識の正答率は100％に達した。どちらの課題も、セラピー終了後1カ月が経過しても安定していた。セラピーは音素の弁別と認識の両方で顕著な改善をもたらした。セラピー後、音節・単語・文の復唱と聴覚的理解においても（視覚的ヒントがある場合でもない場合でも）、大きく改善した。コミュニケーションハンディキャップに関するテストにおいても、日常の会話や電話に関するコミュニケーションの改善が顕著に示された。環境音の認識については変化が見られなかった。非訓練課題、特に聴覚的理解の非訓練課題への般化や日常生活への良好な応用から、セラピーの効果が示された。この患者は自然回復期を過ぎていたという事実、セラピー前の成績が安定していたこと、そして、セラピーに関連しない課題では変化が見られなかったことから、改善はセラピーによるものと考えられた。著者らは、この患者には他の失語症状がなかったため理解の改善が見られたのではないかと述べている。また、音素弁別セラピーと音素認識セラピーが同じ言語処理プロセスをターゲットにして、相互に補い合っていたと報告している。

その他

この研究は、実施したセラピーを包括的に考察している。記述されているセラピーはコンピュータを使ったものだが、コンピュータがなくても再現できるところもある。著者らは、患者や課題についてMorrisら（1996）との類似点と相違点について論じている。さらに、音素弁別におけるレキシコンや言語の聴覚的把持力によるトップダウン処理の役割についても考察している。

研究4

Grayson E, Hilton R & Franklin SE (1997). Early intervention in a case of jargon aphasia: efficacy of language comprehension therapy（ジャーゴン失語症例の初期の介入：言語理解セラピーの効果）. *European Journal of Disorders of Communication* 32, 257-276.

セラピーの焦点
聴覚的音韻分析、音韻入力レキシコン、意味システム

セラピーアプローチ
再活性化

患者情報

【一般情報】

患者のLR氏は50歳男性、販売管理の仕事をしていた。CVAにより重篤な右片麻痺と視覚失認を呈した。CTにより側頭頭頂領域に梗塞が見られた。

【言語障害と残存能力】

LR氏は、単語と文レベルで重度の聴覚的・視覚的理解障害が見られた。発話はジャーゴンと新造語が特徴的であった。復唱、音読、書字は不可能だった。喚語では意味的ヒントも音韻的ヒントも効果がなかった。セラピー前の検査では、ミニマルペア弁別、聴覚的語彙性判断、単語の聴覚的・視覚的理解、意味理解一般において顕著に障害が見られた。文理解も不良だった。著者らは、LR氏はレキシコン処理以前（聴覚的音韻分析）の段階の障害、音韻入力レキシコン内での語彙形態へのアクセスの問題、そして、中枢的な意味障害があると仮説を立てた。さらに、統語理解も低下していた。

【発症後経過年月数】

発症後4週間でセラピーが開始された。

セラピー

セラピーは3期で構成されており、それぞれ次のような目的があった。

（1）意味能力の改善

（2）意味能力の改善を続けながら、聴覚的理解の改善

（3）文レベルの訓練で、キーワードを三つまで処理できるように改善

第1期のセラピーは、1回につき1時間のセッションで、週に5日、4週間行った。第2期は、週3回の15分セッションを3週間行った。第3期については、頻度や期間が記されていない。各期が終了するごとに評価を行うクロスオーバーデザインを使い、訓練効果を検討した。

【第1期：意味セラピー】

課題	1. 音声・文字単語と物体・絵のマッチング	2. カテゴリー分類課題	3. 文字単語の関連語マッチング
	文末にキーワードを設けた文 その単語が示す実物あるいは絵カードを選択	絵カードをカテゴリー別に分類	文字単語リストから関連語を選択
訓練材料	一般的な物、絵カードとその文字単語	カテゴリーに属する絵カード（カテゴリー名の記載なし）	単語を2列に5個ずつ書いたシート

ステップ	a. 2択──正答と無関連語 b. 80％の正答率で、 　─徐々に選択肢を増やす（6個まで） 　─選択肢の単語の関連性を増加	a. 明確に違う二つのカテゴリー b. 意味的関連を近づける c. カテゴリーの数を増やす d. 文字カードも使う、あるいは、絵カードなしで文字カード e. 文字カードも絵カードも使わず、聴覚呈示のみ	難しい場合には項目数を減らす
誤反応へのフィードバック	a. 繰り返す b. ジェスチャー c. 意味的情報 d. a～cの組み合わせ	a. 選ぶことに集中させる b. 名称を教える c. 情報をもっと与える d. ジェスチャー e. 文字で情報を与える f. a～eの組み合わせ	a. 単語の読みを与える b. 意味的情報をさらに与える c. ジェスチャー
正反応へのフィードバック	a. ことばで褒める b. 単語を繰り返して言う c. 視覚的に示す──○をつける	視覚的に示す──○をつける	視覚的に示す──○をつける

【第2期：聴覚的訓練と意味セラピー】

意味セラピーの部分は第1期と同じだが、単語数や絵カードの数を増やしている。

課題	1. 音声単語と絵のマッチング─同じ押韻の選択肢 聴覚入力した単語を絵カード3枚から選択 読唇推奨	2. 音声単語と絵のマッチング─ミニマルペア 聴覚入力した単語を絵カード2枚から選択 読唇推奨
訓練材料	選択肢の手描きの絵は3単語すべて同じ韻を踏んでいる 5セット準備	ミニマルペアになっている単語の白黒写真
ステップ	なし	なし
誤反応へのフィードバック	a. 誤っていることを伝える b. 聴覚呈示を繰り返す c. 正答を選べるまで課題を繰り返す	a. 誤っていることを伝える b. 聴覚呈示を繰り返す c. 正答を選べるまで課題を繰り返す

| 正反応への
フィード
バック | a. ことばで褒める
b. 視覚的に示す──○をつける | a. ことばで褒める
b. 視覚的に示す──○をつける |

【第3期：文セラピー】

課題	1. 聴覚的に連続呈示した物品三つを選択 単語を連続呈示 患者は五つの物の中から三つを選ぶ 読唇推奨	2. 文の聴覚的理解 　－動作絵カードを選択 文を聴覚的呈示 動作を表す絵カードを選択
訓練材料	相互に関連性のない物体	動作絵カード
ステップ	a. はじめのうちはジェスチャーヒント b. ディストラクターを増やす（5〜9）	〈キーワードの数〉 a. 2個 b. 3個 〈ディストラクターの数〉 a. 絵カード4枚 b. 絵カード8枚
フィード バック	記載なし	記載なし

結果

　第1期のセラピー終了後、LR氏は文字単語と絵のマッチング課題において大きな改善を見せた。第2期終了後、ミニマルペア選択と音声単語と絵のマッチング課題で著しい改善があったが、文字単語理解のさらなる改善は見られなかった。文レベルの聴覚的理解は第1期と第2期の後には改善しなかったが、第3期の後に顕著に改善した。

　セラピーの結果、全体を通して聴覚的弁別、聴覚的・視覚的単語理解、文の聴覚的理解が顕著に改善した。改善パターンが訓練による効果であることを示していた。特定項目のみの効果ではなく、般化も見られた。日常の理解も向上した。発話もセラピー後には新造語や不適切な反応が減った。口頭表出はセラピーの効果である（自然回復ではない）とは言いきれないが、著者らは、LR氏の聴覚経路による意味へのプロセスが改善してコミュニケーションの表出面にも良い影響を与えた可能性を示唆し、その理由も考察している。

その他

　著者らは、障害パターンや、セラピーのタイミングとセラピーアプローチは、Jones（1989）のものと類似していると述べている。この症例研究は、忙しいリハビリ業務の中で臨床家が行ったもので、セラピー前にベースライン評価をして比較できればさらに良かったが、早期に訓練を開始することの重要性を優先したため、それはできなかった。それでも、3期のセラ

ピープログラムそれぞれの後に見られた特定の訓練効果は、改善が自然回復だけによるものではなく、部分的にでも訓練の結果であることを示唆している。この研究は、回復の初期段階で訓練効果がどのように見られるかを示した良い例である。

研究5

Francis DR, Riddoch MJ & Humphreys GW (2001a). Cognitive rehabilitation of word meaning deafness（語義聾の認知リハビリテーション）. *Aphasiology* 15 (8), 749-766.

セラピーの焦点
音韻入力レキシコンから意味へのアクセス（語義聾）

セラピーアプローチ
明示的（explicit）聴覚セラピー、再活性化
暗示的（implicit）聴覚セラピー、代償方略

患者情報
【一般情報】
患者のKW氏は63歳、ジャマイカ生まれで、青年期に英国に移民。バスの運転手を退職し、生涯教育プログラムへの参加を楽しんでいた。CVAにより左頭頂葉に梗塞を起こした。

【言語障害と残存能力】
KW氏は、文字で示さないと単語は理解できなかった。発話は軽い失名辞と音素性のジャーゴン失語が多少見られた。検査上では、環境音と絵のマッチングはできており、音声単語と文字単語のマッチングもできていた。単語と非語のミニマルペアの弁別も問題なかった。語彙性判断課題では、音声入力でも文字入力でも軽度の低下が見られ、健常域から少し下回っていた。絵3枚版のPyramids and Palm Treesテスト（Howardら1992）は健常域の得点だった。聴覚入力した単語の意味へのアクセスが困難で、音声単語と絵のマッチング、音声単語の定義、音声単語の類義語判断が難しかった。聴覚的単語理解の成績は、心像性効果と頻度効果が見られた。文字入力による意味へのアクセスは、聴覚入力より顕著に良かった。著者らは、KW氏は聴覚的プロセスの最初の音韻分析は保たれており、レキシコンへのアクセスも良好だが意味へのアクセスが悪く、同じ情報に対する文字入力による意味アクセスは良好なため、語義聾の症状であるとした。書字においては音韻的エラーの割合が多く、同音異義語との混乱があるなど、軽い表層失書の症状を示した。規則性エラーはなく、不規則な単語も書けるものもあった。このように、書字においては語彙ルートも使いながらも非語彙ルートへの依存が強いことが現れていた。

【発症後経過年月数】

今回のセラピー開始時、KW氏は発症後4年であった。

セラピー

聴覚入力の暗示的セラピーと明示的セラピーという2種類のセラピー効果を対比させながら、単語の聴覚的理解を改善することを目的とした。暗示的セラピーでは、単語を黙読させることで間接的に聴覚的理解をターゲットにした。明示的セラピーでは、聴いた単語から意味情報のアクセス困難そのものを対象にした。セラピーは週3～4回練習ノートに記録するというやり方で、自宅での自習で行った。セラピー各期は2週間とした。クロスオーバー特定項目デザインを使って、訓練効果を示した。

	1. 暗示的聴覚セラピー		2. 明示的聴覚セラピー	
課題	1. 定義を読む	2. 文字単語の類義語判断	3. 定義を聴く・音読する	4. 音声・文字単語の類義語判断
	単語の定義を黙読し、意味を覚えるようにする。その後、単語の意味を考えながら4回書く。	単語を三つ黙読し、その中の一つ（ターゲット語）と類似する意味の語を他の二つから選ぶ。	録音された定義を聴きながら、定義を音読し、意味を覚えるようにする。その後、単語の意味を考えながら4回復唱する。	単語を三つずつ聴いて、さらに音読し、その中の一つ（ターゲット語）と類似する意味の語を他の二つから選ぶ。
訓練材料	KW氏にとって、文字単語を見れば意味がわかるが音声単語では理解できない単語78語。条件を統制し、26語ずつ3セットに分ける。二つのセラピーに1セットずつ使い、もう1セットはコントロールセットとする。			
ステップ	なし	なし	なし	なし
誤反応へのフィードバック	記載なし		記載なし	
正反応へのフィードバック	記載なし		記載なし	

結果

セラピー前の聴覚入力による意味理解のベースラインは、単語3セットとも類似しており、成績は一定していた。第1期セラピー（暗示的セラピー）終了時には、訓練語の意味理解の改善が見られたが、2週間後には大きく成績が低下した。第2期セラピー（明示的セラピー）後にも、訓練語の意味理解は改善した。どちらのセラピーにおいても、コントロール語には改善が見ら

れなかった。第1期セラピー中のほうが、第2期セラピー中よりも速く単語の意味を学んでいた。単語のセット1とセット2の間で、セラピー直後には改善の度合いに差はなかった。しかし、セラピー終了後2週間が経過すると、明示的セラピーのほうが効果が長持ちしていた。いずれのセラピーも訓練語のみに改善が見られ、非訓練語への般化はなかった。

　本研究の著者らの予想に反して、セラピー直後には、明示的セラピーの効果は暗示的セラピーより高くはなかった。KW氏は、暗示的セラピーにおいて代償的方略を取ったため、改善を見せた。暗示的セラピーでは単語を繰り返し書くことを課したため、書字能力が向上した。セラピー後のベースライン検査時、KW氏は単語の綴りを正しく思い浮かべることができ、文字形態を通して意味にアクセスすることが可能だった。明示的セラピーの効果が長持ちしたのは、単語の聴覚的表象と意味を直接結びつけることができたためかもしれない。あるいは、文字を見ながら単語を聴く練習をしたことで、単語を聴くだけで文字を思い浮かべることを可能にしたのかもしれない。KW氏は発症後の経過が長いこととセラピー前の成績は一定だったことから、改善はセラピーの効果であると考えられた。

その他

　KW氏の言語評価に関する情報はHallら（1997）に記述されている。この研究は、KW氏が単語の聴覚的理解障害に対して代償方略を使えるようになったことを示しており、このことは、暗示的セラピーがそもそも目指した効果が評価できなかったということでもある。また、障害への直接的な訓練は、短期間のセラピーでも限られた数の単語の聴覚的理解を改善させることが示された。

研究6

Behrmann M & Lieberthal T（1989）. Category-specific treatment of a lexical-semantic deficit: a single case study of global aphasia（語彙－意味障害に対する特定カテゴリーの訓練：全失語症の一症例研究）. *British Journal of Disorders of Communication* 24（3）, 281-299.

セラピーの焦点
意味システム（聴覚的理解と視覚的理解）

セラピーアプローチ
再活性化

患者情報
【一般情報】
患者のCH氏は57歳、男性、エンジニア。脳梗塞により重度の片麻痺と全失語を呈した。

CTにより左中大脳の前頭葉、側頭葉、頭頂葉、さらには内包にまで及ぶ領域に脳梗塞が見られた。

【言語障害と残存能力】

最初の検査では、CH氏の発話はジャーゴンのみであった。復唱も音読もできなかった。語彙性判断は音声入力でも文字入力でも障害されていたが、成績はチャンスレベルよりは良かった。単語の理解は音声・文字入力のいずれも障害されており、意味的なディストラクターを誤って選択することが多かった。意味的表象を大枠では捉えている様子もあったが、より詳細な意味表象を求める課題（例：類似性判断）では障害されていた。カテゴリー分けの課題では、動物についてはチャンスレベルより顕著に良かったが、それ以外のカテゴリーではほぼチャンスレベルだった。CH氏には意味障害があると判断された。

【発症後経過年月数】

CH氏は、セラピー開始時、少なくとも発症後3カ月は経過していた。

セラピー

カテゴリーを特定したリハビリを行うことで、単語の聴覚的・視覚的理解を改善させることを目指した。6週間にわたって1時間のセッションを15回行い（一つのカテゴリーにつき5セッション）、それ以外に宿題も出した。コントロール課題デザインを使い、訓練効果を検討した。

課題	1. 弁別するために特徴を説明	2. 名称を言いながら文字単語も見せて、絵を呈示	3. 意味ヒントで絵を選択	4. 音声単語・文字単語マッチング
訓練材料	乗り物、家具、身体部位の3カテゴリーに属する絵カードと、それらの文字カード			
ステップ	a. 総称的特徴（カテゴリーそれぞれの特徴） b. 弁別的特徴	なし	a. 意味的に違いの大きいディストラクター b. 意味的に近いディストラクター	a. 意味的に違いの大きいディストラクター b. 意味的に近いディストラクター
誤反応へのフィードバック	記載なし	記載なし	記載なし	記載なし
正反応へのフィードバック	記載なし	記載なし	記載なし	記載なし

宿題は、文字単語と絵のマッチング、また、カテゴリーの意味特徴とそれぞれのカテゴリーに入る個々のものを調べるために辞書を使ってみる、という課題を出した。

結果

　CH氏は、乗り物と身体部位について、訓練した単語でカテゴリー分けが改善し、非訓練語へも多少の般化が見られた。訓練対象としなかった三つのカテゴリーへの般化も見られたが、そのうち二つのカテゴリーについては有意な改善ではなかった。意味を大まかに識別する他の課題でも成績が向上したが、細かい意味判断は改善しなかった。コントロール課題（統語理解）の成績は変化がなかった。改善が訓練対象としたカテゴリーだけに見られたことは、セラピーの効果であるといえる。著者らは、CH氏は新しく学んだ意味情報を利用してカテゴリー分けが可能になったとし、さらに、その知識を同じカテゴリーの他の単語の理解にも応用できたと考えた。単語の一般的な意味理解も改善し、上位情報へのアクセスも可能になった。セラピーの日常機能への効果については記載されていない。

その他

　著者らは、特定カテゴリーのセラピーを段階的に行うことは、健常者の情報の組織化を反映しており、意味障害の治療に役立つと示唆している。

研究7

　Bastiaanse R, Nijober S & Taconis M（1993）. The auditory language comprehension programme: a description and case study（聴覚的言語理解プログラム：解説と症例検討）. *European Journal of Disorders of Communication* 28（4）, 415-433.

セラピーの焦点

　意味システム（聴覚的理解）——訓練プログラム自体は聴覚的入力レキシコンと意味システムへのアクセスを目標にしたものであるが、ここで報告されている症例は意味レベルにおいてのみリハビリを受けている。

セラピーアプローチ

　再活性化

患者情報

【一般情報】
　患者のS氏は、37歳、男性。元教師で、オランダ語話者。交通事故による脳挫傷で前頭頭頂頭蓋骨骨折を負った。左脳の頭頂側頭部の血腫減圧のために頭蓋骨開頭術を受け、右片不全麻痺と同名半盲、そして失語症が残った。

【言語障害と残存能力】
　S氏は、単語と文について重篤な聴覚的・視覚的理解障害があった。単語理解におけるエ

ラーは主に意味的なものだった。表出に関しては、呼称テストでの喚語は不可能で、反応は意味的なジャーゴンか保続が特徴的であった。自発話は流暢だが錯文法的で、コミュニケーションは成り立たなかった。顕著な意味障害を伴うウェルニッケ失語症であると診断された。また、象徴的機能にも問題がある可能性があり、本セラピーの前にVisual Action Therapy（Helm-Estabrooksら1982）を行った。

【発症後経過年月数】

S氏はセラピー開始時、発症後3カ月であった。

セラピー

単語の聴覚的理解を改善する目的で、ALCP（Auditory Language Comprehension Programme：聴覚的言語理解プログラム）を行った。ALCPは項目を10個ずつ使って段階的に訓練する構造化されたプログラムである。各段階は、患者が誤りなくできるまで繰り返される。プログラムには三つのレベルがある。

（1）音韻レベル――項目が音韻的に関連（類似した母音）
（2）意味レベル――項目が意味的に関連
（3）混合レベル――項目が音韻的に関連、あるいは語彙形態論的に関連、あるいは音韻的・意味的関連の組み合わせ

S氏は、意味レベルだけを使ってリハビリを行ったので、ここではその効果についてのみ検討する。ALCPは12週間にわたり、週に2～5回行った。ALCP以外に、関連づけやカテゴリー分け課題と、文字単語理解の練習も行った。これらの課題の頻度や詳細は報告されていない。多層ベースラインデザインで訓練効果を検討した。

課題	音声単語と絵のマッチング課題 単語が聴覚的に与えられ、四つの絵カードから選択
訓練材料	高頻度で、高心像性の名詞 無関連ディストラクターは、ターゲット語にも関連がなく、ディストラクター同士も関連のない語 意味的関連ディストラクターは、ターゲット語に関連のある語で、同じカテゴリー内の語など単語同士が対等な関係（coordination）、あるいは一般的につながりのある関係（collocation[訳注48]）

訳注48）collocation――「パン屋」と「ロールパン」など、いつも同じ空間にある物を指す。

ステップ	〈4ブロックの意味的な関係性〉 a. 無関連ディストラクターが三つ b. 無関連ディストラクターが二つ、関連ディストラクターが一つ c. 無関連ディストラクターが一つ、関連ディストラクターが二つ d. 関連ディストラクターが三つ 〈各ブロックの単語の長さ〉 a. 複数音節語 b. 単音節語
誤反応への フィード バック	ディストラクターの概念、ターゲットとの比較を確認する。
正反応への フィード バック	概念について次のような確認をする——部屋の中の物や本人の身体を指さす、関連あるジェスチャーをする・真似する、叙述する、対象物を絵に描く・模写する、その物の音を出す、単語の文字呈示や物体の特徴を示す。

結果

S氏はALCPの意味レベルを完了し、100％の成績に達することができた。単語の聴覚的理解課題で顕著な改善が見られ、音声単語と絵カードのマッチング課題では、非訓練語への般化も多少見られた。文字単語の理解と、聴覚的文理解課題でも大きく改善した。自発話も、語想起の問題はあるものの、顕著に改善した。錯文法はまだ見られるが減少した。全体に訓練語での改善は見られたが、著者らは、まだそれらの単語の意味に十分アクセスできていない可能性も指摘している。

理解と産生のすべての側面で改善が報告された。著者らは、その改善に対してセラピーがどのように影響を与えたかについては述べていない。しかし、単語の聴覚的理解における改善は、文理解よりも大きく、これはセラピーの効果を示唆していると論じている。

その他

セラピーによる改善はいろいろあったが、おそらく音声言語と絵のマッチング訓練のみの効果ではなく、さまざまな課題全体の結果であろう。しかしながら、セラピーがどのように効果があったかについては、詳細は語られていない。また、改善はセラピーによる特定の効果というより自然回復の可能性もある。それでも、セラピー内容については詳細に記述されているため、同じセラピーを再現し、きちんと計画すれば、効果を検証することができるであろう。

研究8

Morris J & Franklin S (2012). Investigating the effect of a semantic therapy on comprehension in aphasia（失語症者の言語理解に対する意味セラピーの効果）. *Aphasiology* 26 (12), 1461-1480.

セラピーの焦点
意味システム

セラピーアプローチ
再活性化

患者情報
二人の患者について検討している。

【一般情報】

患者のAD氏は男性、68歳のときに脳卒中を発症した。CTで、左側頭と後頭領域に軽い低吸収域が認められた。右半側空間無視があったが、うまく補っていた。物体認知検査では健常域を示した。教育は16歳までしか受けていないが、退職前は会社の重役だった。JAC氏は男性、58歳のときに脳卒中を起こした。CTで、左頭頂領域前方に低吸収域が見られた。眼鏡をかけていたが、脳卒中に関連する視覚障害はなかった。JAC氏は元教師であった。どちらの患者も運動能力に問題はなかった。聴力についての情報はない。

【言語障害と残存能力】

AD氏の日常での言語理解は、状況を伴っていない会話やトピックが速く変化するときには難しく、コミュニケーションには妻の助けが必要であった。自発話には喚語困難があった。JAC氏も聴覚的理解が難しく、課題の理解や新しい課題に移るときに問題があった。発話は主にジャーゴンで、新造語も少し見られた。JAC氏はコミュニケーション障害の自覚が不足していた。促されれば単語を書くこともあったが、自発的に書くことはなかった。

二人は、音声・文字・絵の入力によってそれぞれ意味的情報にアクセスできるかどうか検査を受けた。絵のマッチング課題では、AD氏もJAC氏も、音声単語と文字単語のいずれにおいても、意味的誤りと意味的かつ音韻的誤りが見られた。AD氏の成績は、音声単語も文字単語も健常域より低かった。JAC氏は、音声単語では高齢者の統制群域内ぎりぎりだった。類義語判断課題では、AD氏はいずれの入力でも障害されていたが、文字単語のほうが音声単語より良好だった。JAC氏もいずれの入力でも困難を示し、健常域を下回った。呈示語に対する絵の正誤判断では、AD氏もJAC氏もいずれの入力でも障害されており、文字単語呈示で若干良かった。主に意味的に似ている単語に惑わされ、「違う」という反応ができなかった。二人とも、Pyramids and Palm Treesテスト（Howardら1992）の絵カード3枚版で困難を示した。AD氏とJAC氏は、聴覚的音韻処理のさまざまな課題では健常域の成績を示したが、長めの語のミニマルペアと聴覚的語彙性判断では少し困難を示した。また、絵の呼称は困難で、頻度効果もなかった。JAC氏は保続のエラーが多かった。AD氏は意味的エラーがわずかにあったが、無反応が多かった。

著者らは、AD氏とJAC氏がいずれも、語彙の意味情報と概念の意味知識の情報にアクセスする困難があると結論づけた。聴覚入力課題と比べて文字入力課題で多少成績が良いので、意味情報アクセスに加え、聴覚的処理にも軽い障害があると解説している。

【発症後経過年月数】
この研究の時点で、AD氏は発症後14カ月、JAC氏は発症後16カ月であった。

セラピー

絵カード名称の正誤判断課題という特定の意味セラピーが、理解の改善に効果があるかどうかを検証した。研究の前、JAC氏は3カ月にわたり、AD氏は7カ月にわたって、聴覚入力による類義語判断と語彙性判断をベースラインとして繰り返し検査した。評価期間中、AD氏の最初の2回（5カ月の間隔）の類義語判断検査以外は、成績は顕著に変化することはなかった。単一症例の訓練語と非訓練語の成績を比較するデザインで、セラピーの成果を検討した。両者ともセッションは週に2回ずつ行い、AD氏は60～90分のセッションを9回、JAC氏は30～40分のセッションを12回行った。二人とも訓練語については同じ回数の訓練を行った。

課題	絵カード名称の正誤判断 絵を呈示し、直後に単語（正しいターゲット語、あるいは、意味的関連語）を言い、それが正しいか誤りかを判断させる。
訓練材料	200枚の白黒絵カードを、100枚の訓練語と100枚の非訓練語に分ける。自然物と人工物の数が同じになるようにする。二つのセットは、ベースライン検査時に正答だったものの数、単語の頻度、全体的なカテゴリーを統制している。意味的関連語はターゲットと同じカテゴリーの語を使った。
ステップ	なし
誤反応へのフィードバック	絵に対し正しい単語と関連語（誤答）を書いて示し、どちらが正しい語かを選ばせる。二つの単語の類似点と相違点を確認する。
正反応へのフィードバック	正解であることを伝える。

結果

セラピー期間中、AD氏の改善状態は不安定であった。セラピー後の検査では、絵の正誤判断課題もそれ以外の理解課題にも改善が確認されなかった。呼称課題では、自己修正や意味的エラーが増えながらも、わずかな改善が見られた。JAC氏は、セラピー期間中、意味的関連語には「違う」と答えることが増え、着実に改善を見せた。セラピー後、絵の正誤判断課題では訓練語も非訓練語も顕著に改善しており、その状態は4カ月間続いた。般化を確認するために、JAC氏にその他の意味理解課題を行った。意味的関連語や音韻的関連語を使った別の絵の正誤

判断課題では、改善が見られなかった。Pyramids and Palm Treesテストの聴覚入力版でも顕著な改善は見られなかった。文字単語を呈示して行う絵の正誤判断や、聴覚的類義語判断、絵の呼称においても変化がなかった。著者らは、日常での理解に効果があったかどうかについては記載していない。

　セラピー前の評価では似たような成績だったAD氏とJAC氏だが、セラピーに対する反応は異なっていた。JAC氏は訓練課題においては非訓練語にも般化が見られ、他の聴覚的理解課題へも多少の般化が見られた。著者らは、JAC氏で見られた改善は、意味システム自体の改善というより、聴覚的入力から意味情報へのアクセスが改善したと推測した。AD氏には有意な改善が見られなかった。著者らはさらに、JAC氏とAD氏それぞれの聴覚的理解と視覚的理解の違いの程度、意味概念障害の重症度、言語表出の違いについて検討した。JAC氏の絵の正誤判断課題の成績は、関連語を呈示したときにそれがターゲット語とどの程度関連しているかに影響を受けていた。AD氏が改善しなかったのは、意味的関連語がディストラクターとして呈示されることで混乱してしまい、何をやっているのかがわかりにくかったのではないかと考えた。

その他

　意味セラピー研究は、一般的に広範囲の意味的課題を使うことが多い。本研究では、絵の正誤判断という特定の課題を検討している。この課題が選ばれたのは、対象者の意味的困難がこの課題において顕著に見られたからである。

訳者コラム⑩

　『標準失語症検査（SLTA）』での聴覚入力プロフィールが似たような患者でも、入力プロセスを「聴覚的音韻分析」「音韻入力レキシコン」「意味システム」に分けて考えてみると（第4章を参照）、セラピーの計画に役立つことがある。検査結果を参考に、ターゲットを定めた訓練を考案することができる。

　例えば、第10章の研究1は「聴覚的音韻分析」に焦点を当て、細かくステップを踏んだ訓練を行っている。日本語の場合、『SALA失語症検査』の聴覚的異同弁別テスト（AC1やAC2）の成績が低下している患者が対象となり得る。研究1の課題1は、日本語では、例えば「か/ka/」と口形を見せずに音声呈示し（英語では子音＋/ə/だが、日本語では1モーラが適当）、文字選択肢のステップとして難易度の低い順に、

a. か、し、す（3弁別素性の違い）（構音様式、構音点、母音）
b. か、は、さ（2弁別素性の違い）（構音様式と構音点）
c. か、た、ぱ（1弁別素性の違い）（構音点のみ）

などとなろう。選択肢の弁別素性を厳密に揃えられなくとも、難易度を弁別素性の視点からランク付けできれば、訓練課題として成り立つ。研究1の課題3は、例えば、刷毛/hake/のターゲット語（英語ではCVC単語だが、日本語では2モーラ語が適当）に対し「刷毛、酒/sake/、羽/hane/」や、口/kutɕi/のターゲット語に対し「口、櫛/kuɕi/、土/tsutɕi/」などの絵を準備することになる。しかし、このような音韻的関連語で絵に描けるものはそれほど多くないかもしれない。ひらがなが読める患者ならば、ひらがなで書いた単語を選択肢とすることも考えられる。また課題4は、「すうじ」と聴覚呈示し、「数字、習字」のどちらかの文字単語を選ぶなども考えられる。この「聴覚的音韻分析」という最初の箱（モジュール）については、このように明確な目標をもったセラピー課題を作成できる。

　次の「音韻入力レキシコン」については、このモジュール単独に焦点を当てたセラピーは紹介されていない。ロゴジェンモデルの「レキシコン」には意味が含まれていないとされており、語彙性判断（その単語が実在することばか否かを判断する）課題においては意味理解が伴わずとも判断できる、と考えられている。『SALA失語症検査』などの認知神経心理学的評価法を使えば、「音韻入力レキシコン」の機能が低下している、という結果が出てくることは十分ある。そして、それ以外の検査結果も合わせて、患者の相対的な弱点は意味障害より単語の音形にあるという仮説が立つかもしれない。しかしながら、訓練では語彙（有意味語）であれば、通常、意味を活性化し、意味と切り離した課題を行うことは難しい。検査結果をふまえたうえで、単語の音形と意味のつながりを強化するという目標をもって、聴覚入力による意味セラピーを兼ねた訓練を行うことが多い（研究4、研究5を参照）。

　研究2の第2期は患者の家人への働きかけで、本邦でも多くの言語聴覚士が行っていることではあるが、家族への指導にもプログラムを作成し、繰り返しモデルを示しフィードバックす

るという徹底したやり方は参考になる。また、研究5で紹介されているセラピーはすべて自宅での自習で行ったもので、「宿題」と称するものは多くの言語聴覚士も適切なものを考えてはいるだろうが、このように体系的な課題を考えることは、なかなか実行できていないかもしれず、是非参考にしたい。

　認知神経心理学的視点をもった聴覚的理解障害に関する研究は、英語圏にも少ないという。本邦ではなお少ないが、水田（2012）が語形聾症例を報告し音韻処理過程を再考している。田中（2008）は、認知神経心理学的アプローチを含めた近年の知見を紹介している。発話との比較でマイナーな研究領域ということであろうが、言語活動の中では大きな位置を占める「聴覚的理解」であり、日本語でのデータ蓄積とセラピーに関する今後の研究を期待したい。

文献

水田秀子（2012）．「音韻処理過程」再考．*神経心理学* 28(2), 124-132.
田中春美（2008）．聴理解．鹿島晴雄，大東祥孝，種村　純（編），よくわかる*失語症セラピーと認知リハビリテーション*（pp.196-207）．大阪，永井書店．

（長塚紀子）

11 名詞の想起と産生のセラピー

名詞の呼称に関する研究の概要

　セラピーに関する文献の中で、語想起をターゲットにした研究は非常に多く、そこでは認知神経心理学的アプローチの視点から多岐にわたる問題が検討されている。ただ、あまりにも数が多く、すべてを網羅することはできないため、以下、厳選して研究の概要を述べることにする。特に、多様なセラピー課題を反映した研究、また、訓練結果に影響を及ぼすセラピーのプロセスや要因を浮き彫りにしている研究に焦点を当てた。歴史的に見ると、初期の研究では名詞の想起に焦点が絞られ、診断とセラピーに関するいずれの文献とも、名詞の研究が圧倒的に多かった。最近では、同様のセラピーアプローチが動詞の想起にも適応できるのかどうかを調査する研究が増えてきている。こうした研究については第12章にまとめた。また、名詞のセラピーと動詞のセラピーを比較した研究もいくつかあり、それらも併せて第12章で検討する。

　認知神経心理学的な語想起セラピーの多くは、1980年代中頃に行われた促通（facilitation）の実験的研究にさかのぼる（Patterson ら 1983、Howard ら 1985a）。Howard ら（1985a）は、効果を次の3種類に区別した。すなわち、①ヒント効果――訓練の即時効果、②促通効果――しばらく経ってから（5分後、40分後、1日後など）測定される1回の訓練の効果、③セラピー効果――かなりの期間にわたって何回ものセッションで行われた多様な訓練の効果、である。この区別によると、例えば、語頭の音韻ヒントで正しく想起できるのがヒント効果、1時間後に正しく呼称できれば促通効果である。セラピー効果とは、語頭音のヒントを与えた目標語を複数回訓練した結果現れる、長期にわたる語想起の改善といえる。Howard ら（1985a）は、おそらく効果的なヒントは効果的な促通につながり、効果的な促通は効果的なセラピー法につながるだろうと論じている。この仮説を体系的に検証した唯一の研究は Best ら（2002）によるもので、その研究では、音韻または文字のヒントにより促通効果が大きかった参加者はセラピーの効果もまた大きかったというエビデンスが示されている。本章では、セラピー場面で何回も繰り返される物品呼称に焦点を当てているため、促通研究に関する詳細な報告は省いた。

　語想起のセラピーでは、意味システム内の語の意味へのアクセスを改善すること、音韻出力レキシコン内で語の語彙表象へのアクセスを改善すること、あるいは、語形と意味のつながりを強化することに焦点が当てられてきた。レキシコン以降のレベルで、音韻出力配列に影響を

及ぼす障害に対するセラピーを調査した研究は比較的少ない。表11.1に名詞の想起に関する研究をまとめた。セラピーに関する他の章と違い、この表では、障害レベル（個々の研究レビューの中では「セラピーの焦点」と記されている）とセラピーのターゲット、つまり訓練課題の中で対象にした言語処理のタイプやレベルについてまとめている。これらはおおざっぱに、意味、音韻、意味または音韻、そして文字と分けられているが、その詳細については以下で述べる。単一症例で多様なセラピーテクニックを比較している研究や、参加者間で同じあるいは異なるセラピーを比較している研究もいくつかある。

　根底にある障害の特性とセラピーで使われる課題には複雑な関係性があるため、セラピーの焦点とターゲットは区別しなくてはならない。Nickels（2002b）は、意味面・音韻面の障害と、意味・音韻の訓練課題との相違について、包括的な議論を提供している。意味の障害は語想起（発話、書字）だけでなく、聴理解と読解にも影響を与える。意味的エラーはどのモダリティでも起こり、単語の心像性が成績に影響を及ぼす。語想起のセラピー研究を解釈するうえでは、第一に、理解と産生を評価するために用いられた課題を検討することが重要である。多肢選択式または強制選択式の理解課題で求められる意味情報は、適切な語を想起する場合よりも少なくて済む。高心像語の理解が良ければ、意味システムの障害はなく、音韻面に障害があるとみなされることが多い。実際にそのような場合もあるが、より難しい課題や教材（類義語判断や低心像語の理解など）を使って意味をさらに掘り下げて評価すると、他の課題ではわからなかった意味の障害が明らかにされることもある（詳しくはCole-Virtueら2004を参照）。どうやら臨床家は、障害が報告されたものとは異なる可能性、つまり意味システムの障害が根底にあるかもしれないということに注意する必要がありそうだ。一つの解決策として、単に単語と絵のマッチングで単語の理解を見るよりも、もっと掘り下げて意味を評価することを奨める。第二に留意すべきは、語想起プロセスの後半に比較的重度の障害があると、それが軽度の意味障害として現れることが多いということである（例えば、Nickels 2002a、DeDeら2003を参照）。

　意味課題は、意味と音韻の両方に障害がある人たちに語想起を促進する目的で使われている。意味課題は単語の意味とその概念が焦点となる。意味課題の例として、単語と絵のマッチング、単語と絵の正誤判断、特徴のマッチングと正誤判断、意味特徴の産出、カテゴリー分け、関連性判断、ヒントになる意味的情報の提供などが挙げられる。課題にはよく絵が用いられ、課題によって口頭あるいは文字またはその両方で絵の名称が呈示される。**音韻課題**は、復唱や音読、セラピストによる音韻と文字のヒントなどを通して、単語へのアクセスを促進する。その他の音韻課題として、参加者にその語の音韻をもっとはっきり意識させる課題、例えば音節を数えたり、語頭の音素を同定したり、押韻判断をしたりすることなどが挙げられる。ただ、音韻に働きかける場合でも、実は意味が賦活されているかもしれないので、また逆の場合もそうだが、2種類の課題間にどうしても曖昧さが残る。例えば単語と絵のマッチングを行っているときに、その人は音声単語を想起しているかもしれないし、また復唱課題のときに、特に絵を見ながらその語を復唱する場合には、単語の意味が活性化されているのかもしれ

表11.1 名詞の想起を対象にしたセラピー研究の一覧表

障害レベル	研究	セラピーでターゲットとされる領域	訓練課題
意味システム	研究1：Roseら2008a（p.163）	意味 言語、ジェスチャー、言語とジェスチャーを組み合わせた訓練の比較	○ 言語訓練——呼称できない場合、意味特徴を説明する。 ○ ジェスチャー訓練——呼称できない場合、象徴的なジェスチャーをする。 ○ ジェスチャーと言語の訓練——呼称できない場合、意味特徴を説明し、象徴的なジェスチャーをする。
意味システム・音韻出力レキシコン（患者内または患者間）	研究2：Nettletonら1991（p.166）	意味	○ 単語と絵のマッチング（聴覚呈示、機能、視覚呈示） ○ 意味判断（カテゴリー、特性） ○ カテゴリー分け
		音韻	○ 単語の復唱 ○ 段階的音韻ヒントによる呼称
	研究3：Howardら1985b（p.168）	意味	○ 音声単語と絵のマッチング（意味的ディストラクターを含む） ○ 文字単語と絵のマッチング（意味的ディストラクターを含む） ○ 単語の意味についてのyes/no質問
		音韻	○ 単語の復唱 ○ 音韻のヒント ○ 押韻判断
	研究4：Nickelsら1996（p.170）	意味	○ 機能についてのyes/no質問 ○ 関連性判断 ○ 単語と絵のマッチング（聴覚呈示、視覚呈示）
	研究5：Kiranら2003（p.175）	意味	○ 絵の呼称 ○ カテゴリー分け ○ 意味特性の同定 ○ 意味特徴についてのyes/no質問
	研究6：Marshallら1990（p.179）	意味または音韻	○ 音読の後、文字単語と絵のマッチング
	研究7：Pringら1993（p.181）	意味または音韻	○ 音読の後、単語と絵のマッチング ○ 音読の後、絵と単語のマッチング
	研究8：Hillis1989（p.183）	意味または文字	○ 文字ヒントと意味ヒントによる呼称と書称

	研究9：Hillisら 1994 (p.185)	意味または音韻 文字	○ 段階的ヒント（文完成、語頭音、単語）による呼称 ○ 文字−音韻変換の指導 ○ 音韻−文字変換の指導
	研究10：Bestら 1997 (p.190)	意味 文字	○ 書称 ○ 文字単語と絵のマッチング、目標語の模写 ○ 語頭の文字をコンピュータで選び、コンピュータから発せられるその音を復唱
	研究11：Hickinら 2002 (p.193)	音韻 音韻ヒントと文字ヒントの比較	○ 段階的音韻ヒントによる呼称 ○ 段階的文字ヒントによる呼称
	研究12：Herbertら 2003 (p.196)	音韻 意味または音韻	○ 絵と段階的文字ヒントのファイル ○ 会話課題の中で目標語を引き出す
	研究13：Bestら 2008 (p.199)	音韻	○ 段階的文字ヒントと音韻ヒントによる呼称 ○ 会話課題の中で目標語を引き出す
	研究14：Fillinghamら 2006 (p.201)	音韻 誤りあり学習と誤りなし学習の比較	○ 誤りあり──段階的文字ヒントと音韻ヒントによる絵の呼称を行う。 ○ 誤りなし──単語（聴覚呈示と視覚呈示）を復唱して呼称する。
	研究15：Leonardら 2008 (p.204)	音韻	○ 音韻成分分析（PCA）──絵の呼称に続いて、音韻的特徴を挙げ、その後、呼称の反復を行う。
	研究16：DeDeら 2003 (p.206)	文字 音韻	○ 書称 ○ 触覚ヒント ○ 自分で出す音韻ヒント
音韻出力レキシコン（あるいは音韻出力レキシコンへのアクセス）	研究17：Le Dorzeら 1994 (p.209)	意味	〈語形呈示意味セラピー〉 音声単語・文字単語の意味理解課題 ○ 音声単語と絵のマッチング ○ 文字単語と絵のマッチング ○ 意味判断−yes/no質問− 〈意味セラピー〉 語形の呈示なしでの意味理解課題 ○ 聴覚呈示された定義と絵のマッチング ○ 視覚呈示された定義と絵のマッチング ○ 意味判断−yes/no質問−
	研究18：Boyleら 1995 (p.211)	意味	○ 絵の呼称時に意味特徴を言語化するように指導（視覚的な意味特徴チャートを利用）

	研究19：Lowellら1995（p.213）	意味	○ 患者が自分で作った意味ヒントをセラピストが音読 ○ 絵の呼称を試みる
	研究20：Francisら2002（p.215）	意味	○ 迂言による呼称（CIN）——呼称できるまでそのトピックについて話す。
	研究21：Spencerら2000（p.217）	意味または音韻	○ 上位カテゴリー、韻、音素、文字を使用した段階的意味ヒントと音韻ヒント
	研究22：Miceliら1996（p.220）	音韻	○ 目標語の音読（絵あり、絵なし） ○ 目標語の復唱 ○ 絵の呼称
	研究23：Robsonら1998a（p.222）	音韻	○ 音節判断 ○ 語頭音判断 ○ 音節と語頭音両方の判断 ○ 自発ヒントとして語頭音を使った呼称と判断課題
	研究24：Nickels 2002a（p.225）	音韻 アプローチの比較	○ 絵の呼称の試行 ○ 音読 ○ 黙読の後、単語の遅延模写
	第13章の研究13：De Partz 1986（p.331）	文字	○ 各文字のキーワードの設定 ○ キーワードから語頭音を分節化 ○ 文字を呈示し音の産生 ○ 音の混成
	第13章の研究14：Nickels 1992（p.334）	文字	○ 各文字のキーワードの設定 ○ キーワードから語頭音を分節化 ○ 文字を呈示し音の産生 ○ 音の混成
	研究25：Bruceら1987（p.227）	文字	○ 語頭の文字をコンピュータで選び、コンピュータから発せられるその音を復唱
	研究26：Howardら1998（p.229）	文字	○ アルファベット文字盤の使用
音韻出力レキシコンと音韻出力配列	研究27：Waldronら2011a（p.231）	音韻	○ 音素弁別 ○ 自己モニタリング
音韻出力配列	研究28：Franklinら2002（p.234）	音韻	○ 音素弁別 ○ 自己モニタリング
	研究29：Waldronら2011b（p.236）	音韻	○ 音素弁別 ○ ミニマルペア、構音運動ヒント、文字ヒントによる呼称 ○ 自己モニタリング

ない。Howard（2000）は、意味セラピーと音韻セラピーはどちらも意味と音韻をペアにして呈示するので、それぞれの効果を区別し難いと述べている。意味または音韻と分類されている課題の中に、明らかにこの二つをペアにしている課題もある。例えば、意味ヒントと音韻ヒントの両方で呼称するものや、語と絵のマッチングのような意味課題を復唱や音読課題と同時に行うものなどである。

　文字を利用した研究も見られる。そうした研究では、語の想起を促すため患者に文字の知識を利用するよう教えたり奨めたりしている。このアプローチは、書字がより保たれている人、少なくとも最初の文字か語形への部分的アクセスが保たれている人には適切である。研究をいくつか挙げておく――アルファベット文字盤を利用する（Howardら1998）、コンピュータで語頭の文字を特定してから、それを音韻ヒントとする（Bruceら1987、Best 1997）、文字－音韻変換を指導し、自分で音韻ヒントを出したり単語を音読できるようにする（De Parts 1986、Nickels 1992、Hillisら1994）、口頭表出を促すために書称を利用する（Hillis 1989、DeDeら2003）、などである。これらの研究は非常に多岐にわたっているが、これは口頭表出と文字表出のどちらが得意かまたは苦手かという、個々人の多様性を反映している。認知機能再編成あるいは代償方略を導入する前には、詳細な評価をすることが重要だと強調している。

　意味セラピー課題は、すべての課題が参加者内または参加者間で同じ効果をもたらすわけではないが、セラピーの結果、一般的に訓練語の産生が改善される。Nickelsら（1996）は、患者の根底にある障害、課題の特性、意味課題の正答率、フィードバックと成績の関係、これらの間に複雑な相互作用が見られることを明らかにした。Boyle（2010）も「意味特徴分析（semantic feature analysis：SFA）」セラピーを論じる中で、同じようにごくわずかな課題の違いが訓練の結果に影響を及ぼすことがあり得ると強調している。数は少ないが、非訓練語への般化が報告されている研究もある。そこでは意味課題が使用されているか、障害が意味に根ざしているかのどちらかである（Hillis 1989、Boyleら1995、Nickelsら1996など）。このような般化を検討するうえで、いくつかの要因に触れておかなければならない。第一は、非常に限られた数のコントロール項目しか設定していない研究がある。第二に、訓練期間中に非訓練語の呼称が繰り返し検査されることがあり、般化は単に繰り返し呼称したことを反映しているだけかもしれない（Howard 2000、Nickels 2002a、Boyle 2010）。最後に、訓練の後で非訓練語の想起が良くなっても、その改善はしばしば一時的なもので、フォローアップでは維持されていないことが多い（Nickelsら1996）。Kiranら（2003）は、非訓練語への般化が、意味カテゴリー内の非典型項目に焦点を絞ったセラピーにおいて最大であることを見出した。意味システムが中枢的な役割を担っているにもかかわらず、多くの研究では理解課題や他の意味課題に及ぼすセラピーの影響が十分検討されていない。課題で意味的特徴をはっきりと対比している場合に、いくらか改善が見られたと報告されている（Roseら2008aなど）。

　音韻セラピー課題でも、意味か音韻出力レキシコンのどちらか一方またはその両方が障害されている患者に用いられたとき、訓練語の産生が改善したと報告されている。セラピーによって意味と語彙表象の結びつきが強化されたか、あるいはターゲット語の活性化が増したと考え

られている。いずれの場合も単語が正しく想起される可能性が増している。割合は少ないが非訓練語への般化を示す人もいる（Leonardら 2008、Hickinら 2002、Bestら 2008、Bestら 2013など）。Leonardら（2008）は、この般化は音韻システム内で活性化が広まった結果、あるいは方略が形成された結果であると示唆している。別の見方をすれば、般化はレキシコン以降の音韻配列の改善、または音素と語彙項目との双方向的な連絡が強化されたことを反映しているのかもしれない（Greenwoodら 2010の考察を参照）。概して、セラピーの後に特定項目に改善が大きく見られることから、患者にとって実用的で役に立つ語に働きかける必要があることが強調されている（実用的な語に関しては、Renvallら 2013a、Renvallら 2013bを参照）。さらに研究の多くは、呼称に統計的に有意な改善があったことを示しているが、その改善は、学習された単語の数という点からいうとかなり限られたものである。失語症では、単に知っている語を想起する能力が障害されるだけではなく、単語を再学習する能力も影響を受けていると思われる。

　文字を使ったセラピーは方略に基づいたセラピーで、書かれた文字や単語が語想起のヒントとなる。音韻ヒントを出すため、あるいは単語を音読するために、文字－音韻変換の再学習に重きを置くセラピーもある。般化した改善が見込まれ、実際に改善も見られるが、関連能力の障害、例えば書称の困難さの程度、語頭音ヒントの効果や音韻混成の能力などによって、その改善も限られる（Nickels 1992、Hillisら 1994）。コンピュータを使用してヒントを出す研究では（Bruceら 1987、Bestら 1997）、コンピュータ上の支援プログラムであるエイドを用いた場合だけでなく、エイドなしの場面でも、患者の改善が般化したと報告されている。Bestら（1997）が報告した患者JOW氏は、エイドなしでも単語を想起する能力に顕著な改善が見られた。つまり、エイドは単なる補助装置ではなく、おそらく非語彙的なヒントを使って自分で単語を想起すること自体がエイドによって促進されたのだろうと著者らは結論づけている。

　音韻出力配列をターゲットとしたセラピーはあまり注目されてこなかった。Franklinら（2002）は、音韻的エラーに気づき修正する能力を改善しようと、音素弁別と自己モニタリング能力に的を絞った。このセラピーは、Waldronら（2011a、2011b）による二つの研究で再現されている。Franklinら（2002）の患者MB氏の場合、非訓練語への般化が見られ、音読、復唱、呼称にも改善が見られた。続く二つの研究の患者たちは、このような般化された改善を示さなかった。Waldronらはこの原因を探り、語彙の障害と運動性の発話障害が併発していることと、産生課題が組み込まれているという課題そのものの特徴によるのではないかと考えた。

　意味処理と音韻処理をターゲットとした課題の有効性を比較した研究はほとんどないが、これはこの二つの課題が重なり合い、似ていることを反映しているのだろう。Nettletonら（1991）は、意味システム、音韻出力レキシコン、音韻出力配列に障害のある患者に対し、モデルに即した適切なセラピーとモデルから見て不適切なセラピーを行い、その効果を調べた。意味の障害に対する意味セラピー、語彙障害に対する音韻セラピーは有意な改善をもたらした。音韻出力配列に問題がある患者に不適切な意味セラピーを行ったところ、何の改善も見られなかった。著者らは、障害をよく理解したうえでセラピーを計画することが重要であると結論づけている。一方、Howardら（1985b）は、12名の失語症者を対象に、語想起に対する音韻

と意味の訓練技法についてクロスオーバーデザインを使用して検討した。参加者たちの改善の程度はまちまちであったが、二つの訓練技法のどちらもほぼ等しく改善をもたらした。後にHoward (2000) はこの結果を再分析し、それぞれのセラピー技法での改善に強い相関が見られたことを示している。どちらかのセラピーアプローチだけで改善したという患者のエビデンスは得られなかった。

　同じ処理レベルの障害に対するさまざまなセラピー課題の効果について調査した研究は多い。前述のように、Nickelsら (1996) は意味課題の内容によって改善の度合いもさまざまであることを示したが、多様な課題が参加者に及ぼす効果について体系的な評価はなされていない。課題による効果の違いはわずかであることを示した研究もある。Roseら (2008a) は、言語課題、ジェスチャー課題、言語とジェスチャーを組み合わせた課題は同じような結果をもたらすことを見出した。Hickinら (2002) は音韻ヒントと文字ヒントの効果に有意な差はないとした。Fillinghamら (2006) は、数名の参加者に訓練直後あるいは追跡調査時点で誤りあり学習を支持する有意な差が示されたものの、誤りなし学習と誤りあり学習の効果の差はわずかであると報告した。ただ、参加者の大部分にとってこの二つのセラピーが同じように効果があっても、誤りなし学習のほうがストレスを感じることが少ないため、全員誤りなしのほうを好んだと強調している。このことは、予想されるセラピー効果とともに患者の好みを考慮する重要性を強調している。

　語想起の研究は単一症例研究が主流であったが、一連症例研究が増えてきている。一連症例研究では、標準的な評価とセラピー手続きを用いて、一連の患者を対象にセラピーを再現することが可能になった。これらの研究により、セラピーが効果的であるという確かなエビデンスが提供され、患者間のセラピー効果を体系的に比較できるようになり、個人差を生む要因についてより深く理解できるようになった。そうした要因には、呼称障害の原因、改善をはばむ意味障害の存在 (Hickinら 2002、Leonardら 2008)、呼称障害の重症度 (Leonardら 2008)、併発している言語障害 (Waldronら 2011a) や認知障害 (Fillinghamら 2006) が含まれる。これらの研究は、セラピーのプロセスに影響を及ぼす要因についてさらに理解を深めることにも貢献した。例えば、呼称試行の回数 (Fillinghamら 2005b) や、音韻的特徴を説明したり (Leonardら 2008) ヒントを選択すること (Bestら 2008) によって患者が主体的にセラピーに関わることなどが、その要因として挙げられる。

　語想起の再活性化セラピーでは、通常、枠にはめた訓練課題を繰り返し行い、その結果として訓練語の呼称が可能になる。そもそものセラピーの目的は、日々の活動や会話の中での語想起を改善することである。Herbertら (2003) は、枠にはめたセラピーと会話とのギャップを埋めることを目指した相互作用セラピーについて述べている。参加者は、買い物とか休暇などの特定のトピックに関連した単語リストを作成し、このトピックについてセラピストと会話を交わした。参加者は文字ヒントがついた目標語のリストを見ることはできるが、その語を言わなければならないというプレッシャーはなく、実際、毎回のセッションですべての語が使われることはなかった。セラピーの後、訓練語の想起に改善が見られた。ただ、相互作用セラピーの

効果は後の研究では再現されなかった（Bestら 2008）。失名辞セラピーでの改善は、単なる絵の呼称にとどまらず広がっていく可能性があるというエビデンスを示した研究がある。Herbertら（2008）は、呼称課題の成績が会話における語彙の想起と関連していることを明らかにして、呼称が改善したことで連続発話（connected speech）訳注49）における語想起も改善すると示唆している。語想起のセラピーが会話時の語彙想起の改善につながったというケースも示されてきたが（Spencerら 2000、Greenwoodら 2010）、連続発話の評価はこれらの研究に含まれていないことが多い。Bestら（2008）は、失名辞のセラピーが日常活動への参加の向上につながり、患者が自分の障害をどのように感じているかという点について前向きの効果をもたらすと述べている。このような広範囲にわたる改善については、今後さらなる調査が必要である。

セラピー研究レビュー

研究1

Rose M & Douglas J（2008a）. Treating a semantic word production deficit in aphasia with verbal and gesture methods（失語症の語産生障害に対する言語とジェスチャーを用いた訓練）. *Aphasiology* 22(1), 20-41.

セラピーの焦点
意味システム

セラピーターゲット
意味（ジェスチャー）

セラピーアプローチ
再活性化

患者情報
【一般情報】

患者のJB氏は51歳、右利きの女性。脳梗塞を起こし、ブローカ野のシルビウス裂に隣接する左前頭葉後部から島皮質にかけて限局性の異常が認められた。15歳で学校を卒業後、職業訓練を受け、やがて自分の会社を設立した。視空間能力と視覚構成能力、聴覚的把持力は正常

訳注49）連続発話（connected speech）──ここでは談話（discourse）とほぼ同じ意味で使われている。まとまりのある発話のことで、通常、2文以上のことが多い。絵の叙述や会話、物語を話すなど、少し長めの発話のことである。

であった。

【言語障害と残存能力】

JB氏はカテゴリー特異的な軽度失名辞失語を呈していた。実用的な理解は損なわれていなかった。口頭表出は流暢で、文法的にも正しい発話であるが、喚語困難による意味的エラーや発話の中断が見られることもあった。意味的エラーはどのモダリティでも見られ、音声単語・文字単語と絵のマッチング、呼称、書称で障害されていた。聴覚的・視覚的類義語判断では、単語の心像性効果が見られた。絵を見て意味情報にアクセスすることもいくらか障害されていた。頻度効果や語長効果はなく、呼称の誤りは道具、楽器、動物のカテゴリーに特異的なものだった。著者らは、JB氏の音韻処理は正常だが意味処理が不良であると示唆している。

【発症後経過年月数】

研究時、JB氏は発症後40カ月だった。

セラピー

ジェスチャー訓練、言語訓練、言語とジェスチャーを組み合わせた訓練の相対的効果について調査した。三つの異なる訓練法の効果を測定するために、条件間多層ベースラインデザインが用いられた。異なる単語のセットを使用して、三つの訓練法を同時に行った。訓練の順番はセッションごとに変えた。ベースラインセッションを10回実施し、続いて訓練セッションを14回行った。セッションは1回45分間、自宅で週3回行った。

課題	言語訓練	ジェスチャー訓練	言語とジェスチャーの組み合わせ
	絵を呈示し参加者に呼称を求める。もし20秒経っても正しく呼称できなければ、訓練課題に沿ったヒントを与える。正しい反応が得られれば、それ以上のヒントは出さない。		
訓練材料	4セットの刺激。Aグループ——コントロール語、いろいろなカテゴリー。Bグループ——楽器、言語訓練用。Cグループ——道具、ジェスチャー訓練用。Dグループ——動物、言語とジェスチャーの組み合わせ訓練用。各セットは、頻度、心像性、ベースラインエラー率をバランスよく統制してある。		
ステップ	なし	なし	なし
誤反応へのフィードバック	a. 機能を説明してから呼称する。 b. 形を説明してから呼称する。 c. 使用法や形の点から目標語と誤った語を対比して呼称する。 d. 目標語を復唱する。	a. 象徴的ジェスチャーをして呼称する。 b. 目標語を示すジェスチャーと誤った語を示すジェスチャーを対比して呼称する。 c. 目標語を復唱する。	a. 言語訓練のaとbを行う。 b. ジェスチャー訓練のaとbを行う。 c. 目標語を復唱し、目標語を示すジェスチャーを真似る。

| 正反応への
フィード
バック | 記載なし | 記載なし | 記載なし |

結果

ベースラインの成績は安定していた。三つの訓練条件のすべてで、すぐに著しい改善が見られた。言語とジェスチャーを組み合わせた訓練で使われたDグループの語は、6セッションかかって基準に達した。ジェスチャー訓練のCグループは8セッション、言語訓練のBグループは14セッションかかった。コントロール語は、言語とジェスチャーを組み合わせた訓練がその後適用されるまで変化はなかった。統計的分析の結果、どの三つの条件でも有意なセラピー効果が見られ、その効果は大きかった。呼称の正確さは、訓練後1カ月、3カ月の時点でも維持されていた。

三つの訓練条件の相対的な有効性を、訓練項目の習得率（勾配パラメータ（slope parameters））と習得の安定性（検出力曲線残差分散（variance in power curve residuals））という点から分析した。言語とジェスチャーの組み合わせと言語のみ、あるいはジェスチャーのみとの間に有意差はなかった。言語とジェスチャーの相対的分散の差は有意だったが、勾配（習得率）の差は見られなかった。改善は、WAB失語症検査の失語指数、訓練で扱ったテーマに沿った手続き談話（procedural discourse）[訳注50]での名詞の使用、Pyramids and Palm Trees（PPT）テスト（絵3枚版）、そして呼称と書称に般化した。読解とレーヴン色彩マトリックス検査、文字抹消検査では改善が見られなかった。

3種類の訓練の結果、訓練語の呼称が改善し、語彙と概念の意味処理を必要とする課題で般化が認められた。しかし、コントロール語の呼称では般化が見られなかった。著者らは、この研究のアプローチが形と機能に的を絞った意味特徴分析（SFA）セラピーのアプローチに似ていると説明している。コントロール語への般化が見られなかったのは、量的な影響によるものだとしている。効果が現れるには十分な量のセラピーが必要であった。概念的意味の検査（PPT）での改善は、一つには訓練されたカテゴリーの知識が増えたことによるものであり、また、絵を細部にわたって注意深く分析するという包括的な方略によるものでもあった。

その他

著者らは、JB氏には軽度の特異的な意味レベルの障害があると認め、セラピーをより広範な意味の障害を抱えている者に再現する必要があると強調している。同時施行デザインには限界があるとして、三つの訓練条件が相互に作用した可能性もあると認めている。異なるカテゴ

訳注50）手続き談話（procedural discourse）――動作や作業の手順を説明するまとまりのある発話のことである。例として、カレーライスの作り方の説明、など。

研究2

Nettleton J & Lesser R (1991). Therapy for naming difficulties in aphasia: application of a cognitive neuropsychological model（失語症の呼称障害に対するセラピー：認知神経心理学的モデルの適用）. *Journal of Neurolinguistics* 6 (2), 139-157.

セラピーの焦点
意味システムと音韻出力レキシコン

セラピーターゲット
意味と音韻

セラピーアプローチ
再活性化

患者情報
6名が研究に参加した。

【一般情報】

患者のPD氏は55歳男性の駐車場係員。FF氏は68歳の元作業員。DF氏は63歳の主婦。MC氏は57歳の主婦。MH氏は72歳の女性で以前パン屋の店主だった。NC氏は74歳の女性で正規看護師として働いていた。参加者は全員、左半球にCVAの既往があった。PD氏とNC氏のみCTスキャンを受け、左頭頂葉の損傷が確認された。

【言語障害と残存能力】

PD氏は流暢型失語症が認められた。FF氏は「空語句（empty speech）」が多く、聴覚的理解が悪い流暢型失語症を呈していた。DF氏は重度の喚語障害があった。MC氏は非流暢型失語で、失文法が見られた。MH氏は理解障害が重度で、発話は流暢だが語想起障害が見られた。NC氏は中等度の理解障害があり、発話は流暢だが喚語困難があった。

患者は、ボストン呼称検査（Boston Naming Test）（Goodglassら2001b）のエラー分析、音声単語と絵のマッチングの成績、そして理解と復唱の成績の比較に基づき、三つのグループに分けられた。PD氏とFF氏には、意味の障害があると考えられた。絵のマッチングの際、意味的に近いディストラクターを選び、健常域より低い得点だった。ボストン呼称検査では主に意味的エラーが見られ、誤った音韻ヒントを与えられれば、目標語に似ている意味の語を正しい語として表出することがあった。DF氏とMC氏は、音韻出力レキシコンが障害されていると考えられた。絵のマッチングの成績は健常域内であり、呼称では迂言の誤りが見られた。復唱の成

績は聴覚的理解課題の成績と同程度だった。MH氏とNC氏も、絵のマッチングでは健常域内の得点だった。ボストン呼称検査では音韻的エラーが見られ、復唱も困難だった。音韻出力配列レベル（著者らは音韻出力バッファーと呼んでいる）の障害があると考えられた。

【発症後経過年月数】
　患者によって発症後経過年月数はまちまちだった。FF氏は3カ月、PD氏は6カ月、MH氏は8カ月、DF氏は1年、NC氏は3年、MC氏は8年経過していた。

セラピー

　研究の目的は、「モデルに即した適切な」セラピーと「モデルから見て不適切な」セラピーを比較することだった。PD氏とFF氏は適切な意味セラピーを受け、DF氏とMC氏は適切な音韻セラピーを受け、MH氏とNC氏は不適切な意味セラピーを受けた。セラピーは1時間のセッションからなり、週2回ずつ8週間続いた。訓練項目と非訓練項目の成績を比較するために、反復多層ベースラインデザインが用いられた。

【意味セラピー】

課題	単語と絵のマッチング 1. 聴覚呈示 2. 機能の説明 3. 視覚呈示	絵についてyes/no判断 1. カテゴリー情報 2. 特性	カテゴリー分類 絵をカテゴリーに分ける。
訓練材料	訓練単語50語の線画		
ステップ	意味の関連性を高める。	なし	なし
誤反応へのフィードバック	記載なし	記載なし	記載なし
正反応へのフィードバック	記載なし	記載なし	記載なし

【音韻セラピー】

課題	単語の復唱	押韻判断 音声単語の韻がもう一つの語と同じ韻か判断する。	段階的音韻ヒントによる呼称
訓練材料	訓練単語50語	訓練単語50語の線画	訓練単語50語の線画
ステップ	なし	なし	なし
誤反応へのフィードバック	記載なし	記載なし	記載なし

| 正反応への
フィードバック | 記載なし | 記載なし | 記載なし |

結果

適切な意味セラピーの後、PD氏は訓練語の呼称で有意な改善が見られた。この改善は訓練後2カ月経過しても保たれていた。非訓練語には有意な変化はなかった。FF氏の場合、有意ではなかったが改善傾向を示し、エラーに質的な変化が見られた（セラピー後は、より意味的に関連した語に誤るようになった）。適切な音韻セラピーの後、DF氏もMC氏も訓練語に有意な改善を示した。MC氏の場合、非訓練語の呼称でも有意な改善が見られた。モデルの視点から不適切な意味セラピーを行った後、MH氏とNC氏は訓練語も非訓練語のどちらにも有意な改善が見られなかった。

4名が受けた適切な意味セラピーと音韻セラピーは、FF氏では有意ではなかったものの、改善をもたらした。患者が自然回復期を過ぎ、セラピー前のベースラインが比較的安定していたことから、この改善はセラピーの結果だといえる。音韻出力配列レベルの障害があると考えられた患者へ不適切な意味セラピーを行った結果については、まったく改善が見られなかった。

その他

著者らはこの研究の結果から、呼称が困難な患者を均質な群として扱うべきではなく、それぞれの障害の分析に応じてセラピーを組み立てるべきだと提唱している。意味セラピーが音韻配列に問題がある患者に適切ではないことが示唆されるが、音韻出力に問題がある患者に有効かどうかについては述べられていない。

研究3

Howard D, Patterson K, Franklin S, Orchard-Lisle V & Morton J (1985b). Treatment of word-retrieval deficits in aphasia: a comparison of two therapy methods（失語症の語想起障害の訓練：二つのセラピー法の比較）. *Brain* 108, 817-829.

セラピーの焦点

意味システムと音韻出力レキシコンの両方、あるいはどちらか一方（障害レベルは特定されていない）

セラピーターゲット

意味または音韻

セラピーアプローチ
再活性化

患者情報
【一般情報】
12名の患者が参加した。全員、後天性失語症の結果、それぞれ喚語障害が認められた。重度の視覚の問題や視覚失認はなく、単語1語の復唱は可能だった。

【言語障害と残存能力】
ボストン失語症診断検査(Boston Diagnostic Aphasia Examination)(Goodglassら2001a)で、6名の患者がブローカ失語、4名が軽度伝導失語、2名が失名辞失語と診断された。

【発症後経過年月数】
全員が発症後少なくとも6カ月で、大半は数年が経過していた。

セラピー
研究の目的は、音韻セラピーと意味セラピーによる呼称能力の相対的な改善を比較することだった。それぞれの患者は、音韻セラピーと意味セラピーの両方を4週間の間隔をあけて受けた。6名は一つのセラピーを2週続けて受け4週間あけてもう一つのセラピーを、残りの6名はそれぞれのセラピーを4週間あけて1週ずつ受けた。セラピーは週に4日間連続して行われ、どちらのグループに割り当てられるかによって、2週間または1週間続けられた(最初のグループは8日間受けたことになる)。セラピーセッションは1回1時間だった。セラピーの効果を測定するために、特定項目セラピーデザインが用いられた。

課題	意味セラピー	音韻セラピー
	1. 音声単語と絵をマッチングする(意味的ディストラクターを含む)。 2. 文字単語と絵をマッチングする(意味的ディストラクターを含む)。 3. 単語の意味にアクセスしなければならない質問にyes/noで答える(例:「猫は動物ですか?」)。	1. 単語を復唱する。 2. 音韻ヒントにより呼称する。 3. 目標語がもう一つの語と同じ韻を踏んでいるかどうか判断する。
訓練材料	物品の線画300枚(セットA) それぞれの絵に以下のものが用意されている。 a. 目標語の絵一つと意味的に関連したディストラクター三つの絵が描かれているシート b. 目標語が文字で書かれているカード c. 絵に関する意味的判断を問う質問(例:「猫は動物ですか?」) d. セットAの300物品をセットAとは異なる絵で表したカード(セットB)	

| ステップ | なし |
| フィードバック | 特に指定なし |

結果

患者は毎回の訓練前検査で80枚の検査絵の呼称能力を評価され、セラピー後1週目と6週目には300枚の絵すべての呼称の評価が行われた。毎回の訓練前検査では、12名全員がコントロール語より訓練語の呼称のほうが有意に改善していた。訓練が進むにつれ、この差は大きくなった。意味セラピーと音韻セラピーに有意差は見られなかった。セラピー後、コントロール語の呼称と比べて訓練語の呼称が有意に改善した。セットAとセットBの両方の絵カードで、わずかではあるが統計上信頼できる改善が患者群として見られた。12名のうち8名の患者は有意な改善が見られ、うち1名はわずか4時間のセラピーを受けた後、セラピー前には呼称できなかった絵の40％を呼称できるようになった。残りの4名に変化は見られなかった。意味セラピーと音韻セラピーは訓練語の呼称において同程度の改善をもたらした。しかし、訓練後6週間経つと改善は維持されていなかった。

その他

この研究により、セラピーの時間が4〜8時間と少なくても、呼称能力が有意に改善されることが示された。改善は、セラピーの期間や患者の年齢、発症後経過期間、失語症のタイプとは無関係だった。著者らは、意味セラピーでは意味表象へのアクセスが行われると考えている。この表象が前もって刺激されることで、その後に呼称する際にアクセスしやすくなる。一方、音韻セラピーは、その効果が意味セラピーより長く続かないものの、音韻出力レキシコンのレベルに作用すると想定されている。この違いは、語彙表象の二つのレベルの特質を反映していると考えられる。著者らは、意味セラピーで用いられたような促通作用のある適切な課題を使用することが、単語を活性化する「第一段階」のセラピーとなり、その後、第二段階のセラピーでその単語が使用され、コミュニケーション能力が最大限高められると提唱している。本研究のデータはHoward（2000）によって再分析され、それぞれの患者に見られた意味セラピーと音韻セラピーの効果はほぼ等しいことが示された。

研究4

Nickels L & Best W (1996). Therapy for naming disorders (Part II): specifics, surprises and suggestions（呼称障害のセラピー〈その2〉：詳細、驚き、提案）. *Aphasiology* 10 (2), 109-136.

セラピーの焦点

意味システムと音韻出力レキシコン

セラピーターゲット
意味

セラピーアプローチ
再活性化

患者情報
3名が研究に参加した。

【一般情報】

患者のAER氏は69歳男性の元エンジニア。PA氏は54歳女性で秘書として働いていた。TRC氏は47歳男性の魚屋。全員、左半球のCVAを発症した。

【言語障害と残存能力】

3名の参加者は、会話場面では「まあまあの(fair)」理解力であると記述されている。AER氏の発話は非流暢で失文法が見られた。TRC氏とPA氏は流暢だが喚語困難が著しく、情報量が少ない発話だった。TRC氏は、口頭では言えない単語をときおり書くことができた。PA氏はしばしば単語の頭文字を示すことができた。TRC氏とPA氏の二人とも、音韻ヒントが与えられると、それが語想起の助けとなり呼称能力が改善した。参加者は、Pyramids and Palm Treesテスト、音声単語と絵のマッチング、文字単語と絵のマッチング、類義語判断課題、呼称と書称の評価を受けた。

AER氏は、絵の理解、単語の聴覚的理解、単語の読解が障害され、特に低心像語の理解が悪かった。読解のほうが聴覚的理解より障害されていた。呼称では意味的エラーが特徴的だった。AER氏は書字ができなかった。著者らは、AER氏には意味障害があり、加えて文字刺激の処理も障害されていると述べている。TRC氏も音声単語・文字単語の理解が障害され、文字単語より音声単語の理解のほうが低下していた。呼称でも書称でも意味的エラーが見られたが、書称のほうがいくらか良かった。著者らは、TRC氏には意味障害に加えて、音韻出力レキシコンの表象へのアクセス障害があると述べている。PA氏は音声単語・文字単語の理解と呼称が障害され、TRC氏と同じようなパターンを示していた。意味的エラーだけでなく、長い単語の場合は音韻的エラーも起こした。PA氏は、意味システム、音声単語から意味へのアクセス、音韻出力レキシコンから先の障害といった多重レベルで問題があると著者らは示唆している。

【発症後経過年月数】

研究時、AER氏とTRC氏はともに発症後4年、PA氏は発症後6年が経過していた。

セラピーと結果

参加者3名は全員、異なるタイプの多面的な意味セラピーを受けた。まず、それぞれの参加者が受けたセラピーを別々に述べてから、著者らによって提起された全般的な問題の考察を付

け加える。

【AER氏のセラピー】

第1番目のセラピーはyes/noの質問からなる。セラピストが1回20分、週2回で3カ月間、合計8時間のセラピーを行った。2番目のセラピーは関連性判断である。AER氏はこの課題について、自宅で1週間に1時間半ほどを2～3日の間隔をあけて行い、自習という形で12週間続けた。その後、追加のセラピーを6週間にわたって行い、妻から成績についてフィードバックをもらった。3番目のセラピーは文字単語と絵のマッチングで、自宅にて一人で行われた。AER氏はこの課題を1日約15分、週4日8週間続けた。それぞれのセラピーにつき、セラピー前後の訓練語と非訓練語の成績を比較するために、特定項目デザインが用いられた。

課題	yes/noの質問	関連性判断	文字単語と絵のマッチング
	物品の機能について聴覚的に質問を呈示する。	絵または文字単語を呈示し、それが他のものと関連しているかどうか判断する。	文字単語と4枚の意味的に関連している絵とのマッチング、または絵と四つの単語とのマッチングを行う。
訓練材料	59枚の呼称のターゲット語の絵。60枚の非訓練語の絵。ベースライン正答率をマッチさせてある。	最初の課題で使われていない60語。	呼称用の100枚の絵。ベースライン正答率をマッチさせた訓練語の絵50枚と非訓練語の絵50枚。
ステップ	なし	a. 絵のみ b. 絵の選択肢付き文字単語 c. 文字単語のみ	なし
誤反応へのフィードバック	記載なし	最初はなし。第2段階では、関連性判断の後、フィードバックと判断理由についての話し合い。	フィードバックなし
正反応へのフィードバック	記載なし		フィードバックなし

【AER氏の結果】

1番目のセラピー（yes/noの質問）の結果、訓練語、非訓練語のいずれの呼称成績にも改善が認められなかった。しかし、関連のない別の呼称能力の評価では有意な改善があり、この改善は6カ月後も維持されていた。セラピーは、AER氏が物品の機能的特性に注目することを促進した。著者らは、直接関係のない呼称検査で改善が見られたのは、その物品の機能がよく似ている他のもの（例えば「熊手」と「鍬」）と区別するのに役立ったのではないかと示唆している。関連性判断のセラピーはAER氏にとって非常に難しかった。フィードバックなしの最初の試行の結果、訓練語に有意な改善が見られた。フィードバックありの同じセラピーの後では

訓練語にさらなる改善が見られ、非訓練語にも有意な改善が示された。効果は1カ月後まで維持された。そのような差が出たのは、セラピーが追加されたためか、あるいはフィードバックが与えられたためであろうと著者らは論じている。AER氏にとって、単語と絵のマッチングセラピーは簡単で、エラーも最小限だった。AER氏はいつも単語を音読しようとしていた。セラピーの結果、訓練語と非訓練語の両方に改善が見られたが、非訓練語より訓練語のほうが有意に大きな改善を示した。1カ月後では訓練語のみが訓練前の成績より有意に良かった。1年後でも訓練語の効果は有意なものだった。意味的に関連したディストラクターを使った単語と絵のマッチングにより、訓練語の呼称が長期にわたって改善した。著者らは、意味的課題が必ずしもすべて同じようなセラピー効果を生むとは限らないと結論づけた。課題自体の影響、自習課題を行う際の反応の正確さ、フィードバックと成績との関係についても論じている。

【PA氏のセラピー】

意味課題と非意味課題の効果を比較しながら、PA氏の語想起を改善する目的でセラピーを行った。課題はPA氏が自宅で1週間行い、練習は4～5回実施された。訓練語と非訓練語に対するセラピー効果を測定するために、反復ベースライン特定項目デザインが用いられた。

課題	文字ヒント	文字単語と絵のマッチング	語彙セラピー
	絵を呈示し呼称、呼称できなければ文字ヒントを与える。	絵と正しい単語あるいは意味的に似ている単語を呈示し、yes/no判断をする、または絵と四つの文字単語のマッチングを行う。	絵を呈示し呼称する。
訓練材料	66枚の絵を訓練語33枚と非訓練語33枚に分けたもの。訓練語のセットは"s f d b"の4文字から始まる。2セットともベースライン正答率をマッチさせておく。	非訓練語のセット。	ベースライン正答率をマッチさせた27枚の絵を2セット。一つは訓練語セット、もう一つは非訓練語セットとする。
ステップ	a. 最初に呼称する。 b. 呼称できなければ、ヒントカードより語頭の文字を見つける。 c. 呼称できなければ、絵カードの裏面に書かれた単語を音読する。	なし	呼称できなければ、絵カードの裏面に書かれた単語を音読する。

		判断を確認できるよう絵カードの裏面に単語が書かれている。	
誤反応へのフィードバック	フィードバックなし		フィードバックなし
正反応へのフィードバック	フィードバックなし		フィードバックなし

【PA氏の結果】

　最初のベースライン期では、検査を繰り返しても有意な改善は見られなかった。文字ヒントセラピーの後、訓練語の呼称に有意な改善が見られたが、非訓練語には変化がなかった。文字単語と絵のマッチングの後では変化が見られず、この課題はPA氏の呼称能力を促進しなかった。語彙セラピーの結果、非訓練語に変化はなかったが、訓練語のセットの呼称に有意な改善があった。この非訓練語に、後日、語彙セラピーを実施したところ、これらの単語にも有意な改善が見られた。著者らは、PA氏がセラピーで目標語を口頭で言わなければならなかったことが、おそらく意味システムと音韻出力レキシコンのつながりを強化したのではないかと結論づけている。

【TRC氏のセラピー】

　セラピーの目的は、意味判断課題を用いて書称と呼称を改善することだった。2カ月にわたる初期のベースライン評価の後、文字単語と絵のマッチング課題を導入した。セラピーはTRC氏の自宅で行い、2種類の課題（一つの単語に対して4枚の絵と、1枚の絵に対して四つの単語）を1日ずつ交互に実施した。TRC氏は、約10分かかる課題を週に5日ずつ4週間続けることになっていたが、時間的制約のため、3日分に相当する課題が終わらなかった。再評価の後、第2期の音声単語と絵のマッチングからなるセラピーに移った。ここでもTRC氏は、5～10分かかる課題を自宅で週5日、4週間続ける予定で、この期間に課題をすべてこなした。訓練語と非訓練語の呼称と書称を比較するために、特定項目デザインが使用された。

課題	文字単語と絵のマッチング 文字単語と意味的に関連した4枚の絵とのマッチング、または1枚の絵と四つの文字単語とのマッチングを行う。	音声単語と絵のマッチング 音声単語と意味的に関連した4枚の絵とのマッチング、または1枚の絵と二つの音声単語とのマッチングを行う。
訓練課題	100枚の絵を訓練語と非訓練語のセットに分けたもの。それぞれのセットは呼称・書称のベースライン正答率でマッチさせてある。	
ステップ	なし。2種類の課題を交互に行う。	なし。2種類の課題を交互に行う。
誤反応へのフィードバック	フィードバックなし	フィードバックなし
正反応へのフィードバック	フィードバックなし	フィードバックなし

【TRC氏の結果】

文字単語と絵のマッチング課題の際、TRC氏はその単語を言おうとする様子があったが、言えない場合は次の項目に進んでいた。この文字単語と絵のマッチングセラピーの後で、呼称と書称が有意に改善した。セラピーの1週間後も、訓練語と非訓練語の両方に有意な改善が見られた。1カ月後になると成績はいくらか低下したものの、訓練語の書称と呼称で有意な効果がまだ見られた。非訓練語には有意な改善が見られなくなっていた。音声単語と絵のマッチング課題からなる第2期セラピーの後は、呼称にも書称にも有意な変化はなかった。文字単語と絵のマッチングが書称・呼称の両方に改善をもたらしていることから、セラピー効果は文字による表出に限られるのではないことが示唆される。また、音声単語と絵のマッチングは効果がなかった。著者らは、TRC氏の聴覚的理解力がより重度に障害されているため、聴覚呈示という課題形式から促通されることが少なかったと示唆している。

その他

著者らは3名の参加者の結果について考察を加えている。参加者はいずれも意味の障害があり、「意味セラピー」を受けたが、その効果は参加者や課題によって異なっていた。3名とも文字単語と絵のマッチング課題を行った。AER氏とTRC氏は同じようなパターンの効果を示した。つまり、訓練語については長期にわたる改善が見られ、非訓練語には一時的な改善しか見られなかった。PA氏の場合は、改善がまったく見られなかった。著者らはこれらの知見を、口頭表出の必要性、課題の難易度や正答率、意味障害の特性と関連させながら論じている。意味セラピーがどう作用するのか、その訓練効果のメカニズムを究明するさらなる調査についての示唆も論じられている。この研究に述べられているセラピーの大部分は、参加者の自宅で自習として行われた。TRC氏については、以前にもセラピーが行われており、Nickels (1992) に記述されている。

研究5

Kiran S & Thompson CK (2003). The role of semantic complexity in treatment of naming deficits: training semantic categories in fluent aphasia by controlling exemplar typicality（呼称障害のセラピーにおける意味の複雑性の役割：典型性の統制による流暢型失語症の意味カテゴリー訓練）. *Journal of Speech, Language and Hearing Research* 46 (3), 608-622.

セラピーの焦点
意味と音韻出力レキシコン

セラピーターゲット
意味

セラピーアプローチ
再活性化

患者情報
4名が研究に参加した。
【一般情報】
　参加者は女性3名、男性1名で、年齢は63歳から75歳までだった。全員右利きで、左半球の中大脳動脈領域に脳卒中を一度起こしていた。教育歴は全員少なくとも高卒以上だった。聴力は問題なく、視覚障害もなかった。
【言語障害と残存能力】
　参加者は全員、流暢型の失語症を呈し、理解障害と喚語困難が認められた。単語の聴覚的理解と読解の評価では、参加者によって多少程度の差はあるものの、全員何らかの障害があった。単語の復唱と音読も難しかった。参加者は意味システムと音韻出力レキシコンに障害があると考えられた。
【発症後経過年月数】
　参加者は、発症後9カ月から99カ月が経過していた。

セラピー
　セラピーの目的は、意味的複雑さが般化にどのような影響を与えるのかを調べながら、呼称を改善することだった。著者らは、非典型的（より複雑）な単語を訓練すれば、非訓練語への般化がいっそう促進されるだろうと予測した。訓練語の習得ならびに同一カテゴリー内・カテゴリー外の非訓練語への般化を調べるために、参加者間行動間反復多層ベースラインデザインが用いられた。セラピーに先立ち、3回または5回のベースライン検査を行った。セラピー1回につき8単語を訓練した。訓練されたカテゴリーの呼称テストは2セッション目ごとに行った。呼称課題で8分の7以上の正解が2回続けて得られるか、あるいは合計20セッション行えば、そのサブセットでの訓練は終了となった。非訓練カテゴリーの呼称テストは、各サブセットの最後に行った。フォローアップ検査は、セラピーの6〜10週間後に終了した。セラピーは2時間のセッションを週2回実施した。
　訓練では二つのカテゴリーを使用した。訓練するカテゴリーの順番と試行するサブセットの典型性は、参加者間で相殺するよう調整（counterbalanced）した。参加者1と参加者2は鳥のカテゴリーから訓練を始め、参加者3と参加者4は野菜のカテゴリーが最初だった。典型例が参加者1と参加者3に最初に訓練され、参加者2と参加者4には非典型例のほうが先だった。

課題	絵の呼称	カテゴリー分け 文字で書かれたカテゴリーの見出しに沿って絵を分類する。	特徴選択 目標語の絵とカテゴリーの特徴を呈示。参加者は目標語に関連した六つの特徴を選び音読する。	yes/no質問 目標語の意味特徴についての質問に答える。
訓練材料	鳥と野菜のカテゴリーそれぞれに属する24語——うち8語は典型例、8語は中等度の典型例、残り8語は非典型例。すべて低頻度語。頻度と音節の長さを統制したサブセット。 訓練しない三つのカテゴリー（果物、動物、楽器）からそれぞれ12語。 訓練するカテゴリーそれぞれについての特徴30個——うち15個はカテゴリー内のすべてに共通するもの、残り15個は少なくとも2語に当てはまるもの。 他のカテゴリーに関連したディストラクターとなる特徴20個——特徴は、物理的、機能的、特性、あるいは状況的に関連したもの。			
ステップ	それぞれの単語につき、四つの課題すべてを行う。カテゴリー分けについては、一貫した正答が得られれば、その課題を各語について行うのではなく、セッションの始めに1回行う。			
誤反応への フィードバック	記載なし	検査者が絵を正しいカテゴリー名の下に置く。	記載なし	記載なし
正反応への フィードバック	残りの課題はその単語についてさらに深く理解することに焦点が置かれていることを説明する。	記載なし	記載なし	記載なし

結果

　一つのサブセットで変動が見られた参加者3を除いて、全員安定したベースライン成績を示していた。参加者1の訓練は鳥の典型例から始めた。7週間後、訓練語で基準を満たす改善が見られた。この時点では、まだ訓練していない中等度の典型例や非典型例への般化は見られなかった。ただ、これらの項目も個別に訓練すると改善が見られ、24語すべての訓練を25週間で終えた。訓練していない野菜のカテゴリーに改善は見られなかった。参加者1はこのセラピーをもどかしく感じていたので、野菜名はまず非典型例から始めた。8週間後、訓練した非典型例の呼称に改善が見られ、訓練を行わなかった典型例や中等度の典型例の呼称にも般化が見られた。

参加者2は最初に鳥の非典型例から訓練を始めた。訓練語については11週間後に基準を満たし、中等度の典型例と典型例の両方への般化も見られた。訓練しなかった野菜のカテゴリーでは変化がなかった。続いて、野菜の非典型例を訓練すると、鳥のカテゴリーで見られた訓練効果が6週間以内に再現された。

　参加者3は野菜の典型例の訓練を最初に受けた。訓練語には改善が見られたものの、非訓練語への般化は見られなかった。中等度の典型例や非典型例も訓練が適用されると改善した。最初のカテゴリーの訓練に計28週間かかってしまったので、第2のカテゴリー（鳥のカテゴリー）の訓練は行わなかった。

　参加者4は最初に非典型例の訓練を受け、参加者2と同じような訓練効果が見られた。訓練語の呼称については野菜が6週間後に、鳥が9週間後に基準を満たし、より典型的な語の呼称にも般化の効果が見られた。

　参加者は全員、セラピー後6～10週間経過しても、訓練効果が維持されていた。エラーが減少し正答数が増加しただけでなく、エラータイプに有意な変化が見られた。セラピー後は、一般的な反応の割合が減り、意味的エラーや音韻的エラーといった特定のエラーが増えた。訓練の順番はエラーのタイプに何ら影響を及ぼさなかった。参加者全員、WAB失語症検査の聴覚的理解や意味処理に関する諸検査で改善が示された。一方、呼称検査では最小限の変化しか見られなかった。

　意味セラピーは、訓練語の呼称に改善をもたらした。非典型例を訓練すると、その結果、訓練しなかった典型例も改善することが明らかになった。逆に、典型例の訓練の後、非典型例への般化は見られなかった。より複雑な項目にはそのカテゴリーの原型（prototype）となる特徴とまったく異なる特徴が含まれ、典型的な特徴と非典型的な特徴の両方が活性化されるため般化が生じる、と著者らは提唱している。典型例の訓練では一般的な特徴が繰り返し活性化されるだけであるが、非典型例の訓練は特徴の違いを際立たせることになる。非典型的な単語から訓練を始めると、必要なセッションの回数は少なくなるので時間的にも効率が良い。著者らは、意味処理における改善が広く見られたのは、イメージしやすい意味特徴とイメージしにくい意味特徴の両方について明確な判断ができるようになったためだとしている。改善は発症後の経過年数や失語症の重症度とは関係なく、セラピーの結果である可能性が高い。

その他

　この研究では、セラピーで得られた効果が統計的に有意かどうかについて検討されていない。さまざまな意味検査の平均が改善したことから、広範な改善が見られたとしている。この研究の知見は他の領域、例えば文の処理（Thompsonら2003）のセラピー研究と関連づけられている。文処理の研究では、意味の複雑さが般化に影響を与えることが示されてきた。著者らは、今回の研究で得られた知見は、簡単な課題から訓練を始め複雑な課題に進むべきであるという長年にわたる臨床上の前提に異議を唱えるものだとしている。

研究6

Marshall J, Pound C, White-Thomson M & Pring T (1990). The use of picture/word matching tasks to assist word retrieval in aphasic patients（失語症者の語想起の一助となる絵と単語のマッチング課題の使用）. *Aphasiology* 4(2), 167-184.

セラピーの焦点
意味と音韻出力レキシコンへのアクセス

セラピーターゲット
意味または音韻

セラピーアプローチ
再活性化

患者情報
3名の患者について報告されている。論文には、7名の患者のグループスタディも含まれているが、ここでは省く。

【一般情報】

患者のRS氏は45歳になる会社取締役で、左脳にCVAを1回起こした。IS氏は76歳の元公務員で、やはり左脳にCVAを発症した。FW氏は76歳の女性（職業は記載なし）で、左脳にCVAを起こし、精神的苦痛にも悩まされていたが抗鬱剤による治療はうまくいっていなかった。

【言語障害と残存能力】

RS氏は実用的なレベルの理解は良好だった。具象語の理解は保たれていたが、低心像語の理解はやや不良だった。Pyramids and Palm Treesテスト（Howardら1992）の絵3枚版では健常域の成績だった。発話は著しい失名辞、特に動詞の想起困難が特徴的だった。呼称では反応なしの誤りが多かった。音韻ヒントは効果的で、不適切な音韻ヒントにつられて意味的エラーをおかすようなことはなかった。高心像語・低心像語とも正確に音読できた。RS氏の障害は、意味システムから音韻出力レキシコンへのアクセスにあると示唆された。

IS氏は会話レベルの実用的理解は良いが、喚語困難が認められ、非流暢でためらいがちな発話だった。単語の聴覚的理解と読解検査で誤りが見られ（意味的ディストラクターを選ぶ）、Pyramids and Palm Treesテストの成績は健常域から外れていた。呼称では意味的エラーと音韻的エラーが混じっていた。単語の音読は良好だったが、非語は音読できなかった。喚語困難の原因は、意味システムそのものの障害と音韻出力レキシコンへのアクセス障害が組み合わされたことによるものと示唆された。

FW氏もIS氏と同じようなパターンの成績だった。喚語困難に加えて、聴覚的理解と読解も障害されていた。呼称では意味的エラーと音韻的エラーの両方が見られ、音韻ヒントと文字ヒントが効果的だった。音読の評価は行われていない。FW氏には主に意味の障害があり、音韻出力レキシコンへのアクセスも困難であると示唆された。

【発症後経過年月数】
RS氏は発症後10カ月、IS氏は3カ月、FW氏は5カ月が経過していた。

セラピー

セラピーの目的は、意味情報へのアクセスにより、絵の呼称能力を改善することだった。RS氏は3時間のセラピーを2週間にわたって受け、IS氏は5時間のセラピー（各ステージ2時間半ずつ）を4週間にわたり受けた。FW氏は3週間で3時間半のセラピーを受け、その後さらにもう3週間セラピーが延長された。訓練語とコントロール語への訓練効果を調査するために、特定項目セラピーデザインが用いられた。

課題	意味的マッチング 1枚の線画と五つの文字単語（目標語＋意味的に関連した四つのディストラクター）が呈示される。患者はすべての語を音読してから、正しいものを選ぶ。
訓練材料	低頻度語の線画と、目標語と四つの意味的に関連したディストラクターを文字で書いたもの。 RS氏——50枚の線画、訓練語25語とコントロール語25語（正答率をマッチさせてある） IS氏——100枚の線画、25語ずつ連続して二つのステージで訓練する50語とコントロール語50語 FW氏——50枚の線画、訓練語25語とコントロール語25語（正答率をマッチさせてある）
ステップ	なし
誤反応へのフィードバック	記載なし
正反応へのフィードバック	記載なし

結果

RS氏は訓練直後、訓練語の呼称成績のほうが非訓練語より有意に良かった。これは4週間経っても維持されていた。IS氏も訓練語2セットの成績と非訓練語の成績には有意な差が見られた。非訓練語にも改善が少しは見られた。FW氏の場合、非訓練語と訓練語に違いは見られなかったが、セラピー延長後にはいずれの単語セットにも有意な改善が見られた。

RS氏とIS氏は根底にある呼称障害は異なっているにもかかわらず、二人とも意味セラピーの後、訓練語で有意な改善が見られた。著者らは、意味システムが障害されている患者にも障害されていない患者にも、意味セラピーが適用できると示唆している。研究の中の不確かな部

分にも著者らは言及している。IS氏はセラピー後の検査で改善が示されたが、意味の障害が最初にどの程度あったのかについては不確かである。RS氏には非訓練語への般化は見られなかったが、IS氏の場合はいくらか効果があった。FW氏はRS氏やIS氏より改善が少なかったが、それは特定の訓練によるものではなく、全般的な改善を反映していた。FW氏の心の状態が成績に影響を及ぼしたと考えられる。

その他

この研究により、単純な意味課題でも、根底にある障害が異なっている患者にも効果をもたらすことが示された。IS氏の成績を見ると、セラピー効果がいくらか般化していることがわかる。セラピー後に測定される有意な効果と、臨床的価値、つまりコミュニケーションへの般化という点から見た患者への影響との関係について考察されている。

研究7

Pring T, Hamilton A, Harwood A & Macbride L (1993). Generalisation of naming after picture/word matching tasks: only items appearing in therapy benefit (単語と絵のマッチング課題後の呼称の般化：セラピー項目のみの効果). *Aphasiology* 7 (4), 383-394.

セラピーの焦点
意味システムと音韻出力レキシコンへのアクセス

セラピーターゲット
意味または音韻

セラピーアプローチ
再活性化

患者情報
5名の患者が研究に参加した。
【一般情報】
参加者は全員、CVAを発症した。年齢、性別、職歴に関する情報、また患者の特定の神経学的障害についての情報は提供されていない。
【言語障害と残存能力】
患者は5名とも主に表出の問題を抱えていて、語想起障害が目立った。単語の理解障害は軽度で、高心像語より低心像語の成績のほうが低かった。文の理解は会話レベルでは実用的だった。高心像語の音読は、全員ごく軽度に障害されていた。患者のMM氏、DL氏、BR氏、PB

氏の4名はブローカ失語を呈していた。MM氏とPB氏は、動詞の想起と文の組み立てが困難だった。DL氏とBR氏は、語彙と文法の障害は重度ではなかった。RH氏は重度の喚語困難が認められ、「回復したウェルニッケ失語」と報告されていた。患者5名の呼称課題でのエラーは、意味的な誤りとともに省略や迂言が見られた。

【発症後経過年月数】

患者は全員、発症後2年以上経過していた。MM氏は12年以上、PB氏は4年以上、DL氏、BR氏、RH氏は2〜3年が経過していた。

セラピー

セラピーの目的は、意味課題を使用して呼称を改善することだった。セラピーは2週間、毎日行った。最初のセッションと新しい単語セットを導入するセッションは、言語聴覚士の指導のもと行った。患者はその他のセッションを単独で行い、刺激シートに反応を記録した。課題1はセラピストによるセッションで用い、課題2は一人で行うときに使った。効果を測定するために特定項目デザインが使用された。

課題	1. 単語と絵のマッチング 四つの単語（目標語＋ディストラクター3語）を音読し、絵に合う1語を選択する。	2. 絵と単語のマッチング 三つの単語を音読し、それぞれの語と正しい絵をマッチングさせる。
訓練材料	三つの意味カテゴリーの一つにつき72枚の白黒の線画と、線画に対応する（タイプされている）文字単語。	1回に6枚の絵を呈示（目標語3枚、ディストラクター3枚）
ステップ	なし	なし
誤反応へのフィードバック	記載なし	記載なし
正反応へのフィードバック	記載なし	記載なし

結果

患者全員、セラピーの後で、訓練語と意味的に関連したディストラクターに有意な改善が見られた。訓練語のほうが関連したディストラクターよりも大きな改善を示した。ディストラクターは、意味的に関連した非訓練語より改善していた。関連した非訓練語とコントロール語に違いは見られなかった。この研究では、セラピー課題で使われた単語の呼称が、訓練直後と1カ月後のフォローアップでも有意な改善を示した。訓練語の呼称は、他のどのような語より有意に改善した。非訓練語については、その語が訓練語と同じ意味カテゴリー内にあっても無関係のカテゴリーであっても、般化は見られなかった。

本研究で用いられた課題は、音韻処理と意味処理を結びつけている。著者らは、関連したディストラクターとして使われた単語の呼称が改善したのは、今までの研究より項目間の意味

的関連性の程度が増した結果だと述べている。また、単語同士の関連性にはっきりと注意を向けさせるような意味課題がより効果的ではないかと示唆した。

その他
この研究に参加した患者はごく少数であり、しかも障害が比較的軽度でセラピーの対象としては非典型例である。各々の患者の障害レベルも明らかではない。

研究8

Hillis AE (1989). Efficacy and generalisation of treatment for aphasic naming errors（失語症の呼称の誤りに対するセラピーの効果と般化）. *Archives of Physical Medicine and Rehabilitation* 70 (8), 632-636.

セラピーの焦点
意味と音韻出力レキシコン

セラピーターゲット
意味または文字

セラピーアプローチ
再活性化

患者情報
2名が研究に参加した。それぞれ患者1、患者2と記す。
【一般情報】
患者1は51歳、右利きの男性で、血栓塞栓性脳卒中を起こした。CTスキャンで左の前頭頭頂領域に広範な梗塞が認められた。患者2は63歳、右利きの女性で、2度目のCVAの後、研究に参加した。3年前に左後頭領域に最初のCVAを起こしたが、後遺症として言語と発話の障害は残らなかった。2度目のCVAは左の頭頂領域に起きた。
【言語障害と残存能力】
患者1は理解が重度に障害され、yes/noの反応もチャンスレベルだった。音声表出は、発話量の低下と保続的な音節が特徴的だった。読解も重度に障害されていたが、文字単語と絵のマッチングは比較的良好（27/32語）で、意味的エラーが圧倒的に多かった。患者2は表出が重度に障害されているものの、聴覚的理解と読解は損なわれていなかった。流暢で内容語が乏しい発話だった。呼称と復唱は最重度に障害され、復唱のエラーから意味に障害があることがわかった。口頭または文字で物の定義を与えられても、呼称することはできなかった。

呼称のベースライン評価から、二人とも口頭表出で同じような意味的エラーをおかすことが明らかになった。患者1は理解と書字でもエラーが見られた。患者1に見られる意味的エラーのパターンが均質なことから、著者らは、単語の意味（意味システム）そのものの障害であると考えた。患者2は表出に特化した障害が見られたことから、呼称と書称それぞれ別々にエラーの原因があるのではないかと考えられた。つまり、①呼称の際の、正しい音韻表象を想起する能力の崩壊と、②書字の際の、単語の文字表象を保持する能力の崩壊、という二つである。

【発症後経過年月数】

研究開始時、患者1は発症後3カ月だった。ただし、言語評価は発症後7週間の時点で行われた。患者2はCVAの再発から15カ月が経過していた。

セラピー

名詞の呼称と書称、動詞の口頭・文字表出を改善する目的でセラピーを行った。患者1は1〜2時間のセラピーを週5日受けた。合計で何週実施したかについては報告されていない。患者2が受けたセラピーの量と期間についても記されていない。セラピー効果ならびに項目間・モダリティ間の般化を評価するために、項目間多層ベースラインデザインが用いられた。

課題	書称・文字表出 絵の名前を書く。わからなければヒントが与えられる。	呼称・口頭表出 絵の名前を言う。わからなければヒントが与えられる。
訓練材料	なじみ深い名詞と動詞50枚の白黒線画。患者が呼称または書称できなかった名詞10語（刺激セット1）と動詞10語（刺激セット2）。その他の語はコントロールとして使用。すべての語のベースライン測定は5セッションにわたって行った。セット2（動詞）の前にセット1（名詞）を行い、書称、呼称とも90％の正解が得られたらセット2（動詞）に進んだ。	
ステップ	a. 刺激絵（文字なし） b. 文字をばらばらに入れ換えて、余分な2文字を挿入 c. 余分な文字なしの文字の入れ換え d. 語頭文字のヒント e. 単語を音声呈示（聴き取って正しく書く） f. 文字単語を一瞬呈示（正しく遅延再生する）	a. 刺激絵＋「これは何ですか？」 b. 「これは何であるか文字で書けますか？ では、読んでください」 c. 「これでどうしますか？」または「何をしていますか？」 d. 機能を説明 e. 文字単語の呈示 f. 口頭で文の完成 g. 語頭音のヒント
誤反応へのフィードバック	正しい反応が得られるまでステップに沿って進む。	
正反応へのフィードバック	正しい反応が得られれば、一つ前のヒントを逆の順に呈示。その後、患者は単語を言う。口頭表出についてのフィードバックは、なし。	

結果

　患者1は書称訓練の後、書称と呼称の両方とも改善し、同じ意味カテゴリーの非訓練語の名詞への般化も見られた。名詞から動詞への般化は見られなかった。名詞の後に訓練した動詞にも改善が見られた。セラピー終了後の9セッションの間、この効果は維持された（どのくらいの期間なのかは報告されていない）。患者2の場合、書称と呼称の訓練後に改善が見られたが、この改善は訓練されたモダリティに限られていた。つまり、患者1で書称訓練後に呼称も改善したような同時効果は、患者2には見られなかった。呼称においてのみ、ごくわずかであるが非訓練語への般化の傾向を示唆するエビデンスがあった。効果の維持についてのコメントはなかった。

　このセラピープログラムは2名の患者に効果をもたらしたが、著者は、まったく同じ訓練が、異なる患者に異なる理由で改善をもたらす可能性があるということを強調している。また、患者に見られた対照的な結果は、おそらく根底にある障害の違いによって起きたものであると述べている。患者1に見られた般化は、語の意味の障害と関連していると考えられ、一方、患者2に般化が見られなかったのは、二つの異なる処理過程の障害を反映しているものだと考えられた。

その他

　この研究に用いられたヒントのステップは、正しい反応を引き出した刺激を観察した結果、考案された。

研究9

Hillis AE & Caramazza A（1994）. Theories of lexical processing and rehabilitation of lexical deficits（語彙処理の理論と語彙障害のリハビリテーション）. In MJ Riddoch & GW Humphreys（Eds）, *Cognitive neuropsychology and cognitive rehabilitation*. London: Lawrence Erlbaum Associates.

セラピーの焦点
意味システムと音韻出力レキシコン
文字－音韻変換や音韻－文字変換をターゲットにしたセラピーも含まれている。

セラピーターゲット
意味または音韻、文字

セラピーアプローチ
患者のKE氏、JJ氏、HW氏には再活性化、HW氏、SJD氏、PM氏には認知機能再編成

患者情報

【一般情報】

　HW氏は64歳の女性で、左頭頂部と後頭部に脳卒中を起こした。SJD氏は44歳の女性で、左前頭頭頂部に梗塞を起こした。PM氏は博士号を取得した50歳の女性、左利きで、前頭側頭頭頂部と基底核に脳卒中を発症した。KE氏は51歳の男性、大卒で、左前頭頭頂部の梗塞を起こした。JJ氏は67歳になる元会社役員で、左側頭部と基底核に脳卒中を発症した。PM氏以外のHW氏、SJD氏、KE氏、JJ氏は全員右利きだった。

【言語障害と残存能力】

　HW氏とSJD氏の発話は流暢で文法にかなっていたが、形態論的なエラーがいくらか見られた。PM氏の発話は文法的に正しかったが、たどたどしく、やや不明瞭だった。HW氏、SJD氏、PM氏の3名とも単語の理解は良好だったが、複雑な構文や可逆文の聴覚的理解は困難だった。HW氏は、呼称と音読で意味的エラーが認められた。名詞に比べると動詞の表出のほうが障害されていた。音韻のヒントは効果的だった。SJD氏は、書称と書取で意味的エラーが見られた。名詞より動詞のほうが悪く、意味的エラーか形態論的なエラーのどちらか、または両方が見られた。書くときに、機能語を省略したり置き換えたりすることもあった。PM氏は、発話と書字課題の両方で意味的エラーが見られ、発話課題のほうが書字課題より間違いは少なかった。また、非語や自分が呼称できない語を、音読したり綴ったりすることはできなかった。KE氏とJJ氏は、単語の理解が障害されていて、すべての課題で意味的エラーが見られた。KE氏は、呼称課題で音韻のヒントが効果的だった。JJ氏の場合、音読と書取のほうが呼称より良く、文字－音韻変換メカニズムは損傷されていないことがうかがわれた。JJ氏とKE氏は意味の障害があり、HW氏、SJD氏、PM氏の3名は音韻アクセスの障害があるのではないかと考えられた。

【発症後経過年月数】

　患者全員、少なくとも発症後6カ月経過していた。KE氏は6カ月、JJ氏が9カ月、HW氏は2年半、SJD氏は4年、そしてPM氏は2年が経過していた。

セラピー

患者によりセラピーの目的は異なっていた。

(1) HW氏の場合——文字－音韻変換規則[訳注51]を指導して、呼称項目の活性化を高めるためにセラピーを行った。HW氏は、動詞の想起の助けとなるように音読を20セッション、呼称セラピーA（下記参照）による動作と物品の呼称にそれぞれ5セッション、そして、呼称セラピーBを20セッション受けた。

(2) SJD氏の場合——セラピーの目的は、意味的エラーを阻止するための自己モニタリン

訳注51）文字－音韻変換規則——英語の "orthographic-to-phonological conversion rules" は "OPC rules" と略して使われることがある。

グ方略として、音韻－文字変換規則[訳注52]を指導することだった。SJD氏は、音韻－文字変換ヒントのセッションを12回、自己モニタリングのセッションを43回受けた。

（3）PM氏の場合——文字－音韻変換と音韻－文字変換の両方の規則を指導するセラピーを行った。PM氏は、音韻－文字変換セラピーのセッションを5回受けて、そのセラピーは中止となった。その後、文字－音韻変換セラピーを12セッション受けた。

（4）KE氏とJJ氏の場合——呼称項目の活性化を高める目的でセラピーを行った。KE氏は、呼称セラピーAにより、動作と物品の呼称をそれぞれ5セッションずつ受けた。JJ氏は、呼称セラピーBを20セッション受けた。

訓練された呼称課題と非訓練の呼称課題への介入効果を測定するために、行動間多層ベースラインデザインが使用された。

【セラピー1：変換規則の指導】

課題	音韻－文字変換規則の学習（SJD氏、PM氏）	文字－音韻変換規則の学習（HW氏、PM氏）
訓練課題	30個の音素を10個ずつ3セットに分けたもの。各セットは100％正解するまで続けられた。	3セットの音素
ステップ	a. /音素/を表す文字を指し示す。 b. /音素/から始まる単語を考える。 c. /音素/から始まる単語は"キーワード"。"キーワード"の最初の音を表す文字を指し示す。 d. "キーワード"を書く。"キーワード"の音を表す文字を指し示す。 e. 「ターゲットの文字」は"キーワード"の最初の音を表す。/音素/は"キーワード"の最初の音である。「ターゲットの文字」は/音素/を表す。「ターゲットの文字」を指し示す。 例：「B」は"baby"の最初の音を表す。/b/は"baby"の最初の音である。「B」は/b/という音素を表す。「B」を指し示す。	明記なし 音韻－文字変換セラピーのステップと同様とみなす。
フィードバック	記載なし	記載なし

訳注52）音韻－文字変換規則——英語の"phonological-to-orthographic conversion rules"は"POC rules"と略して使われることがある。なお、本書ではモデル（図1.1）を始め、"phonological-to-grapheme conversion"という用語が使われているが、同じことを指す。

【セラピー2：呼称セラピー】

課題	呼称を促進するための動詞音読（HW氏）	呼称セラピーA（HW氏、KE氏）段階的ヒントによる絵の呼称	呼称セラピーB（HW氏、JJ氏）音読および文字単語と絵のマッチングマッチングでは1セット40枚の絵から正しい絵を選ぶ。
訓練材料	他動詞を描いた40枚の絵。無作為にAセット、Bセットの二つに分ける。セットAが100％正しくできたらセットBを使用。	物品の絵50枚と動作絵10枚（使用語彙の記載なし）。セットAが100％正しくできたらセットBを使用。	文字単語40個のセットとそれらの絵40枚（使用語彙の記載なし）。無作為に二つのセットに分け、一つは音読に使用、もう一つは単語と絵のマッチングに使用。
ステップ	なし	ヒントのステップ a. 文完成 b. 語頭音 c. 手本として、単語の音声呈示 名詞が90％正しく呼称できたら動詞も同様に行う。	なし
フィードバック	単語の音読ができない場合は、正しい表出ができるまで、音韻ヒントを与えるか、手本を示す。	記載なし	単語の音読ができない場合は音韻ヒントを与える。単語と絵のマッチングでは間違えたものを正しく教え、他の単語をいくつか試行した後で再度行う。正しい反応が得られるまで繰り返す。

結果

患者ごとに順を追って、以下に結果をまとめる。課題、刺激ごとに見られる改善や、実用面での般化、また改善のメカニズムについても述べられている。

【HW氏】

HW氏は、口頭表出の助けになるほどには、文字－音韻変換手続きを十分に学ぶことができなかった。訓練した動詞の表出は改善した（正答率が30％から90％になった）。呼称セラピーAの結果、訓練語の呼称が改善した（名詞は50％から80％へ、動詞は10％から70％へ）。

第11章　名詞の想起と産生のセラピー　189

呼称セラピーBの後では、セラピー中に音読課題を行ったことにより、いくつかの単語の呼称が改善した。文字単語と絵のマッチングでは改善は見られなかった。他の課題や刺激への般化に関しては、HW氏は変換できた音を混成させることができなかった（同様の結果を示したものとしてNickels 1992を参照）。動詞の表出は改善したが、非訓練語への般化は見られなかった。セラピーAの後も、非訓練語への般化は見られなかった。セラピーBの後、般化についての検査は行われていない。日常生活への般化の影響を検討すると、HW氏が学んだ文字－音韻変換規則は、単語の音韻形を想起するヒントとはならなかった（Nickels 1992を参照のこと）。日常への般化は、他の訓練については述べられていない。HW氏に見られた改善のメカニズムとして、産生の頻度が増えたことによって、訓練された動詞の活性化の閾値が下がったと考えられる。呼称のエラーが音韻出力レベルで起こっていると想定されており、セラピーAとセラピーBを受けたことで、おそらく上述した動詞セラピーと同じように音韻表象の活性化の閾値が下がったのであろう。エラーが意味レベルの障害によるものではないので、単語と絵のマッチング課題は効果的ではなかったと考えられる。

【SJD氏】
　SJD氏は、目標とした音素の音韻－文字変換規則を学び、音韻－文字変換が100％まで改善した。般化効果も見られ、すべての単語の成績が向上した。実用的には、談話における動詞の書称の量と正確さが改善された（日々の活動や新聞記事についてまとまった文章を書く課題の中で毎回測定された）。セラピーのメカニズムに関して、SJD氏の音韻から文字への変換能力が意味的錯書を抑制したのではないかと考えられた。音韻を適切な文字に変換する能力が、文字表象へのアクセスのヒントとなったのかもしれない。

【PM氏】
　PM氏は、音韻－文字変換規則を学ぶことはできなかったが、文字－音韻変換セラピーはうまくいった。訓練終了時でも、音韻－文字変換は60％までしか改善しなかった。一方、文字－音韻変換はおよそ20～30％だったものが90％くらいまで改善した。綴りに関しては、訓練された動詞のみに改善が見られた（詳細にわたる記載はないが、段階的ヒントを使用）。文字－音韻変換能力のおかげで、PM氏は文字に対応した音素を発音することができ、それを手がかりとして正確に音読できるようになった。144の非訓練語の音読は76％から89％に改善したが、呼称に改善は見られなかった。実用面でも改善は見られなかった。呼称できない語の綴りを想起できなかったため、文字－音韻変換能力が呼称を促進させることはなかった。PM氏の音韻－文字変換訓練がうまくいかなかったのは、PM氏の損傷がSJD氏と同じ部位にあったとしても、障害のタイプと重症度が違っていたことによるのかもしれない。文字－音韻変換訓練で音読が改善したのは、文字－音韻変換時に含まれる数多くのプロセスのいずれかによる可能性がある。対照的に、HW氏にとって文字－音韻変換手続きがうまく作用しなかったのは、障害や重症度に影響を与える言語処理の要素が厳密には違っていたためかもしれない。

【KE氏】
　KE氏は、すべての訓練語の呼称で10％だったものが100％へと改善した。物品呼称は、同

じ意味カテゴリー内の非訓練語へ般化した。呼称での改善は、同じ単語や同じ意味カテゴリーの単語の書称にも般化した。実用的な般化については述べられていない。KE氏の場合、ヒントにより目標語の活性化が増し、その先の処理を可能にしたのかもしれない(これは他の単語への般化の説明にはなっていない)。

【JJ氏】

JJ氏の音読セラピーは呼称成績の改善につながらなかったが、文字単語と絵のマッチングセラピーは呼称を改善した。促進効果が積み上がり、平均すると、間違って呼称した絵の2枚に1枚は訓練後のセッションで正しく言えるようになった。般化についての検査は行われなかった。KE氏の場合と同様、実用的な面での改善については述べられていない。JJ氏にとって、関連する単語を区別する特徴を学んだことが(区別できる意味的特徴を活性化する)、セラピー効果を生んだメカニズムではないかと提唱された。なぜなら、エラーは意味レベルで起きていたからである。エラーが音韻出力レベル以前に起こっているため、音読訓練の効果はなかった。

その他

この研究は、さまざまなセラピーテクニックの効果を調べた複合的な研究である。著者らは、もし意味の障害であれば単語と絵のマッチングセラピーが役立ち、もし障害が音韻出力レベルのみであれば役立たないと示唆している(意味的エラーは必ずしも意味の障害に原因があるとは限らないことに注意)。音韻出力に問題のある患者が、単語と絵のマッチング課題や他の意味的課題の後、呼称能力が改善したと報告する多くの研究とは対照的である(例えば、Marshallら1990、Le Dorzeら1994、Nickels 2002bの考察を参照)。今後の研究として、単語と絵のマッチングセラピーの後、非訓練単語への般化が見られるのかどうかを確認することが求められる。

研究10

Best W, Howard D, Bruce C & Gatehouse C (1997). Cueing the words: a single case study of treatments for anomia(単語のヒント：失名辞訓練の単一症例研究). *Neuropsychological Rehabilitation* 7 (2), 105-141.

セラピーの焦点
意味と音韻出力レキシコンへのアクセス

セラピーターゲット
意味と文字

セラピーアプローチ
再活性化

患者情報
【一般情報】
　患者のJOW氏は72歳の男性。以前は自分で商売をしていた。左脳に脳卒中を発症した。CT画像の情報はなかった。

【言語障害と残存能力】
　JOW氏は、会話の理解は良好だった。失名辞失語で発話は流暢だったが、喚語困難により発話が中断することが多かった。聴覚的入力に関するさまざまな課題の検査では、健常域の成績だった。絵や具象語を使った課題では、意味処理は良好だった。絵がない抽象語の理解は、やや障害されていた。絵の呼称は重度に障害され、呼称成績は対象物の使いやすさ(operativity)と単語の心像性によって影響を受けた。呼称の際、特に意味もない前置きをつけることがよくあり、無反応のエラーはなく、保続的エラーが見られた。保続的なエラーには、目標語と似た意味のものも多かった。JOW氏にとって語頭音のヒントは多少効果があり、語頭音に加えてさらに音韻のヒントがあれば効果が増し、一番効果的だったのは文字ヒントだった。復唱は良好だった。音読は障害されていたが、呼称よりは有意に良かった。高心像語の音読のほうが低心像語より良好だった。書称は不良で、無反応の誤りが非常に多く、呼称と有意な差は見られなかった。JOW氏は表出の際、語彙意味レベルで軽度の障害があると述べられている。絵による意味の理解は良好なため、問題は語彙的意味に特定されていると示唆された。この診断を裏づけるエビデンスについて詳細に考察されている。

【発症後経過年月数】
　JOW氏は研究時、発症後2年以上経過していた。

セラピー
　セラピーは10カ月間にわたり、語想起改善を目的として行った。最初に予備研究(pilot study)を実施し、JOW氏が1週間のうちに一人で行った八つの課題の効果を調べた。課題の内訳は、意味課題、文字の語彙課題(絵の書称と模写)、音読、発話の語彙課題(呼称と音読)、意味と表出の課題、遅延模写と書称だった。予備研究では、課題の大部分で効果は見られなかったが、文字の語彙課題の後では限られた項目にいくらか改善が見られた。予備研究に続き、二つのセラピー研究を実施した。1番目の研究では意味セラピーと語彙セラピーを比較した。2番目の研究はエイド(aid)装置によるヒントを用いたセラピーだった(Bruceら1987を参照)。セラピー前、セラピーの各期の終わり、フォローアップ時に呼称を評価した。情景画や部屋の説明をする際の語想起も、コントロール課題と同様に評価した。研究1では、目標語に対して6試行の訓練をそれぞれのセラピーについて3週間続けた。研究2では、1週間に1回、約1時間のセラピーを5週間行った。

	研究1		研究2
課題	語彙セラピー 絵を呈示し、その名称を書く。	意味セラピー 意味的に関連した四つの文字単語と絵を呈示。目標語に下線を引き、模写する。	ヒントエイドセラピー エイド装置によるヒントを使用して絵を呼称する。
訓練材料	72枚の絵。36枚ずつ、語彙セラピー用、意味セラピー用の2セットに分ける。		セラピー用に呼称が困難な50単語。コントロールとして50単語。フィラー（filler）訳注53）として呼称が簡単な50単語。
ステップ	なし	なし	a. 語頭文字キーを押す。できなければdへ進む。 b. ヒント（聞こえてくる音）を復唱する。 c. 絵を呼称する。できなければgへ進む。 d. JOW氏にセラピストが三つの文字キーを指し示し、正しいものを選ばせる。 e. ヒント（聞こえてくる音）を復唱する。 f. 絵を呼称する。できなければgへ進む。 g. セラピストが音声呈示した単語を、復唱する。
誤反応へのフィードバック	記載なし	記載なし	上記の通り
正反応へのフィードバック	記載なし	記載なし	記載なし

結果

【研究1】

予備研究とは異なり、JOW氏の呼称に語彙セラピーの効果は見られなかった。反対に、意

訳注53）フィラー（filler）——検査課題や訓練課題を作成する際に、さまざまな理由から（例えば、本研究では難しい単語ばかり並んで、患者のやる気を損なわないように）本来必要な項目の間に挟み込む項目のことで、直接には検査や課題の対象としない項目を指す。

味セラピーは訓練語、非訓練語の両方の呼称に有意な改善をもたらした。ただし、その効果は1カ月後まで維持されなかった。著者らは、予備研究と本研究におけるJOW氏の書字反応の違いについて検討した。予備研究時にJOW氏は意味システムを経由して単語を書いていたが、本研究ではただ単語を模写していただけだと著者らは結論づけている。予備研究では、意味セラピーの効果が再評価時に消失してしまったのかもしれない。

【研究2】

訓練中、ヒントの後に呼称できる項目数が劇的に増加した。セラピーの後、JOW氏の呼称能力は、訓練単語、フィラー（filler）、コントロールすべてにわたり有意な改善を見せた。エイドの有無による違いは見られなかった。効果は訓練後5週間、また15カ月経っても維持されていた。セラピーの後では、絵の叙述課題で使用される内容語の数が増え、JOW氏の喚語力と情報伝達力は、セラピーに関わらなかった経験豊かなセラピスト8名から、以前より高い評価を得た。コントロール課題と書称では変化がなかった。JOW氏は文字から音への変換能力も改善した。著者らは、エイド自体が装置として語想起を助けたのではなく、エイドによってJOW氏自身の喚語能力が改善されたと示唆している。訓練を受けたことで、単語の最初の文字へのアクセスが改善されたというより、むしろ、最初の文字に関する知識が口頭表出の際に活用されるようになった。著者らは、エイド付きの訓練がいかに呼称を改善させたかを論じている。JOW氏は、語想起の方略として、文字から音への変換を意識的に使ってはいなかった。エイドが音韻ヒントの使用を促進したか、あるいは、エイドがセラピーに使われた文字で始まる単語の語彙的想起を促進した可能性がある。どちらの仮説も、言語処理モデル内における活性化のカスケード（cascade）反応[訳注54]に基づいて、集積された情報が呼称を促進すると考えられた。

その他

著者らは、セラピー効果を検討する際、課題がどのように行われたかなど、課題実施中に得られる情報と訓練中の反応を見ることの大切さを強調している。この研究はセラピーに対する反応を検討して、言語処理モデルについての理論的な考察に貢献した優れた例である。

研究11

Hickin J, Best W, Herbert R, Howard D & Osborne F (2002). Phonological therapy for word-finding difficulties: a re-evaluation（喚語困難に対する音韻セラピー：再検討）. *Aphasiology* 16 (10-11), 981-999.

訳注54）カスケード（cascade）反応——滝（cascade）の水が流れ落ちるように、一定量の情報が溜まると、次の反応へと広がり、進行していくこと。

セラピーの焦点

意味か音韻（音韻出力レキシコンへのアクセスまたは音韻出力レキシコン）のどちらか、または、意味と音韻の両方の障害がある参加者

セラピーターゲット

音韻

セラピーアプローチ

再活性化

患者情報

8名が研究に参加した。

【一般情報】

参加者は38歳から77歳で、左脳のCVAを1回起こした。背景となる情報は限られていた。

【言語障害と残存能力】

8名の参加者のうち、4名は失名辞失語、3名がブローカ失語、残り1名はウェルニッケタイプの混合失語だった。全員、喚語困難が顕著に見られた。重度の理解障害や発語失行は認められなかった。参加者は広範にわたる単語の評価を受けた。聴覚的理解、読解、呼称、書称、音読、復唱、聴覚的異同弁別、聴覚的把持力が調べられた。患者によって呼称障害の重症度はさまざまで、呼称障害に意味的障害と音韻的障害がどの程度関わっているのかについても、患者ごとに異なっていた。

【発症後経過年月数】

参加者は発症後2年から8年が経過していた。

セラピー

音韻ヒント、文字ヒントにより絵の呼称を改善させる目的でセラピーを行った。ヒントを選択させることが呼称の成功に及ぼす効果を測定した。この研究はより大きな研究の一部であり、最初の訓練期だけがこの論文に報告されている。セラピーセッションは週1回で8週間にわたり、1回あたり1時間から1時間半だった。反復多層ベースラインデザインが使用された。患者はセラピーの前に2回、セラピーの後に1回評価を受けた。

課題	音韻ヒントによる絵の呼称	文字ヒントによる絵の呼称
訓練材料	100語（最初に評価された200語から選び出した）をベースラインの呼称正答率でマッチさせて、50語ずつ2セットに分けたもの。50語が音韻ヒントセラピー、残り50語は文字ヒントセラピーで使用。さらに患者が選んだ20語（実用的な効果が高い）を文字ヒントセラピーで使用。これら120単語は1セッションに1回呈示し、呼称できない場合、音韻ヒントの後に文字ヒントが、またはその逆の順番でヒントを呈示した。	
ステップ	ヒントのステップ a. 目標語の語頭音（あいまい母音をつけて呈示）と、無関係なディストラクターの語頭音（あいまい母音をつけて呈示） b. 目標語とディストラクターの最初の音節 c. 目標語とディストラクター d. 目標語の復唱 ディストラクターの数は一つ（最初の2セッション）から二つ（次の2セッション）、そして三つ（最終の4セッション）と増やす。	ヒントのステップ a. 目標語の最初の文字と、無関係なディストラクターの最初の文字 b. 目標語とディストラクターの最初の音節を文字で示す c. 目標語とディストラクターを文字で示す d. 目標語の復唱 ディストラクターの数は一つ（最初の2セッション）から二つ（次の2セッション）、そして三つ（最終の4セッション）と増やす。
誤反応へのフィードバック	正しい反応が得られるまでステップを進める。	正しい反応が得られるまでステップを進める。
正反応へのフィードバック	記載なし	記載なし

結果

8名中7名が、元の200単語の呼称で有意な改善を示した。全般的な改善を示した5名は、非訓練語より訓練語のほうで、より有意な改善が見られた。これら5名の患者のうち、1名は非訓練語で般化を示唆する有意な改善を示したが、他の4名は特定の項目のみに改善が見られた。改善が見られた残りの2名は、訓練語と非訓練語では有意な差がなかった。どの患者にとっても、音韻セラピーと文字セラピーの効果に有意差は見られなかった。ただ、1名は音韻ヒントの効果のほうが大きいという傾向を示した。7名は自分で選んだ20語の呼称でも何らかの改善が見られ、うち3名は統計的に有意な改善を示した。個々人のセラピー効果について、セラピー前の評価の知見をふまえて論じられている。

著者らは、異なるヒントを用いたアプローチが効果を上げたのは、ヒントが呈示される各ステップで、患者自ら選択をしなければならなかったことによるのではないかと示唆している。これに反して、促通研究ではヒントを選択することによる効果はなかった。この研究デザインは、訓練単語に見られた改善が単に繰り返し練習したことによるものかどうか、その可能性を

排除はできない。音韻セラピーがもたらす特定項目への効果は先行研究でも報告されているが、この研究でそれがいっそう確実なものとなった。この効果は、「意味から音韻表象への個々のマッピングが活性化された」ことが要因だと考えられている。

その他

著者らは、8名の患者における促通とセラピーの関係について論じ、短期的な促通効果からセラピーの効果を予測できるかもしれないとの見解を示している。この研究の促通部分については、Bestら（2002）に報告され、セラピーの第2期についてはHerbertら（2003）に報告されている。

研究12

Herbert R, Best W, Hickin J, Howard D & Osborne F (2003). Combining lexical and interactional approaches to therapy for word finding deficits in aphasia（失語症の喚語障害に対する語彙的アプローチと相互作用的なアプローチの併用）. *Aphasiology* 17 (12), 1163-1186.

セラピーの焦点

意味か音韻（音韻出力レキシコンへのアクセスまたは音韻出力レキシコン）のどちらか、または、意味と音韻の両方の障害がある参加者

セラピーターゲット

意味または音韻

セラピーアプローチ

再活性化

患者情報

研究には6名が参加した。この6名は、Bestら（2002）とHickinら（2002）に報告されている大規模な研究に参加している。

【一般情報】
この研究の時点で、6名は38歳から77歳だった。全員、左脳にCVAを1回起こしていた。

【言語障害と残存能力】
参加者全員に著しい喚語困難が認められた。参加者は、意味処理と音韻処理を調べるさまざまな検査によって評価された。3名は非流暢なブローカ失語で、うち1名は音韻の障害があり、1名は意味の障害、残り1名は意味と音韻が混ざった障害が見られた。2名は流暢な失名辞失語で、意味と音韻（音韻出力レキシコンへのアクセス）のマッピングに障害が見られた。残り1名

はウェルニッケ失語で、意味の障害が見られた。参加者の語想起障害や失語症の重症度はさまざまだった。

【発症後経過年月数】
この研究に参加した時点で、発症後3年から8年が経過していた。

セラピー

参加者は、音韻ヒントと文字ヒントによるセラピー第1期をすでに終えていた。第1期のセラピーについてはHickinら（2002）に報告されている。セラピー第2期の目的は、参加者が実際の会話に近い課題の中で訓練語を使えるようにすることだった。セラピーは週に1回、合計8週間行われ、各セッションは1〜2時間かかった。セラピー効果を評価するために、コントロール課題を使った反復多層デザインが用いられた。セラピー前に2回、第1期の後、第2期の後、そしてセラピーの終了後8週間目に評価された。

課題	相互作用セラピー
訓練材料	100単語。うち50語は第1期セラピーで使われたもので、残り50語は第1期で訓練されていないもの。実用面で患者のニーズや興味に関連した語を選んだ。加えて、患者自身が選んだ20語。同様の内訳の100語のコントロールセット。訓練語は会話のカテゴリー別に分けた。 各訓練単語は絵と段階的な文字のヒントからなる。ファイルにまとめ、呈示した。
ステップ	セッション1と2——定義による呼称、または絵の名称を伝えるPACE[訳注55]のような活動を行う。目標語の産生を引き出すための文字ヒントあり。 セッション3と4——買い物、家族、休暇などのトピックに関連した単語を口頭でリストアップする。 セッション5〜8——自分が選んだトピックについて会話をする。
誤反応へのフィードバック	会話の促進
正反応へのフィードバック	会話の中でセラピストが応答

セッション中、参加者は必要であれば、絵と文字のヒントを見ることができた。会話の前に関連単語を復習したが、その単語を使うように強制されることはなかった。参加者はセッション中、120項目すべてに触れたわけではなかった。

訳注55) PACE (Promoting Aphasics' Communicative Effectiveness)——自然に近い対話構造を訓練に導入することで、コミュニケーション能力の改善を図ろうとする方法。

結果

今回の研究と比較できるように、セラピー第1期の結果がまとめられている。1名は第1期の間、何の効果も見られなかった。5名は絵の呼称で有意な改善を示した。そのうち4名の効果は特定の項目に限られていた。1名は訓練語と非訓練語の両方で著しい改善を認め、般化も見られた。

セラピー第2期の後、TT項目（Treated Treated；第1期、第2期の両方で訓練された項目）とUT項目（Untreated Treated；第2期にのみ訓練された項目）に関して、セラピー効果が評価された。5名がUT項目で有意な改善を認めた。1名はTT項目でも有意な改善を示した。第2期で扱われなかった項目に変化はなかった。

参加者は、日常会話における名詞の産生について評価された。そこでは、目標語が獲得されたか、また、コミュニケーションを取るうえで適切な応答ができたかという点に関して得点で示した。どの参加者も目標語の産生という面では変化がなかった。適切な応答が増えて改善を示した参加者が1名いた。参加者にはコミュニケーションに対する見解をアンケート調査で尋ねた。アンケートではかなりのばらつきが見られ、検査 – 再検査の信頼性が低い可能性があった。コントロール課題には変化がなかった。

自然回復の時期は過ぎていることとコントロール課題に変化が見られないことから、改善はセラピーの結果だといえるだろう。参加者の大部分にとって、セラピー効果は訓練語に限られていた。

相互作用セラピーでは目標語をコミュニケーション場面で使用するよう促したが、各セッションですべての語を使うわけではなかった。それにもかかわらず、6名中5名はセラピーの結果、絵の呼称に効果が現れた。第1期のセラピーでは効果を示さなかった1名も、第2期のセラピーが効果的で、制約が減って、ある程度自由にことばを選べる会話場面での相互のやり取りを楽しんだ。反対のパターン、つまり構造化された第1期で改善を示したが、第2期で要求される語彙探索のほうが難しいという参加者も1名いた。相互作用セラピーは、このセラピーの効果が見られた参加者のうち4名では、TT項目にはさらなる改善をもたらさなかった。その4名は、おそらく第2期のセラピーが始まる前に、それぞれの上限に達していたためであろう。著者らは、訓練セットにおける天井効果について論じ、天井効果は参加者の語想起障害の特性と、呼称に影響を及ぼす変数に関連していて、ある項目の改善は他の項目の低下につながることもあることを示唆している。

その他

著者らは、コミュニケーションに関するアンケートの回答にばらつきが見られたことを考慮し、結果を評価する尺度としてアンケートを使用することに疑問を投げかけている。また、患者自身が選んだ語を訓練材料として使うことに対して、注意を喚起している。

研究13

Best W, Greenwood A, Grassly J & Hickin J (2008). Bridging the gap: can impairment-based therapy for anomia have an impact at the psycho-social level?（ギャップを埋める：障害に基づいた失名辞セラピーは心理社会レベルに影響を与えるか？）. *International Journal of Language & Communication Disorders* 43（4）, 390-407.

セラピーの焦点
意味か音韻（音韻出力レキシコンへのアクセスまたは音韻出力レキシコン）のどちらか、または、意味と音韻両方の障害がある参加者

セラピーターゲット
音韻

セラピーアプローチ
再活性化

患者情報
8名が研究に参加した。
【一般情報】
参加者は、男性が3名、女性が5名で、年齢は42歳から75歳までだった。CVAを起こした時点で何名かは働いていたが、職種はさまざまだった。参加者の会話相手や、この研究中に起こった大きな出来事について、簡単な情報が提供されている。
【言語障害と残存能力】
参加者のうち5名に非流暢型失語、3名に流暢型失語が認められた。全員、失語の症状として喚語困難が目立っていた。呼称障害と全般的な失語の重症度はさまざまだった。参加者は多様な言語検査による評価を受けた。意味処理と音韻処理の主な検査結果が示されているが、考察はされていなかった。
【発症後経過年月数】
研究時、参加者は発症後1年から7年が経過していた。

セラピー
セラピーの目的は、語想起を改善し、日常のコミュニケーションに対する患者の見方にセラピーがどのような影響を及ぼすのかを評価することだった。参加者個別の活動、社会参加、コミュニケーションを阻害または促進する外的要因、感情面の影響を評価するために、Communication Disability Profile（CDP）（Swinburnら2006）を用いた。コントロール課題を使っ

た多層反復ベースラインデザインを使用してセラピー効果を測定し、特に絵の呼称とCDPの活動設問との関係に焦点を絞った。セラピー前に2回、セラピー各期と8週間後のフォローアップ時に、さまざまな課題による評価を行った。セラピーは2期に分かれ、それぞれ8週間のセッションだった。セラピー第1期はヒントによるセラピーで、文字ヒントと音韻ヒントを組み合わせて用いているが、Hickinら（2002）の研究11に報告されているものと似ていた。セラピー第2期は、構造化されたやり取りと会話における訓練語の表出に中心が置かれ、Herbertら（2003）の研究12に報告されているものに似ていた。これら二つのセラピーの形式と結果についての詳細は、該当する研究のレビューに述べられている。

結果

参加者の1名がセラピー第2期の後に亡くなったため、フォローアップデータは得られなかった。ほとんどの参加者（6名）にセラピー前のベースライン期で多少の変化が見られ、集中的に評価するだけでも語想起の改善が図られることが示されたが、その変化はセラピー中のものに比べれば小さいものだった。ヒントセラピーの後、8名全員に訓練項目の呼称で有意な改善が見られた。第2期の相互作用セラピーの後は、ほとんど変化が見られなかった。呼称の効果は、フォローアップ時でも維持されていた。

CDPの量的得点、ならびにCDPの活動設問の得点と呼称成績との関係を検討した。CDPの活動設問の得点とベースライン2回の呼称評価との間に強い相関が見られ、この研究を通して活動の評定に有意な変化が見られた。呼称と活動の関係については、ベースライン期で有意な相関があった。語想起とCDP活動評定の変化の関係は、グループ全体としては有意傾向が見られたが、参加者ごとにそのパターンはさまざまだった。最終評価では、7名全員が社会参加しやすくなったと評定し、うち4名は感情面での影響に関してもプラスの方向への変化を示した。

この研究により、ヒントによるセラピーが訓練単語の呼称に有意な効果をもたらし、フォローアップ時でもその効果が維持されるということが再び示された。ただ、Herbertら（2003）の結果とは反して、相互作用セラピーは最小限の効果しか見られなかった。呼称とCDPの活動評定との間に強い関係が示されたことにより、語想起セラピーが活動にも効果を及ぼす可能性があると示唆された。著者らは、さまざまなコミュニケーション方略や利用できる支援、生活上の出来事を考慮しつつ、言語障害とCDP評定との複雑な関係を論じている。

その他

この研究は、個人の言語運用状況とセラピーの効果について、より限定的に焦点を絞ったものである。著者らは、CDPから個人の失語症に対する考えやその影響に関する豊富な情報が得られるとしている。この研究では量的な情報しか用いられなかったが、質的な情報は、セラピーの立案と目標設定、また報告された変化を解釈する際に重要であろう。

参加者のうちTE氏については、Greenwoodら（2010）で詳細に説明されている。セラピー手

続きはすでに述べた通りで、その後の研究は本書で詳しくレビューしていないが、TE氏に関する考察についてはGreenwoodら（2010）を参照してもらいたい。TE氏は流暢な失名辞失語を呈し、意味処理は良好、おそらく意味から音韻へのマッピングと音韻出力配列に障害があると考えられた。TE氏は単一症例研究として報告されているが、非訓練語への般化が見られ、連続発話における語想起の広範な評価でも改善を示した。著者らは、TE氏のベースライン期、セラピー各期の後、フォローアップ時の成績を示し、言語運用全体のプロフィールとセラピー課題の特性を探りながら、どのようにセラピーが効果をもたらしたか、詳細にわたって考察している。意味処理や意味表象から音韻へのアクセスに関連づけた解釈は妥当でないとした。著者らは、セラピーによって音韻と語彙項目の結びつきが双方向で強められたという解釈のほうを支持している。しかし、文字 – 音韻変換が強化されたこと、レキシコン以降の音韻出力配列の改善や二つ以上の処理レベルで変化したことを除外するエビデンスがないことも認めている。

研究14

Fillingham JK, Sage K & Lambon Ralph MA (2006). The treatment of anomia using errorless learning（誤りなし学習を用いた失名辞のセラピー）. *Neuropsychological Rehabilitation* 16 (2), 129-154.

セラピーの焦点
意味の障害、音韻の障害、意味と音韻が混ざった障害がある参加者

セラピーターゲット
音韻

セラピーアプローチ
再活性化

患者情報
11名が研究に参加した。
【一般情報】
参加者は女性2名、男性9名で、年齢は40歳から80歳までだった。左半球損傷後、後天的な神経学的障害を被った。損傷部位は参加者によってまちまちだった。職歴もさまざまだった。
【言語障害と残存能力】
参加者は全員失名辞を呈していたが、復唱と音読のどちらか一方または両方とも、かなり正確に行うことができた。参加者11名のうち、3名は軽度の失語症、残り8名はさまざまなタイプのより重い失語症だった。参加者は、絵の呼称、実在語と非語の音読や復唱、単語の聴覚的

理解と読解を含む広範囲な言語検査による評価を受けた。加えて、言語刺激と非言語刺激によるエピソード記憶、非言語性の問題解決能力や遂行機能、聴覚的把持力、注意などの神経心理学的検査が行われた。失名辞の重症度、呼称障害にどの程度意味や音韻の障害が関わっているのか、また認知障害を合併しているかどうかについては、参加者によってまちまちだった。

【発症後経過年月数】

研究時、全員少なくとも発症後6カ月経過していた。

セラピー

セラピーの目的は、失名辞を改善し、誤りなし学習と誤りあり学習の効果を比較することだった。誤りなしセラピーの項目、誤りありセラピーの項目、コントロール項目の成績について、多層ベースラインデザインが用いられた。最初のベースライン測定を3回繰り返し、その後、誤りなしセラピーの第1期の後、誤りありセラピーの第2期の後、各セラピー期の5週間後に、呼称の評価を行った。各セラピー期は10セッションからなり、週に2回、5週間続けた。訓練項目は各セッションで3回繰り返し行った。

課題	1. 誤りなしセラピー	2. 誤りありセラピー
訓練材料	30の名詞単語からなる3セット。一つは誤りなしセラピー、一つは誤りありセラピー、残りはコントロール用。各セットともベースライン正答率、単語の頻度、音素数と音節数をマッチさせてある。	
ステップ	絵と音声単語、文字単語が呈示される。最初に2回復唱し、もう一度聞いてから3回復唱する。	絵の呼称ができなければ、 a. 絵と最初の文字と語頭音が呈示される。 b. 二つの文字と二つの音素（多音節語であれば最初の音節）が呈示される。 c. 単語全体（音声単語、文字単語）が呈示され、復唱する。
誤反応へのフィードバック	再度復唱する。	次のヒントに進む。
正反応へのフィードバック	記載なし	記載なし

参加者はかなり正確に復唱できたため、誤りなしセラピーでは最小限の誤りしか起こらなかったと思われる。

結果

セラピー各期とフォローアップ時の結果、そしてセラピー全般（フォローアップ時の結果とベースラインの正答率を比較）の効果が報告され、誤りなし学習と誤りあり学習の効果が比較された。参加者のうち2名は、いずれのセラピーの後でも有意なセラピー効果が見られなかっ

た。8名は訓練語について有意な効果を示し、誤りなしセラピーと誤りありセラピーの効果は同程度だった。訓練直後の評価で、誤りなしセラピーより誤りありセラピーのほうが有意な効果を示したのは1名だけだった。非訓練語へはほとんど般化が見られなかったが、数名の参加者で、いずれかのセラピーを受けた後の限られた時期に有意な般化が見られた。フォローアップ時には、9名に長期にわたる有意な改善が見られ、うち5名はどちらのセラピーも効果的だったが、残り4名は誤りありセラピーで訓練された単語にのみ長期の効果が見られた。2名は、誤りなしセラピーより誤りありセラピーのほうに有意な効果が認められた。

　この研究では、訓練直後とフォローアップ時の効果が、ベースライン時の言語評価と認知能力成績とどのような関係があるかが調査された。言語のどの尺度も、セラピーの結果とは相関関係がなかった。訓練直後とフォローアップ時のセラピー効果が有意な相関を示したのは、Camden Memory Testの地形認識検査と単語下位検査、ウィスコンシンカード分類検査、Pyramids and Palm Treesテスト（3単語版）と参加者自身の自己評価だった。訓練効果の大きかった参加者は、再認記憶や遂行機能、自己モニタリングスキルが良かった。誤りありセラピーが有意に効果的だった2名は、ワーキングメモリーと再生記憶、注意機能の成績が最も良かった。

　呼称における有意な改善が9名の参加者に見られた。2名は誤りありセラピーのほうが効果が大きかった。誤りありに比べ誤りなしのほうが有効だった参加者は、誰もいなかった。ベースライン期の成績が安定していることから、効果はセラピーによる可能性が大きい。セラピー効果は、最初の言語評価とは関連していなかった。著者らは、セラピーにおいて認知能力が担っている潜在的な役割について論じている。

その他

　ほとんどの参加者において、誤りなしセラピーも誤りありセラピーも同じように効果的だったが、参加者全員、やりがいがあってストレスが少ないということから誤りなしセラピーのほうを好んだと著者らは報告している。最初の研究（発表されたのは後だが）に続き、二つの研究が追って行われ、同じ患者が何名か参加した。Fillinghamら（2005a）は、誤りありセラピーの形式を少し変更して各単語の呼称試行を減らし、訓練のフィードバックを除去した効果について調査を行った。この研究で、誤りありセラピーと誤りなしセラピーは同じように効果があるという結果が再び示された。フィードバック除去の効果はなかった。参加者のうち何名かは呼称できるようになった単語数が少なかったが、これはおそらく呼称試行の回数が減ったためだと思われる。この結果を受け、第3の研究（Fillinghamら2005b）は呼称試行数の影響を調べるために行われた。この研究ではフィードバックなしのセラピーで、最初の研究に沿って呼称試行数を増やして行われた。第3の研究の改善率は最初の研究と一致し、このことから、呼称の試行回数を増やすと学習できる項目が増えることが示唆された。これら二つの再現研究でも、参加者の言語能力からセラピーの結果を予測することはできなかった。一方、遂行機能である問題解決能力と再認記憶から、呼称の改善が予測できた。一連の研究から得られたデータ

は、失名辞のセラピー後の効果と言語・認知課題の成績との関係を探る研究の中で活用された（Lambon Ralphら2010）。セラピー効果を予測する重要な要因として、①注意、遂行機能と視空間記憶が組み合わさった認知的要因、②音読と復唱からもたらされる音韻的要因、の二つが明らかになった。これらの要因から、訓練直後の効果と長期にわたる効果の両方を予測することが可能だった。セラピー前の呼称能力によっても失名辞セラピーの効果が予測できた。

研究15

Leonard C, Rochon E & Laird L (2008). Treating naming impairments in aphasia: findings from a phonological components analysis treatment（失語症の呼称障害のセラピー：音韻成分分析訓練から得られた知見）. *Aphasiology* 22(9), 923-947.

セラピーの焦点
意味の障害、音韻の障害、意味と音韻が混ざった障害がある参加者

セラピーターゲット
音韻

セラピーアプローチ
再活性化

患者情報
10名が研究に参加した。
【一般情報】
参加者は男性6名、女性4名で、年齢は52歳から73歳、教育歴の平均は13.9年だった。全員右利きの英語話者で、左脳のCVAを1回起こしていた。参加者は健常な視知覚能力があり、10名のうち8名の聴力は健常域内だった。
【言語障害と残存能力】
10名のうち、6名がブローカ失語、2名が失名辞失語、1名は非流暢の混合型失語、残り1名はウェルニッケ失語だった。スクリーニングで、呼称の正答率が75％以下という条件が設けられた。参加者は種々の検査により、意味処理と音韻処理の評価を受けた。参加者の呼称障害の重症度はさまざまで、失名辞に意味障害と音韻障害がどの程度関わっているかについても、参加者によって異なっていた。
【発症後経過年月数】
参加者は発症後1年半から17年が経過していた。

セラピー

　この研究は、呼称を改善するために使用した音韻成分分析（phonological components analysis：PCA）について調査したものである。単一症例行動間多層ベースラインデザインが用いられた。呼称能力の検査をセラピー前に3回行った。訓練語の検査は、訓練中1セッションおきに実施した。非訓練語については、2セッションおきに実施した。セラピーは1回約1時間で、週3回行った。三つの単語リストを訓練で使い、次のリストに進む基準は、2セッション連続して80％以上正解するか、計15セッション行うことだった。以前に訓練した単語の維持について、2セッションおきに調査した。

課題	音韻成分分析（PCA） 音韻的特徴分析チャートの中央に絵を置き、患者はその絵の呼称を試みる。 五つの音韻的特徴（脚韻、語頭音、同じ語頭音から始まる単語、語尾音、音節数）を質問され答える。 特徴を書き出す。すべての特徴が揃ったら、患者は目標語を再度呼称する。 セラピストが音韻的特徴を患者と一緒に確認し、患者はもう一度呼称する。
訓練材料	セラピー前の検査で少なくとも3回のうち2回呼称できなかったカラー写真30枚。10枚ずつ三つのリストに分ける。リストは、カテゴリー、頻度、音節数を等しく合わせてある。
ステップ	なし
誤反応へのフィードバック	音韻的特徴を答えられなければ、参加者は三つの選択肢から特徴を選ぶ。音韻的特徴チャートの完成後、またはそれを復習した後でも呼称できなければ、正しい答えを与え、復唱させる。
正反応へのフィードバック	肯定的なフィードバック

結果

　10名の参加者のうち8名は、最初のベースラインの成績が安定していた。2名は多少ばらつきがあった。データの視覚的分析から、10名中6名の参加者に、三つのリストすべてで確かな訓練効果が見られた。1名は二つのリストで明らかな効果が見られた。1カ月後のフォローアップでも、その効果がいくらか維持されていた。これらの参加者に見られた訓練効果は、効果の大きさを計算することと標準偏差法を用いることでも確認された。参加者の成績が連続2回のセッションで、ベースラインの平均より2標準偏差分超えていれば、改善したということになる。10名のうち3名には効果が認められなかった。効果が上がった7名の参加者は、関連のない呼称検査で有意な改善が見られ、非訓練語への般化を示した。セラピー効果と最初の呼称検査や音読検査の得点との間に有意な相関が見られた。音読が良好でもともとの呼称障害が軽度の参加者で、訓練効果が最も大きかった。セラピー効果と復唱の間に正の関係を示す傾向が見

られ、また、セラピー効果と意味障害の有無との間に負の関係を示す傾向が見られた。

　訓練単語に著しい改善が見られ、このセラピーアプローチが10名中7名の参加者に効果があったと著者らは示唆している。音韻セラピーの効果が長期間続いたのは、参加者が積極的にセラピーに関わったことによるものと思われた。セラピー効果があった参加者は、独力で多くの音韻的特徴を答えることができていた。非訓練語への般化は3名に見られた。著者らは、この般化はおそらく音韻システム内の活性化が拡散したことによるか（意味特徴分析の後、意味システム内の活性化が拡がるのと同様に）、あるいは新たな方略を作り出したことによるのかもしれないと考えている。セラピー効果に影響を与える潜在的要因が調査されたが、それには障害の重症度、根底にある音韻能力、意味障害の有無、失語症タイプが含まれていた。

その他
　音韻成分分析（PCA）は、意味的な呼称障害の改善のために考案された意味特徴分析（SFA）セラピーをモデルにしている。他の参加者に比べて障害がより音韻に根差していた参加者は、音韻成分分析（PCA）セラピーの効果がなかった。改善が見られなかったのは、その参加者の呼称障害が重度で、他の障害を合併しているためだと考えられた。

研究16

DeDe G, Parris D & Waters G（2003）. Teaching self-cues: a treatment approach for verbal naming（セルフヒントの指導：呼称に対するセラピーアプローチ）. *Aphasiology* 17（5）, 465-480.

セラピーの焦点
意味システムと音韻出力レキシコン（と発語失行）

セラピーターゲット
文字と音韻

セラピーアプローチ
認知機能再編成

患者情報
【一般情報】
　患者のLN氏は49歳の男性で、左中大脳動脈領域に脳卒中を起こし、その後、左の基底核に出血を起こした。大学卒で、大きなレストランチェーンの副社長だった。
【言語障害と残存能力】
　LN氏の理解は、会話では実用的なレベルだった。検査では、具象語の聴覚的理解は損なわ

れていなかったが、抽象語と複雑な文の聴覚的理解が障害されていた。読解は聴覚的理解より不良で、語彙性判断が軽度に障害され、意味へのアクセス、特に形態論的に複雑な語の意味へのアクセスが困難だった。発話は非流暢で、重度の失名辞、構音の探索、一貫性のない音素の置換、音の引き延ばしの誤りが特徴的だった。単語の長さや頻度は呼称成績に影響を及ぼさなかった。LN氏は語頭音を言うことはできなかったが、三つの選択肢から語頭の文字を特定することは可能なことが多かった。実在語と非語の復唱は比較的良かった。LN氏は語の書取や書称はできなかったが、語頭音だけは書けることがよくあった。著者らは、LN氏には軽度の意味障害があり、視覚的入力レキシコンの障害もあると示唆している。口頭表出と文字表出は重度に障害されていたが、文字情報の一部にアクセスする能力は、音韻情報にアクセスする能力より高かった。失語に加えて、中等度の発語失行が見られた。

【発症後経過年月数】

研究時、LN氏は発症後4年経過していた。

セラピー

研究の目的は、書称と触覚的なヒントを併用して、自分で呼称のヒントを見つけられるよう訓練することだった。書くモダリティのほうが語彙情報にアクセスしやすいため、それが口頭表出の助けとなり、触覚的なヒントは発語失行に有効であろうと仮定した。触覚ヒントは特定の音素を手の形や位置で表したものだった。著者らは、セラピーの結果、訓練語が改善して目標とする音素から始まる他の語にも般化すると予測した。多層反復ベースラインデザインが用いられ、訓練単語とコントロール単語を繰り返し検査し、同じ音素から始まる単語への般化も調べた。訓練後に呼称と書称が再評価された。セラピーは週1回、13週間にわたって行われた。24の訓練単語は、約1時間のセッションの中で、それぞれ1セッションにつき1回呈示した。より集中的な練習ができるように、訓練プログラムのビデオ版を準備した。LN氏は週に4～5回ホームビデオを使用した。この研究の終わり頃には、LN氏は自宅でビデオにより訓練単語の半分を行い、セラピー後6週間の時点で維持効果が測定された。このセラピーの期間中、LN氏は1時間のグループ訓練にも参加していた。そのグループ訓練では、カウンセリングと複数のモダリティを使ったコミュニケーションに重点が置かれていた。

ヒントのステップを各単語に適用した。

課題	ステージ1：書称	ステージ2：触覚ヒント	ステージ3：音韻ヒント
訓練材料	48語を、/d f t k/から始まる訓練単語24語と、/b p s g/から始まるコントロール単語24語に分ける。それぞれの音素から始まる1音節語3語と2音節語3語。目標語とコントロールのセットは頻度をマッチさせてある。実用的な単語を選び、カラー写真を使用する。		

ステップ	a. 絵の書称を行う。 b. 語頭の文字を選択する。 c. 文字列の空所を埋める。 d. セラピストが単語を書き、模写する。	最初に触覚ヒントを学習する。 a. 自分でヒントの形を作る。 b. 四つのヒントを示す絵から選ぶ。 c. セラピストがヒントの形を示す。	a. 絵の呼称を行う。 b. 音韻ヒント(語頭音か最初の音節)を出す。 c. セラピストが単語を言い、復唱する。
誤反応へのフィードバック	次のステップに進む。	次のステップに進む。	次のステップに進む。
正反応へのフィードバック	記載なし	記載なし	記載なし

結果

　セラピーの後、LN氏はすべての訓練単語を書けるようになった。コントロール語に比べ、訓練語の呼称にセラピー効果が見られた。訓練終了後6週間目では、効果がいくらか消え、ビデオで訓練した単語と訓練しなかった単語の間に差がなくなった。目標語と同じ音で始まる非訓練語とコントロール語への般化を測定するのは難しく、著者らは、般化を裏づける確かなエビデンスはなかったとしている。ただ、セラピー後に、LN氏の成績は呼称課題、書称課題の双方で改善した。セラピー中、LN氏にヒントの方略を使うように促す必要があった。著者らは、自分で音韻ヒントを出すことに焦点を絞ったプログラムは効果をもたらす可能性があると示唆している。また、セラピープログラムのうち、触覚ヒントより書字課題のほうが呼称の改善に重要で欠かせなかったと示唆した。LN氏は自発的に触覚ヒントを使うことはあまりなかったが、これについて著者らは、別の様式を使ってコミュニケーションを取ることに対して抵抗があったためではないかと考えている。

その他

　より集中的に練習をするために、ビデオプログラムを使った。しかし、家庭学習だけでは訓練効果を維持するのに有効ではなかった。著者らは、この研究のいくつかの限界として、例えば、コントロール単語の音素に対応する触覚ヒントを教えなかったことや、各セッションの終わりに確認の検査をしたことなどを挙げている。この研究で報告された改善はわずかであり、統計的な比較もなされていなかった。

研究17

Le Dorze G, Boulay N, Gaudreau J & Brassard C (1994). The contrasting effects of a semantic versus a formal – semantic technique for the facilitation of naming in a case of anomia（失名辞症例の呼称の促進を目指した意味セラピーと語形呈示意味セラピーによる対照的な効果）. *Aphasiology* 8(2), 127-141.

セラピーの焦点
意味システムから音韻出力レキシコンへのアクセス

セラピーターゲット
意味

セラピーアプローチ
再活性化

患者情報
【一般情報】
患者のRB氏は56歳、右利きの男性で、非出血性のCVAがCTスキャンで左頸動脈付近に認められた。RB氏は病前、警察官だった。フランス語と英語の2か国語が話せた。

【言語障害と残存能力】
研究時、RB氏は中等度の混合型失語を呈していた。発話には構文的な問題はないものの、重度の語想起障害があった。ごくわずかだが、発音のしにくさもあった。検査では絵の呼称が中等度に障害されていた。エラーは圧倒的に無反応が多く、音韻的エラーはなかったが意味的エラーがいくらか見られた。復唱は良好だった。単語の聴覚的理解と読解はよく保たれていた。ただ、文レベルの理解となると低下が見られた。音読は軽度に障害されていた。書字は模写に限られていた。

【発症後経過年月数】
RB氏の発症後10カ月からセラピーが始まった。

セラピー
セラピーの目的は、失名辞の訓練に用いられる意味的技法と形式的意味的技法の効果を比較することだった。この二つの方法については論文で述べられているが、決定的な違いは、形式的意味的技法では語形を示すのに対して、意味的技法では語形を示さず定義を用いることだった。1時間のセラピーが週3回、合計11セッション続いた。各刺激に対して語形呈示意味セラピーと意味セラピーが順番に行われた。各セッションの中で、前のセラピーセッションで訓練

した単語の呼称を維持検査によって調べた。セッション内で訓練される単語は、セラピーの前と後に検査した。二つのセラピーの効果を対比する特定項目デザインが用いられた。

課題	語形呈示意味セラピー 語形を呈示した意味理解課題 1. 音声単語と絵のマッチング 2. 文字単語と絵のマッチング 3. 意味判断——yes/noの質問	意味セラピー 語形を呈示しない意味理解課題 1. 聴覚呈示された定義と絵のマッチング 2. 視覚呈示された定義と絵のマッチング 3. 語形呈示意味セラピーと同様の意味判断
訓練材料	呼称の評価の際、正しく呼称できなかった225枚の絵。各セッションでこれらの絵から20の刺激が取り出された。10枚は意味セラピー用で、残り10枚は語形呈示意味セラピーで使用する。単語と定義のマッチング課題用の刺激カード。それぞれのカードには6個の絵（目標語、意味的ディストラクター3語、無関連ディストラクター2語）が描かれている。 a. 目標語 b. 意味的ディストラクター3語 c. 無関係なディストラクター2語	
ステップ	なし	なし
誤反応へのフィードバック	記載なし	記載なし
正反応へのフィードバック	記載なし	記載なし

結果

　語形呈示意味セラピーで訓練された単語の呼称は、訓練直後に有意な改善を見せたが、その効果は2～3日経つと維持されていなかった。純粋な意味セラピーで訓練された単語の呼称に、変化は見られなかった。失語症検査では明らかな変化はなかったが、絵の叙述課題でRB氏が情報を伝える能力に改善が見られたと報告されている。

　著者らは、語形呈示意味セラピー直後に、呼称成績に改善が見られたとしているが、その効果はセラピー後2～3日経つと維持されていなかった。意味セラピーの結果、特に有意な改善は見られなかった。それゆえ著者らは、語形を呈示することが呼称の促進に重要であると示唆している。絵の叙述課題に見られた般化について理論的な説明はなされていないが、定義を利用した意味的技法が、遠回しに物事を表現する方法の手本として役立った可能性があると示唆している。

その他
語形呈示意味セラピーはHowardら（1985b）の意味セラピーを再現したものである。

研究18

Boyle M & Coelho CA (1995). Application of semantic feature analysis as a treatment for aphasic dysnomia（失語症の失名辞に対するセラピーにおける意味特徴分析の適用）. *American Journal of Speech-Language Pathology* 4 (4), 94-98.

セラピーの焦点
音韻出力レキシコン（または音韻出力レキシコンへのアクセス）

セラピーターゲット
意味

セラピーアプローチ
再活性化

患者情報
【一般情報】
患者のHW氏は57歳、右利きの男性。高校卒の元郵便局員である。CTスキャンで左前頭頭頂に虚血性梗塞が認められた。

【言語障害と残存能力】
HW氏は軽度の発語失行を伴うブローカタイプ失語を呈していた。自発話は頻繁に停滞し、余計な非語の表出が見られ、ことばを言おうとしても出てこない状態が特徴的だった。絵の呼称が障害されていた。単語の聴覚的理解は保たれていた。HW氏の障害の正確なレベルについての言及はなく、主な障害が意味システムにあるという報告もなかった。

【発症後経過年月数】
HW氏はセラピー開始時、発症後65カ月だった。

セラピー
セラピーの目的は呼称能力を改善することだった。1週間に1時間のセラピーを3回、合計7週間で16セッション行った（ステージ1で7セッション、ステージ2で9セッション）。ステージ1とステージ2の間に1週間の休みを設けた。セラピー効果を評価するために課題間反復多層ベースラインデザインが用いられた。

課題	呼称と意味特徴分析（SFA） 特徴分析チャートの中央に絵を置き、患者はその絵を呼称する。意味特徴（カテゴリー、用途、動作、特性、場所、連想）を述べる。
訓練材料	Snodgrassら（1980）の48枚の白黒線画を次の3セットに分ける。 a. 訓練セット（34枚の絵）——HW氏がベースライン期3回のうち2回呼称できなかった絵。これはさらに次の二つに分けた。 　i. 訓練単語数が少ない条件（7枚の絵） 　ii. 訓練単語数が多い条件（27枚の絵） b. コントロールセット——ベースライン期3回のうち1回も正しく呼称できなかった7枚の絵。 c. やさしい単語セット——3回中3回とも正しく呼称できた7枚の絵。このセットはセラピーの中で成功体験を与えるために使用した。
ステップ	ステージ1：少ない条件——各セッションで同じ7枚の絵を使う。やさしい7枚の絵を混ぜて成功感があるように訓練する。 ステージ2：多い条件——27枚の絵をランダムに9枚ずつ三つのセットに分け、それぞれのセットにやさしい7枚の絵を混ぜる。
誤反応への フィードバック	a. セラピストが口頭と書字で意味特徴を伝える。 b. チャートにすべての特徴が書かれた後も呼称できなければ、目標語を復唱し、すべての特徴を復習する。
正反応への フィードバック	目標語を呼称できても、特徴分析シートを完成するよう指導する。

　ステージ1からステージ2へ移る際の基準、またセラピー終了の基準は、3連続のセッションで正答率100％となることだった。

結果

　HW氏は課題刺激の呼称で有意な改善を示した（100％の正答率に達した）。この効果はセラピー後2カ月間維持された。非訓練コントロール単語の呼称成績も有意に改善した。連続発話への般化は認められなかったが（Nicholasら1993による測定方法で、単語を情報伝達のユニットとして見る）、コミュニケーションの面で臨床的に重要で実用的な改善がCommunicative Effectiveness Index（Lomasら1989）で見られた。

　絵の呼称は、訓練語と非訓練語の両方とも有意な改善を示した。著者らは、この改善は、意味特徴チャートに含まれている目標語の情報を思い出すきっかけを自分のものとして、自分でヒントを出せるようになった結果であり、セラピーの効果だとしている。コントロール課題については報告されていないが、セラピー前に安定したベースラインが確立されていた。HW氏は発症後かなり経過していたため、この改善が自然回復によるものとは言い難い。自発話への般化は見られなかった。

その他

この研究は、患者に関する評価データが限られているため、結果の解釈が難しい。HW氏の語想起障害は、意味システムより後に起っているように思われるので、意味システムへのインプットが音韻出力レキシコンへのアクセスを活性化したのかもしれない。著者らは、連続発話レベルでの改善を達成するには、そのレベルでの直接的な語想起訓練が必要かもしれないと示唆している。さらに、Communicative Effectiveness Index（Lomasら1989）で明らかになった実用的な改善は、改善してほしいという報告者（患者の娘）の願望またはセラピーを継続してほしいという願いによるものか、あるいは連続発話の評価と実用的な評価との食い違いを示しているのかもしれないと指摘している。

Boyle（2010）は、「意味特徴分析（SFA）セラピー」を使用したさまざまな研究をレビューしている。それらのセラピーは意味特徴に同じように焦点を当てているものの、その理論的枠組み（セラピーのパラダイム）にはセラピーの結果に影響を及ぼし得る違いがあると強調している。主な相違点は、意味特徴を自分で述べているか（意味特徴産生）、それとも選択または照合しているか（意味特徴レビュー）ということである。意味特徴レビューの例として、研究5のKiranら（2003）がある。研究19のLowellら（1995）は、最初は意味特徴産生で、その後のセッションでは自分で考えた特徴のレビューになっている。Boyle（2010）はまた、意味特徴の数、参加者が一言語使用者か二言語使用者かどうか、般化の確認検査の頻度、セラピーの量などが潜在的に及ぼす影響について検討している。Boyleは、意味特徴産生あるいは意味特徴レビューのセラピーは、軽度から中等度の失語症者の訓練単語の呼称に改善をもたらすと結論づけている。般化を報告している研究（Lowellら1995を除く）では、本研究と同じように繰り返し確認の検査が行われており、非訓練語への効果が見られたのはセラピー期に検査で繰り返し呼称を試みた結果なのかもしれない。

研究19

Lowell S, Beeson PM & Holland AL (1995). The efficacy of a semantic cueing procedure on naming performance of adults with aphasia（失語症者の呼称成績に関わる意味ヒント手続きの有効性）. *American Journal of Speech-Language Pathology* 4 (4), 109-114.

セラピーの焦点
音韻出力レキシコン（または音韻出力レキシコンへのアクセス）

セラピーターゲット
意味

セラピーアプローチ
再活性化

患者情報
【一般情報】

この研究には左半球のCVA後に失語症となった3名が参加した。患者のBB氏は74歳、BG氏は76歳、SB氏は66歳だった。

【言語障害と残存能力】

BB氏とSB氏は伝導タイプの失語症、BG氏は失名辞失語だった。3名とも単語の聴覚的理解と読解は保たれ、意味も比較的損なわれていなかったが、呼称障害が見られた。

【発症後経過年月数】

セラピー開始時点で、患者は全員少なくとも発症後9カ月が経過していた。BB氏は16カ月、BG氏は9カ月、SB氏は30カ月が経過していた。

セラピー

セラピーの目的は、訓練前の3回にわたるベースライン評価で常に正しく呼称できなかった単語の呼称を改善することだった。週3回のセッションで、2週間続けてリスト1のセラピーを行い、その後、リスト2のセラピーをリスト1と同じ頻度と期間で行った。多層ベースラインとクロスオーバーデザインが使用された。セラピーは、「訓練」項目セットと「非訓練」項目セットという二つの課題で構成した。複数の答が返ってきた場合、一番適切な答を得点とした。1～2音の置換など音韻的な誤りがあっても、意味が取れるものなら正解とみなした。訓練項目について、続けて2セッション、6項目中5項目が正しく呼称でき、しかもその2セッションでのすべての試行の合計正答率が50％を超えるという基準を設けた。

課題	1. 訓練項目 患者が自分で作った四つのヒント（意味特徴）を患者とセラピストが音読する。その後、患者は絵の呼称をする。	2. 非訓練項目 絵の呼称をする。
訓練材料	3回のベースライン評価で正しく呼称できなかった36枚の白黒線画。次の三つのセットに分けた。 ○ 12枚の「訓練」項目――文字ヒントカードあり ○ 12枚の意味的に関連した「非訓練」項目 ○ 12枚の無関連の「非訓練」項目 三つのセットから6枚ずつ選び18枚のセラピーリストを二つ作った。各リストの18項目は1セッションにつき2～3回呈示される。	
ステップ	なし	なし

誤反応への フィードバック	三つの選択肢が与えられ（文字呈示）、患者はその中から目標語を選び音読する。	三つの選択肢が与えられ（文字呈示）、患者はその中から目標語を選び音読する。
正反応への フィードバック	記載なし	記載なし

結果

BB氏とBG氏は、訓練項目のリスト二つとも基準に達した。非訓練項目の呼称も改善したが、訓練1試行ごとに検査した項目に限られていた。セラピー後1週間が経過しても呼称成績は維持されていた。セラピーで使われなかった検査用項目でも改善が見られた。SB氏は訓練項目で基準に達しなかった。呼称成績の改善は見られなかった。形態素を産生する（接辞をつけて新しい語を作る）コントロール課題の成績は、3名の参加者とも変化が見られなかった。

BB氏とBG氏は、セラピーによって呼称成績が改善した。セラピー前の成績が安定していてコントロール課題でも変化が見られなかったため、この改善はセラピーの結果によるものだと思われた。非訓練項目の呼称成績に見られた同様の効果は、繰り返し項目に触れることと、文字によるフィードバックの結果だと示唆された。セラピーの「訓練」項目・「非訓練」項目の対象として使用されなかった項目でも呼称が改善したのは、意味的な自己ヒント方略を習得したためではないかと著者らは提唱している。SB氏の呼称成績に改善は見られなかった。その理由として著者らは、意味と音韻へのアクセスがより重度に障害されていて、ヒントによる意味の活性化がその障害を克服するには十分でなかったためだと示唆している。SB氏は、BB氏やBG氏に比べて、非言語性の認知課題でも成績が低かった。

その他

本研究では、報告されている最初の評価データが限られているため、3名の患者の障害を正確に特定することはできない。非言語性認知課題における成績の低さが、SB氏の改善に大きな影響を及ぼしたのかもしれず、このような認知面での制限がこの方略の使用の妨げとなった可能性があると著者らは述べている。

研究20

Francis DR, Clark N & Humphreys GW (2002). Circumlocution-induced naming (CIN): a treatment for effecting generalization in anomia?（迂言による呼称：失名辞における般化に効果的な訓練）. *Aphasiology* 16(3), 243-259.

セラピーの焦点

音韻出力レキシコンへのアクセス

セラピーターゲット
意味

セラピーアプローチ
再活性化

患者情報
【一般情報】
患者のMB氏は78歳の女性で、左中大脳動脈のCVAを起こす前に、清掃の仕事をすでに引退していた。CTスキャンでは、左右の内頸動脈に動脈瘤が見られた。右片麻痺が残った。

【言語障害と残存能力】
CVAを起こしてから数カ月のうちにMB氏の理解障害は自然に解消され、語想起の問題のみが残った。呼称では、視覚的・意味的そして無関連な誤りが見られた。著者らは、音韻出力レキシコンへの重度なアクセス障害に加えて、軽度の視覚的認知障害がありそうだと結論づけた。自発的に迂言が見られることはほとんどなかった。単語の頻度効果とカテゴリー効果が認められた。

【発症後経過年月数】
MB氏は研究時、発症後2〜3カ月だった。

セラピー
セラピーの目的は、単語へのアクセスを改善するために、迂言を方略としてではなく訓練として活用することだった。4週間にわたって13セッションのセラピーを実施した（週3〜4セッション）。セッションは約15〜30分で、MB氏が入院中に行われた。行動間多層ベースラインデザインが用いられた。

課題	迂言による呼称 患者は絵の呼称を試みる。正しく呼称できるまで、迂言（そのトピックについて遠回しに説明すること）を促す。
訓練材料	20枚の白黒線画（半分が生物、半分が無生物の低頻度の名詞）。すべての絵が各セッションで使用される。
ステップ	なし
誤反応へのフィードバック	セラピストは患者が述べた情報を言い直しながら、口頭で強化する。音韻ヒントは控えめに与える。セラピストは正しい名称を教えない。
正反応へのフィードバック	記載なし

結果

　非訓練単語（セラピーに使用されなかった絵を再評価した）の呼称で、わずかだが有意な改善が認められた。MB氏が示す誤りのタイプに質的変化が見られた。視覚的・意味的エラーが有意ではないが増加したのに対し、無関連のエラーがセラピー後には有意に減少した。迂言的なエラーには変化がなかった。コントロール項目では成績が変化せず、このことから、改善はセラピーの結果によるものと示唆された。訓練効果は2週間半後の検査でも維持されていた。

　著者らは、セラピー後に見られた改善は、患者が復唱や音読を通して正しい単語を与えられるのではなく、音韻出力レキシコン内の項目を自分で"調べ"なければならないということに直接関連していると示唆している。これにより、意味から音韻へのアクセスが強化される効果をもたらした。高頻度語ではなく低頻度語で大きな変化が見られたことからもわかる。著者らは、効果が上がった要因として、①意味と音韻自体は損なわれていないが、この二つの結びつきが障害されており、そのつながりを"働かせた"ため、あるいは、②迂言の際に詳細にわたって述べることを通して直接意味が改善され、語彙表象へ簡単にアクセスできるようになったため、ではないかと示唆している。もし迂言が単に代償的な方略として使われたのであれば、セラピー後にもっと迂言が多くなるはずだと著者らは論じている。実際、迂言は増加しなかった。

その他

　著者らは、通常、セラピーの般化期に使われるテクニックを積極的に活用することを強調し、この方法を用いたセラピーは、音韻出力レキシコンレベルでの障害を改善する際に伴う項目特定性を防げるかもしれないと示唆している。入院場面での臨床研究に関する論点も考察している。

研究21

Spencer KA, Doyle PJ, McNeil MR, Wambaugh JL, Park G & Carroll B (2000). Examining the facilitative effects of rhyme in a patient with output lexicon damage（出力レキシコンに障害のある患者における押韻の促通的効果の検討）. *Aphasiology* 14 (5-6), 567-584.

セラピーの焦点
音韻出力レキシコンと文字出力レキシコン

セラピーターゲット
意味または音韻

セラピーアプローチ

再活性化

患者情報

【一般情報】

患者のNR氏は47歳になる、右利きの英語話者の女性。左頭頂の出血の後、失語症になった。美術の学位（2年コース）を取得していた。

【言語障害と残存能力】

NR氏は伝導失語を呈していた。単語の理解は比較的保たれていたが、文の理解は障害されていた。呼称、復唱、音読も障害されていて、特に単語の長さが長くなると、音韻的エラーと新造語が見られた。非語の復唱と音読はできなかった。NR氏は絵の呈示による押韻判断課題はできなかったが、文字単語を呈示した課題の成績は比較的良かった。文字の類似性という手がかりに頼っていたためである。NR氏の障害は、音韻情報へのアクセスが不十分で、レキシコンから引き出される音韻表象を誤って符号化することだと解釈された。同様に書字面でも、書称、実在語と非語の書取が障害されていて、文字の置換、挿入、削除といった誤りが見られた。これは、文字表象へアクセスし操作することができないことの表れだと考えられた。

【発症後経過年月数】

セラピー開始時、NR氏は発症後12カ月だった。

セラピー

セラピーの目的は、部分的な音韻情報を与え、その結果、音韻出力レキシコンと文字出力レキシコンへのアクセスを強化することだった。NR氏は7カ月にわたり毎日、計110回のセッションを受けた。多層ベースラインデザインと特定項目デザインが用いられた。

課題	意味カテゴリー押韻セラピー 系統的ヒントステップによる呼称 1. 上位の意味カテゴリーと脚韻単語が与えられ、呼称する（例：「"course"と韻を踏む四本足の動物の名前を言ってください」）。 2. 患者が韻を踏んだペアの単語を復唱する。 3. 文字単語が示され、患者が模写する。 4. 患者が再度口頭で単語を言う。
訓練材料	韻を踏んだ2語が17ペアあるリスト4枚。リストは四つの意味カテゴリーからなる（四本足の動物、家庭用品、大工道具、衣料品）。 それぞれのペアの最初の単語が音韻ヒントとして呈示され、もう一つの語が呼称、書称の目標語。各リストのうち12語がセラピーに使用され、5語は訓練されなかった（コントロール語）（大工道具は例外で、コントロール語がなかった）。

ステップ	なし
誤反応へのフィードバック	a. 音韻ヒントを出す、答える時間は5秒。 b. 文字ヒントを出す、答える時間は5秒。 c. セラピストが韻を踏んでいる2語を言い、文字単語を呈示する。患者はその2語を言い、目標語を模写して再度2語を言う。
正反応へのフィードバック	a. 目標語が正しく言えれば、セラピストが答えを確認して、患者は韻を踏んだ2語を復唱する("horse/course")。 b. 目標語が正しく書ければ、患者はその2語を復唱する。

呈示の順番とフィードバックのステップが、論文の中にはっきりと図示されている。

結果

得られたデータについて、グラフの視覚的分析と統計的な分析が行われた。NR氏は、訓練項目の呼称と書称に有意な改善を示し、セラピー終了後も改善が続き、非訓練項目への般化も見られた。単に維持されたのではなく、予想以上に改善が続いた。呼称と非語の復唱、連続発話中の正しい情報ユニットの割合（Nicholasら1993による、連続発話中の正確で関連のある情報を伝える単語の指数）でも改善が見られた。文の聴覚的理解を測定したコントロール課題では何の変化も見られなかった。

健常な処理では、音韻入力レキシコンへの入力に続く意味システムの活性化は、出力レキシコン内の対応する音韻表象を活性化することになる。音韻出力レキシコンの損傷は、この活性化を減少させるか、あるいは妨げてしまう。著者らは、韻を与えることで目標語へのアクセスの改善が促進されたと提唱している。韻を踏んだ語の音韻表象の活性化が、出力レキシコン内で同じような音の他の項目へ波及する。さらに、セラピー課題の冒頭に韻に加えて意味的情報を与えることで、目標語の音韻表象と文字表象のより強い活性化が促進された。般化に時間がかかったのは、おそらく「想起抑制」か「側方抑制（lateral inhibition）」[訳注56]の結果ではないかと、著者らによって説明されている。

その他

この研究のコントロール項目数が小さいため（n＝5）、非訓練項目のセラピー効果の解釈が難しい。

訳注56) 側方抑制（lateral inhibition）——カテゴリー内のある単語を繰り返し活性化すると、同じカテゴリー内の別の単語の活性が抑制されてしまう現象のこと。

研究22

Miceli G, Amitrano A, Capasso R & Caramazza A (1996). The treatment of anomia resulting from output lexical damage: analysis of two cases (出力レキシコンの障害による失名辞の訓練：2症例の検討). *Brain and Language* 52 (1), 150-174.

セラピーの焦点
音韻出力レキシコン

セラピーターゲット
音韻

セラピーアプローチ
再活性化

患者情報
2名の症例研究が報告されている。
【一般情報】
　患者のRBO氏は38歳、右利きの女性。左後交通動脈の動静脈奇形破裂を起こした。手術後、全失語、右片麻痺、感覚鈍麻、半盲を呈した。CTスキャンでは、左頭頂葉と側頭葉の深部と表層部に大きな損傷が認められた。RBO氏は客室乗務員として働いていた。GMA氏は60歳、右利きの男性で、左半球の脳卒中を起こし失語症になったが、運動障害は何も残らなかった。CTスキャンで左側頭葉の病変が認められた。GMA氏は数学とエンジニアリングの学位を取得していた。
【言語障害と残存能力】
　RBO氏の単語の理解は保たれていて、聴覚的・視覚的に呈示された実在語と非語を、口頭または書字による反応に変換することはかなりできていた。エラーは、目標語と音韻的または視覚的に関連したものだった。呼称は重度に障害されていて、無反応が特徴的だった。ゆっくりでやや運動障害性の構音障害がある表出だったが、複雑な構文の産生も見られた。文法性判断は良かったが、可逆文の理解は悪かった。軽度の口腔顔面失行と言語性記憶の低下も報告されていた。GMA氏はRBO氏と同じようなパターンを示していたが、RBO氏よりは軽度だった。単語レベルの理解も保たれていて、流暢で文法的に複雑な文の表出も見られた。絵の呼称は軽度に障害され（100/120項目、名詞＞動詞）、省略と迂言が特徴的で、音韻エラーと意味的エラーはめったになかった。非語の復唱や書取などの変換課題は比較的保たれていた。RBO氏とGMA氏はいずれも音韻出力レキシコンの選択的障害を呈していた。

【発症後経過年月数】

このプログラムが始まったとき、RBO氏は発症後18カ月が経過していた。GMA氏は発症後約12カ月だった。

セラピー

セラピーは、単語の音読と復唱を繰り返すことにより、音韻表象自体の強化とそれに続く音韻表象へのアクセスを強化する目的で行われた。特定項目セラピーデザインが用いられた。

【RBO氏】

セラピーは二つの刺激セットに基づいた、二つのステージから構成された。各ステージは、1時間のセッションを1日1回、5日間続け、ステージ1の後、3日間おいてからステージ2に進んだ（合計で約13日間）。

課題	目標語の音読（ステージ1）と復唱（ステージ2）
訓練材料	RBO氏が理解はできたが常に呼称できなかった90語の絵（さまざまな親密度と意味カテゴリー）。ランダムに30語ずつ3セットに分けた（セット1：ステージ1の音読用に30単語。セット2：ステージ2の復唱用に30単語。セット3：コントロール30単語）。
ステップ	ステージ1（セット1を使用）──呈示された文字単語を音読する。30語すべて10回繰り返す。 ステージ2（セット2を使用）──セラピストが言った目標語を復唱する。
誤反応へのフィードバック	正しい反応が得られるまで、必要があれば何度でも修正する。
正反応へのフィードバック	記載なし

【GMA氏】

セラピー手続きはRBO氏と同様だった。主な相違点は、①項目数が減ったこと（80項目）、②セラピーが3ステージになったこと、③各ステージのセラピーの長さが7日間連続と延び、各ステージ間には7日間の休みが入ったこと（合計約5週間）、であった。

課題	絵を見ながら音読（ステージ1）、絵を見ずに音読（ステージ2）、絵の呼称（ステージ3）
訓練材料	GMA氏が理解はできたが常に呼称できなかった（最低限3分の2できなかった）80語の絵（さまざまな親密度と意味カテゴリー）。ランダムに20項目ずつ4セットに分けた（セット1：ステージ1用、セット2：ステージ2用に20単語、セット3：ステージ3用、セット4：非訓練20単語）。

ステップ	ステージ1（セット1を使用）——刺激絵と対応する文字単語が同時に呈示される。絵を見て単語を音読する。 ステージ2（セット2を使用）——文字単語のみが呈示され、音読する。 ステージ3（セット3を使用）——絵だけが呈示され、呼称する。
誤反応へのフィードバック	ステージ3では、呼称できない場合、音韻ヒント（語頭音、最初の音節、2番目の音節など）を正しく呼称できるまで与える。正しい反応が得られてから次の項目に進む。
正反応へのフィードバック	記載なし

結果

RBO氏の場合、訓練刺激の両セットとも、刺激の呈示モダリティ（文字単語と音声単語）にかかわらず、呼称は有意な改善を見せた。訓練語のほうがより正確に呼称できた。非訓練語への般化は見られなかった。セラピー終了後3週間経っても効果が維持されていた。RBO氏と同様、GMA氏の呼称も、三つの刺激セット全部の項目で有意な改善が見られた。訓練語のほうがより正確に呼称できた。非訓練語への般化は、意味的に関連した項目でも見られなかった。時間が経つにつれ正確な反応が減少したものの、有意な改善はフォローアップの17カ月間維持された。

著者らは、2名の患者の呼称成績は、音韻出力レキシコンの選択的障害によって説明できるとしている。口頭で単語を表出する練習を集中的に行えば、改善が期待できる。つまり、レキシコンは治療できると考えるが、特定の項目に限られる。般化は期待できない。著者らは、改善のメカニズムは次のどれかによるものだと示唆している。すなわち、語彙へのアクセスメカニズムの改善、語彙表象の活性化レベルの増加、もしくは、語彙表象の損傷の修復、である。

その他

著者らは、他のパラメータ（神経心理学的、心理学的、神経学的要因など）が及ぼす、まだよく解明されていないが重大な影響について強調し、今後さらなる調査が必要であると主張している。

研究23

Robson J, Marshall J, Pring T & Chiat S (1998a). Phonological naming therapy in jargon aphasia: positive but paradoxical effects（ジャーゴン失語の音韻的呼称セラピー：矛盾する効果）. *Journal of the International Neuropsychological Society* 4 (6), 675-686.

セラピーの焦点
音韻出力レキシコンへのアクセス

セラピーターゲット
音韻

セラピーアプローチ
方略の利用を目標としたが、再活性化によって機能した。

患者情報
【一般情報】
　患者のGF氏は55歳のときに左半球のCVAを起こした。CTスキャンでは、左後大脳動脈と中大脳動脈の後頭枝領域に大きな梗塞が認められた。右利きの英語話者の女性である。18歳で学校を卒業後、整形外科のマッサージ師として働いていた。

【言語障害と残存能力】
　GF氏の理解は、会話レベルでは概ね良好だった。発話は流暢で、英語の空虚なジャーゴン、語性錯語、錯文法が特徴的だった。聴覚的理解の検査では、具象語は保たれていたが、抽象語の理解は有意に低下していた。非言語（絵）の意味的能力は保たれていた。読解は具象語も抽象語もともに障害されていた。呼称は最低レベルで、圧倒的に無反応が多く、呼称できない言い訳を伴うこともよくあった。意味ヒントは効果がなかった。音韻ヒントはいくらか効果があった（約30％）。単語の音読と復唱は呼称より有意に良かった。非語の復唱はできなかった。語想起障害は、主に意味から音韻へのアクセスに問題があるためではないかと著者らは考えた。語の復唱がはるかに良いことから、音韻表象を利用できると考えられた。著者らは、ジャーゴンの表出の基盤に重度の失名辞があると示唆している。

【発症後経過年月数】
　研究当時、GF氏は発症後2年経過していた。

セラピー
　この研究では、音韻的に関連・無関連の訓練語と非訓練語の呼称への訓練効果を測定して、音韻セラピーが呼称を改善するかどうかについて検討した。音韻意識を調べる課題の成績も評価した。効果を測定するために、コントロール課題を使った多層ベースラインデザインが用いられた。セラピー前、セラピー直後、セラピー後8週間の時点で成績を評価した。セラピーの目的は、自分でヒントを出す方略を導入することだった。著者らは、おそらく自分で作るヒントを活用でき、音韻判断課題の成績が向上し、それに伴い呼称にも改善が見られると予測した。セラピーは6カ月にわたり、約20分のセッションを40回行った（合計14時間のセラピー）。

課題	音節数判断 単語の音節数を1か2の数字を指さして答える。	語頭音判断 カードに書かれた、語頭音に対応する文字を指さす。	二重判断 音節数と語頭音の文字を同定する。	呼称と判断課題 二重判断をした後、セルフヒントとして語頭音を言う。
訓練材料	/k b s f m n/から始まる24の訓練語。 48の非訓練語のうち、24語が音韻的に関連したもので、残りの24語は無関連。 セットは単語の頻度と音節構造を合わせてある――1音節語が12語と2音節語が12語。 同じ子音から始まる50語を追加。セラピー課題は、24単語の基本セットと追加項目からランダムに選択された単語を使用。			
ステップ	a. イントネーションを誇張する。 b. 普通に話す。 c. 絵の刺激を呈示する。 d. 絵の刺激なし――実物かことばにより説明する。	〈音韻選択〉 a. 2択――共通する素性なし。 b. 選択肢を増やし、共通する素性も増やす。 c. 六つの子音から選択する。 〈呈示〉 a. 聴覚呈示と絵 b. 絵のみ c. 絵の刺激なし	音節数を1か2の数字を指して答える。語頭音の文字を六つの選択肢から選ぶ。	語頭音を言えない場合は音を与え、語頭音を復唱してから呼称を試みる。
誤反応へのフィードバック	音節を強調して、聴覚的に呈示する。	正しい語頭音を示し、聴覚的に呈示する。	修正するように言う。正しい語頭音を聴覚的に呈示する。	記載なし
正反応へのフィードバック	記載なし	記載なし	記載なし	記載なし

　GF氏はすべての課題をこなした。ステップを踏んで行うよう計画されていたが、GF氏は、最初の音韻判断課題の後、自発的に単語を呼称してしまうことがよくあった。最終課題で意識的にヒントを出すのはうまくいかないことが多かった。

結果

　セラピーは訓練語と非訓練語の2セットの呼称に有意な改善をもたらした。効果は8週間のフォローアップ時でも維持されていた。反応なしという誤りが一番多く、音韻ヒント後の反応にも変化がなかった。呼称課題と単語の復唱検査でも有意な改善が見られたが、音読の改善は

有意ではなかった。その効果はセラピー後8週間経っても維持されていた。音韻判断と音素弁別の評価の成績は低いままだった。意味処理に関わる無関連のコントロール課題には、改善が見られなかった。書称も変化がなかった。GF氏の自発話の正式な評価は行われなかった。著者らは、会話の中で特定の語彙にアクセスする新たな能力が見られたと報告している。家族はGF氏との会話が楽になり、GF氏も他の人に話しかけることに以前より自信が出てきて、電話を使ってみたいとも述べた。

　セラピーの結果、絵の呼称に有意で長期的な改善が認められ、それは非訓練単語に般化した。GF氏は発症後2年が経過し、ベースラインの成績は安定していて、コントロール課題では改善が見られなかったことから、この効果はセラピーの結果だと思われる。著者らは、GF氏が自分でヒントを出すことを身につけた結果、呼称の改善が般化したのかどうか検討した。自己ヒントは明らかには見られなかったことと、音韻判断課題の成績に変化がなかったことから、GF氏に認められた効果は方略を反映したものではなく、レキシコンへのアクセスが改善されたためであると著者らは結論づけている。

その他

　著者らは、この研究が、ジャーゴン失語症者の呼称障害に音韻セラピーが効果的であるというエビデンスを提供したとしている。ただ、GF氏は自己モニタリングが良く、聴覚的理解も比較的保たれていたため、ジャーゴン表出のある他の人とは異なる可能性があるとも示唆している。また、セラピーの期間が長くかかったことは認めているが、GF氏が短時間のセッションしか耐えられず、合計では14時間のセラピーにすぎないということを強調している。

研究24

Nickels L (2002a). Improving word finding: practice makes (closer to) perfect？（語想起の改善：練習を重ねると完璧に近づく？）. *Aphasiology* 16 (10-11), 1047-1060.

セラピーの焦点
音韻出力レキシコン

セラピーターゲット
音韻

セラピーアプローチ
再活性化

患者情報

【一般情報】

患者のJAW氏は60歳の男性で、CVA発症まで大工として働いていた。CTスキャンでは、左中大脳動脈の梗塞が認められた。

【言語障害と残存能力】

JAW氏は流暢タイプの失語症で、呼称障害が特徴的だった。聴覚的理解が不良で、その障害はレキシコン以前の処理レベルにあると考えられた。高心像語の意味処理は健常範囲内だが、抽象語や低心像語の処理は障害されていた。重度の呼称障害があり、単語の頻度効果が有意に認められ、有意ではないが一貫した語長効果も見られた。これらの障害は音韻処理障害に起因すると考えられた。書称も不良で、こちらは文字出力バッファーの障害から生じると考えられた。聴覚的処理と音韻出力の障害があるため、復唱も難しかった。音読、とりわけ文字–音韻変換ルートを使って音読する能力が障害されていた。

【発症後経過年月数】

JAW氏は発症後12カ月以上経過していた。

セラピー

セラピーの目的は、同じ刺激項目を繰り返し呈示することにより絵の呼称を改善し、その改善に際して、三つの課題間に何か違いがあるかどうか調査することだった。三つの課題とは、①呼称の試み、②音読、③遅延模写である。JAW氏は3期のセラピーをこなした。それぞれの期は、連続6日間のセラピーと評価のための1日で構成した。各セラピー期の間に訓練を行わない1週間を設けた。

課題	呼称の試行 絵を呼称する。	音読 単語を音読する。	遅延模写 文字単語を見てから裏返して、声を出さずにその単語を書く。
訓練材料	102枚の絵を34枚ずつ3セットに分ける(呼称セット、音読セット、模写(コントロール)セット)。ベースラインの呼称正答率、おおよその語長と頻度をマッチさせておく。音読と模写のセットは文字単語で呈示する。		
ステップ	なし	なし	なし
フィードバック	フィードバックあるいは修正なし	フィードバックあるいは修正なし	フィードバックあるいは修正なし

結果

3期それぞれのセラピーの後で、呼称に有意な改善が見られた。改善は特定項目に見られ、最終セラピー期の2週間後でも維持されていた。書称は、呼称試行の後では改善しなかったが、音読と遅延模写の後では有意な改善を示した。

著者は、改善の要因として、次の二つを挙げている。第一に、JAW氏の呼称能力にはばらつきがあったが、その浮動性は語彙項目が繰り返し活性化されるにつれ減少したことである。第二に、単語を正しく呼称できると、それが、その単語を次に想起する場合の「長期的な前刺激」になったことである。三つの課題のどれにも、意味から音韻へのマッピングの前刺激は関係している。音読と遅延模写には、さらに、単語の綴りから音韻へアクセスできるという利点もある。本研究では、単語の呼称ができなくても、呼称を試みるだけで語想起が改善するということが示されている。また、フィードバックや修正がなくても効果があったとしている。最終的に、この研究は、練習がその後の語想起を成功に導く強力な要素だということを提案している。

その他
この研究により、単語の名称を繰り返し言う機会があれば語想起が改善するかもしれないということが示された。この反復練習によって、いくつかの研究に見られる般化を説明できるだろう。

研究25

Bruce C & Howard D (1987). Computer-generated phonemic cueing: an effective aid for naming in aphasia (コンピュータによる音韻ヒント：失語症の失名辞に効果的なエイド). *British Journal of Disorders of Communication* 22 (3), 191-201.

セラピーの焦点
音韻出力レキシコン

セラピーターゲット
文字

セラピーアプローチ
代償方略

患者情報
【一般情報】
大脳皮質病変のある5名が、研究に参加した。
【言語障害と残存能力】
全員、発話が非流暢で語想起障害があり、ブローカタイプの失語症と分類された。視覚失認や重度の構音障害はなく、具象的な内容語1語の復唱は可能だった。5名とも以前の研究で50

枚以上の絵の呼称ができなかったが、絵の名称の最初の文字をかなりの割合で指し示すことができるようになった。3名は音韻ヒントがかなり効果的だった。他の2名は最初の文字を示されると呼称できるか、もしくはヒントの後である程度まで呼称ができた。理解力や患者の障害レベルについての情報はなかった。

【発症後経過年月数】
5名とも発症後6カ月以上経過していた。

セラピー

研究の目的は、呼称の際のヒント方略として、マイクロコンピュータによるエイドの効果を評価することだった。予備調査の後、各患者はコンピュータを使用して、正しく呼称できなかった50単語のセット（セットA）を行うセッションを5回受けた。もう一つのセット（セットB）を作り、これは評価ではなくコントロール項目として使った。セラピーの終わりに、両方のセット（AとB）の全項目を1週間あけて2回のセッションで呈示し、呼称させた。課題間特定項目デザイン（エイドありとエイドなし）が各患者に用いられた。

課題	コンピュータエイドによるヒントを用いた絵の呼称 呼称用の絵が呈示される。患者が最初の文字を選ぶと、コンピュータからその音が聞こえる。
訓練材料	Cambridge picturesから選んだ150枚の線画。"P C F S T B D M L"の文字から始まる単語。セットAは訓練用の絵50枚（簡単な単語50枚を混ぜる）。セットBは非訓練用の絵50枚（今まで使っていないもの）。デジタル化した9個の音素が録音されたアップルIIマイクロコンピュータ。コンピュータからは「音素＋あいまい母音（schwa）」が流れる。
ステップ	a. 患者は語頭の文字を探し、そのキーを押す。エイドが、これを音素に変換する。 b. 患者はこの音を復唱し、これを呼称のヒントとして使うように促される。 ○ 最初の3セッションでは、患者は自発的に呼称できてもこのエイドを使わなければならない。 ○ 最後の2セッションでは、5秒間のうちに正しく呼称できない場合のみ、このエイドを使う。セッションでは、ヒントありとヒントなしで呼称できた数が記録される。
誤反応へのフィードバック	呼称できなければ、セラピストが音素のヒントを与える。
正反応へのフィードバック	記載なし

結果

セラピーに対する反応は患者間で有意差があり、エイドの効果はさまざまだった。また、訓

練語と非訓練語の間にも差が見られた。グループとして見ると、エイドなしに比べ、エイドを使用した条件で有意な効果が見られた。有意なセラピー効果も見られ、非訓練のセットBより、訓練されたセットAの成績のほうが良かった。エイドを使用した効果は、セットA・セットBにわたって般化した。検査後1週間では、成績に有意な変化はなかった。

　個別に見ていくと、患者によって異なるセラピー効果が認められた。患者は全員エイドの使用方法を学んだ。4名はコントロール条件と比較すると、エイドありの呼称成績が有意に良かった。エイドが役に立っていたものの、エイドなしで呼称成績が改善した場合もあった（ある患者では、エイドなしの呼称成績がエイドありの成績に匹敵するくらいだった）。呼称できない語の最初の文字を特定する能力にも改善が見られた。エイドありのセラピーは、さまざまな効果をもたらした。補助装置として使用されることで呼称成績を高め、また、エイドなしの呼称成績も高めた。

　機械が発するヒントは、セラピストが出すヒントと同じように、レキシコン内の音韻的語形に活性化をもたらすということが示された。

その他
　本研究は、患者に関する情報が他の研究と比べてかなり限られているが、セラピーのターゲットは明らかであり、患者によっては、セラピーの結果、明らかな改善が示された。患者それぞれのセラピー前の能力をより詳しく調べれば、このようなアプローチになぜ患者が異なった反応を示したのかについて、考察を展開できるかもしれない。

研究26

Howard D & Harding D (1998). Self-cueing of word retrieval by a woman with aphasia: why a letter board works（失語症の一女性による語想起のためのセルフヒント：なぜ文字盤が役に立つのか）. *Aphasiology* 12 (4-5), 399-420.

セラピーの焦点
音韻出力レキシコンへのアクセス

セラピーターゲット
文字（入力文字経由）

セラピーアプローチ
認知機能再編成

患者情報

【一般情報】

患者のSD氏は46歳の女性。心筋梗塞後にCVAを起こし、失語症と右片麻痺が残った。経営学を勉強して仕事に就いたが、発症当時は働いていなかった。

【言語障害と残存能力】

SD氏には重度の呼称障害があったが、アルファベット文字盤を見れば単語を想起できることが特徴的だった。呼称の誤りは、主に省略か意味的誤りだった。聴覚的分析と複雑な文の理解に関連した聴覚的理解はいくらか障害されていたが、単語の読解（構文の理解は評価されていない）に支障は見られなかった。深層失読と一致する読みの障害もあった。自分で文字を書くことはできなかったが、模写は可能で、タイプライターを巧みに操作できた。物の名前を書いたり、単語を書き取るように言われても、正確にタイプできなかったが、語頭の文字はいつも正しく書くことができた。音素を聴いてそれに対応する文字をタイプすることは可能だったが、文字を見て音にすることはできなかった。SD氏には、意味から音韻出力レキシコンへのマッピングに障害があると、著者らは示唆している。SD氏は単語の最初の文字を特定することはできたが、自分で字を書くことが困難だったため、著者らは、アルファベット文字盤がヒント方略として機能するのではないかと提案している。

【発症後経過年月数】

SD氏は研究時、発症後20週経過していた。

セラピー

研究の目的は、文字ヒントを与えることにより呼称を改善することと、さまざまなタイプのヒントが語想起に及ぼす効果を検討することだった。SD氏への介入は、アルファベット文字盤を導入した1セッションだけだった。その後に続くセッションでは、さまざまなヒントの相対的効果を測定し、アルファベット文字盤がどのように呼称の助けとなるかについて、体系的な評価を試みた。

課題	1. アルファベット文字盤の提供 2. さまざまなヒントの評価 　○ 時間延長 　○ アルファベット文字盤の使用 　○ 目標語の語頭の文字呈示 　○ 目標語の語頭の文字の名称を口頭で呈示 　○ 音韻ヒントの呈示
訓練材料	アルファベット文字盤
ステップ	該当せず

誤反応へのフィードバック	最初のセラピーでは記載なし。評価セラピーでは次の項目に進む。
正反応へのフィードバック	記載なし

結果

　SD氏は、①音韻ヒント、②語頭の文字、③アルファベット文字盤（78〜96％の正解に達した）が与えられると、以前は呼称できなかった項目の呼称が可能になった。こうしたヒントは、答える時間を延長したり、語頭の文字を口頭で呈示したとき（14〜23％の正答）より、有意に効果的だった。著者らは、SD氏がヒントを自分で生かせるのは、文字入力から音韻出力への活性化がレキシコンを介して次々に起こるためだと考えている。呼称成績が向上したのは、語頭の文字の知識が損なわれていないためである。語頭の文字の名称を口頭で呈示した場合には効果がなく、文字を示すことが必須であることを示唆している。音韻ヒントがうまく機能したのは、目標語がもともと活性化されやすい状態にあり、部分的な文字情報を与えられたときと同じように、部分的な音韻情報によって容易に活性化されたためであろう。

その他

　この研究では、なぜある特定のテクニックが患者に有効だったのかについて、認知神経心理学的なアプローチの視点から説明している。さまざまな課題を通して患者の成績を詳しく評価する重要性についても強調している。著者らは、この研究と情報処理のロゴジェンモデルとの関連について説明し、SD氏に見られたパターンを説明する方法として、文字入力レキシコンから音韻出力レキシコンまたは意味レキシコンへのルートを仮定している。

研究27

Waldron H, Whitworth A & Howard D (2011a). Therapy for phonological assembly difficulties: a case series（音韻出力配列障害に対するセラピー――一連症例研究―）. *Aphasiology* 25 (4), 434-455.

セラピーの焦点
音韻出力配列と音韻出力レキシコン

セラピーターゲット
音韻出力配列

セラピーアプローチ
再活性化

患者情報

4名が研究に参加した。

【一般情報】

参加者は全員右利き、単一言語（英語）話者で、脳卒中の後、失語症になった。教育歴や職歴についての情報はない。患者のSD氏は75歳の女性で、左頭頂部に梗塞を起こした。BB氏は76歳の女性、左中大脳動脈の梗塞だった。HS氏は63歳の男性で、左頭頂部の梗塞だった。PL氏は82歳の男性で、左中大脳動脈の梗塞だった。

【言語障害と残存能力】

聴覚的処理に関して、HS氏は健常域内だった。BB氏とPL氏は、ミニマルペアの弁別と聴覚的語彙性判断で同程度の障害を示した。SD氏のミニマルペアの弁別はチャンスレベルで、聴覚的語彙性判断のほうが良い成績だった。これらの課題の成績は、純音聴力検査の結果とは無関係だった。音韻処理の検査で、SD氏は、聴覚呈示と絵の呈示による押韻判断や、文字呈示の同音異義語判断などの課題で障害が見られた。BB氏、HS氏、PL氏は、絵による押韻判断に比べて、同音異義語の判断と聴覚的な押韻判断のほうが良い傾向が見られた。絵の呈示による押韻判断の成績が悪いのは、語彙の想起または音韻配列と聴覚的分析の結びつきに障害があるためかもしれない。4名とも、聴覚入力または文字入力によって具象語の意味表象にアクセスする能力に重度な障害は見られなかった。Pyramid and Palm Treesテストと再認記憶検査で、HS氏は健常域、BB氏とPL氏は健常域を少し下回る得点、そしてSD氏は著しく障害されていた。SD氏とBB氏は、遂行機能の検査であるウィスコンシンカード分類検査ができなかった。HS氏とPL氏はいくらかできたが、それでも平均以下だった。口頭表出の検査では、全員すべてのモダリティにわたって障害されていて、多くの音韻エラーが見られることから、音韻出力配列の障害が示唆された。PL氏には、母音の歪み、発話速度の低下、構音の探索など、発語失行の特徴も見られた。SD氏、BB氏、HS氏は、絵の呼称で得点が低く、意味的エラーが見られ、語彙の想起も併せて障害されていた。SD氏には単語の頻度効果が見られた。

【発症後経過年月数】

SD氏とPL氏はともに発症後5カ月、BB氏は32カ月、HS氏は45カ月が経過していた。

セラピー

セラピーは、Franklinら（2002）に記述された手続きを再現し、2期に分けた。セラピー第1期は、聴覚的弁別の改善を目的にした6回のセッションからなった。第2期は、言い間違いのモニターを改善する目的で、14回のセッションを行った。その内訳は、外的モニターが6回、間接的なモニターが4回、直接的な内的モニターが4回だった。参加者は約45分のセッションを週に2回受けた。次のセッションまでに、セラピー課題に基づいた宿題を出した。課題、材料、期間にわたる多層ベースラインデザインが使用され、セラピー前に2回、セラピー各期の後、セラピー後2カ月の時点で評価を行った。

課題	音素弁別 聴覚的に呈示された音や単語を、該当する文字や文字単語とマッチングさせる。	自己モニタリング 聴覚的に呈示された単語が正しいか正しくないかを判断する。その後、単語内のどこが間違っているか同定する。
訓練材料	Nickels呼称検査より65語。非訓練項目の65語は、音節の長さ、頻度、ベースラインの正答率（最初の試行）をマッチさせてある。	
ステップ	a. 聴覚的に呈示された単語が長いか短いか判断する。 b. 聴覚的に呈示された音素と文字のマッチングを行う。 c. 語頭音を同定する。 d. 語尾音を同定する。 e. 韻を踏んでいる単語を同定する。	a. 外的モニター——セラピストが単語を言い、患者が判断する。 b. 間接的モニター——患者が絵の呼称をし、録音したその反応を聴いて判断する。 c. 直接的内的モニター——患者が絵の呼称をし、直後にその反応を判断する。
誤反応への フィードバック	記載なし	誤りが確認されれば、正しい目標語を言う。
正反応への フィードバック	記載なし	記載なし

結果

【SD氏】

セラピー第1期の後、SD氏は訓練語の呼称と復唱で有意な改善を示した。非訓練語に改善は見られなかった。第2期の後には、呼称と復唱に何の変化も見られなかった。セラピーの2カ月後、訓練語の呼称成績は低下したが、それでもセラピー前と比較すると有意に高かった。音読と復唱に改善は見られず、非語の音読は最低レベルのままだった。セラピー後、SD氏はミニマルペアの聴覚的弁別に有意な改善が見られたが、聴覚的語彙性判断では変化がなかった。

【BB氏】

第1期の後、BB氏は訓練語の呼称が有意な改善を示したが、非訓練語は変化がなかった。第2期の後の呼称では変化がなく、訓練語の効果もセラピー後2カ月の時点で維持されていなかった。第1期、第2期いずれの後でも、復唱と音読に変化は見られなかった。セラピーの後、非語の復唱、非語の音読、ミニマルペアの聴覚的弁別、語彙性判断に変化はなかった。

【HS氏】

HS氏は第1期の後、訓練語の呼称に有意な改善が見られ、第2期の後では、さらに有意な改善が見られた。非訓練語の呼称は変化がなかった。効果はセラピー後2カ月経過しても維持されていて、その時点では、非訓練語の想起もセラピー前に比べ有意に良い成績だった。HS

氏は第1期の後、復唱に改善が見られなかったが、第2期の後では訓練語と非訓練語の復唱が有意に改善した。訓練語の音読に関しては、第1期、第2期どちらのセラピー終了後も変化がなかった。ただ、非訓練語の音読は、第1期の後、有意な改善を示した。非語の音読・復唱には有意な変化が見られなかった。

【PL氏】
PL氏は、訓練語の呼称と非訓練語の呼称の両方とも、各セラピー期の後で有意な変化は見られなかった。しかし、訓練語、非訓練語の呼称の5試行にわたっては、有意な改善があった。復唱に有意な変化はなかった。訓練語の音読は、第1期の後、有意な改善を示したが、第2期の後では再び低下した。非訓練語の音読については変化がなかった。セラピー後、非語の音読・復唱、聴覚的弁別、聴覚的語彙性判断に変化は見られなかった。

SD氏、BB氏、HS氏は訓練語の呼称が改善した。この3名は全員、音韻出力配列と語彙の想起の障害が合併していた。著者らは、セラピーの効果は意味と語彙的音韻の間のマッピングの改善によるものだとしている。PL氏の場合、セラピー後でもわずかな改善しか見られなかった。PL氏は、訓練期間と同じように、非訓練期間も同程度の変化が見られたことから、全般的な改善はセラピー効果によるものとは言い難いと示唆されている。著者らは、PL氏に見られた限られた効果は、年齢、社会的交流機会の減少、口頭表出障害の重症度、難聴、発語失行など、さまざまな要因によるものだとしている。

その他
この一連症例研究は、Franklinら（2002）に述べられているセラピーを再現したものである。4名の参加者のうち誰一人として、元の研究の患者MB氏（Franklinら2002）と同じ反応を示した者はいなかった。著者らはこの理由を探り、患者のプロフィールがさまざまであることを述べ、合併する障害の影響を検討している。

研究28

Franklin S, Buerk F & Howard D (2002). Generalised improvement in speech production for a subject with reproduction conduction aphasia（再産生型伝導失語を呈した患者における般化された口頭表出の改善）. *Aphasiology* 16 (10-11), 1087-1114.

セラピーの焦点
音韻出力配列（音韻符号化）

セラピーターゲット
音韻出力配列

セラピーアプローチ
自己モニタリング方略による再活性化

患者情報
【一般情報】
患者のMB氏は83歳の女性で、すでに退職している。左中大脳動脈の梗塞を起こした。

【言語障害と残存能力】
MB氏は再産生型伝導失語を呈していた。自発話の特徴は、自動言語、音韻の誤り、新造語が見られることだった。単語の理解と聴覚的把持力は保たれていた。呼称、復唱、音読はすべて障害されていて、音韻の誤りが特に長い単語で見られた。単語の頻度効果、心像性効果は見られなかった。目標語を言おうとして探索や修正を何度も試みた（接近行動）。非語の産生は実在語より不正確だった。MB氏は音韻出力配列レベルに障害があり、特に音韻符号化の際、音の想起に問題があった。聴覚的押韻判断と文レベルの読解も障害されていた。

【発症後経過年月数】
MB氏はセラピー開始時点、発症後6カ月経過していた。

セラピー
セラピーの目的は、発話の誤りに気づき修正する方略として、MB氏の知覚処理能力とモニター技能を改善することだった。訓練語・非訓練語とも口頭表出が改善するだろうと仮説を立てた。セラピーは、約30〜45分のセッションが合計21セッションだった（第1期に7セッション、第2期に14セッション）。セッションは週に2回行った。課題、材料、期間にわたる多層ベースラインデザインが用いられた。

課題	音素弁別	自己モニタリング
	聴覚的に呈示された音や単語を、該当する文字や文字単語とマッチングさせる。	聴覚的に呈示された単語が正しいか正しくないか判断する。その後、単語内のどこが間違っているのか同定する。
訓練材料	Nickels呼称検査より65語（非訓練の65語のセットとマッチさせてある）	訓練される65単語のセットから各セッションで20語
ステップ	a. 聴覚的に呈示された語が長いか短いか判断する。 b. 聴覚的に呈示された音素と文字のマッチングを行う。 c. 語頭音を同定する。 d. 語尾音を同定する。	a. 外的モニター──セラピストが単語を言い、MB氏が判断する。 b. 間接的モニター──MB氏が絵の呼称をし、録音したその反応をMB氏が聴いて判断する。

	e. 韻を踏んでいる単語を同定する。	c. 直接的内的モニター——MB氏が絵の呼称をし、直後にその反応を判断する。
誤反応へのフィードバック	記載なし	誤りが確認されれば、正しい目標語を言う。
正反応へのフィードバック	記載なし	記載なし

結果

第1期の後、呼称に有意な改善が見られた。第2期の後、さらに有意な改善が見られた。その効果はセラピー後4カ月経っても維持されていた。訓練語と非訓練語に有意差はなかった。セラピーの後でMB氏の接近行動は全体的に減少し、何回も言い直したときでも、正答に至ることが以前より多くなった。

セラピーの結果、訓練語と非訓練語の呼称が改善した。実在語と非語の復唱と音読でも改善が見られた。音韻的に正しい語の産出が有意に増えるなど、自発話への般化も見られた。MB氏はセラピー前に呼称成績が安定していて、コントロール課題の文の読解でも変化が見られないことから、呼称の改善が自然回復によるものとは考えにくい。著者らは、セラピーの結果、音韻符号化のステップで正しい音を選ぶ能力が改善したと示唆している。MB氏に見られた改善は、自己モニタリング能力の向上によるものではないと提案されている。

その他

この研究は、厳密な初期評価と再評価のデータによってセラピーを徹底的に検証したものであるが、セラピーのどの側面が改善に関与しているのか、明らかではない。Waldronら（2011a、2011b）は、このセラピーアプローチを何名かの患者に再現したが、般化効果はより限られていた。

研究29

Waldron H, Whitworth A & Howard D (2011b). Comparing monitoring and production based approaches to the treatment of phonological assembly difficulties in aphasia（失語症の音韻出力配列障害に対する訓練のモニタリングアプローチと産生アプローチの比較）. *Aphasiology* 25 (10), 1153-1173.

セラピーの焦点

音韻出力配列

セラピーターゲット
音韻出力配列

セラピーアプローチ
再活性化

患者情報

【一般情報】

患者のRE氏は87歳、右利きの男性。脳卒中を起こしたときのCTスキャンでは、中大脳動脈の梗塞が認められた。英語の母語話者で、退役前は軍隊にいた。やや難聴だったが、80歳以上にしては健常範囲内だった。RE氏は再認記憶検査ならびに遂行機能と問題解決能力の評価で健常域の成績だった。

【言語障害と残存能力】

RE氏の単語の聴覚的理解と読解は損われておらず、絵の意味理解も比較的よく保たれていた。聴覚的ミニマルペアの弁別と語彙性判断では軽度の障害があった。文字呈示の押韻判断と非語を含む同音異義語の判断もいくらか困難を示した。非語の音読と復唱は障害されていた。発話はすべてのモダリティにわたって障害されていたが、その中では復唱が一番保たれ、呼称が一番障害されていた。誤りは主に音韻的に関連した非語だった。自分の誤りに気づいていて、ときおり自己修正が見られた。実在語の復唱と音読では有意な語長効果が見られたが、どの課題でも頻度効果は認められなかった。発話のためらいと音の探索が見られたが、プロソディの異常や構音の歪みはなかった。著者らは、RE氏には音韻符号化の障害があり、いくらか発語失行の症状も見られるとしている。

【発症後経過年月数】

RE氏は研究時、発症後3年経過していた。

セラピー

45分のセッションを週2回行った。第1期は、聴覚的弁別を中心とした6セッションからなった。第2期は8セッションで、ここではミニマルペア、構音運動ヒント、文字ヒントを利用して、語の産生に重点を置いた。第3期は8セッション続いたが、4セッションは外的モニター、残り4セッションは直接的内的モニターが中心であった。Franklinら（2002）とは異なり、テープレコーダー録音による間接的なモニターは省かれた。

課題	音素弁別 聴覚的に呈示された音や単語を、該当する文字や文字単語とマッチングさせる。	産生 目標語の絵の呼称を行う。	自己モニタリング 聴覚的に呈示された単語が正しいか正しくないか判断する。その後、単語内のどこが間違っているのか同定する。
訓練材料	音節数の異なる高頻度と低頻度の100語。100語を、ベースライン正答率、音節の長さ、頻度をマッチさせた50語ずつの2セットに分ける。 セット1──セラピー第1期、第2期の訓練項目。 セット2──セラピー第1期、第2期の非訓練項目。 セット3──セット1のうち25語、セット2のうち25語からなり、セラピー第3期の訓練項目。 セラピー第2期用に、1音のみ異なるミニマルペアのセット。 長い単語のペア語は音素をできるだけ共有しているもの。		
ステップ	a. 聴覚呈示された単語が長いか短いか判断する。 b. 聴覚呈示された音素と文字のマッチングを行う。 c. 語頭音を同定する。 d. 語尾音を同定する。 e. 韻を踏んでいる単語を同定する。	a. CV（子音＋母音）語 b. 長い単語	a. 外的モニター──セラピストが単語を言い、患者が判断する。 b. 直接的内的モニター──患者が絵の呼称をし、直後にその反応を判断する。
誤反応へのフィードバック	記載なし	正しい反応が得られるまでヒントを進めていく。 a. 語頭音の口形図（articulogram：舌の位置や口唇の形などを図解したもので、語頭音の文字も書かれている）、構音についての説明文と、真似しやすくするための鏡 b. 上述したaに加えて語頭音 c. 文字単語 d. 復唱用に単語呈示 e. 単語を音節に分節化	誤りが確認されれば、正しい目標語を言う。

| 正反応への
フィード
バック | 記載なし | a. 単語の復唱5回
b. ミニマルペアの対照語の呈示
c. 違いを説明して対照語を復唱
d. 目標語と対照語を交互に言う | 記載なし |

結果

　RE氏の呼称成績は安定したベースラインを示していた。セラピーの前後では、呼称と復唱で有意な改善が見られた。音読は変化なかった。第1期セラピーの後には、呼称、音読、復唱に有意な変化は見られなかった。第2期の産生セラピーの結果、呼称に有意な改善が見られたが、内訳を詳しく見ると、訓練語の呼称は有意に増加したが、非訓練語には変化が見られなかった。第2期セラピーの後、音読と復唱には変化がなかった。第3期のモニタリングセラピーは、さらなる有意な改善にはつながらなかった。最初の評価時から最終評価まで総合的に見れば、訓練語の呼称で自己修正がうまくいく割合が有意に増加した。非訓練語の呼称の際の自己修正に変化はなかった。コントロール課題の文の読解成績に変化は見られなかった。

　訓練語については、産生セラピーとモニタリングセラピーの後で有意な改善が見られた。安定したベースラインを示していて、しかもコントロール課題には変化がなかったことから、この効果はセラピーによる可能性が高い。著者らは、MB氏（Franklinら 2002）とRE氏のセラピー結果の違いについて論じ、もともとの障害像の違いを探り、語彙の想起障害または発語失行の存在に関係している可能性を示唆した。

その他

　この研究は、Franklinら（2002）とWaldronら（2011a）に述べられたセラピーを部分的に再現し、産生のセラピー期を追加したものである。著者らは、本研究の潜在的な問題点も述べつつ、より直接的な産生に的を絞ったアプローチに見込まれる利点を論じている。Franklinら（2002）で報告されている般化を今回は示せなかったこと、また、同じセラピーに対してこの研究と以前の研究（Franklinら 2002、Waldronら 2011a）とでは異なる反応が得られたことから、著者らは、同じセラピーでも患者によって効果が異なるということを強調している。

訳者コラム⑪

　喚語障害は、ほぼすべての失語タイプに見られる中核症状である。認知神経心理学的アプローチでは、その原因がモデルの中のどの処理レベルにあるのか、綿密な評価によって推定することから始める（第5章を参照）。第11章で紹介されている研究の大部分（研究2〜研究26）は、「意味システムと音韻出力レキシコン」「音韻出力レキシコンあるいは音韻出力レキシコンへのアクセス」のいずれかをセラピーの焦点としている。これらの研究では、セラピーに関して二つの焦点の違いによる明確な区別はなく、意味から音韻への過程を再活性化するために、意味セラピーあるいは音韻セラピーが、また認知機能再編成を促進するために文字を用いたセラピーが行われている。多くの課題で意味と語形（音韻）が同時に活性化され、この二つのつながりが強化されている。

　意味課題・音韻課題のほとんどは、そのまま日本語に置き換えて用いることができる。意味と音韻のマッチング以外の課題として、目標語の意味的特徴や音韻的特徴を述べ用紙に書き込みながら行う課題（研究18、研究15）、迂言を方略ではなく訓練として活用する課題（研究20）などが紹介されている。自宅での自習を含む課題（研究4、研究7、研究16）は、宿題を出す際の参考となるだろう。「音韻出力配列」の障害が疑われる場合は、発話の誤りに気づかせ修正する方略として、音素弁別能力や自己モニタリング技能の改善を図る課題（研究27〜研究29）を試してみるとよい。セラピーの最終的な目標は、日々の活動や参加の向上につながるよう言語機能を改善することであるが、絵と文字ヒントがついた訓練項目のファイルを作成し、実際の会話に近い課題の中で訓練語を使えるようにする相互作用セラピー（研究12）や、言語障害が日常生活にもたらす影響を評定したプロフィールの得点と呼称成績との関係を検討した研究13は、日常生活への般化という点から見て興味深い。なお、意味セラピー、音韻セラピーの概略については、中村（2008）、水田（2008）にまとめられている。

　実際にセラピーを計画するにあたっては、「訓練課題」だけでなく「訓練材料」の選択も慎重に行いたい。単語の親密度、心像性、モーラ数などの変数を考慮しつつ、患者のニーズや関心に沿った語を含める工夫も必要である。セラピーデザインの検討も忘れてはならない。喚語訓練に限ったことではないが、ベースライン評価を行い、非訓練語やコントロール課題を設けて、訓練効果を測定できるようにセラピー全体の構成を考えておくことが重要である。

文献

水田秀子（2008）．音韻．鹿島晴雄，大東祥孝，種村　純（編），よくわかる*失語症セラピーと認知リハビリテーション*（pp.216-224）．大阪，永井書店．
中村　光（2008）．意味セラピー．鹿島晴雄，大東祥孝，種村　純（編），よくわかる*失語症セラピーと認知リハビリテーション*（pp.225-235）．大阪，永井書店．

（山澤秀子）

12 動詞の想起と産生のセラピー

動詞の喚語に関する研究の概要

　ここ10年間で、名詞と動詞の違いについて、さらには、名詞に効果的に適用できたセラピーのアプローチが動詞の想起にも同様に当てはまるかといったことについて、関心が高まってきた。このようなテーマを扱った研究では、動詞を単独で扱うことに焦点を当て、文産出における動詞の役割についてはそれほど関心が払われなかった。動詞の想起に焦点を当てたセラピーに関する研究については、「I. 動詞に関する研究」(242〜280ページ)で論じる。これらの研究では、当初、名詞を対象として編み出された訓練テクニックを用いることで、同様の課題が動詞においても効果的であるというエビデンスを示してきた。一方、名詞と動詞のセラピーの有効性を直接比較する研究も多い。これらは本章後半の「II. 動詞と名詞に関する研究」(280〜292ページ)で述べる。「I. 動詞に関する研究」に含まれる研究の一部は、セラピーのアプローチやセラピーの結果を評価する手段のいずれにおいても、動詞の想起と文産出との間に関連があることは認めている。条件つきの (constrained) 文産出セラピーの効果がしばしば検討されており、談話の表出における変化に着目している研究もある。文のヒント・文の生成に関する課題や、文中の動詞に関連する名詞を考慮した課題を含む研究もある。このような研究も本章で紹介するが、それは、単語単独での課題と並行してこのような課題を用いているか、文レベルのセラピーと単語単独でのセラピーを対比させているかのいずれかである。単語レベルと文レベルのセラピーの双方を含む動詞の想起に関するレビューは、Websterら (2012) に詳述されている。文レベルのみにおける動詞の想起を扱った研究は本章には含めなかった。本書の基礎をなす認知神経心理学的モデルは単語単独の研究に限られている。文レベルのセラピーで、文の処理障害と同時に動詞の想起を扱うものについては、文の理解と産出に関するさまざまな理論的立場を十分に考慮する必要があるだろう。文処理の問題への訓練に関するさらなる議論については、Faroqi-Shahら (2012)、Marshall (2013)、Mitchumら (2001)、Websterら (2009b) を参照されたい。

Ⅰ．動詞に関する研究

　名詞と同様、動詞の想起に関するセラピーにおいても、単語の意味や語彙の表象へのアクセスを向上させたり、意味システムと音韻出力レキシコンの結びつきを強化させたりすることに焦点を当ててきている。表12.1に動詞の想起に焦点を当てたセラピー研究の概要を示す。動詞の想起のセラピーは、もっぱら名詞において効果的である課題を用いてきており、さまざまな意味課題（例：意味判断、文字単語と絵のマッチング、意味ヒントによる喚語）や音韻課題（例：押韻判断、復唱、音韻ヒントによる喚語）がある。セラピーで訓練の対象となった動詞の想起は向上したが、非対象の動詞への般化はごくわずかであった。動詞の研究の多くはさまざまな訓練のアプローチを比較してきたが、方法による効果の違いを示すエビデンスはごく限られたものだった。

　動詞には、文産出に必要な意味的情報と統語的情報が含まれる。このため、セラピーでは、文のヒント（Conroyら2009aなど）や文の完成課題（Edwardsら2006など）も用いられている。このような課題は文の枠組みの中での動詞の表出を促しており、おそらく動作単独の喚語よりも自然な方法かもしれない。他には、動詞とともに用いられる名詞を選択してもらう（Websterら2009aなど）、動詞と関連する名詞を表出してもらう（Marshallら1998、Wambaughら2007など）、この二者を組み合わせる（Websterら2005など）といったものがある。動詞と意味的に関連した名詞やそれらが文でいかに使用されるかということを考慮し、こうした課題では、動詞の想起に加えて、動詞の項構造にも焦点を当てている（動詞のセラピー研究における動詞の項構造の役割に関する包括的な議論についてはWebsterら2012を参照のこと）。

　セラピーの効果を検討する研究には、動詞想起の促進による文産出への影響、絵の叙述・語り・会話などの談話の産出への影響に関するものがある。動詞単独での想起や文の枠組みの中での動詞の想起に焦点を当てた研究、また、動詞と項構造を組み合わせた研究で、文の産出に改善が見られた。クライアントに他の文処理の問題がなければ、訓練の対象となった動詞の想起の改善に伴って、その動詞を使った文産出も改善している（Marshallら1998、Schneiderら2003）。このような改善は非訓練動詞にもしばしば見られるが、訓練動詞と非訓練動詞との間に差があるという報告もよくある（Schneiderら2003）。談話での改善を報告する研究もあり、セラピーの実用的な結果を評価する際には、このような面での改善を検討することが重要である。例えば、Finkら（1992）が報告した患者GR氏では、文の中で表出した単語の割合や絵の叙述課題での適切な文の割合が増えていた。Websterら（2005）による患者NS氏では、語りの発話で単独の句の表出が減少し、動詞に基づく2項文の表出が増加していた。Edwardsら（2006）の研究では、三人のクライアントのうち二人で会話の改善が見られた。このような効果は主に文構造に関するものであり、動詞の想起と同時に項構造や統語構造に焦点を当てた研究で際立っている。

表12.1 動詞の想起を対象としたセラピー研究の一覧表

障害レベル	研究	セラピーでターゲットとされる領域	訓練課題
意味システム	研究1：Raymerら2002（p.244）	意味セラピー、音韻セラピー、リハーサルセラピーの比較	○ 意味セラピー──動詞の表出、動詞の意味に関する質問への返答後、復唱 ○ 音韻セラピー──動詞の表出、語頭の音素や単語の押韻に関する質問への返答後、復唱 ○ リハーサルセラピー──単語の復唱
	研究2：Websterら2005（p.247）	意味	○ 意味課題を文字で呈示され、その後、動詞の喚語 ○ 動詞と名詞の関連づけ課題を、文字で呈示 ○ 名詞の表出後の文の産生
	研究3：Websterら2009a（p.249）	意味	○ 動詞と名詞の関連づけ──動詞の音読、関連名詞の選択、文の産生
意味システムと音韻出力レキシコン（参加者内、参加者間）	研究4：Wambaughら2002（p.252）	意味ヒント（SCT）と音韻ヒント（PCT）の比較	○ SCT──段階的な意味ヒントを用い、絵を見て動詞を喚語 ○ PCT──段階的な音韻ヒントを用い、絵を見て動詞を喚語
	研究5：Rodriguezら2006（p.255）	ジェスチャー＋口頭訓練（GVT）と意味・音韻訓練（SPT）の比較	○ GVT──目標語に関する音声単語とジェスチャーを呈示された後、複数回表出 ○ SPT──単語を複数回復唱し、意味的・音韻的な特徴に関するyes/noの質問に答える
	研究6：Wambaughら2007（p.258）	意味	○ 意味特徴分析（SFA）──意味特徴の言語化を導く
	研究7：Roseら2008b（p.260）	訓練アプローチの比較	○ 復唱 ○ 意味セラピー──意味特徴の表出 ○ 意味＋ジェスチャーセラピー──ジェスチャーと口頭で目標単語を示し、意味特徴を表すジェスチャーを表出 ○ ジェスチャーセラピー──ジェスチャーと口頭で目標単語を示す
	研究8：Conroyら2009a（p.263）	単語のヒントと文のヒントの比較	○ 単語ヒント──音韻と文字のヒントを段階的に減少 ○ 文ヒント──文の枠組みを呈示、音韻と文字のヒントを段階的に減少

	研究9：Booら 2011 (p.265)	訓練アプローチの比較	○ 復唱 ○ 意味セラピー ── 意味特徴の表出 ○ 意味＋ジェスチャーセラピー ── ジェスチャーと口頭で目標単語を示し、意味特徴を表すジェスチャーを表出 ○ ジェスチャーセラピー ── ジェスチャーと口頭で目標単語を示す ○ 復唱－文字セラピー ── 文字単語と口頭で目標単語を示す
音韻出力レキシコン（あるいは音韻出力レキシコンへのアクセス）	研究10：Finkら 1992 (p.269)	直接的動詞訓練と動詞復唱プライミングの比較	○ 直接的動詞訓練 ── 動詞、動作主、被動作主の想起、文の産出 ○ 動詞復唱プライミング ── 動詞を含んだ文の復唱後、絵の叙述
	研究11：Marshallら 1998 (p.271)	意味	○ 文字単語と絵のマッチング ○ 文字単語の仲間はずれ探し ○ 文字呈示された動詞に合う名詞の想起 ○ 名詞句に合う動詞の想起 ○ 口頭で与えられた状況に基づき動詞を想起
	研究12：Schneiderら 2003 (p.274)	意味	○ 意味あるいは項構造に関する単語の情報に基づき、絵を見て動詞を喚語
	研究13：Edwardsら 2006 (p.277)	意味	○ 文の完成 ○ 定義に基づく動詞の喚語 ○ 段階的な意味ヒントと音韻ヒントに基づき、絵を見て動詞を喚語

動詞に関するセラピー研究レビュー

研究1

Raymer AM & Ellsworth TA (2002). Response to contrasting verb retrieval treatments: a case study（動詞想起の異なる訓練に対する反応：症例研究）. *Aphasiology* 16 (10-11), 1031-1045.

セラピーの焦点
動詞の想起 ── 意味障害

セラピーターゲット
意味的なアプローチと音韻的なアプローチ

セラピーアプローチ
再活性化

患者情報
【一般情報】

患者のWR氏は54歳の女性である。13歳で学校を終えた後、左半球にCVAを発症するまで美容師として働いていた。CTでは、ブローカ領域、島の前方部、皮質下白質を含む前頭葉背外側部に病巣が認められた。

【言語障害と残存能力】

WR氏は超皮質性運動失語を呈し、自発話より復唱が良好であった。文の産出は非流暢であった。名詞の想起、動詞の想起とも意味的に関連した語への誤りが見られることはあるものの、いずれも障害の程度は軽度であった。理解面でも軽度の障害が見られ、意味的に関連する名詞や動詞を使った場合、絵と文字単語のマッチングや関連する絵同士のマッチングで誤りが見られた。理解、表出とも、名詞と動詞の成績の間に有意な差は見られなかった。著者らは、これらの問題は軽度の意味障害を反映したものであると述べている。動詞想起の難しさが文産出を(少なくともある程度は)困難にしていると考えられた。

【発症後経過年月数】

本研究の時点で発症から3カ月経過していた。

セラピー

この研究では、音韻セラピー、意味セラピー、リハーサル(復唱)セラピーという3種類の動詞想起のセラピーを比べている。WR氏は、4カ月にわたって1週間あたり2〜3回、1時間のセラピーセッションを受けた。意味セラピーとリハーサルセラピーとの間に休暇で6週間の中断があった。多層ベースライン(行動間)・クロスオーバーデザインが用いられた。コントロール課題(抽象語の音読)の成績も記録した。訓練期においては、訓練に先立って、訓練対象の動詞、それらを用いた文産出、非訓練動詞の喚語と文産出、そして音読に関する検査を毎回実施した。各訓練期は、訓練動詞の喚語が90％の基準に達したとき終了した。

課題	1. 音韻セラピー	2. 意味セラピー	3. リハーサルセラピー
	動詞を喚語し、音韻に関する二つのyes/no質問に答えた後、リハーサルへと移る。yes/no質問では、語頭の音素や単語の押韻について尋ねた。	動詞を喚語し、意味に関する二つのyes/no質問に答えた後、リハーサルへと移る。yes/no質問では、似た意味の動詞や関連する名詞について尋ねた。	リハーサル――単語を3回復唱する、声に出さずに復唱する、再び喚語を試みる、さらに3回復唱する。

	リハーサル――単語を3回復唱する、声に出さずに復唱する、再び喚語を試みる、さらに3回復唱する。	リハーサル――単語を3回復唱する、声に出さずに復唱する、再び喚語を試みる、さらに3回復唱する。	
訓練材料	WR氏が一貫して喚語困難を示した70語の動詞。音韻セラピー、意味セラピー、リハーサルセラピー用に各20語ずつ3セット。10語のコントロール語を用意した。各動詞のセットはベースライン時の成績に関してマッチさせ、項構造についても同等なものとなるように揃えた。音韻セラピーと意味セラピーの対象となる語は、リハーサルのセットよりも単語の使用頻度が高かった。		
ステップ	なし	なし	なし
誤反応へのフィードバック	喚語の後に反応の正確さについて話し合った。	喚語の後に反応の正確さについて話し合った。	記載なし
正反応へのフィードバック	喚語の後に反応の正確さについて話し合った。	喚語の後に反応の正確さについて話し合った。	記載なし

結果

　セラピーの前では、喚語の成績は複数のベースラインを通じて低いまま変化がなかった。音韻セラピーでは、訓練語の喚語の成績は、6回のセッションの後に90％の基準に達し、ベースラインの成績よりも有意に向上した。非訓練語（意味セラピー用とリハーサルセラピー用のセット）では成績の向上は見られなかった。意味セラピーでは、訓練語の喚語の成績は4回のセッションの後に100％で基準に達し、ここでも有意な改善を示した。非訓練語（リハーサル用のセット）では成績の向上は見られなかった。リハーサルセラピーでは、訓練語の成績は有意に向上したが、基準には達しなかった。喚語の正確さを比較すると、最終訓練時の検査や1カ月後のフォローアップでは、三つの訓練セットの間に有意な違いは見られなかった。

　動詞の喚語セラピーの各期で、目標動詞を含んだ文法的かつ意味的に正しい文の産出において有意な改善が見られた。意味セラピーおよび音韻セラピーの動詞の成績は、リハーサルセラピーでの訓練動詞に比べるとより良いものであったが、最終訓練時の調査や1カ月後のフォローアップでは、文の正確さに関して訓練セット間で有意な差は見られなかった。音読の成績は本研究の期間中で変化は見られなかった。このセラピーの実用的な成果や自発話へ与えた影響については、情報が示されていない。著者らは、どのセラピーでも改善が得られたのは、絵を使用したことで、訓練語の意味的な活性化が生じたからかもしれないとしている。WR氏のベースラインでの成績が安定していたこと、訓練語にのみ成績の向上が見られコントロール課題での変化はなかったことから、今回の成果はセラピーによるものであろう。

その他

各訓練期で、WR氏はより正確な文を産出できるようになったものの、名詞や代名詞の項の誤った選択や省略の誤りがあるために、文の産出では基準に達することはなかった。このことは、文産出における他の問題の影響を示している。

研究2

Webster J, Morris J & Franklin S (2005). Effects of therapy targeted at verb retrieval and the realisation of the predicate argument structure: a case study (動詞の想起と述語項構造の実現に焦点を当てたセラピーの効果：症例研究). *Aphasiology* 19 (8), 748-764.

セラピーの焦点
動詞の想起——意味障害

セラピーターゲット
意味（文産出を伴う）

セラピーアプローチ
再活性化

患者情報
【一般情報】
患者のNS氏は49歳の男性で、左半球にCVAを発症した。病巣部位に関して情報は得られなかった。15歳で学校を終え、発症前は漁業調査官として働いていた。

【言語障害と残存能力】
NS氏は日常会話の理解は可能であると記されている。発話は滑らかではなく、喚語困難と文の断片的な表出が見られた。名詞と動詞の軽度の理解障害があった。名詞と動詞の想起の障害もあり、名詞よりも動詞のほうがより障害されていた。文理解の評価では、可逆文に問題が見られた。文産出では完全な文を表出することができず、とりわけ項の数が増えると困難となった。談話の表出では単一の句や2項文に大きく依存し、その2項文はコピュラ（copula）訳注57)動詞に基づくものであった。

著者らは、NS氏の文産出には複数の問題があるとしている。すなわち、名詞と動詞の理

訳注57) コピュラ（copula）——英語におけるbe動詞のように、主語と述語を結びつける役割を果たす品詞を指す。日本語では「太郎は先生だ／です」といったときの「～だ／です」に相当する。

解・想起に影響を及ぼす軽度の意味障害、述語項構造(predicate argument structure：PAS)[訳注58]の指定の問題、主題役割(thematic role)[訳注59]の付与の困難さなどがあるとしている。

【発症後経過年月数】
本研究の時点で発症から6年経過していた。

セラピー

セラピーでは、①動詞の想起、②文内の動詞と名詞の関係の意識化、③1・2・3項構造の産出、の向上を目標とした。10週間の集中的なセラピーを行った。毎週3日間にわたり、45分の個別のセラピーセッションを5回受けた。さらに毎週10時間のグループセラピーも受けた。

課題	1. 動詞の喚語	2. 動詞と名詞の関連づけ	3. 文の産出
	意味課題。例：音声単語と絵のマッチング、文字単語と絵のマッチング、文字単語と絵のマッチングの後、絵を見て動詞を喚語する。	動詞に関するワークシート。特定の主題役割に対応する名詞を同定する。	動詞を文字で呈示され、特定の主題役割を満たすような単語について考え、それらの単語を用いて文を産出する。
訓練材料	NS氏が選んだ48語の動詞。患者の趣味、関心、日常生活に関連した実用的な単語。		
ステップ	なし	ディストラクターの意味的な関連性を高める。文内の他の主題役割に対応するディストラクターを含める。	より多くの単語を想起し、動詞の多様な意味について考えるよう促す。
誤反応へのフィードバック	喚語ができなかった場合、復唱してもらった。	単語を誤って選択した場合、目標語と誤反応を対比させ、動詞の意味に注目させた。	記載なし

訳注58) 述語項構造(predicate argument structure：PAS)——文が文法的であるためには、述語によって指定される「参加者」が適切に含まれていなければならない。述語によって要求される必須の「参加者」を項と呼ぶ。述語項構造では、文が文法的であるために必要とされる項の数や種類が述語とともに指定されている。「赤ちゃんがおもちゃをたたく」という文を例にとってみると、「たたく」という動詞で文を作る際には、「誰が」に相当するもの(「赤ちゃん」)と「何を」に相当するもの(「おもちゃ」)の二つの項が必要となる。

訳注59) 主題役割(thematic role)——述語項構造内で項が担うべき意味的な役割。動作主(agent：動作を行うもの)や主題(theme：動作を受けるもの)といった役割が提唱されている。意味役割(semantic role)などとも呼ばれる。訳注58の例では、「赤ちゃん」が動作主で、「おもちゃ」が主題となる。なお、研究者によって意味役割の種類が異なることに注意が必要である。

| 正反応への フィード バック | 記載なし | 記載なし | 文が表出できたら、文の構成要素が必須か、随意的（表出しなくても文として完結する）かについて話し合った。 |

単語単独での表出および文産出の課題では、行動間多層ベースラインデザインを用いた。名詞の書称や文理解に関するコントロール課題も実施した。

結果

動詞の喚語セラピーで、訓練動詞の想起に有意な改善が認められた。動詞の喚語に関する一般的な検査では改善が見られず、非訓練動詞への般化は生じていないことが示された。文産出でより多くの動詞が想起できるようになり、目標動詞だけではなく、述語項構造の産出を可能にする意味的に近い他の動詞（と適切な名詞の想起）も見られた。セラピー後は、必須の項の省略が減少した。談話の産出では、単一の句の表出が減り（ただし健常者と比べまだ割合は高かったが）、より多くの語彙的動詞に基づいて2項構造を作れるようになった。書称と文理解では変化が見られなかった。

NS氏は今回のセラピーを受けるまでに発症から6年が経過しており、コントロール課題では変化が見られなかった。したがって、動詞の想起と文産出で見られた改善はセラピーによるものであろう。セラピーによって、対象者個人に役立つ動詞へのアクセスが向上した。文産出で全般的な改善が見られたのは、NS氏が動詞の役割についてより自覚できるようになったことと、動詞に必要な項を指定できるような方略を身につけたことによる。

その他

著者らは、グループ訓練が訓練効果に関わっている可能性も認めている。今回のセラピーアプローチは、動詞の想起課題と文産出課題の両方を行っている。

研究3

Webster J & Gordon B (2009a). Contrasting therapy effects for verb and sentence processing difficulties: a discussion of what worked and why（動詞と文の処理の問題に対する異なるセラピーの効果の比較：有効であったセラピーとその理由に関する考察）. *Aphasiology* 23 (10), 1231-1251.

セラピーの焦点

動詞の想起——意味障害

セラピーターゲット
意味（文産出を伴う）

セラピーアプローチ
再活性化

患者情報
【一般情報】
患者のMV氏は63歳の女性で、15歳まで学校教育を受けた。さまざまな職業を経て、退職時には地元のナイトクラブでホステスをしていた。くも膜下出血によって失語を発症した。CTでは、脳内血腫が左側頭から頭頂葉にかけて広範に見られ、軽度の閉塞性水頭症が生じていた。

【言語障害と残存能力】
MV氏は日常会話の理解は可能であると記載されている。発話は非流暢で、主に単一の名詞と短い句がときおり見られた。名詞単独の聴覚理解は健常域内であったが、動詞の理解では問題が見られた。単語の復唱は保たれており、音読は健常域からわずかに外れる程度であった。名詞と動詞の想起は顕著に障害されており、両者の間の成績に差は見られなかった。語想起の際は"no"と言うことが多かったが、ときおり意味性の誤りがあった。検査では、可逆文の理解が困難であった。文は、動詞を表出しようとする時点で中断していたことから、文産出における問題は、主として動詞の想起の問題を反映したものであると考えられた。

著者らは、MV氏は意味の障害があるために、動詞の理解と動詞と名詞の想起に問題が生じているとした。単語の想起障害、とりわけ動詞の想起の障害があるために、文産出に問題が生じているとされた。

【発症後経過年月数】
訓練の第1期目では発症後9カ月、第2期目では発症後14カ月が経過していた。

セラピー
この研究では二つの期間の訓練が述べられている。訓練の第1期目は軽く触れるにとどめ、第2期目に焦点を当てて紹介する。

【訓練第1期】
日常生活で使う名詞と動詞の想起を促し、文の理解と産出を向上させることを目的とした。11週間の集中的なセラピーを行った。毎週3日間にわたり、45分の個別のセラピーセッションを5回行った。さらに毎週10時間のグループセラピーも受けた。セラピーは、名詞と動詞のさまざまな想起課題と動詞を重視したマッピングセラピー（mapping therapy）訳注60）からなる。文の産出と理解は、セラピーによって改善はしなかった。名詞と動詞の想起に関する正式な評価を繰り返し実施はしなかったが、セラピーのセッション内でわずかな向上は見られた。

【訓練第2期】

80語の日常生活で用いる動詞の理解と表出、これらの動詞とそれに付随して通常見られる名詞の関連づけ、これらの動詞と名詞を含んだ文の産出を促すことを目的とした。

45分の個別のセラピーセッションを毎週2回実施した。セラピーは二つの段階、AとBに分かれており、ともに40の動詞のセットに取り組んだ。両段階とも8回のセッションがあり、前後に評価を実施した。行動間多層ベースラインデザインを用い、A段階の終了時には訓練動詞と非訓練動詞の評価を行った。

課題	動詞と名詞の関連づけ 動作絵、文字で書かれた動詞、文字で書かれた四つの名詞の選択肢（目標語、意味的に関連したディストラクター、二つの無関連のディストラクター）を呈示。動詞を音読し、その動詞に合う名詞を指さし、この二つの語を含んだ文を産出させた。
訓練材料	40語の動詞からなる二つのセット（セットAとセットB）。ともに、動作主10語、被動作主あるいは対象20語、道具あるいは場所10語からなる関連名詞を含む。
ステップ	なし
誤反応への フィードバック	誤った名詞を選んだ場合、目標語とディストラクターを対比させた。文を誤って産出した場合、正しい文を口頭で呈示した。復唱は求めなかった。
正反応への フィードバック	記載なし

結果（訓練第2期）

セラピーの間、MV氏は常に動詞を音読することができ、名詞を適切に選択することができた。浮動性はあったものの、着実に適切な文を産出することが可能となっていった。段階Aのセラピーで、訓練動詞の想起に有意な改善が見られた。ただし、非訓練動詞では変化はなかった。段階BにおいてセットBの動詞で有意な改善が見られた。動詞想起の改善は6カ月後も維持されていた。動詞想起の改善に伴って、動詞理解でも有意な改善が見られた。絵を見て文を産出する課題では、どちらのセラピーの期間でも、正確で適切な文の数が増加した。動詞の呈示を受けて文を生成する課題では、段階Aのセラピーでは変化は見られなかった。段階Bで、正確で適切な文の数が有意に増加した。文産出の改善は検査でも確認され、文中でより多くの

訳注60）マッピングセラピー（mapping therapy）――意味（述語項構造）と統語構造との結びつき（マッピング）を促す訓練法。訓練テクニックはさまざまであるが、多くは、名詞が担う意味役割と表層の形式面での特徴（英語における語順や日本語における格助詞）との対応関係を意識化させることに主眼を置いている。例えばJones（1986）では、文を句に分け、動詞に印をつけた後、「誰が笑っているか？」といった質問を通して、動詞に必要な項とその意味役割を意識化させている。

名詞を表出することができた。

　動詞想起、動詞理解、文産出での改善はセラピーによるものと考えられる。著者らは、文産出での改善は、動詞の想起が向上したことと、動詞の項構造をより自覚できるようになったことによるとしている。

その他

　著者らは、訓練の第2期目で効果が見られたことと比較し、第1期目で効果が見られなかった理由について考察している。今回のセラピーアプローチは、動詞の想起と文産出の課題を合わせたものである。

研究4

Wambaugh JL, Doyle PJ, Martinez AL & Kalinyak-Fliszar M(2002). Effects of two lexical retrieval cueing treatments on action naming in aphasia（失語における動作語の喚語に対して2種類の語彙想起ヒントを与える訓練の効果）. *Journal of Rehabilitation Research & Development* 39(4), 455-466.

セラピーの焦点

動詞の想起——意味障害と音韻障害がある参加者2名、音韻障害がある参加者1名

セラピーターゲット

意味アプローチと音韻アプローチ

セラピーアプローチ

再活性化

患者情報

慢性期の失語がある話者3名について記述している。

【一般情報】
　話者1は67歳の男性である。14年間の教育を受け、不動産仲介業者として働いていた。話者2は57歳の男性である。16年間の教育を受け、会社を経営していた。話者3は74歳の男性である。12年間の教育を受け、郵便局の配達人として働いていた。全員が右利きであった。CVAがどのようなものであったか、損傷部位がどこであったかについては情報がなかった。

【言語障害と残存能力】
　話者1と話者2は混合型で非流暢性失語を呈していた。話者3の失語タイプは記載されていなかった。3名とも喚語困難が見られ、その重症度はさまざまであった。話者1は名詞を正しく喚語できたのはおよそ50％であった。話者3が最も重度の喚語困難があった（正しく喚語で

きたのはおよそ5％）。動詞の喚語では、話者1と話者2は意味的に関連した名詞を表出することが圧倒的に多く、意味的に関連した動詞の表出もわずかにあった。話者3ではさまざまな誤りが混合して見られ、意味的に関連した動詞、意味的に特定されない動詞、ジェスチャーによる反応、意味的に関連した名詞を表出した。話者1と話者2では意味の問題と音韻の問題がともに見られ、話者3では主に音韻の問題があると考えられた。

【発症後経過年月数】

発症後、話者1は43カ月、話者2は122カ月、話者3は54カ月が経過していた。

セラピー

セラピーは動詞の想起を向上させることを目的とした。意味ヒントのセラピー（semantic cueing therapy：SCT）は語彙意味レベルでの想起を促進し、音韻ヒントのセラピー（phonological cueing therapy：PCT）は語彙音韻レベルをターゲットとしている。話者1と話者2には行動間多層ベースラインデザインを用いた。話者1はSCTを、話者2はPCTを、話者3は二方向治療比較デザイン（alternating treatment design）によりSCTとPCTを受けた。セラピーに先立って、喚語のベースライン検査を行った（話者1と話者2は4回、話者3は3回）。参加者は1週間あたり2回から3回のセラピーセッションを受けた。話者1と話者2は、2回から3回のセッションの間で90％の基準に達するまで、あるいは全15回のセッションの終了まで訓練を受けるようにした。話者3は20回セッションを受けた。

課題	意味ヒント（SCT）（話者1）	音韻ヒント（PCT）（話者2）	意味と音韻のヒント（話者3）
訓練材料	動詞の項構造、名詞の語根の有無、セラピー前での表出の困難さに関してマッチさせた、12語の動詞からなるセットを三つ。	動詞の項構造、名詞の語根の有無、セラピー前での表出の困難さに関してマッチさせた、12語の動詞からなるセットを三つ。	動詞の項構造、名詞の語根の有無、セラピー前での表出の困難さに関してマッチさせた、6語の動詞からなるセットを三つ。セット1はPCTで、セット2はSCT。
ステップ	a. 絵を見て動詞を喚語する。 b. 絵を見て、その目標動詞について口頭で説明を受け、喚語する。	a. 絵を見て動詞を喚語する。 b. 絵を見て、同じ韻を踏んだ非語の呈示を受け、喚語する。	SCTとPCTのステップで記述された通り。

	c. 絵を見て、目標動詞が欠けている文に動詞を入れて文を完成させる（呈示する文は挿入すべき動詞を意味的に特定しない）。 d. 絵を見て、目標動詞が欠けている文に動詞を入れて文を完成させる（呈示する文で意味的な情報を十分与え、動詞を特定しやすくしている）。 e. 絵を見て、口頭で呈示された目標語を復唱する。	c. 絵を見て、語頭音ヒントを与える。 d. 絵を見て、文を完成させる（押韻と語頭音のヒントを与える）。 e. 絵を見て、口頭で呈示された目標語を復唱する。	
誤反応へのフィードバック	正誤について述べる。正反応に至るまで、ステップを下っていき、ヒントを順次適用する。	正誤について述べる。正反応に至るまで、ステップを下っていき、ヒントを順次適用する。	正誤について述べる。正反応に至るまで、ステップを下っていき、ヒントを順次適用する。
正反応へのフィードバック	正誤について述べる。ステップを逆にし、これまで適用したステップの各々で正反応を引き出す。	正誤について述べる。ステップを逆にし、これまで適用したステップの各々で正反応を引き出す。	正誤について述べる。ステップを逆にし、これまで適用したステップの各々で正反応を引き出す。

　訓練ステップを適用する前に、目標語の絵と三つのディストラクターの絵（二つは意味的に関連し、一つは無関連）を見せて、目標語を音声呈示し、絵とマッチさせた。

結果

　名詞の想起に関して実施した以前の研究では、名詞の四つのセットに対し、PCTとSCTを連続的に、また繰り返し適用した。話者1では、SCTとPCTで同じような反応が見られた。話者2では、PCTでわずかに良好な反応が得られた。話者3では、SCTに比べPCTでより良好な反応を示した。

　今回の動詞の研究においては、話者1はベースラインでは三つの単語セットすべてにわたって、喚語の成績は一貫して変化が見られなかった。セット1でSCTの訓練をした後、喚語の反応が急速に増加し、4回目のセッションで基準を満たした。7回目のセッションで変動が見られたため、全部で8回のセッションを要した。セット1の訓練後、訓練を行っていないセット2の動詞でも改善が見られた。続いてセット2の動詞の訓練を行い、その間セット2の改善が続き、訓練を行っていないセット3にも改善が見られた。話者2は、ベースラインでは三つの

単語セットすべてで成績に変化が見られなかったか、成績が下降した。セット1でPCTの訓練をすると、正反応の喚語が増加したものの、15回のセッションを経ても90％正答という基準を満たすことはなかった。非訓練項目の喚語には変化は見られなかった。セット2にPCTを適用したところ、成績の向上はわずかで、訓練済みのセット1の単語はベースラインの成績に戻った。話者3は、ベースラインのセッションの間で正しく喚語できたのは1〜2語のみであった。SCTとPCTの訓練を行うと、両セットの単語とも正反応が着実に増加した。SCTで訓練した単語は16回のセッションで正答率が100％の成績に達し、PCTで訓練した単語は17回のセッションで100％に達した。非訓練項目では改善は見られなかった。

　どのクライアントも訓練前にはプロフィールに変化がなかったため、各々に見られた変化はセラピーによる効果であるとされた。著者らは、クライアントによっては動詞の訓練に対する反応が名詞とは異なっていたと述べている。話者1では、動詞におけるSCTに対する反応は、以前の名詞の訓練でのSCTの反応と同様なものであった。話者2のPCTに対する反応は、どの動詞のセットでも基準には達しなかったので、以前の名詞の訓練とは異なるものであった。しかし、ベースラインのレベルは名詞に比べて非常に低かったことから、ベースラインでの成績からの改善は同様なものであったのかもしれない。話者3では、名詞の訓練と対照的に、どちらの訓練方法でも改善が見られた。この結果は、訓練対象語を少なくして焦点を当てた訓練を行ったためであろうと著者らは述べている。

その他

　この研究は、セラピーで見られた改善に関して統計的な有意差を検討しておらず、また各セットの訓練項目の数はかなり少ない。著者らは、この研究は動詞のセラピーと名詞のセラピーの効果を比較するために計画されたものではなく、これらで結果が異なることについては注意して考えるべきだと述べている。SCTとPCTはWambaughら（2004）でも比較されている。その研究では、失語症者5名を対象とし、SCTとPCTを異なった動詞のセットに順番に適用している。SCTとPCTの効果は同程度で、訓練動詞において有意な成績の向上が2名に見られ、また別の2名はわずかに改善し、残りの1名では成績の向上は見られない、というものだった。

研究5

Rodriguez AD, Raymer AM & Gonzalez Rothi LJ (2006). Effects of gesture + verbal treatment and semantic-phonologic treatments for verb retrieval in aphasia（失語における動詞の想起に対するジェスチャー＋口頭訓練と意味・音韻訓練の効果）. *Aphasiology* 20 (2-4), 286-297.

セラピーの焦点

　動詞の想起──意味障害がある参加者1名、意味障害と音韻障害がある参加者2名、音韻障

害がある参加者1名

セラピーターゲット
意味と音韻

セラピーアプローチ
意味・音韻セラピー──再活性化

ジェスチャー＋口頭訓練（GVT）──認知機能再編成法

患者情報
失語症者4名について記述している。

【一般情報】

患者1は73歳、右利きの男性で、14年間の教育を受けた。左側頭頭頂領域に病巣があった。患者2は63歳、左利きの男性で、12年間の教育を受けた。左皮質下、白質に病巣があった。患者3は52歳、右利きの女性で、12年間の教育を受けた。左側頭頭頂領域に病巣があった。患者4は72歳、右利きの男性で、12年間の教育を受けた。左前頭側頭頭頂領域に広範な病巣があった。患者3と患者4は顕著な四肢の失行（limb apraxia）が見られた。

【言語障害と残存能力】

参加者は全員、動詞の想起の障害が見られた。患者4はさらに発語失行があった。患者1と患者2は伝導失語を、患者3はウェルニッケ失語を、患者4はブローカ失語を呈していた。動詞の喚語、文の完成、絵に対する音声単語の正誤判断課題で比較すると、患者1は軽度の音韻の問題による動詞の障害、患者4は重度の意味の問題、患者2と患者3は意味と音韻双方の問題があるとされた。

【発症後経過年月数】

参加者の発症後の経過月数はさまざまで、8〜96カ月であった（患者1は8カ月、患者2は9カ月、患者3は24カ月、患者4は96カ月）。

セラピー

動詞の想起を向上させることを目的とし、ジェスチャー＋口頭訓練（gesture + verbal treatment：GVT）と意味・音韻訓練（semantic-phonologic treatment：SPT）を比較した。参加者は1週間に60分のセッションを2〜3回受けた。セラピーの各期は10セッションかかった。患者1、患者3、患者4はGVTの後にSPTを受け、患者2はその逆の順序でセラピーを受けた。行動間・参加者間多層ベースラインデザインを用いた。参加者はベースラインで評価検査を受けた。また、訓練時は毎回、さらに訓練1カ月後の時点で喚語の検査を実施した。

課題	ジェスチャー＋口頭訓練（GVT）	意味・音韻訓練（SPT）
	1. 絵と目標動詞とジェスチャーを呈示する。 2. ジェスチャーを呈示し、参加者に3回模倣してもらう。 3. 目標動詞を呈示し、参加者に3回復唱してもらう。 4. 5秒後に絵を呈示し、参加者に何が起こっているかを述べてもらう。	1. 絵と目標動詞を呈示し、参加者に単語を3回繰り返してもらう。 2. 目標動詞について、意味的・音韻的特徴に関する四つのyes/noで答える質問をする。 3. 参加者に目標語を3回表出してもらう。 4. 5秒後に、参加者に絵で何が起こっているかを述べてもらう。
訓練材料	1項動詞と2項動詞を表した60の白黒の線画。GVTに20、SPTに20、非訓練語のコントロール課題に20を割り振った。これらの間でベースライン時の表出の正確さに関してマッチさせた。また、単語の使用頻度や音節の長さについてもできるだけ揃えた。	
ステップ	なし	
誤反応へのフィードバック	ジェスチャーの表出に問題があれば、正しいジェスチャーが表出できるよう腕を操作した。復唱に問題があれば、単語を音節ごとに区切って表出してもらうようにした。	正答を呈示した。
正反応へのフィードバック	正反応を強化した。	正反応を強化した。

結果

どの参加者もベースラインの測定は一貫して低いものであった。参加者は誰一人として、10回のセッションを終える前に上限の成績に達することはなかった。患者1は、GVT、SPT双方の訓練期間で、訓練動詞の口頭での喚語に大きな向上が見られた。患者2と患者3では、SPTで訓練動詞の口頭での喚語の成績の向上があったものの、GVTでは見られなかった。患者4ではどちらの訓練期間でも改善はなかった。また、非訓練語の想起が改善した者はいなかった。SPTの後、訓練動詞のジェスチャーが改善した者はいなかった。4名中3名（患者1、患者3、患者4）では、GVTで訓練動詞のジェスチャーの使用が増加したが、非訓練動詞のジェスチャーは増加しなかった。

著者らは、患者1で成績の向上が確認されたのは、障害が音韻面で軽度に見られたことと関係していると述べている。SPTにおける患者2と患者3で見られた改善は、障害を受けた喚語のメカニズムがセラピーにより活性化し、ときに目標語を表出することができたためであるとされた。患者4で改善がなかったのは、彼に重度の意味障害があったためであった。著者らは、GVTは重度の四肢の失行がある患者であってもジェスチャーの使用を促すのに効果的であり、コミュニケーション手段となり得ると述べている。

研究6

Wambaugh JL & Ferguson M (2007). Application of semantic feature analysis to retrieval of action names in aphasia（失語における動作語の想起に対する意味特徴分析の適用）. *Journal of Rehabilitation Research & Development* 44 (3), 381-394.

セラピーの焦点
動詞の想起——意味障害と音韻障害

セラピーターゲット
意味

セラピーアプローチ
再活性化と代償方略

患者情報
【一般情報】
参加者は74歳の女性で、左頭頂葉にCVAを1回受けている。右利きの英語の母語話者で、秘書として働いていた。

【言語障害と残存能力】
参加者は中等度の失名辞失語があり、顕著な喚語困難が見られた。動詞と名詞の理解で意味的な関連づけに問題が見られ、意味障害があると考えられた。名詞と動詞の想起では、無反応の誤りが大半を占めた。他の誤りは、意味性の誤りと意味情報を述べる反応であった。音韻性の誤りや押韻の判断の問題がときおり見られることから、音韻レベルにおいても何らかの障害があることが示唆された。著者らは、参加者は意味と音韻の双方に問題があったと述べている。

【発症後経過年月数】
参加者は、本研究の時点で発症から4年2カ月が経過していた。

セラピー
この研究は、動作語の喚語が意味特徴分析（semantic feature analysis：SFA）のセラピーを行うことで効果が得られるかどうかについて検討した。著者らがこのセラピーを選択したのは、このセラピーは般化を促し、代償方略として有用かもしれないと考えたからである。行動間多層ベースラインデザインを用い、訓練対象の動作語および非対象の動作語への効果、談話の産出での訓練効果を測定した。セラピーに先立って、動作語の喚語の評価を反復して行い、セラピーの二つの期間で観察を続け、セラピーから2週間後と6週間後にフォローアップの評価を

実施した。参加者は45分から60分のセッションを週3回受けた。訓練の対象とした単語セットは、それぞれ基準（3回のセッションで連続して80％正解）に達するまで、あるいは全12回のセッションの終了まで訓練した。各セッションでは、検査が1回と、単語セット内の各動詞に意味特徴分析（SFA）セラピーを1回ずつ一通り行った。

課題	意味特徴分析（SFA） 分析チャートの中央に絵を置き、単語の特徴について指導した後、喚語をするよう求めた。特徴を表す項目は、主語、行為の目的、行為を遂行するのに用いる身体部位あるいは道具、物理的な特性の叙述、通常位置する場所、関連する物体や行為、からなる。
訓練材料	40の動作を10語の単語からなるリスト四つに分割した。リスト間で単語の頻度、獲得年齢、心像性、視覚的な複雑性についてマッチさせた。項構造について、1項動詞と2項動詞の数をリスト間でバランスを取った。リスト1は訓練の第1期間で、リスト2は訓練の第2期間で対象とした。リスト3は、セッションを通じて検査の対象としたが、訓練は行わず、検査のときだけその単語を目にすることの影響を確認するために使った。リスト4はセラピー期間前後の評価でのみ用いた。
ステップ	なし
誤反応への フィードバック	反応ができなかった場合、臨床家が口頭で正反応を呈示し、復唱するよう求めた。その後、単語の特徴をすべて再確認した。
正反応への フィードバック	臨床家がフィードバックを与えた。フィードバックがどのようなものであるかは記述されていない。

結果

セラピー前の成績の変化は比較的少なかった（20％未満の変動だった）。セット1の動詞で意味特徴分析（SFA）訓練を行ったところ、喚語の正確さが向上して、あるときは80％正解し、最後の3回の検査では平均60％正解した。その間、セット2の動詞の想起に変化は見られなかった。意味特徴分析（SFA）をセット2の動詞に適用すると、全体的に正確さの点で向上が見られたものの、成績は安定していなかった。セット1とセット2の訓練の間、セット3の動詞で成績の向上はあったものの安定はしていなかった。このセット3の動詞はセッションを通じて検査を行ったが、訓練の対象にはなっていないものであった。セラピー後、セット4の動詞の想起に変化は見られなかった。フォローアップでは、セット1とセット2の想起で見られた改善は維持されたものの、セット3の成績はベースラインのレベルに戻った。セラピー後の名詞と動詞の喚語テストにおいても改善が得られた。談話の産出においても変化が見られ、単語の数が増加し、正確な情報単位（correct information units）である単語の数と割合が増加した。談話内の名詞と動詞の分布の割合には変化が見られなかった。

本研究では訓練の対象となった動作語の想起がある程度増加したものの、著者らは、この改善が臨床的に意味のあるレベルに達しているかについては疑わしく思っていた。そして、改善

の度合いは期待外れだったとし、成果がごくわずかであったことの理由を探っていた。参加者の動詞の想起障害のメカニズムが不明確であるということも考えられた。非訓練セットの動詞の想起へは般化しなかった。ただし、他の名詞と動詞のテストでは改善が見られた。談話では、口頭での産出と情報量に改善が見られた。名詞の想起が向上したのは、訓練の中で名詞に注意を向けた結果によるものであり、意味処理が改善したからで、またこのことで談話での項構造の産出が促進されたかもしれないと著者らは考えている。また、談話での改善は、参加者が口頭でのコミュニケーションに積極的になったためかもしれないとしている。

その他

各セットの訓練動詞の数は非常に少なかった。著者らは、今回の研究の改良点を提案しており、談話の評価のためのベースライン評価を設けること、訓練項目を検査目的で呈示する機会を減らすような実験手続きを用いること、セラピー期間の前後のみで検査する項目についてはセラピー前の検査を複数回実施することを挙げている。

研究 7

Rose M & Sussmilch G (2008b). The effects of semantic and gesture treatments on verb retrieval and verb use in aphasia（失語における動詞の想起と動詞の使用に対する意味とジェスチャーの訓練の効果）. *Aphasiology* 22 (7-8), 691-706.

セラピーの焦点
動詞の想起、意味障害（MT氏）、音韻出力レキシコン（MW氏とKC氏）

セラピーターゲット
意味、音韻、ジェスチャーによるアプローチ

セラピーアプローチ
再活性化

患者情報
この研究の参加者は三人であった。
【一般情報】
三人の参加者はすべて英語を第一言語かつ唯一の言語として話し、言語発達の問題、神経学的あるいは心理学的な障害の既往歴はなかった。患者のKC氏は45歳の女性で、16年間の教育を受け、微生物学者として働いていた。左前頭頭頂葉に梗塞が見られた。MW氏は55歳の女性で、12年間の教育を受けた。くも膜下の動脈瘤が生じるまで管理業務をしていた。MT氏

は53歳の女性で、15年間の教育を受け、看護師として働いていた。両側の前頭葉に出血を被っていた。三人とも右半身麻痺があり、中等度の四肢の失行があった。

【言語障害と残存能力】

参加者全員、ブローカ失語の特徴に一致する発話症状があった。三人とも動詞の喚語の障害が顕著に見られ、名詞の喚語にも問題があった。著者らは、MT氏の動詞の障害は、動詞の理解が低下していることによる意味レベルの障害によって生じていると述べている。MW氏とKC氏は、音韻出力レキシコンのレベルで単語の形態にアクセスすることが困難だとされている。文レベルでは、全員、文理解に何らかの障害があり、文法性判断も良好ではなかった。

【発症後経過年月数】

本研究時点で、発症からKC氏は7年、MW氏は5年、MT氏は3年が経過していた。

セラピー

この研究では、意味訓練、復唱訓練、意味＋ジェスチャーの訓練の効果を比較することを目的としている。条件間多層ベースライン、単一被験者デザインが用いられた。最初、全体的な検査を実施し、10回のベースラインセッションを行った後、訓練期間で3種類の訓練を別々の動詞のセットに対して同時に適用した。各訓練の適用の順序はセッションごとに変えた。最終の訓練期間では、最も効果的であった訓練を別の動詞のセットに用いた。1週間あたり1時間のセッションを3回行った。最大で20回の訓練セッションを実施した。非訓練語の検査は各セッションで実施したが、フィードバックは与えなかった。

なお、セラピーのやり方について、この論文では詳細には記載されていないが、その後Booら（2011）によって発表された論文で説明されている。

課題	復唱 （MT氏とMW氏）	意味	意味＋ジェスチャー	ジェスチャーのみ （KC氏）
	絵を呈示し、1語で喚語するよう求める。不正解の場合は、訓練の種類によってヒントが異なる。			
訓練材料	主にDrucksら（2000）から動詞を100語選び、それを五つのセットに分け、各訓練に1セットずつ割り当て、残りの2セットは非訓練セットとした。セット間で、親密度、音節の長さ、子音連結の有無と数、獲得年齢、同音異義語の名詞の有無、項構造の複雑さ、個々人の誤り率に関して、差が生じないようにした。			
ステップ	なし			

誤反応へのフィードバック	目標語を口頭で呈示し、3回復唱してもらった後、絵を再度呈示し、目標語を喚語してもらう。	動詞に関連する、①対象物②動き③場所④主語について質問する。それぞれにつき、正解であれば次の質問へ移る。誤りがあれば正答を与える。その後、絵を再度呈示し、目標語を喚語してもらう。	ジェスチャーに加え、目標語を口頭で呈示し、3回復唱してもらう。動詞に関連する、①対象物②動き③場所④主語について手で示してもらう。それぞれにつき、正解であれば次の質問へ移る。誤りがあれば正答を与える。その後、絵を再度呈示し、目標語をジェスチャーに加え喚語してもらう。	ジェスチャーに加え、目標語を口頭で呈示し、3回復唱してもらう。絵を再度呈示して動詞を喚語してもらい、かつジェスチャーで示してもらう。
正反応へのフィードバック	正反応を強化する。	正反応を強化する。	正反応を強化する。	正反応を強化する。

KC氏は、ジェスチャーのみ、意味、意味＋ジェスチャーの三つの訓練を受けた。MT氏とMW氏は、ジェスチャーのみのセラピーに代えて、復唱のみのセラピーを実施した。

結果

ベースライン期の間、三人の参加者とも成績の変化は限られた範囲内に収まっていた。KC氏は訓練により、動詞の正確さに関して顕著で速い改善が見られた。18回のセッションで、訓練した三つの動詞の群はすべて正答率が90〜100％に達した。非訓練語にも多少改善はあったものの、訓練語での改善を下回っていた。MW氏は、訓練によりすべての訓練セットで一貫した改善はあったが、事前に設定した基準には到達しなかった。1カ月後のフォローアップでも動詞の喚語の成績は保たれていたものの、3カ月後のフォローアップでは20％低下していた。MT氏は、訓練による動詞の正確さに関する成績の向上は極めてわずかであった。15回の訓練後にセラピーの計画を見直し、訓練語と非訓練語の数を減らしたものの、その後の5回の訓練セッションでも成績の向上は認められなかった。

訓練効果の大きさという点では、KC氏とMW氏の両者で顕著な効果が見られた。反応の変動性や獲得率に関して、訓練条件間で統計的な有意差はなかった。MW氏では、意味＋ジェスチャー訓練と意味訓練は、復唱のみの訓練に比べ約2倍の効果が見られた。KC氏では、意

味訓練とジェスチャー訓練の効果の大きさは、意味＋ジェスチャー訓練の約2倍であったが、これはベースラインでの意味＋ジェスチャー訓練の成績が他の訓練よりも変動が大きかったことが原因かもしれない。KC氏とMW氏は、本課題と関連しない他の動詞の喚語の評価でも成績が有意に向上し、絵の叙述と会話でも動詞の表出数が増加した。自己評価の尺度でも、KC氏の配偶者、MW氏自身と彼女の配偶者、MT氏の各々がコミュニケーション能力が向上したと報告した。

その他
ベースラインセッションの回数が多かった。複数の訓練が同時に行われたが、非訓練項目への般化は予測されなかったため、この手続きは適切であったと考えられた。

研究8

Conroy P, Sage K & Lambon Ralph MA (2009a). A comparison of word versus sentence cues as therapy for verb naming in aphasia（失語における動詞の喚語に対する訓練としての単語のヒントと文のヒントの比較）. *Aphasiology* 23(4), 462-482.

セラピーの焦点
動詞の想起――参加者は、意味・音韻の双方、あるいはいずれかに問題があった。

セラピーターゲット
意味と音韻

セラピーアプローチ
再活性化

患者情報
この研究では七人の参加者について述べられている。
【一般情報】
参加者は女性五人と男性二人で、年齢は43歳から85歳であった。全員右利きで、英語の単一話者であった。10年間から16年間の教育歴があり、職業はさまざまであった。CVAを発症して最低6カ月を経過しており、他に顕著な神経学的な疾患に関する既往歴は見られなかった。聴覚や視覚については、全員、正常であるか矯正されていた。
【言語障害と残存能力】
七人の参加者の内訳は、流暢性で失名辞失語が二人、流暢性でジャーゴン失語が一人、非流暢性失語が三人、非流暢性で失文法失語が一人であった。この研究の対象を選ぶスクリーニン

グ検査において、単語の復唱課題で最低75％、名詞と動詞の喚語の課題で10％から90％の得点であることが条件であった。喚語、音韻処理、意味処理、自己モニタリング、記憶、遂行および注意能力に関するさまざまな面で評価を受けた。喚語障害の重症度はさまざまであり、意味・音韻の双方あるいはいずれかの障害が喚語困難や認知面での障害の併発に影響する程度もさまざまであった。

【発症後経過年月数】
CVAを発症後、16カ月から65カ月が経過していた。

セラピー

セラピーでは、名詞と動詞の想起を改善させ、単語のヒントと文のヒントの効果を比較し、それらの違いを検討することを目的とした。三つの時期（セラピー前、セラピー後1週間、セラピー後5週間）にわたって、多層ベースラインデザインを用い、単語のヒントを用いて訓練した項目の成績、文のヒントを用いて訓練した項目の成績、コントロール項目の成績を比較した。成績はグループレベル、個人レベルの双方で分析した。参加者は10回のセラピーセッションを受けた（週2回のセッションを5週間）。単語ヒントのセラピーと文ヒントのセラピーを並行して実施し、セッションを通してそれぞれのセラピーの適用の順序の効果を相殺するようにした。各セッションでは、訓練語それぞれにつき10回の喚語を試みた。

課題	1. 単語ヒントのセラピー	2. 文ヒントのセラピー	
訓練材料	20語からなるセットが三つ。セットAは単語ヒントのセラピー、セットBは文ヒントのセラピー、セットCはコントロール項目。セット間で、語の長さ、心像性、頻度、項の数について統制していた。単語はすべて、参加者がベースラインで喚語できなかったものである。		
ステップ	a. 単語全体を口頭および文字で呈示する。 b. CVCあるいはCCVCの語頭の音素・書記素を呈示する。 c. CVあるいはCCVの語頭の音素・書記素を呈示する。 d. CあるいはCCの語頭の音素・書記素を呈示する。 e. 絵のみ呈示する。	〈自動詞〉 a. 文を口頭および文字で呈示する（動作主は代名詞を使用）。 b. 文の枠組みの中で動詞をCVあるいはCCVの語頭の音素あるいは書記素のみで呈示する。 c. 文の枠組みの中で動詞をCあるいはCCの語頭の音素あるいは書記素のみで呈示する。	〈他動詞〉 a. 文を口頭および文字で呈示する（動作主は代名詞を使用）。 b. 文の枠組みの中で被動作主の項をCあるいはCCの語頭の音素あるいは書記素のみで呈示する。 c. 文の枠組みの中で動詞をCVあるいはCCVの語頭の音素あるいは書記素のみで呈示する。

		d. 動詞の部分を線で表した文の枠組みを呈示する。 e. 文字で「〈主語の名詞〉is〈動詞の進行形〉」という枠組みを呈示して促す。	d. 文の枠組みの中で動詞をCあるいはCCの語頭の音素あるいは書記素のみで呈示する。 e. 文字で「〈主語の名詞〉is〈動詞の進行形〉the〈目的語の名詞〉」という枠組みを呈示して促す。
誤反応へのフィードバック		前の段階に戻る。	前の段階に戻る。
正反応へのフィードバック		記載なし	記載なし

結果

グループのレベルでは、セラピーのタイプに関し有意傾向にある効果が見られた（単語＞文）。喚語の正確性はセラピー後5週間経過しても低下しなかった。個々の参加者を見ると、セラピーによって訓練動詞の想起で有意に改善した。5週間後、正確性の点で数値上わずかな低下が見られたものの、統計的に有意に下がったのは一人の参加者のみであった。参加者の一人では、コントロール動詞の想起が有意に改善した。どの参加者においてもセラピー間で有意差は認められなかった。単語ヒントで得られた動詞の想起の改善は、同じ単語をビデオ形式で呈示したものへと一般化した。セラピーによる日常生活での改善については検討されていなかった。予測に反し、文のヒントは単語のヒントよりも効果的であるということはなく、著者らはこのことを説明し得る理由について探っている。

その他

本研究の参加者は、動詞と名詞の想起におけるヒントの増加および減少の効果に関する研究にも参加していた（Conroyら2009b）。

研究9

Boo M & Rose ML (2011). The efficacy of repetition, semantic, and gesture treatments for verb retrieval and use in Broca's aphasia（ブローカ失語における動詞の想起と使用に対する復唱、意味、ジェスチャーの訓練の効果）. *Aphasiology* 25 (2), 154-175.

セラピーの焦点
動詞の表出、意味・音韻出力レキシコン・発語失行の問題を含む動詞の障害（GF氏）、音韻出力レキシコン（PF氏）

セラピーターゲット
意味、音韻、ジェスチャーによるアプローチ

セラピーアプローチ
再活性化

患者情報
本研究では二人の参加者について記されている。

【一般情報】
患者のGF氏は63歳の女性で、主婦であった。PF氏は57歳の男性で、コンサルタントをしていた。ともに右利きで、英語を第一言語かつ唯一の言語としており、左半球に脳血管障害を発症した。神経学的および精神的疾患に関する既往歴はなかった。

【言語障害と残存能力】
両者ともブローカ失語に該当する発話が見られ、動詞の想起の障害が顕著に見られた。著者らは、GF氏の動詞の表出の問題は、意味、音韻出力レキシコンへのアクセス、重度の発語失行など、複数のレベルの障害によるものであるとしている（論文ではそれぞれ、レンマ（lemma）訳注61)、音韻のアクセスあるいは符号化、音声の符号化のすべてあるいはいずれかの問題として述べられている）。GF氏はまた、マッピングの障害によると思われる文レベルの障害も見られた。PF氏では音韻出力レキシコンの障害が見られると著者らは述べている。

【発症後経過年月数】
GF氏とPF氏はともに、本研究時点で発症から21カ月経過していた。

セラピー
本研究では、意味訓練、復唱訓練、意味＋ジェスチャー訓練の相対的な効果を比較し、文の産出、絵の叙述、物語の再生、会話の課題への般化について観察することを目的としていた。多層ベースライン、条件間クロスオーバー、単一被験者デザインを用いた。10回のベースラインのセッションの後、4期のセラピーを行った。各期は10回のセッションに及んだ。およそ週に2～3回、1～2時間のセッションを実施した。100単語の喚語に関する検査課題を各セッションで実施した。文レベルと談話レベルの課題をセラピー適用前後で実施した。

訳注61) レンマ（lemma）——語彙に関する情報のうち意味や統語に関わるもの。音韻的な情報は含まれておらず、語彙の音韻的な表象（lexemeなどと呼ばれる）と対比される。

課題	復唱	意味	意味＋ジェスチャー	ジェスチャーのみ（PF氏）	復唱－文字訓練（GF氏）
	絵を呈示し、1語で喚語してもらう。誤りが見られた場合は、訓練ごとにヒントが異なる。				
訓練材料	主にDrucksら（2000）から動詞を100語選び、それを五つのセットに分け、各訓練に1セットずつ割り当て、残りの1セットは非訓練セットとした。セット間で、親密度、音節の長さ、子音連結の有無と数、獲得年齢、同音異義語の名詞の有無、項構造の複雑さ、参加者の誤り率に関して統制した。				
ステップ	なし				
誤反応へのフィードバック	目標語を口頭で呈示し、3回復唱してもらった後、絵を再度呈示し、目標語を喚語してもらう。	動詞に関連する、①対象物②動き③場所④主語について質問する。それぞれにつき、正解であれば次の質問へ移る。誤りがあれば正答を与える。その後、絵を再度呈示し、目標語を喚語してもらう。	ジェスチャーに加え、目標語を口頭で呈示し、3回復唱してもらう。動詞に関連する、①対象物②動き③場所④主語について手で示してもらう。それぞれにつき、正解であれば次の質問へ移る。誤りがあれば正答を与える。その後、絵を再度呈示し、目標語をジェスチャーに加え喚語してもらう。	ジェスチャーに加え、目標語を口頭で呈示し、3回復唱してもらう。絵を再度呈示して動詞を喚語してもらい、かつジェスチャーで示してもらう。	目標語を口頭で呈示し、3回復唱してもらう。絵を再度呈示し、動詞を喚語してもらう。不正解の場合、目標語を文字と音声で呈示する。その後、絵を再度呈示し、動詞を喚語してもらう。不正解の場合、音節ごとに文字と音声で目標語を呈示する。単語に子音連結が含まれる場合は、音素ごとに呈示する。その後、絵を再度呈示し、動詞を喚語してもらう。
正反応へのフィードバック	正反応を強化する。	正反応を強化する。	正反応を強化する。	正反応を強化する。	正反応を強化する。

GF氏は、復唱－文字訓練、意味訓練、意味＋ジェスチャー訓練、復唱訓練を受けた。PF氏は、復唱訓練、意味訓練、意味＋ジェスチャー訓練、ジェスチャーのみの訓練を受けた。

結果

　GF氏では、復唱のみの訓練を除き、どの訓練の後でも、喚語の正確性が有意に上昇した。1カ月後のフォローアップでは、復唱－文字訓練、意味＋ジェスチャーの訓練単語で改善が維持されていた。PF氏では、ジェスチャーのみの訓練を除き、どの訓練の後でも、喚語の正確性が有意に改善した。その後も、復唱訓練と意味訓練の対象語では、ベースラインレベルよりも有意に高いレベルを保っていた。二人とも非訓練項目の喚語は有意には改善しなかった。動詞の喚語に関する他の評価では、両者とも訓練動詞では有意に改善したが、非訓練動詞では変化が見られなかった。二人とも名詞の喚語には改善が見られず、今回の結果は、動詞の想起に限定した訓練の効果であることを示していた。

　文の産出においては、PF氏では条件つきの文の課題で、有意なレベルには届かなかったが、質的な改善が見られた。談話課題（絵の叙述、物語の再生、会話）では、訓練後、二人とも動詞を表出する割合は上昇したが、軽動詞に大きく依存したため、タイプトークン比（type token ratio）訳注62）の変化はほとんど見られなかった。二人とも正確な情報単位（correct information units：CIU）（Nicholasら 1993）がより多く見られるようになったように、関連する情報の割合が増加した。GF氏の文の産出は、訓練後も失文法的であった。PF氏は、絵の叙述で適切な文の産出が有意に増加し、平均発話長も増加したが、物語の再生と会話では変化が見られなかった。GF氏による自己報告およびコミュニケーションに関する認識評価のスコアは有意に減少したことから、自らの問題をより肯定的に感じるようになったことがわかった。ただし、GF氏の娘からは、変化がない、という報告だった。PF氏では自己報告のスコアに変化はなかった。PF氏、GF氏ともにWABの失語指数が上昇したが、PF氏のみ5点を上回って上昇しており、これは臨床的に重要な変化であると考えられている。

　全体的に動詞の喚語の正確性が改善し、非訓練動詞では変化が見られなかった。両参加者とも、有意な改善が生じなかった訓練方法が一つあった。

その他

　ベースラインセッションの回数が多く、また、参加者は各セッションで動詞の喚語について検査を受けていた。検査で目にする動詞の喚語の正確性は変動しつつ上昇していた。しかし著者らは、検査で刺激として呈示された項目は、喚語を何回も試みたとしても、フィードバックや修正がなければ、訓練によって改善しにくいと考えている。訓練の適用順序をクライアント

訳注62）タイプトークン比（type token ratio）――言語サンプル内に出現した異なる語数（タイプ）をサンプルの総語数（トークン）で割ったもの。語彙の豊富さを示す指標の一つとされ、タイプトークン比が高いほど、語彙が豊富であると考えられる。

間で変えてはおらず、著者らは、訓練順序が結果に影響したかもしれないと考えている。例えば、訓練の最初の期間ではやる気が十分あったこと、セラピー期より前で繰り返し誤って喚語したこと、などである。さらに、比較する訓練の数を限定すべきであると提案している。

研究10

Fink RB, Martin N, Schwartz MF, Saffran EM & Myers JL (1992). Facilitation of verb retrieval skills in aphasia: a comparison of two approaches (失語における動詞の想起能力の促進：2種類のアプローチの比較). *Clinical Aphasiology* 21, 263-275.

セラピーの焦点
動詞の想起――音韻出力レキシコンへのアクセス

セラピーターゲット
意味（＋文の産出）

セラピーアプローチ
再活性化

患者情報
【一般情報】
患者のGR氏は64歳の男性で、かつてエンジニアをしていた。左半球にCVAを発症し、CTスキャンでは左中大脳動脈領域に広範な梗塞が見られた。

【言語障害と残存能力】
GR氏はブローカ失語を呈し、失文法的発話が主として見られ、発語失行の要素も伴っていた。自発話は単語1語での発話が主で、条件つきの課題では、ときに2語の発話が見られた。日常生活において理解は良好であったが、検査では失文法的な理解を示した。GR氏は文の中で動詞を表出することが困難であると感じていた。名詞は正しい順序で表出し、動詞はジェスチャーか舌打ちで表した。音韻のヒントを与えることで動詞の想起が改善した。著者らは、GR氏に見られる問題は動詞の音韻へのアクセスが低下していることによるとしている。

【発症後経過年月数】
本研究時点で発症から8年経過していた。

セラピー
セラピーでは、動詞の語彙的な音韻のアクセスの向上を目指していた。多層ベースライン、クロスオーバーデザインを用いた。どちらのセラピーの手続きも、文中で動詞を訓練してい

る。セット1の動詞には、直接的動詞訓練を行った。セット2の動詞には、動詞復唱プライミング、さらに直接的動詞訓練が適用された。セラピーの頻度や期間についての詳細は述べられていない。

課題	1. 直接的動詞訓練 動詞を喚語し、動作主と主題を述べ、文を構成し、絵の内容を叙述する。	2. 動詞復唱プライミング 動詞を含んだ文を復唱し、同じ動作を描写した絵の内容を叙述する。三つの条件下で動詞を引き出した（プライムなし、プライムとなる文が一つ、プライムとなる文が三つ）。
訓練材料	GR氏が喚語することができなかった動詞を10語。セット1の五つの動詞を直接動詞訓練で、セット2の五つの動詞を復唱プライミングと直接動詞訓練で訓練する。各動詞につき五つの絵を用いる。	
ステップ	a. 動詞に対応する絵を一つ用いて繰り返し訓練する。 b. 五つの絵を用いて一つの単語を訓練する。	a. 動詞に対応する絵を一つ用いて繰り返し訓練する。 b. 五つの絵を用いて一つの単語を訓練する。
誤反応へのフィードバック	喚語できない場合、目標語の呈示と音韻ヒントを通して動詞を引き出す。	記載なし
正反応へのフィードバック	記載なし	記載なし

　直接的動詞訓練では、GR氏は目標の動詞と名詞句を意識するよう繰り返し求められた。動詞復唱プライミングでは、目標動詞が文中に埋め込まれているものの、その動詞について直接注意を向けられることはなかった。

結果

　直接的動詞訓練では、セット1の訓練対象となった動詞へのアクセスが向上した。ステップaでは一つの絵を使って訓練していたが、ステップaの後、訓練をしていない絵にも有意な改善が見られた。非訓練動詞への般化は見られなかった。訓練効果はセラピー後6カ月間維持された。動詞復唱プライミングでは有意な効果が得られたものの、改善が見られたのは五つの動詞のうち三つであった。セット2の動詞が直接的動詞訓練の対象となった時点でも、有意な効果は継続していた。非訓練動詞にはセラピーによる変化はなかったものの、意味的に適切な動詞の使用は増加した。GR氏の自発話での変化も認められ、文中で産出される単語の割合、文の数、統語的に的確な文の割合、容認可能な動詞の数がそれぞれ増加した。効果は今回のセラピーによるものだと思われた。

　著者らは、直接的動詞訓練は、動詞とその動詞が取る項を想起させることで、音韻処理だけでなく意味処理にも刺激を与えて自発話に変化をもたらしたが、それにより意味的に関連した動詞の誤りの数も増加したと考えている。

その他

このセラピーでは再現が可能なだけの記述が詳細になされているものの、セラピーの頻度や期間は示されていない。訓練のセットに含まれた単語数は非常に少ない。直接的動詞訓練は動詞の想起と文の産出を組み合わせたものであった。

研究11

Marshall J, Pring T & Chiat S (1998). Verb retrieval and sentence production in aphasia.（失語における動詞の想起と文の産出）. *Brain and Language* 63 (2), 159-183.

セラピーの焦点
動詞の想起——音韻出力レキシコンへのアクセス

セラピーターゲット
意味

セラピーアプローチ
再活性化

患者情報
【一般情報】

患者のEM氏（女性）は左半球にCVAを発症したとき52歳であった。その時点ではスポーツセンターで受付係として働いていた。右利きで、英語のみを使用していた。

【言語障害と残存能力】

EM氏の自発話はブローカ失語の特徴があり、句の長さが低下し、動詞、機能語、屈折（inflections）訳注63)はほとんど見られなかった。日常生活上の理解は比較的保たれていた。詳細に評価したところ、絵を呈示されての口頭での喚語や定義に基づく喚語では、動詞は名詞と比較して顕著に障害を受けていた。動詞の表出では複数の誤りが見られ、省略、不適切な動詞や構造、意味的に関連した動詞、発話の中断があった。しかしながら動詞が表出される際には、多くの場合、完全な文の中で使われていた。動詞の表出で頻度効果は見られなかった。書字による喚語では、名詞と動詞の間に違いは見られなかった。単語単独の理解は、名詞、動詞ともほぼ完璧であった。単語の読みは、特に動詞においては、喚語に比べると正確であったが、非

訳注63) 屈折（inflections）——時制や数といった文法的な概念を表すために語形が変化することを指す。英語では、動詞の過去形の"-ed"や名詞の複数形の"-s"などがある。日本語では、過去の時制を表す「た」といったような動詞の活用などで見られる。

語の読みではかなり障害されていた。著者らは、EM氏の動詞の問題は、意味から動詞の音韻へのアクセスが障害されたことによると考えた。文の理解と産出に関して包括的な評価を実施した。意味的に可逆性のある文の理解でも概ね正確であった。動詞を与えると適切な文を産出することが可能であることから、文構成の障害は動詞の障害に関連したものであることが示唆された。

【発症後経過年月数】
セラピーを開始した時点で発症から18カ月経過していた。

セラピー

セラピーは、文産出を改善させるために、意味に関する課題を介して動詞の想起を促すことを目的としている。セラピーは14週にわたって、理解に関する訓練（1時間のセッションが10回）と表出に関する訓練（1時間のセッションが10回）が行われた。特定項目デザインが適用され、さらにコントロール課題（抽象語の表出）も実施した。セラピーの詳細はMarshall (1999) を参照した。

【理解課題】

課題	1. 文字単語と絵のマッチング	2. 仲間はずれ探し	3. 名詞の表出
	絵に合う動詞を五つの文字単語の選択肢（目標語、意味的に類似した二つのディストラクター、音韻的に類似した二つのディストラクター）の中から選択する。その単語を音読する。	文字で表された三つの動詞の中から他とは意味的に異なるものを選択する。	動詞を文字で示し、それに関連する名詞をできるだけ多く表出する。その動詞を使用する事象を想像し、そこに関連する物を考えるよう促す。
訓練材料	五つの意味カテゴリーから70語の動詞を選択（35語の訓練対象となる動詞、35語の頻度をマッチさせた非訓練動詞） カテゴリー──①非行為（例："pity"（気の毒に思う））、②場所・所有の変化（例："buy"（買う））、③場所の移動（例："pack"（物を箱などに入れる））、④状態変化（例："cook"（料理する））、⑤動きの様態（例："drive"（運転する）） 動詞の訓練はカテゴリーごとに行った。各カテゴリーで2回のセラピーのセッションを実施した。課題1は、課題2と課題3よりも前に実施した。		
ステップ	なし	a. 動きの様態の点で他と異なるものを判断する。 b. 主題役割の点で他と異なるものを判断する。	名詞が一通り表出され終わったら、別の事象について考えるよう促す。

誤反応への フィード バック	記載なし	記載なし	記載なし
正反応への フィード バック	EM氏が動詞を選択した後、意味的ディストラクターを除外した理由を説明してもらう。必要に応じてヒントを与える。	記載なし	記載なし

【表出課題】

課題	動詞の生成1 二つの名詞句を文字で示し、これらの名詞句を結びつける動詞を考えてもらう。	動詞の生成2 口頭呈示された状況に基づいて動詞を表出してもらう。
訓練材料	五つの意味カテゴリーから70語の動詞を選択（35語の訓練対象となる動詞、35語の頻度をマッチさせた非訓練動詞） カテゴリー──①非行為（例："pity"（気の毒に思う））、②場所・所有の変化（例："buy"（買う））、③場所の移動（例："pack"（物を箱などに入れる））、④状態変化（例："cook"（料理する））、⑤動きの様態（例："drive"（運転する）） 動詞の訓練は、まずカテゴリーごとに実施し、各カテゴリーで1回のセラピーのセッションを受けた。その後、すべての動詞を対象に5回のセッションを受けた。	
ステップ	2段階のヒント──①EM氏に事象を想像してもらうよう促す。EM氏が事象の一部を真似て演じる。②理解課題の文字単語と絵のマッチングと同様に、五つの選択肢を文字で呈示する。	2段階のヒント──①EM氏にジェスチャーを表出するよう促す。②理解課題の文字単語と絵のマッチングと同様に、五つの選択肢を文字で呈示する。
誤反応への フィード バック	記載なし	記載なし
正反応への フィード バック	文字単語の選択肢が用いられた場合は、リストを取り除き、ヒントなしで動詞を表出してもらう。	文字単語の選択肢が用いられた場合は、リストを取り除き、ヒントなしで動詞を表出してもらう。

結果

　セラピーにより、訓練動詞へのアクセスが有意に改善した。訓練をしていない動詞の想起にも改善は見られたが、改善の程度は小さく、有意なものではなかった。また、文の産出にも改善が見られた。訓練動詞の文産出では非常に有意な改善が見られ、また非訓練動詞でも有意な

改善が見られた。抽象語の産出のコントロール課題では変化はないことから、動詞の表出の改善はセラピーによるものであると考えられた。

　動詞の想起の改善に伴い、文産出でも改善が見られた。著者らは、非訓練動詞の文産出で向上が見られたのは、非訓練動詞がベースラインで成績が低かったことによるか、または同一の意味カテゴリーの動詞に般化したことによる可能性があるとしている。この論文では、動詞の想起と文産出との間の関連性について広範に議論しており、動詞の意味と音韻の双方が文を構成するのに必要であると述べている。

その他

　EM氏のセラピーはMarshall（1999）でも述べられている。そこでは、セラピーについて、さらに物語の再生や産出へのセラピーの影響についてより詳細に紹介されている。また、セラピーの第2期間について述べ、一般的な動詞の使用を促し、談話の表出を改善させることに注目している。

研究12

Schneider SL & Thompson CK (2003). Verb production in agrammatic aphasia: the influence of semantic class and argument structure properties on generalisation（失文法失語における動詞の表出：意味による分類と項構造の特性が般化に及ぼす影響）. *Aphasiology* 17(3), 213-241.

セラピーの焦点
動詞の想起──音韻出力レキシコンへのアクセス

セラピーターゲット
意味

セラピーアプローチ
再活性化

患者情報
七人の参加者がこの研究に参加している。
【一般情報】
参加者の全員が、左半球に血栓塞栓性のCVAを1回発症したことにより失語を呈していた。七人はいずれも英語のみを話した。六人は大学での教育を受け、一人は学位をもっていた。他の背景情報はごくわずかであった。

【言語障害と残存能力】

参加者は全員、発話は非流暢でブローカ失語に該当した。単語単独および文の表出や理解に関する主要な評価の結果が示されている。参加者の喚語と復唱の障害の程度はさまざまであった。語彙の理解は文の理解より良く、可逆文ではとりわけ理解が困難であった。動詞の理解は表出よりも優れていた。条件つきの文の産出課題では、参加者6を除いて皆、動詞の複雑さ（項の数）が増すとより困難となった。談話の表出では、参加者7を除き、複雑な文より単純な文が多く、文法的な発話は50％未満で、動詞よりも名詞がより多く見られ、また、複雑な動詞よりも単純な動詞がより多く見られた。

【発症後経過年月数】

本研究時点で、発症後39カ月から132カ月が経過していた。

セラピー

セラピーでは、動詞の喚語の改善を目的とし、意味と項構造の情報に基づいて設定された動詞の分類によって般化に影響を与えるか、また、文産出への般化が生じるかを調べた。意味に基づく動詞の想起のセラピーと項構造に基づくセラピーという、2種類のセラピーのタイプを比較した。単一被験者クロスオーバーデザインに、参加者間および行動間多層ベースラインを組み合わせている。セラピーは、ベースライン期、第1訓練期、第2訓練期、般化が見られなかった場合の第3訓練期、セラピー後3週間経過した時期における評価からなる。訓練単語を各セッションの開始時点で評価し、非訓練単語のうち半分を各セッションで、文産出を各セッションの終了時点でそれぞれ評価した。異なる訓練アプローチおよび動詞のセットを体系的に参加者に振り分けた。訓練単語について効果があったとみなす基準は、3回のセッションで連続して90％正解することとした。般化の基準は、ベースラインでの成績よりも30％向上していることとした。各訓練期間で12回の訓練のセッションが行われた。

課題	意味に基づく動詞想起のセラピー	項構造に基づく想起のセラピー
訓練材料	動詞を表す白黒線画。102語の動詞のうち、3項動詞が40語（動作を表す動詞が20語、状態変化を表す動詞が20語）、2項動詞が40語（動作を表す動詞が20語、状態変化を表す動詞が20語）。訓練セットと非訓練セットの二つに分割し、両者間で音節の長さ、描画の容易さ、音韻面での複雑さ、頻度について統制した。22語の1項動詞（動作を表す動詞が11語、状態変化を表す動詞が11語）は般化を確認するために用いた。	

ステップ	a. 訓練動詞の絵を呈示する。 b. 意味に基づいて動詞の定義を呈示する。例：「これからお見せするものはすべて動作を表します。その動作は、ある方向への動き、あるところから別のところへの動き、ある動き方の様子などです。この絵ではジャンプしているところを表しています。別のところへの急な動きを示しています。」 c. 絵を見て動詞を喚語する——「この絵では何が起こっていますか」。	a. 訓練動詞の絵を呈示する。 b. 意味に基づいて動詞の定義を呈示する。例：「これからお見せするものはすべて人が誰か（ある物に）に何かしています。人があることを行っていて、別の人（物）がそれを受けています。この絵ではジャンプしているところを表しています。女の子が縄を跳び越えています。その女の子は跳び越える人で、縄は跳び越えられている物です。」 c. 絵を見て動詞を喚語する——「この絵では何が起こっていますか」。
誤反応へのフィードバック	目標単語を呈示し、復唱してもらう。	目標単語を呈示し、復唱してもらう。
正反応へのフィードバック	正解であることを伝え、次の項目へ移る。	正解であることを伝え、次の項目へ移る。

結果

　論文では、参加者個々の結果が図で示されている。訓練効果の統計的な有意性はグループレベルでのみ論じられていた。どの参加者もベースラインでの成績に変化は見られなかった。訓練では、訓練動詞は急速に改善し、セラピーのタイプ間で有意な差は認められなかった。フォローアップにおいても効果は持続していた。非訓練動詞への般化はわずかで、参加者のほとんどはベースラインのレベルに成績がとどまっていた。参加者4では、訓練項目の3項動詞から非訓練項目の3項動詞へ、動詞カテゴリー内での般化が見られた。参加者3と参加者4では、第2訓練期で動詞カテゴリー間での般化が見られた。文の産出で有意な向上が見られ、訓練動詞を使った文の産出は、非訓練動詞を使った文の産出よりも有意に良好であった。文の産出における改善はセラピーのタイプとは関わりなく見られた。セラピー後の言語検査における復唱、喚語、文産出で有意な改善が認められた。改善は談話の表出でも認められ、文法的な文の割合が増加し、必須の項を要求する1項動詞および2項動詞、随意的な項を伴う3項動詞をより正確に使用できるようになった。これらの変化は統計的な有意差には達しなかった。

　意味に基づくセラピーと項構造に基づくセラピーはともに、動詞の想起を促すうえで効果的であった。これらのセラピー間で有意差は見られなかった。著者らの予測に反し、非訓練項目への般化はわずかであった。動詞の想起が改善したことにより、訓練動詞を用いた文の産出にも改善が見られた。著者らは、動詞へのアクセスが向上したことにより、動詞の項構造へのア

クセスも改善し、そのことで文の産出を促したと述べている。

その他

訓練効果はセラピーの結果によるものと思われるが、復唱と喚語における般化した改善もグループを通して認められている。

研究13

Edwards S & Tucker K (2006). Verb retrieval in fluent aphasia: a clinical study (流暢性失語における動詞の想起：臨床的な研究). *Aphasiology* 20 (7), 644-675.

セラピーの焦点
動詞の想起——音韻出力レキシコンへのアクセス

セラピーターゲット
意味

セラピーアプローチ
再活性化

患者情報
この研究では、流暢性失語を伴う三人の男性の参加者について述べられている。
【一般情報】
患者のJR氏は37歳の男性で、機械工として働いていた。左半球に多量の脳内血腫が見られた。JD氏は63歳の男性で、リスク安全管理者として働いていた。左頭頂葉に広範な梗塞が認められた。CB氏は75歳の男性で、保険・ワイン卸売業を営んでいた。病巣部位に関する情報は得られなかった。
【言語障害と残存能力】
参加者は三人とも、名詞の想起に比べて動詞の想起が困難で、動詞の理解は動詞の想起に比べて有意に良好であった。三人は、語想起障害の重症度およびそれに併発する文レベルの障害の程度の点ではさまざまであった。JR氏は失名辞失語があり、名詞と動詞双方の想起で最も障害の程度が軽かった。文の理解および産出の検査で問題が見られ、両者の間で有意差はなかった。著者らは、JR氏は動詞の想起に加え、文法面での問題があるとしていた。コントロール課題では、単語の復唱は保たれていたが、非語の復唱は困難で、書取では誤りが見られていた。
　JD氏は軽度のウェルニッケ失語があった。JR氏よりも重度の喚語困難が見られ、特に動詞

に障害があった。文の産出よりも文の理解が良好であった。著者らは、文レベルでの問題はもっぱら動詞の想起が困難であることによるとしていた。コントロール課題では、単語の復唱は非語の復唱よりも良好で、書取は非常に困難であった。

　CB氏はウェルニッケ失語があった。名詞の想起はJR氏と同等のレベルであったが、動詞の想起障害はJR氏よりも軽度であった。JR氏とJD氏に比べ、動詞の語想起には時間がかかった。文の産出と理解の障害があった。著者らは、JD氏と同様に、CB氏には動詞と統語の問題があり、JD氏より障害が重度であるとした。コントロール課題では、単語と非語の復唱障害があり、やはり非語のほうでより問題が大きかった。書取で誤りがあったが、JD氏やJR氏よりも書字が保たれていた。

【発症後経過年月数】
　研究の時点で、JR氏は7カ月、JD氏は6カ月、CB氏は18カ月が経過していた。

セラピー

　セラピーでは、動詞の想起の向上を目的とし、さらに文の産出の改善へと般化することを期待していた。五つの期間（セラピー前で三つ、セラピー直後、セラピー後2～3カ月）にわたって、多層ベースライン、単一被験者デザインを用いた。動詞と名詞の想起、文の産出と理解、さまざまな談話表出課題（絵の叙述、語りの表出、会話）、復唱と書取のコントロール課題、それぞれの成績を各期の間で比較した。参加者はクリニックで45分のセッションを1週間に2回受けた。JD氏は4カ月にわたって計25回のセッションを、CB氏は4カ月にわたって23回のセッションを、JR氏は2カ月にわたってセッションを受けた。セラピーに加え、毎日家庭でも練習を行った（非訓練日では10分のセッションを2回、訓練日では10分のセッションを1回）。

課題	1. 文の完成	2. 定義に基づく動詞の喚語	3. 絵に基づく動詞の喚語
訓練材料	Druksら（2000）の100語の動詞のセットを、訓練セットと非訓練セットの二つに分けた。セット間で、頻度、獲得年齢、親密度、語の長さ、心像性、視覚的な複雑性、項構造について統制した。		
ステップ	さまざまな動詞のタイプに焦点を当て（難易度を以下のように想定）、4段階の訓練を実施した。 a. 他動詞（例："kick"（蹴る）） b. 自動詞あるいは非能格動詞（例："smile"（微笑む）） c. 随意的な項を伴う他動詞あるいは非能格動詞（例："eat"（食べる）） d. 随意的な項を伴う他動詞あるいは非対格動詞（例："sink"（沈める・沈む））		
誤反応へのフィードバック	誤って喚語した、あるいは喚語できない場合、動詞が表出できるまで以下のような一連のヒントを呈示する。	誤って喚語した、あるいは喚語できない場合、動詞が表出できるまで以下のような一連のヒントを呈示する。	誤って喚語した、あるいは喚語できない場合、動詞が表出できるまで以下のような一連のヒントを呈示する。

	a. 音韻のヒント b. 単語の一部のヒント c. 三つの単語を口頭で選択肢として呈示する（目標語、意味的なディストラクター、音韻的なディストラクター） d. 復唱	a. 音韻のヒント b. 語の一部のヒント c. 三つの単語を口頭で選択肢として呈示する（目標語、意味的なディストラクター、音韻的なディストラクター） d. 復唱	a. 意味的なヒント b. 音韻のヒント c. 単語の一部のヒント d. 三つの単語を口頭で選択肢として呈示する（目標語、意味的なディストラクター、音韻的なディストラクター） e. 復唱
正反応へのフィードバック	記載なし	記載なし	記載なし

課題1～3を動詞の各セットについて順番に実施した。課題1から課題3になるにつれて、解答のための手がかりの量が少なくなり、徐々に難易度が上がると考えられた。文の完成では意味と統語の手がかりが、定義に基づく表出では意味の手がかりがそれぞれ課題自体に含まれるが、絵に基づく喚語では課題そのものには手がかりはないと考えられた。

結果

セラピー前のベースラインでは、得点の変動は見られたものの、三人の参加者のいずれも、有意な成績の変化はどの課題にも認められなかった。JR氏では、訓練動詞はセラピー後に得点が増加したものの、有意な数字ではなかった（セラピー前で満点に近かった）。ただし、動詞の想起の速度はセラピー後でより速くなっていた。非訓練動詞の想起および動詞の喚語の検査では、変化が見られなかった。文の産出と理解では、有意差に達しない程度での得点の上昇が見られた。談話の表出課題の結果はさまざまで、セラピー直後での会話とフォローアップでの絵の叙述で、文法的に適切な文の割合が増えた。コントロール課題での成績に変化は見られなかった。

JD氏では、セラピー後、訓練動詞の想起が有意に改善し、フォローアップでも維持されていた。非訓練セットの動詞の想起には有意な変化は見られなかったものの、別の動詞の喚語の検査では有意に改善していた。JR氏と同様に、セラピー後は動詞の想起の速度は速くなっていた。文の産出の検査と会話において、セラピー直後で適切な文の割合が有意に増加したが、フォローアップでは維持されなかった。文の理解やコントロール課題では有意な変化は認められなかった。

CB氏では、セラピー後、訓練動詞の想起が有意に改善し、想起の速度も上昇していた。非訓練セットの動詞の想起でもフォローアップで有意な変化が見られ、別の動詞の喚語の検査でも有意な改善が見られた。文の産出は、条件つきの検査でも談話の表出においても有意な改善は認められなかった。文の理解では、セラピー後に有意な改善が見られた。コントロール課題

では変化がなかった。

　どの参加者も、セラピー開始以前ではプロフィールに変化がなく、コントロール課題でも変化が認められなかったことから、各々における成績の変化はセラピーによるものであると思われた。訓練動詞と喚語の検査の動詞とで同じ単語がいくつか使われており、そのためJD氏とCB氏では動詞の喚語検査の成績が有意に改善したのかもしれない。談話の表出データは、解釈がかなり困難である。著者らは、訓練には反復して行うという特徴があることから、参加者は動詞をより意識するようになり、動詞と文構造の表出がしやすくなったと考えている。この訓練の反復性と動詞に注意を向けたことが、CB氏の理解の向上にも役立ったと考えられる。

その他

　この研究は、Edwardsら（2004）においても簡潔に記述されている。臨床場面で行われた本研究について、この論文では、訓練提供に関する問題点と家庭での練習の役割について論じている。McCannら（2011）は、非流暢性失語がある三人を対象に、このセラピーの再現研究を行っている。どの参加者にも動詞単独の想起では改善が見られたものの、三人のうち二人では文の産出で変化が見られなかった。談話の表出は評価していない。

Ⅱ．動詞と名詞に関する研究

　名詞を対象として計画された方法を利用した動詞の想起に関する研究は、当初、名詞と同じ課題が効果的であり得るというエビデンスを提供してきた。表12.2に名詞と動詞で同一のセラピーのアプローチを用いた研究を示す。名詞と動詞の想起のセラピー効果を比較しようとした研究もあり、これらについては表12.3でまとめ、続いて紹介する。こうした研究から、動詞と名詞は同じテクニックを用いて訓練することができるということが明らかになったものの、動詞の喚語は名詞の喚語を改善させるよりも困難である可能性を示すエビデンスもある（Conroyら2009c）。Conroyらは、動詞が名詞より複雑であることで、動詞を学びにくくなるということと、セラピー後に消失しやすいことの双方あるいはいずれかが起こり得ると述べている。

表12.2 名詞と動詞に同様のアプローチを用いたセラピー研究

セラピーの全般的なターゲット	特定のアプローチ	第11章での名詞の訓練に関する研究	第12章での動詞の訓練に関する研究
意味	意味課題 例：絵のマッチング後、喚語	研究2：Nettletonら1991（p.166） 研究6：Marshallら1990（p.179） 研究7：Pringら1993（p.181）	研究2：Websterら2005（p.247） 研究3：Websterら2009a（p.249） 研究11：Marshallら1998（p.271）
意味	意味特徴分析（SFA） 意味特徴の表出	研究18：Boyleら1995（p.211）	研究6：Wambaughら2007（p.258） 研究7：Roseら2008b（p.260） 研究9：Booら（2011（p.265）
意味	意味ヒントによる口頭での喚語 喚語の後、意味に関する質問に答える	研究5：Kiranら2003（p.175）	研究1：Raymerら2002（p.244） 研究4：Wambaughら2002（p.252） 研究12：Schneiderら2003（p.274）
意味と音韻	意味ヒントと音韻ヒントを用い、ヒントの段階を設けて、口頭で喚語する	研究8：Hillis 1989（p.183） 研究21：Spencerら2000（p.217）	研究5：Rodriguezら2006（p.255） 研究13：Edwardsら2006（p.277）
音韻	音韻ヒントによる口頭での喚語 喚語の後、音韻に関する質問に答える	研究2：Nettletonら1991（p.166）	研究1：Raymerら2002（p.244） 研究4：Wambaughら2002（p.252）
音韻と文字	復唱と音読	研究22：Miceliら1996（p.220） 研究24：Nickels 2002a（p.225）	研究7：Roseら2008b（p.260） 研究9：Booら2011（p.265）
音韻と文字	音韻ヒントと文字ヒントによる口頭での喚語	研究11：Hickinら2002（p.193）	研究8：Conroyら2009a（p.263）
ジェスチャー	ジェスチャーによるセラピー ジェスチャーと口頭によるセラピー 意味・ジェスチャーによるセラピー	研究1：Roseら2008a（p.163）	研究5：Rodriguezら2006（p.255） 研究7：Roseら（2008b（p.260） 研究9：Booら（2011（p.265）

表12.3 名詞と動詞に対するセラピーの効果を直接比較した研究

障害レベル	研究	セラピーでターゲットとされる領域	訓練課題
意味システムと音韻出力レキシコン（参加者内、参加者間）	研究14：Raymerら2006（p.282）	ジェスチャー＋口頭訓練（GVT）	○ GVT——目標語に関する音声単語とジェスチャーを呈示された後、複数回表出
	研究15：Raymerら2007（p.284）	意味・音韻訓練	○ 単語を複数回復唱し、意味的・音韻的な特徴に関するyes/noの質問に答える
	研究16：Conroyら2009c（p.287）	誤りなしのセラピーと誤りありのセラピーの比較	○ 誤りあり——意味、文字、音韻のヒントを段階的に呈示し、絵を見せて喚語 ○ 誤りなし——文字単語と音声単語を呈示して復唱し、絵を見せて喚語
	研究17：Conroyら2009b（p.289）	ヒント減少セラピーとヒント増加セラピーの比較	○ ヒントを減少させる——文字単語と音声単語を呈示して復唱し、徐々にヒントを減少させて、絵を見せて喚語 ○ ヒントを増加させる——意味、文字、音韻のヒントを段階的に呈示し、絵を見せて喚語

動詞と名詞に関するセラピー研究レビュー

研究14

Raymer AM, Singletary F, Rodriguez A, Ciampitti M, Heilman KM & Rothi LJ（2006）. Effects of gesture + verbal treatment for noun and verb retrieval in aphasia（失語における名詞と動詞の想起に対するジェスチャー＋口頭訓練の効果）. *Journal of the International Neuropsychological Society* 12（6）, 867-882.

セラピーの焦点
意味、音韻、意味と音韻双方の障害がある参加者

セラピーターゲット
意味と音韻（ジェスチャー）

セラピーアプローチ
再活性化

患者情報

九人の失語症者が研究に参加した。

【一般情報】

年齢が49歳から70歳の女性三人と男性六人が参加した。一人を除いて全員が右利きであった。左半球にCVAを発症し、研究時までに少なくとも4カ月が経過していた。病巣部位は参加者によってさまざまであった。四肢の失行が重度の一人を除き、あとの八人は軽度から中等度の四肢の失行があった。

【言語障害と残存能力】

九人のうち、一人が伝導失語、二人がウェルニッケ失語、六人がブローカ失語を呈していた。参加者は皆、名詞と動詞の双方に想起の障害があり（正答率が75％を下回っている）、復唱には問題が見られなかった。二人は名詞と動詞に音韻の障害があった。三人は名詞と動詞に意味の障害があった。二人は名詞と動詞に意味と音韻の障害があった。あとの二人は名詞と動詞に意味と音韻の障害のいずれかが入り混じって見られた。

【発症後経過年月数】

発症後の経過時間はさまざまであった。二人は発症後1年以内であった。他の七人は発症後16カ月から62カ月が経過していた。

セラピー

セラピーでは、名詞と動詞の想起をジェスチャーと口頭訓練によって改善させ、ジェスチャーの表出に影響が見られるかを調べた。参加者は60分のセッションを週に3～4回受けた。ただし、参加者の一人は週に2日の訓練を受けた。セラピーの各期では10回のセッションを行い、名詞と動詞のいずれかの訓練を実施した。名詞と動詞の訓練の順序はランダムに振り分けた。行動間・参加者間多層ベースラインデザインを用いた。参加者は、ベースラインで検査を受け、各訓練期には毎回、そして訓練後1カ月に検査を受けた。毎回の訓練では、各目標語とそのジェスチャーを9回ずつ表出した。

課題	ジェスチャー＋口頭訓練（gesture + verbal treatment：GVT） 1. 絵を目標語とそのジェスチャーとともに呈示する。 2. ジェスチャーを呈示し、3回模倣してもらう。 3. 目標語を呈示し、3回復唱してもらう。 4. 絵を呈示し、何が起きているかを口頭で表出してもらう。
訓練材料	名詞40語と動詞40語。それぞれ20語は訓練語で、残り20語が非訓練語。ベースラインでの喚語の正確性について統制した。頻度と音節の長さに関し、なるべく統制するようにした。
ステップ	なし
誤反応への フィードバック	ジェスチャーの表出に問題があれば、正しいジェスチャーが表出できるよう腕を操作した。復唱に問題があれば、単語を音節ごとに区切って表出してもらうようにした。

正反応への フィードバック	正反応を強化した。

結果

著者らは、セラピーの効果を、効果の大きさ（訓練での成績の平均とベースラインでの成績の平均の差をベースラインでの標準偏差で除したもの）と改善スコア（最終の4回の訓練セッションの平均とそれより前の期間の平均）の点で検討している。これら双方の尺度で変化が見られたときのみ、改善が有意なものであるとした。訓練期の間で差は見られなかった。参加者の一人はどちらの尺度でも改善は見られなかった。六人に訓練項目で有意な改善が見られ、四人は訓練名詞で、四人は訓練動詞で改善した。つまり、二人に名詞と動詞の双方で向上が見られたということになる。名詞と動詞との間で差は見られず、非訓練語では変化は生じなかった。訓練語のジェスチャーの表出で、八人の参加者に大幅な改善が見られた。三人は非訓練動詞でもジェスチャーの使用が増加した。理解に関する一般的な評価で変化が認められた者もいた。

著者らは、ジェスチャー＋口頭訓練（GVT）は、名詞・動詞にかかわらず、失語症者の語想起を促進する効果的な方法であると述べている。改善が最も見られたのは音韻障害がある人だったが、意味障害がある人でも改善は得られた。名詞の想起で最も改善したのはブローカ失語がある人だった。動詞の想起で最も改善したのはウェルニッケ失語がある人だった。改善が見られなかった人は意味が著しく障害されており、重度の四肢の失行を伴っていた。

参加者たちはジェスチャーを自発的に広く使用していたが、語想起を促進するための方略としては用いられなかった。ジェスチャーにおける改善の程度は、四肢の失行の重症度とは関連していなかった。著者らは、GVTにより、ジェスチャーがコミュニケーション方法の一つとして利用できるということを参加者が自覚するようになったと述べている。

研究15

Raymer AM, Ciampitti M, Holliway B, Singletary F, Blonder LX, Ketterson T, Anderson S, Lehnen J, Heilman KM & Rothi LJ (2007). Semantic-phonologic treatment for noun and verb retrieval impairments in aphasia（失語の名詞と動詞の想起障害に対する意味・音韻訓練）. *Neuropsychological Rehabilitation* 17 (2), 244-270.

セラピーの焦点

意味、音韻、意味と音韻の双方の障害がある参加者

セラピーターゲット
意味と音韻

セラピーアプローチ
再活性化

患者情報
本研究には失語がある八人が参加していた。
【一般情報】
38歳から81歳までの女性二人と男性六人が参加していた。左半球にのみCVAを発症しており、病巣部位はさまざまであった。10年から18年の教育歴があった。
【言語障害と残存能力】
八人の参加者のうち、六人はブローカ失語、一人はウェルニッケ失語、一人は失名辞失語があった。スクリーニング検査で、語想起障害があり（正答率が75％を下回っている）、重度の運動性発話障害は見られないことが条件だった。名詞と動詞のバッテリーを用い、絵を見ての喚語、文の完成、音声単語に対する絵の正誤判断に関して調べた。五人に名詞と動詞で意味障害が見られた。三人には名詞と動詞に意味と音韻の障害が入り混じっていた。
【発症後経過年月数】
本研究時点で、発症後4カ月から120カ月が経過していた。

セラピー
　この研究では、語想起に関する意味・音韻訓練を行い、名詞と動詞への効果を比較した。参加者間および刺激セット間の多層ベースラインを用いた。参加者には、8回から10回のセッションからなる長期間のベースライン期で検査を実施した。また、各訓練期で毎回、また訓練後1カ月で検査を実施した。訓練セットと非訓練セットの喚語について評価した。名詞と動詞の訓練を別々の期で行い、参加者間で訓練の施行順序の効果を相殺するようにした。訓練は、全10セッションの間、週に2回から4回実施し、二つの訓練期の間に1カ月の休みを入れた。訓練開始前と各訓練期の終わりに、他の言語・コミュニケーション尺度を用いた評価を実施した。

課題	意味・音韻訓練
	1. 絵を目標語とともに呈示し、3回繰り返してもらう。 2. その単語の意味・音韻に関する特徴について、四つのyes/noで答える質問をする。 3. 目標語を3回表出してもらう。 4. 5秒後に単語をもう一度表出してもらう。

訓練材料	名詞40語と動詞40語を表した80の白黒線画。すべての項目は、参加者が2〜3回の評価で喚語することができなかったものである。訓練には、名詞20語と動詞20語を用い、残り名詞20語と動詞20語は非訓練語とした。セット間で、ベースラインでの喚語の成績と音節の長さについて統制している。
ステップ	なし
誤反応へのフィードバック	不正解の場合、質問を繰り返し、正答を呈示する。
正反応へのフィードバック	記載なし

　全20語の訓練プログラムを終えた後、参加者にもう一度復唱してもらうため、すべての単語をおさらいした。

結果

　喚語の改善は、セッション間の成績の変化に敏感なC統計量のzスコアと、ベースラインと最終4回の訓練セッションの差から得られる改善スコア、それと効果の大きさによって変化を捉えた。これら3項目すべてで目標とするレベルを超えたときのみ、結果に見られる変化に有意性があると考えた。八人のうち五人で、訓練名詞と訓練動詞の双方で有意な改善を示し、品詞間で効果の大きさに有意な差は見られなかった。非訓練セットの想起の改善については一貫したエビデンスが示されなかった。訓練終了後も、五人のうち三人で名詞・動詞ともに高いレベルの成績が持続しており、二人では訓練動詞に比べて名詞でより良好であった。名詞と動詞に関する会話での評価において明確な変化は認められなかったものの、訓練後の動詞の改善とコミュニケーション効果指数（Communicative Effectiveness Index）（Lomasら1989）における変化との間に強い相関が見られた。

　意味・音韻訓練は、訓練名詞と訓練動詞の喚語を向上させるのに効果的であった。喚語障害が軽度から中等度程度の参加者で、訓練による反応がより良好であった。ベースラインで喚語の障害が最も重度であった参加者は、訓練語に関する結果が最も不良であった。著者らは、訓練により改善した五人の参加者と有意な改善が見られなかった三人の参加者の違いについて考察している。そして、意味・音韻訓練は重度の意味障害がある者にはそれほど効果的ではない可能性があると述べている。

その他

　著者らは、ベースラインで成績が一貫して低い場合は、喚語でそれほど大きな改善がなくても訓練効果が大きく算出されるという結果になることを認めている。一方、正確な反応がまったくなかったのが多少なりとも見られるようになることで、コミュニケーションパートナーにも変化を感じ取ってもらえると述べている。

研究16

Conroy P, Sage K & Lambon Ralph MA(2009c). Errorless and errorful therapy for verb and noun naming in aphasia(失語における動詞と名詞の喚語に対する誤りなしセラピーと誤りありセラピー). *Aphasiology* 23(11), 1311-1337.

セラピーの焦点
意味、音韻、意味と音韻の双方の障害がある参加者

セラピーターゲット
意味と音韻

セラピーアプローチ
再活性化

患者情報
本研究には九人の参加者が参加している。

【一般情報】

参加者は42歳から84歳の女性六人と男性三人である。全員が右利きで、英語の単一話者であった。10年間から16年間の教育歴があり、職業はさまざまであった。本研究より少なくとも6カ月前にCVAを発症し、他の神経学的疾患の著明な既往歴はなかった。聴覚と視覚に関しては、全員が正常であるか矯正を受けていた。

【言語障害と残存能力】

九人の参加者の内訳は、非流暢性失語が五人、流暢性で失名辞失語が二人、流暢性でジャーゴン失語が一人、失文法失語が一人であった。この研究の対象を選ぶスクリーニング検査において、単語の復唱課題で最低75％の正答率、また名詞と動詞の喚語検査で10％から90％の正答率であることが条件であった。喚語、音韻処理、意味処理、自己モニタリング、記憶、遂行および注意能力に関するさまざまな面で評価を受けた。喚語障害の重症度はさまざまであり、意味・音韻の双方あるいはいずれかの障害が喚語困難や認知面での障害の併発に影響する程度もさまざまであった。

【発症後経過年月数】

本研究時点で、CVA発症後7カ月から136カ月までさまざまであった。

セラピー

セラピーでは、名詞と動詞の想起を改善させ、誤りなしの学習と誤りありの学習の効果を比較し検討することを目的とした。三つの時期(セラピー前、セラピー後1週間、セラピー後5

週間)にわたって、多層ベースラインデザインを用い、誤りなしセラピーで訓練した項目の成績、誤りありセラピーで訓練した項目の成績、非訓練項目の成績を比較した。成績はグループレベル、個人レベルの双方で分析した。参加者は10回のセッションのセラピーを受けた(週2回のセッションを5週間)。誤りなしセラピーと誤りありセラピーを並行して実施し、その順番はセッションを通してランダムになるようにした。各セッションでは、訓練語それぞれにつき喚語を10回試みた。

課題	1. 誤りなしセラピー	2. 誤りありセラピー
訓練材料	40語(名詞20語と動詞20語)からなる三つのセット——セットAは誤りなしセラピー、セットBは誤りありセラピー、セットCは非訓練項目。セット間で、語の長さ、頻度、品詞について統制した。単語はすべて、参加者がベースラインで喚語できなかったものである。	
ステップ	絵に加え、単語を視覚的、聴覚的に呈示し、まず2回復唱してもらう。再び単語を聞いてもらった後、3回復唱してもらう。	a. 絵に加え、大まかな意味に関するヒントを呈示する。 b. 意味に関するヒントを具体的に呈示する。 c. 語頭の書記素と音素を呈示する。 d. 語頭子音と母音を音声および文字で呈示する。 e. 目標語を復唱してもらう。
誤反応へのフィードバック	さらに単語を繰り返す。	次のヒントに移る。
正反応へのフィードバック	記載なし	記載なし

参加者はかなり正確に復唱することができたので、正しい反応を表出する能力があると考えられた。

結果

喚語の正確さの点では、グループレベルで品詞の主効果が見られ、動詞よりも名詞のほうが良好であった。また、評価時の主効果が見られ、セラピー後1週間と5週間との間に有意差が認められた。セラピーのタイプに関して有意傾向にある効果が見られた(p = 0.06、誤りなし>誤りあり)。個人レベルで見ると、どの参加者も、セラピー後1週間、5週間ともに、訓練語の喚語が有意に改善していた。全員、5週間後では喚語の正確性が低下し、うち五人では有意な低下を示していた。非訓練語の喚語の変化はわずかであったが、流暢性失語がある参加者一人で、セラピー後に有意な改善が認められ、これは単独の語での反応がより多く見られるようになったことによる。参加者一人でのみ、セラピー間で有意な差を示していた。最も重度の喚語障害がある三人の参加者では、動詞よりも名詞でより大きな改善が見られた。

要約すると、セラピーは訓練語の喚語を改善させるのに効果的であり、名詞は動詞よりも正

確に表出されていた。誤りなしセラピーが誤りありセラピーよりも効果的である傾向が見られた。日常生活での改善については本研究では検討していなかった。

その他

参加者の一部は、名詞と動詞の喚語におけるヒントの増加と減少の効果に関する研究にも参加している（Conroyら2009b）。著者らによると、本研究においてどの参加者も当初は誤りなしセラピーを希望していた。セラピーが進むにつれ、重度の参加者は誤りなしセラピーを引き続き好んだが、軽度の参加者は、誤りありセラピーでも援助が提供され、それほど厳しく強制されずに挑戦できることから、誤りありセラピーを好むようになった。誤りなしセラピーのほうが少ない時間で施行できた。これらの研究から得られたデータは、セラピーによる改善に影響を及ぼす因子に関する研究に活用された（Lambon Ralphら2010）。因子分析により、失名辞のセラピー後の改善は、認知因子と音韻因子と関連していることが示された。認知因子は、注意、遂行機能、視空間記憶の検査での評価からなっていた。音韻因子は、単語の音読と復唱から構成されていた。訓練前の喚語の能力からセラピーの結果を予測することもできた。

研究17

Conroy P, Sage K & Lambon Ralph MA (2009b). The effects of decreasing and increasing cue therapy on improving naming speed and accuracy for verbs and nouns in aphasia（失語における動詞と名詞の喚語の速さと正確さに対するヒントを減少させるセラピーとヒントを増加させるセラピーの効果）. *Aphasiology* 23(6), 707-730.

セラピーの焦点
意味、音韻、意味と音韻の障害がある参加者

セラピーターゲット
意味と音韻

セラピーアプローチ
再活性化

患者情報
本研究では七人の参加者について述べられている。
【一般情報】
参加者は、43歳から85歳の女性五人と男性二人である。全員が右利きで、英語の単一話者であった。10年間から16年間の教育歴があり、職業はさまざまであった。本研究より少な

とも6カ月前にCVAを発症し、他の神経学的疾患の著明な既往歴はなかった。聴覚と視覚に関しては、全員が正常であるか矯正を受けていた。

【言語障害と残存能力】

七人の参加者の内訳は、流暢性で失名辞失語が二人、流暢性でジャーゴン失語が一人、非流暢性失語が三人、非流暢性で失文法失語が一人であった。この研究の対象を選ぶスクリーニング検査において、単語の復唱課題で最低75％の正答率、また名詞と動詞の喚語検査で10％から90％の正答率であることが条件であった。喚語、音韻処理、意味処理、自己モニタリング、記憶、遂行および注意能力に関するさまざまな面で評価を受けた。喚語障害の重症度はさまざまであり、意味・音韻の双方あるいはいずれかの障害が喚語困難や認知面での障害の併発に影響する程度もさまざまであった。

【発症後経過年月数】

本研究時点で、CVA発症後16カ月から65カ月までさまざまであった。

セラピー

セラピーでは、名詞と動詞の想起を改善させ、ヒントを減少させるセラピーとヒントを増加させるセラピーを比較し検討することを目的とした。三つの時期（セラピー前、セラピー後1週間、セラピー後5週間）にわたって、多層ベースラインデザインを用い、ヒント減少セラピーで訓練した項目の成績、ヒント増加セラピーで訓練した項目の成績、非訓練項目の成績を比較した。成績はグループレベル、個人レベルの双方で分析した。参加者は10回のセッションのセラピーを受けた（週2回のセッションを5週間）。ヒント減少セラピーとヒント増加セラピーを並行して実施し、その順番はセッションを通してランダムになるようにした。各セッションでは、訓練語それぞれにつき喚語を10回試みた。

課題	1．ヒント減少セラピー	2．ヒント増加セラピー
訓練材料	40語（名詞20語と動詞20語）からなる三つのセット――セットAはヒント減少セラピー、セットBはヒント増加セラピー、セットCは非訓練項目。セット間で、語の長さ、頻度、品詞について統制した。単語はすべて、参加者がベースラインで喚語できなかったものである。	
ステップ	a．絵と文字単語および音声単語を呈示し、まず2回復唱してもらう。再び単語を聞いてもらった後、さらに3回復唱してもらう。 b．絵と書記素および音素を多めに呈示する（CVCの単語であれば語頭のCV、2音節の単語であれば語頭のCVC）。	a．絵のみを呈示する。 b．絵と、動作と対象物の簡単な意味のヒントを呈示する。 c．絵とわずかな書記素および音素を呈示する（CVCの単語であれば語頭のC、2音節の単語であれば語頭のCV）。

	c. 絵とわずかな書記素および音素を呈示する（CVCの単語であれば語頭のC、2音節の単語であれば語頭のCV）。 d. 絵と、動作と対象物の簡単な意味のヒントを呈示する。 e. 絵のみを呈示する。	d. 絵と書記素および音素を多めに呈示する（CVCの単語であれば語頭のCV、2音節の単語であれば語頭のCVC）。 e. 絵と文字単語および音声単語を呈示し、まず2回復唱してもらう。再び単語を聞いてもらった後、さらに3回復唱してもらう。
誤反応へのフィードバック	前の段階に戻る。	次の段階に進む。
正反応へのフィードバック	記載なし	記載なし

参加者はかなり正確に復唱することができたので、ヒントを与える段階の中で正しい反応を表出する能力があると考えられた。ヒント減少セラピーでは、複数のセッションを通じて、初発の反応の正確さに応じてヒントのレベルを変えた。

結果

喚語の正確さの点では、グループレベルで品詞の主効果が見られ、動詞よりも名詞のほうが良好であった。セラピーのタイプに関する有意な効果は見られなかった。セラピー後1週間と5週間との間にも有意差は見られなかった。想起の速さの点では、グループレベルでセラピーのタイプに関して有意な効果は見られなかったが、5週間後のフォローアップでは、喚語の速さが有意に低下していた。品詞の主効果も見られ、名詞よりも動詞で有意に低下していた。著者らは、動詞では語の長さが長いためであるとしている。

個人レベルで見ると、どの参加者にも、セラピー後1週間、5週間ともに、訓練語の喚語が有意に改善し、非訓練語の喚語では変化は見られなかった。参加者のうち四人に、セラピー後5週間で喚語の正確さが減少し、うち三人では有意な低下だった。参加者の一人は、フォローアップで喚語の正確さが増した。セラピー間で有意差を示した者はいなかった。著者らは、喚語の改善の程度はベースラインでの言語評価（さまざまな課題）の成績およびReyの複雑図形（記憶の評価）の成績と関連している可能性があると示唆している。

要約すると、セラピーは訓練語の喚語を改善させるのに効果的であった。セラピーの後、名詞は動詞よりも正確に表出されており、これは、名詞のほうがセラピーでより改善し、またその効果が維持されていることを反映していると考えられた。喚語の正確さと想起の速さのどちらにおいても、二つのセラピーで差は認められなかった。日常生活での改善については本研究では検討されていなかった。

その他

参加者の一部は、名詞と動詞の喚語における誤りなしと誤りありの学習の効果に関する研究

にも参加している（Conroyら2009c）。ヒント減少セラピーは、課題での努力や取り組みを維持しつつ、誤りなしの学習を兼ね備えていた。参加者はヒント減少セラピーを好んだと著者らは述べている。また、ヒント減少セラピーは少ない時間で実施することができたが、臨床家にとっては、課題の出来具合を確認し、ヒントのレベルを設定するのにより努力を要するものであった。これらの研究から得られたデータは、言語と認知の状態が失名辞のセラピーの結果に及ぼす影響について調べる研究で活用された（Lambon Ralphら2010）。因子分析によると、失名辞のセラピー後の改善は、認知に関する因子と音韻に関する因子と関連していた。認知因子は、注意、遂行機能、視空間記憶の検査での評価からなっていた。音韻因子は、単語の音読と復唱から構成されていた。これらの因子はそれぞれ、セラピー直後と長期間の改善の双方の予測因子であった。訓練前の喚語の能力からセラピーの結果を予測することもできた。

訳者コラム⑫

　本文でもたびたび指摘されている通り、動詞の想起と文産出は極めて密接な関連をもっている。実際、第12章で取り上げられたほとんどの研究では、何らかの形で文レベルでの記述が含まれている。ただし、本書のベースとなっているモデル（図1.1）は、名詞であれ動詞であれ、単語レベルの処理モデルである。そこで、文の産出過程を分析する際に参考になる代表的なモデルとして、Garrett のモデル（Garrett 1975、Garrett 1980 など）を紹介する。

　Garrett は、健常者の言い誤りのデータをもとにして文産出のモデルを作成した。このモデルの基本的な特徴は、意味概念から発話に至る際に複数の処理過程を経るというものである。各処理過程後には表象（あるいは表示）(representation) が形成され、最終的な発話に至る。意味概念から発話までの間に、メッセージレベル (message level)、機能レベル (functional level)、位置レベル (positional level)、音声レベル (sound level)、構音器官への指示 (articulatory instruction) というレベルが順に想定され、それぞれにおいて表示が形成される。Garrett は自身のモデルを提唱した当初、各レベルの表示内容を具体的に提示していなかったこともあり、その後の研究者によって各レベルの内容の解釈は多少異なる。ここでは主として、失語症の研究者である Schwartz (1989) による紹介に従って述べる。

　メッセージレベルにおいて非言語的な概念が想起される。機能レベルでは、内容語（名詞や述語）の選択、述語項構造の指定、および項への意味（主題）役割の付与がなされる（「述語項構造」「意味（主題）役割」については本文中の訳注58と訳注59を参照のこと）。「走る」という動詞では項が一つ（動作をするもの）必要であり、「押す」という動詞では項が二つ（動作をするものと動作を受けるもの）必要である。「女の子が男の子を押す」という内容は、例えば次のように表される（同様の内容であっても表現の仕方は研究者によって異なることに注意）。

　　押す［女の子（動作主）、男の子（対象）］

位置レベルでは、内容語の音韻形式の検索、機能語が付随した統語的なフレームの形成、内容語のフレームへの挿入がなされるとされている。日本語における格助詞（上記の例では、「女の子」に付随する主格の「が」と「男の子」に付随する対格の「を」）はこの段階で指定されると考えられる。その後、実際の発話に即した音声および構音の処理がなされる。

　Garrett のモデルの特徴は大きく二つあると思われる。一つは、内容語と機能語の処理は別であるということである。内容語は、機能レベル、位置レベルそれぞれにおいて、独立した語彙（上記の例では「女の子」「男の子」「押す」）として引き出されるのに対し、機能語（格助詞「が」「を」）は、位置レベルにおいて文のフレームの形成に伴って指定されるとされている。もう一つの特徴は、広い意味での文法に関わる処理レベルとして、機能レベルと位置レベルの二つを設けたことである。機能レベルは意味表象に近く比較的抽象的なものである一方、位置レベルはより音韻表象に近いものである。

　日本語における動詞のセラピーについても触れておく。日本では動詞に焦点を当てたセラ

ピーの研究はほとんどない。その中で、オノマトペを活用した研究が散見されることに注目したい（金子ら1989、左田野ら1999、橋本ら2012）。これらの研究では一定の成果が得られており、実際の臨床でも有用であることが想定されることから、ここで紹介する。

　日本語では、動作の様態（manner）はしばしばオノマトペを含めた副詞句で表される。オノマトペは意味と音の結びつきの点で恣意性が低く（関連性が強く）、後続動詞との結びつきも比較的強い。したがって、言語機能に障害がある失語症者でも、オノマトペを活用することで動詞の想起や理解がしやすくなるというのが基本的な考えである。

　日本語と他の言語を比較して考えると、このオノマトペのセラピーへの活用は非常に興味深い。事象がどのように語彙化されるかは言語によって異なる。例えば、移動を表す際、その経路（path）や様態といった情報をどのような語彙で表すかは各言語で異なり、移動と経路を一つの動詞として表しやすい言語もあれば、移動と様態を一つの動詞で表しやすい言語もある（Talmy 1985）。日本語は「入る」「出る」といったように移動の方向性を含めて表現することができるのに対し、例えば、英語では"go in"や"go out"といったように、通常、動詞以外の要素も用いて表現する。その一方で、"toddle"（よちよち歩く）や"tramp"（どしんどしんと歩く）といったように様態を含めて一つの動詞で表現できるのに対し、日本語では同様の内容を動詞単独では表現しにくく、他の語を伴って表現することが多い。オノマトペは、音象徴（意味と音の結びつきにおける恣意性の低さ）の点で強調されることが多いが、事象の語彙化という点からも、オノマトペを用いたセラピーは日本語の特徴を生かしたものであるのかもしれない。

文献

Garrett MF（1975）. The analysis of sentence production. In G Bower（Ed）, *The psychology of learning and motivation, Vol. 9*. New York: Academic Press.

Garrett MF（1980）. Levels of processing in sentence production. In B Butterworth（Ed）, *Language Production, 1*. New York: Academic Press.

橋本幸成，大塚裕一，宮本恵美（2012）．名詞に比べ動詞の表出に改善を認めた慢性期失語症例：オノマトペを用いた訓練の試み．*言語聴覚研究* 9（2），89-99.

金子真人，種村　純（1989）．失語症者の副詞および擬音擬態語による動詞発話の促進．*失語症研究* 9（3），213-218.

左田野智子，飯高京子，竹内愛子（1999）．失語症者の動詞理解と動詞発話に対するオノマトペと副詞句の促進効果．*聴能言語学研究* 16（1），2-9.

Schwartz MF（1987）. Patterns of speech production deficit within and across aphasia syndromes: application of a psycholinguistic model. In M Coltheart, G Sartori & R Job（Eds）, *The cognitive neuropsychology of language*. Hove: Lawrence Erlbaum Associates.

Talmy L（1985）. Lexicalization patterns: semantic structure in lexical forms. In T Shopen（Ed）, *Language typology and syntactic description, Vol. 3, Grammatical categories and the lexicon*. Cambridge: Cambridge University Press.

〈吉田　敬〉

13 読みのセラピー

読みに関する研究の概要

　難読（dyslexia）という症状が1960年代から1970年代にかけて認知神経心理学が発展するきっかけとなったにもかかわらず、失語症における読みのセラピーの研究が進展したのは比較的最近のことである。これまでは、失語症者のセラピーに関わる臨床家の多くにとって、気づかれやすい口頭表出の障害に比べて、読み書きの障害は優先度が低かった。しかし現在は、研究だけではなく臨床においても、読みの障害に対する注目が高まっている。これは、セラピーの道具としてコンピュータが使えるようになったことが大きく、また、クライアントのセラピーに対する目標設定がある程度は関連していると考えて間違いない。これまでに発表されている研究は、純粋失読（逐字読み）と文字－音韻変換に関するものが中心で、クライアントの症状の違いによって、セラピーの選択や経過、結果は少しずつ異なっている。読みの研究で使われる用語に関しては、すでに解説したものもあるが、改めて説明すると次のようになる。「失語（aphasia）」と「不全失語（dysphasia）」が類義語としてよく使われるように、「失読（alexia）」と「難読（dyslexia）」を区別せずに使う書き手もあるが、読みの能力の完全な喪失と部分的な喪失を区別すると考えられている。この章では、各論文の執筆者の考え方についての憶測は加えずに、書かれている用語をそのまま使った[訳注64]。また、「機能辞（functors）」を「機能語（function words）」と同義に使ったり、「非語（nonwords）」の代わりに「偽語（pseudowords）」を使ったりする執筆者もいるが、すべて原文の用語を使うことで統一している。本章でレビューする研究については**表13.1**にまとめた。

　他の言語処理過程に比べ、読みの分野では、発達の研究が大きな影響力をもっている。健常な読み能力の発達と、発達性ディスレクシアのセラピーは、この章で紹介する研究の多くに示唆を与えている（読み能力の獲得に関するモデルについては、Chall 1983、Frith 1986、Gough 1996、Metsalaら1998、Shankweilerら1989、Shareら1995を参照のこと）。また、この分野では、

訳注64）原書では引用元の論文に書かれている通り"alexia"と"dyslexia"がそのまま使われているが、通常、日本語では両者を区別しないことから、日本語訳ではいずれも「失読」としており「難読」は使っていない。

表13.1 読みのセラピー研究の一覧表

障害レベル	研究	訓練課題
文字認知（純粋失読／逐字読み）	研究1：Arguinら1994 (p.300)	コンピュータを利用したセラピー ○ 文字の異同マッチング（素早い呈示） ○ 発音可能な文字列の読み（素早い呈示）
	研究2：Greenwaldら1998 (p.303)	○ 文字の呼称
	研究3：Maherら1998 (p.305)	○ 意味アクセス方略 ○ 運動感覚交差ヒント方略（運動感覚入力）
	研究4：Lottら1994 (p.307)	○ 触覚－運動文字呼称 ○ 触覚－運動単語音読
	研究5：Lottら1999 (p.309)	○ 触覚－運動文字呼称 ○ 素早い触覚－運動逐字読み（1文字、文字列、単語）
	研究6：Friedmanら2000 (p.312)	コンピュータを利用したセラピー ○ 素早く呈示された名詞の意味的カテゴリー分け ○ 素早く呈示された名詞の音読 ○ 素早く呈示された機能語の音読
	研究7：Sageら2005 (p.315)	○ 単語全体の認知 ○ 逐字読み（運動感覚手がかりとともに）
	研究8：Ablingerら2009 (p.319)	コンピュータを利用したセラピー ○ 聴覚－視覚照合課題 ○ 単語全体の認知（音読）
文字入力レキシコン（表層失読）	研究9：Coltheartら1989 (p.321)	○ 記憶の補助として絵とシンボルを使って不規則語を読む
	研究10：Francisら2001b (p.323)	○ 不規則語の綴りを書きながら言う ○ 句中の不規則語の綴りを書きながらクライアント自身の発音で言う
文字入力レキシコンと意味へのアクセス（表層失読）	研究11：Scottら1989 (p.327)	○ コンピュータ上に呈示された文完成課題を介しての同音異義語の理解（同音異義語、綴りの似ている選択肢）
意味システム	研究12：Byng 1988 (p.329)	○ 抽象語の絵と文字単語のマッチング課題 ○ 抽象語の類義語を辞書で調べる
文字－音韻変換（音韻性失読／深層失読）	研究13：De Partz 1986 (p.331) 研究14：Nickels 1992 (p.334) 研究15：Berndtら1994 (p.336) 研究22：Stadieら2006 (p.354)	すべてDe Partz 1986に基づく ○ 各文字に対するキーワードの設定 ○ キーワードの語頭の音の取り出し ○ 呈示された文字の音の産生 ○ 音の混成

	研究16：Conwayら1998 (p.338)	○ 精密聴覚弁別（ADD）プログラムを利用した音韻意識
	研究17：Kendallら1998 (p.341)	○ 「c規則」と「g規則」の学習
	研究10：Francisら2001b (p.323)	○ 文字の同定 ○ 文字と音の関連づけ ○ 子音列の音の混成
	研究18：Yampolskyら2002 (p.343)	○ 文字－音韻対応 ○ 音の混成 ○ Wilsonの読みシステムを利用した音韻意識
	研究19：Friedmanら2002a (p.345)	○ バイグラフ－音素対応
	研究20：Kimら2007（p.348）	○ バイグラフ－音素対応
語彙意味ルート（音韻性／深層失読）	研究21：Friedmanら2002b (p.351)	○ 対連合学習 ○ 刺激法（音読）
	研究22：Stadieら2006 (p.354)	コンピュータを利用したセラピー ○ 語彙的訓練（意味的・音韻的プライムに続く音読）

　英語以外の言語における訓練効果を検討した研究も多い（フランス語ではDe Partz 1986、ドイツ語ではAblingerら2009など）。言語の違いは、読みのセラピー研究では考慮すべき重要な点である。言語による読み規則の透明性、つまり文字と音の対応にどれだけ規則性または一貫性があるかの差は、発症前の読みの方略の違いや、特定のタイプの失読の現れ方に関与する可能性がある。そして、訓練の選択や予想される結果にも影響するだろう。例えば、文字－音韻変換をターゲットとした訓練は、英語のように不規則な単語が多い言語では効果が低いと考えられる。

　純粋失読あるいは逐字読みに対するリハビリテーション（リハビリ）効果の研究は多い。第6章では、純粋失読を文字認知の障害または文字入力レキシコンへのアクセスの障害と説明しているが、より一般的な視覚処理過程の障害を反映するものではないかという議論もある（Farahら1991）。リハビリを考えるうえで重要な症状は、文字の同時処理の失敗、音読時の明らかな語長効果、非常に時間のかかるぎこちない読みなどである。単語を綴ったり、綴りを聴いて単語を認知したりするのは、読むことより良好である。患者によっては、文字が同定できない障害のために、文字のマッチングや1文字の読みが難しいこともあるが、その場合は、効果的な逐字読みの方略が活用できなくなる。

純粋失読に対するセラピーの選択は、文字の認知と1文字の読み（文字の呼称[訳注65]）の障害が合併しているかどうかに影響される。合併している場合のセラピーは、逐字読みが効率的に行えるように文字の呼称の改善を目的にする。その後に音読の速度を上げる訓練を行っている研究もある。認知機能再編成法（迂回方略）として、あるいは視覚認知を刺激するために、運動感覚（例：運動感覚交差ヒント；Maherら1998）や触覚-運動方略（例：手のひらに指で書く；Lottら1994）を利用した研究も見られる。これらの研究では、セラピーの結果、訓練語も非訓練語も読みの正確さが改善しており、Lottら（1999）は、このような方略の使用が必ずしも読みの速度を低下させるわけではないことも示している。他の研究では、文字の同定、マッチング、文字の呼称の反復訓練を中心に行っている。反応までの時間を短縮させるために、素早い刺激呈示（Arguinら1994など）を取り入れている研究もある。こうした研究の多くはコンピュータを利用しているため、必要に応じて自習や集中的な訓練が可能である。

　別のアプローチとしては、単語の全体読みの促進、つまり逐字読みへの依存を減らすものがある。このアプローチが試みられているのは、逐字読みを行う人の中に、刺激の呈示時間が非常に短く（250ms程度）、1文字ずつの分析ができない条件のときに単語の意味知識にアクセスしている人がいるという事実があるためである（Saffranら1998）。潜在的な（implicit）意味へのアクセス、あるいは意味カテゴリー分けのセラピーは、Maherら（1998）が報告した患者VT氏には効果がなかったが、Friedmanら（2000）の患者RS氏では改善が見られた。RS氏は訓練した単語のみに読みの改善が見られたが、続いて行われた研究から、意味を介した読みを行ったからではなく単語の処理能力が強化されたことによる改善と考えられている。この研究でもセラピーにはコンピュータが使われ、経過の確認にはEメールと電話が使われた。Sageら（2005）は、単語の全体読みの訓練と逐字読みの訓練の効果を比較する研究を行った。どちらも誤りなし学習法（errorless learning）を利用している。誤りなし学習法を採用したのは、患者FD氏の失読症状が重度で誤りが多く、それが学習を妨げている可能性があると考えられたためである。FD氏はどちらの方法でも改善を示したが、非訓練語への般化は逐字読みの訓練後のみに認められた。しかしSageらは、単語セラピーのほうがFD氏には役立つと考えた。単語セラピーの後、FD氏は読みの方略を変えて逐字読みが減り、深層失読の特徴が現れた。Sageらは、この読みの方略の転換は、FD氏にとって意味を捉えるためにはより効率的で、誤りなし学習法の効果であると考えている。

　文字入力レキシコンに注目した研究は少なく、レキシコンから意味へのアクセスを調べた研究は一つしかない（Scottら1989）。文字入力を介した意味システムの訓練を目的とした研究も少ないが、Byng（1988）が参考になる。文字入力レキシコンに焦点を当てた研究では、音韻出力と同様にセラピー効果の般化に問題があり、訓練語に効果が限定される傾向がある。

　文字-音韻変換経路は深層失読と音韻性失読で障害されるが、その改善を目的とした研究は

訳注65) 文字の呼称（letter naming）——例えば"x"を「エックス」、"w"を「ダブリュー」のように、文字の名前を言うこと。つまり、呈示された文字を音読すること。

多い。De Partz（1986）が最初に報告した研究では、文字－音韻の対応規則を教えることに成功している。若いフランス人の患者SP氏はウェルニッケ失語だったが、文字と音をつなぐ迂回路となる単語の知識は保たれていた。セラピー後は規則を間違って適用した誤りがときおり見られるようになったが、読みの正確さが大きく改善した。SP氏はフランス語に見られる不規則な単語の読みを改善するために、文字と綴りの複雑な前後関係規則（grapheme contextual rules）をいくつか再学習した。このアプローチを利用した研究は他にもあるが、個々の文字－音韻対応の再学習は可能であったものの、音の混成（blending）が難しく、読みの成績の改善は限られたものだった。Berndtら（1994）が報告した患者LR氏は全失語の高齢男性で、二つ以上の音の組み合わせ（例えばCVC（子音－母音－子音）の組み合わせ）の混成が難しく、短期記憶の障害が原因と考えられた。Nickels（1992）の患者TC氏も音の混成が困難だったが、TC氏の訓練期間はDe Partzの患者と比較するとかなり短かった。しかし、語頭の文字－音韻変換ができることで、高心像語の音読が改善し、読みにおける意味的誤りが減った。また、自ら音韻ヒントを出せることが呼称の手がかりとして役立った。Stadieら（2006）もDe Partz（1986）のアプローチを用いており、音の混成の訓練に単語を使って、分節や音節をコンピュータで見せることで、音の混成を系統立てて示している。Yampolskyら（2002）やConwayら（1998）などの研究では、発達性ディスレクシアの訓練と同じように、文字－音韻変換を音韻意識の課題（例えば音韻の分節化や混成）と組み合わせてアプローチしている。

　Friedmanら（2002a）は、患者のLR氏とKT氏に個別の文字ではなく、VC（母音－子音）あるいはCV（子音－母音）の組み合わせといった**バイグラフ**（bigraphs）[訳注66]を学習させることで、音の混成に働きかけた。その結果、混成には大きな効果が認められたが、長期の訓練が必要だった。英語の書記素（C、T、TH、EAのような一つの音素を表す文字や文字列）は比較的少ないが、バイグラフは非常に多い。もし、訓練はしていなくても関連するバイグラフに般化すれば（例えば、ATが/æt/でEMが/em/と学習することでAMの発音が推測できるようになる）、数が多いことは問題にはならないだろう。しかしFriedmanら（2002a）の研究では、訓練していないバイグラフには改善が見られなかった。Kimら（2007）のクライアントに対するバイグラフの訓練でも同様の結果が得られたが、訓練したバイグラフそのもの、あるいは、訓練したバイグラフ中の文字で始まる高心像語と低心像語の読みが改善した。

　文字変換を対象とした研究では、再学習を促進するために長期にわたる集中的な訓練が必要になっているが、これは臨床の状況によっては実現が難しい。バイグラフは対象となる対の数が多いので、訓練にはさらに時間がかかる可能性がある。音読では、訓練効果は規則的な文字－音韻変換をする語に限られ、また、過剰な般化により不規則語を読むときに規則化のエラーを起こす場合もある。すでに強調したように、このような方法は文字と音の対応が規則的な言語でより効果的である。文字－音韻変換の訓練は、語彙ルートと非語彙ルートの情報を統合す

訳注66）バイグラフ（bigraph）――英語の単語に使われている母音と子音、または子音と母音の2文字の組み合わせのこと。

ることで、意味的誤りと視覚的誤りを減らせる可能性がある。また、書称が呼称より良好なクライアントでは、名称をまず文字として視覚化してからそれを音読するように促すことで、呼称も改善する可能性がある。

　深層失読や音韻性失読に対する他のアプローチとして、語彙的読みの強化も試みられている。Friedmanら（2002b）は、対連合学習を利用した再編成アプローチと、音読を繰り返すアプローチ（刺激法と記述されている）を二人のクライアントで比較している。対連合学習では、読みにくい機能語や動詞を、読みやすい同音異義語やそれに近い語と対にした。訓練した単語では改善が見られたが、非訓練語は改善しなかった。この研究では、対連合学習によって訓練した単語の読みの正確さが改善できることが示された。繰り返し音読する訓練ではあまり改善が見られなかったことから、正しく読めるようにするためには、同音異義語やそれに近い語と対にすることが重要であることがわかる。Stadieら（2006）は、深層失読のドイツ語話者に対する語彙的訓練と非語彙的訓練の効果を直接比較している。語彙的訓練では、意味的あるいは音韻的プライミングの呈示に続けて単語を読む訓練を行い、特定項目の改善が認められた。非語彙的訓練では読み全般に改善が見られたが、語彙的訓練より時間がかかった。Stadieらは、あるクライアントにとっては語彙的訓練が選択肢になり得ること、また、語彙的・非語彙的読みの訓練を同時に行うことでさらに効果が見込めることを示唆している。

　こうした研究のほとんどは単語の音読に関する訓練効果について考察しているが、中には文レベル（Friedmanら2002aなど）や文章レベル（Ablingerら2009など）で読みの正確さや速度を検討しているものもある。読解については、特に日常の読みに関して、これまでほとんど研究されていない。Lottら（1999）が報告した患者DL氏は、文の理解が改善した。Kimら（2007）の患者PT氏は、バイグラフの訓練の後で、より長く複雑な文章の読解が改善しており、Kimらは、患者が日常目にする読み物の理解に役立ったであろうと述べている。患者MR氏（Greenwaldら1998）や患者LR氏（Friedmanら2002a）、患者FD氏（Sageら2005）、患者DL氏とその妻（Lottら1999）のように、実用的な読みの改善が見られたという報告も散見される。これらの自己評価は肯定的だったが、客観的な成績の評価による裏づけがない場合には、慎重に解釈しなければならない。音読と読解の関係や、単語単独の読みの改善が日常の読みにどのように影響するかについては、さらに研究が必要である。

セラピー研究レビュー

研究1

Arguin M & Bub DN（1994）. Pure Alexia: attempted rehabilitation and its implications for interpretation of the deficit（純粋失読：リハビリテーションの試みと障害の解釈への示唆）. *Brain and Language* 47（2）, 233-268.

セラピーの焦点
純粋失読、逐字読み（文字認知）

セラピーアプローチ
再活性化

患者情報
【一般情報】

患者のDM氏は右利き男性で、大学の工学部に在籍中に脳動静脈奇形により左後大脳動脈が破裂し、右同名半盲と記憶障害を生じた。

【言語障害と残存能力】

DM氏は読みの障害はあったが、他の言語機能は保たれていた。音読では、逐字読みの特徴である著明な語長効果が認められた。著者らは、DM氏の文字処理過程を詳細に検討した結果、文字の同定を健常な読みのように、音や形の情報をもたない抽象的な文字表象に基づいて行っていないために、語の全体読みができず、逐字読みをせざるを得なくなっていると考察している。

【発症後経過年月数】

研究時、DM氏は発症後2年以上が経過していた。

セラピー

訓練の目的は、文字を抽象的な表象として処理し、それを文字の組み合わせを表す高次の文字ユニットへ統合する能力を回復させることである。ベースライン期、訓練第1期の半ば、訓練第1期・第2期の終わりに、一連の検査課題が施行された。はじめに文字のマッチングを6日間、その後、文字列の読みを5日間行った。1セッションの長さについては述べられていない。訓練と検査課題はコンピュータを使って行われた。

課題	1. 文字の異同マッチング 大文字と小文字の対を、その読みに基づいて素早く異同弁別する。DM氏は文字が同じかどうかを答える。	2. 発音可能な文字列の直接読み 文字列を素早く読む。
訓練材料	訓練セット──アルファベットの半分。残りの文字は訓練しない。それぞれのセットに母音と子音を同数、大文字と小文字で形の異なる文字を同数含めた。文字列は主に三重文字（trigrams）[訳注67]をランダムに並べた4文字からなる（例：HUC + UCK = HUCK）。	
ステップ	訓練の進行に合わせ反応までの制限時間（反応潜時）を短縮する。	訓練の進行に合わせ反応までの制限時間（反応潜時）を短縮する。

訳注67）三重文字（trigrams）──英語の単語に使われている三つの文字の並びのこと。

| 誤反応への
フィード
バック | 記載なし | 記載なし |
| 正反応への
フィード
バック | 記載なし | 記載なし |

結果

訓練効果は次のような実験的診断手順で測定された――①形のマッチングと読みのマッチングを含む文字のマッチング、②中立的（文字を用いず、例えばAに対して空白）、同じ形（Aに対してA）、形は異なるが同じ文字（Aに対してa）のプライム刺激を利用した文字プライミング、③大文字あるいは小文字だけか、両方が混ざっている4文字からなる文字列の読み、④大文字あるいは小文字だけか、両方が混ざっている表記のさまざまな長さの単語の読み。ここでは、これらの検査の主な結果についてのみ述べる。

二つの訓練の後、DM氏は読みに大きな改善を示し、どの課題でも読みにかかる時間が短縮した。逐字読みは引き続き利用していた。長い単語の読みにくさは続いたが、語長効果は弱まる傾向が見られた。しかし、抽象的な文字表象を適切に処理できるまでに回復したとは考えにくかった。個々の文字はより速く処理されるようになり、その効果は訓練しなかった文字にも般化した。著者らは、ある特定の文字セットの処理が速くなったのではなく、文字の形を文字表象に変換する全般的な処理が改善したと考えている。DM氏は文字の同定に改善が見られたが、形が同じ文字のプライム刺激と形は異なるが同じ読みの文字のプライム刺激で、類似のプライミング効果のパターンを示さなかったので、文字を抽象的な表象として処理して符号化を行ってはいないと考えられた。訓練第2期の後には、訓練した文字列と単語の読みに改善が見られ、訓練した文字で作った単語でも反応時間が短くなった。この効果は、大文字と小文字が混ざっている場合にも現れていた。著者らは、訓練が影響を与えているのは、文字の配列に関わる全般的な処理過程ではなく、個々の文字を中間レベル[訳注68]の組み合わせ（例えば、二重文字や三重文字）に配列する過程ではないかと考えている。

その他

この研究はいわゆる臨床治療研究とは大きく異なっている。検査の枠組みは、純粋失読の障害の特性に特化した仮説の検証と、明らかに障害されている処理過程に対する訓練の効果を検証するために考えられた。

訳注68）語彙としての処理より手前で、個別の文字と、単語を構成する文字列の中間に存在すると考えらえている表象レベルのことを指す。

研究2

Greenwald ML & Rothi LJG（1998）. Lexical access via letter naming in a profoundly alexic and anomic patient: a treatment study（重度の失読と失名辞のある患者における文字の呼称を介した語彙へのアクセス：訓練の研究）. *Journal of the International Neuropsychological Society* 4（6）, 595-607.

セラピーの焦点
文字認知

セラピーアプローチ
逐字読みを利用した認知機能再編成法

患者情報
【一般情報】
患者のMR氏は事務職を退職した72歳の右利き女性で、発達性の読み障害はなかった。左半球のCVAによって重度の失読失書、右同名半盲、失名辞、軽度の失行とゲルストマン症候群を呈した。MRIでは側頭頭頂後頭接合部に広がる後頭葉の損傷を認めた。

【言語障害と残存能力】
MR氏の発話は流暢で、喚語困難があり、復唱は良好、聴覚的理解も比較的保たれ、失名辞失語の特徴を示していた。失名辞は、意味システムの障害と意味から音韻へのアクセスの障害の両方から生じているものと考えられた。

MR氏は単語も非語も音読ができず、逐字読みを利用することもできなかった。文字と音素の呼称ができることがあったが、偶然の可能性が高かった。重度の呼称障害とは対照的に、①綴りを聴いてその単語を言う（正答率100％）、②環境音を聴いて何であるかを言う（正答率75％）という二つの能力は保たれていた。この①に関しては、規則語と例外語、非語、低心像語、低頻度語を発音することができており、綴りを聴いて文字単語に符号化し、さらに音韻へアクセスする能力が保たれている一方で、単語を文字で見て解読する障害があることが示唆されていた。書かれている単語を見たときには、文字の符号化という語彙処理より手前の課題も単語そのものの語彙的課題もできなかった。

【発症後経過年月数】
研究時、MR氏は発症後13カ月が経過していた。

セラピー
セラピーの目的は、文字の呼称による逐字読み方略を使えるようにすることだった。訓練は2期あり、いずれも1日2回、週5日、5週間（一つの訓練語のセットに2週間半）にわたって

行った。1回のセッションは約15分の訓練と5〜15分の検査からなる。セラピーの効果を測るため、行動間多層ベースラインデザインが用いられた。

課題	第1期：文字の呼称 文字を見せてその名前を言ってもらう。	第2期：文字の同定 多数のサンプルの中から文字を同定する。
訓練材料	8文字ずつの2セット。文字は一つずつ各セッションで4回訓練する。文字の順番はランダムに決める。2セッション続けて88％成功するか24セッション終了後にセット2に進む。	多数の文字サンプル。
ステップ	なし	呼称できなかった文字はさらに訓練する。
誤反応へのフィードバック	誤りであることを知らせ、クライアントは指で文字を1〜2回なぞってもう一度呼称する。2回目の答えも間違っていたら、また誤りであることを伝え、臨床家が文字の名前を言い、文字をなぞってその形の説明をする。クライアントは指で文字をなぞり、文字の名前を3回繰り返す。	
正反応へのフィードバック	正しいことを知らせ、クライアントは文字の名前を3回繰り返しながら指で文字をなぞる。	

結果

第1期では最初のセットの8文字の呼称に有意な改善が見られた（セッションごとにばらつきはあった）。2番目のセットの導入後は、そのセットの文字の呼称の成績は有意に良くなった。第2期では二つのセットを同時に訓練したが、どちらも第1期に続いて有意な改善を示した。訓練していない文字を含む単語の音読やアラビア数字、シンボルの呼称には般化しなかった。MR氏はセラピーの効果が日常生活にも表れ、標識やラベルを読む（あるいは読もうとする）ことができるようになったと述べた。

セラピー後1週間経っても効果は持続していた。6〜12カ月後、MR氏の大文字の読みの正答率は小文字より良く、セラピーの効果であると考えられた。また、書いた文字の形にも改善が認められ、訓練期間中に文字の形をなぞっていたことによる効果と思われた。

その他

同じ著者らによる別の研究（Greenwaldら1995）でも、MR氏の呼称障害に対するセラピーが報告されている。Greenwaldら（1998）は、綴りを聴いてその単語をどう発音するかを評価することが重要であると強調しており、そのことが今回紹介したセラピーにおいて音声言語を利用する決め手となっている。

研究3

Maher LM, Clayton MC, Barret AM, Schober-Peterson D & Rothi LJG (1998). Rehabilitation of a case of pure alexia: exploring residual abilities（純粋失読症例のリハビリテーション：残存能力の検討）. *Journal of the International Neuropsychological Society* 4(6), 636-347.

セラピーの焦点
純粋失読（文字認知）

セラピーアプローチ
意味アクセス方略による再活性化（論文の著者らは「復元（restitutive）」と記述）

文字へのアクセスを再活性化するための運動感覚交差ヒント方略による認知機能再編成法（著者らは「置き換え（substitutive）」と記述）

患者情報
【一般情報】

患者のVT氏は43歳の右利き女性で、CVAにより失読と重度の右同名性半盲、運動障害性構音障害（論文には構音の「混乱（confusion）」と書かれている）、軽度の記憶障害を呈した。MRIでは左後頭葉の後大脳動脈領域に広範な脳梗塞を認め、小脳にもその影響が多少及んでいた。2回目のCVAでは症状は悪化しなかった。VT氏は大学の学位を取得しており、発症前は化学者として研究室のスーパーバイザーを務めていた。

【言語障害と残存能力】

VT氏の読みの障害は重度だったが、書字と発話は保たれていた。文字刺激の知覚は可能だったが、文字の認知が困難で、異なるフォントで書かれた文字や単語のマッチングができないなど、抽象的な文字の同定レベルに障害が認められた。文字入力レキシコンへのアクセスは保たれており、綴りを聴いて実在語と非語を区別することはできた。それらの単語の音読はできなかったが、ターゲット語を手のひらに自分で書き写す、つまり、目でそれらの単語をなぞり、頭の動きも伴うと音読することができた。このことから、視覚的な刺激から文字単語の貯蔵庫に到達することが難しいと考えられた。単語や文を手のひらに書けば、確実に意味システムにアクセスできた。書字は保たれていた。発症直後にVT氏は点字の読みに習熟し、その後、運動障害性構音障害に対する言語セラピーを受けた。

【発症後経過年月数】

言語セラピーを受け始めるときに発症後14カ月が経過していた。この研究は言語セラピー期間の終了後に開始された（期間の長さは記載されていない）。

セラピー

セラピーの目的は以下の二つであった。

(1) 繰り返し単語を見ることで単語の意味へのアクセスを改善する。
(2) 運動の手がかり(文字単語を書き写すような動き)に続いて単語を読む。単語と単語の間を色で強調した場合としていない場合がある。

セラピーには3期あり、各期それぞれ異なる課題で、第1期から第3期まで連続して行った。第1期は意味へのアクセスを目標とし、6セッションが行われた。期間については記載されていない。第2期(単語間に色の印のない運動感覚交差ヒント)は週4回、1回1時間のセッションが4週間半にわたって行われた。第3期(単語間に色の印のある運動感覚交差ヒント)は2週間で6セッションが行われた。効果を測るため、コントロール課題デザインが採用された。

課題	1. 暗示的意味アクセス方略	2. 運動感覚交差ヒント	3. 単語間に色で印をつけた運動感覚交差ヒント
	約1秒間呈示された文字単語を見て意味の判断をする。	机などの表面に単語の文字を1文字ずつなぞり書きし、できるだけ素早くその単語を言う。	机などの表面に単語の文字を1文字ずつなぞり書きし、できるだけ素早くその単語を言う。
訓練材料	四つのカテゴリーから選んだ各10語の文字単語。訓練1セッションにつき20語で、それぞれ2～5回練習する。	6語文が100文、5語文が100文(Yorkstonら1981から)。10文で一組とする。	7～8語文を10文ずつに分ける(Yorkstonら1981から)。単語と単語の間は色で強調する。
ステップ	なし	なし	なし
フィードバック	50%の項目については正解かどうかを直後に口頭でフィードバックする。残りの50%は遅らせて(訓練語の一組が終わってから)フィードバックする。	反応ごとに読みの速度についてフィードバックする。	反応ごとに読みの速度についてフィードバックする。

結果

訓練効果は読みの速度の変化で測り、データを視覚的に確認した。第1期のセラピー後は改善が見られず、意味判断はチャンスレベルのままだった。第2期後は音読の速度が倍になり、1分間に約20語から44.5語に増えた。非訓練文にも般化が認められた。色で単語間に印をつけた第3期のセラピーの後には、それ以上の改善は見られなかった。点字を読む速さは全期を通じて変わらなかった。

運動感覚交差ヒント方略の後に明らかな訓練効果が見られたが、意味方略では効果は見られ

なかった。非訓練項目に般化が見られたことから、今回の改善は単に反復練習によるものではなく、また点字の読みに変化がなかったことから、一般的な練習効果によるものでもないことがわかる。著者らは、この方略を逐字読み方略と考えているが、口頭で呼称するものではなく運動的な要素を利用したものと考察している。VT氏の音読速度は発症前に比べれば遅かったが、運動感覚交差ヒントと十分な時間をかけることで再び読むことができるようになった。

その他

著者らは視覚的分析システムについて詳しく述べ、純粋失読を引き起こす可能性のあるさまざまな障害の根底にある処理過程とメカニズムを特定している。運動感覚交差ヒント方略はLottら(1994)による先行研究を発展させているが、この研究では、手のひらへの文字の模写を利用したセラピーを行い、運動だけでなく触覚のフィードバックもクライアントに与えている。

研究4

Lott SN, Friedman RB & Linebaugh CW (1994). Rationale and efficacy of a tactile-kinaesthetic treatment for alexia (失読に対する触覚－運動を利用した訓練の理論的根拠と効果). *Aphasiology* 8 (2), 181-195.

セラピーの焦点
純粋失読、逐字読み(文字認知)

セラピーアプローチ
逐字読みを利用するための認知機能再編成法

患者情報
【一般情報】
患者のTL氏は67歳の右利き男性で、大学を卒業し、退職まで印刷業者として働いていた。脳出血を起こし、発症時のCTでは、左側頭頭頂葉に大きな血腫と、それに伴う近接する左脳室の圧迫、そして左から右へのわずかなミッドラインシフト(正中偏位)が認められた。発症後3カ月のCTでは血腫は消失し、左側頭葉後部と外側後頭葉の損傷が残った。

【言語障害と残存能力】
TL氏は流暢型の失語症で、超皮質性感覚失語の特徴である中等度の失名辞、良好な復唱、軽度の理解障害が見られ、重度の失読と軽度の失書も認められた。音読は困難で、明らかな語長効果が見られた。逐字読みをしようとしていたが、文字の呼称が重度に障害されていたため、うまくいかないことが多かった。音読では品詞効果が認められ、形容詞、動詞と比較する

と名詞の読みが正確で、機能語が最も難しかった。非語の音読はできなかった。綴りを言うことと、綴りを聴いて単語を理解することは音読より正確で、これらのモダリティでは品詞効果は見られなかった。理解は、音声単語や口頭で綴りを聴いた単語のほうが文字単語より正確だった。書字は、病前に大文字を好んで書いていたため、小文字のほうが難しかった。著者らはTL氏の症状を純粋失読によるものと考えた。文字の呼称が難しかったため、逐字読みはできなかった。音韻性失読の症状（品詞効果と非語の読みの難しさ）は、視覚モダリティを介して文字から音韻への経路を活性化することの障害によるものと考えられた。

【発症後経過年月数】
研究開始時、TL氏は発症後14カ月だった。

セラピー

セラピーは、触覚-運動アプローチを利用して文字の呼称訓練を行い、逐字読み方略で読めるようにすることが目標だった。多層ベースラインデザインにより、ベースライン期、訓練期、そして維持期の成績を比較した。セラピーは文字セット1から、訓練語セット1、文字セット2、訓練語セット2、文字セット3、訓練語セット3と進んだ。訓練は、TL氏の文字の呼称が88％に達し、2セッション連続して反応の正答率が90％になるまで続けられた。非訓練語は3セット用意され、訓練には使用しなかったが定期的に確認の検査が行われた。1時間のセラピーを週3回、全部で60セッション行った。自宅では文字または単語を1日に少なくとも3回はなぞるように指導した。また、読むときには常に模写方略を使うように奨めた。

課題	文字の呼称 キャップをしたペンで手のひらに文字を書き写し、その文字の名前を言う。	単語の正確さ 文字を手のひらに書き写し、単語の中の文字を一つずつ順番に呼称し、最後に単語を言う。
訓練材料	3セットの文字。セット1はTL氏が最も正確に呼称できる文字。セット2は正確さが中等度、セット3は正確さが最も低い文字。それぞれの文字セットにつき10語の単語が二組。一組は訓練に用い、もう一組は非訓練語とする。単語は1音節の動詞で、3〜5文字でできている。単語のリストは語長、頻度、1文字だけ異なる単語（形態隣接語）の数や文字の出現回数を統制した。後半に使われるセットにはそれ以前のセットで使用した文字が含まれる。	
ステップ	a. 文字がどのように書かれているかを矢印で示した文字 b. 矢印のない文字	なし
誤反応へのフィードバック	記載なし	記載なし
正反応へのフィードバック	記載なし	記載なし

結果

　訓練した単語はすべてのセットで、訓練後に基準レベルの成績に達した。すべての訓練が終わった後、文字の呼称の正答率は49％から平均63％に、訓練語の読みは39％から平均90％に、非訓練語は41％から平均81％に最後の2セッションで改善した。訓練後1週目、4週目、8週目にはすべてのセラピー課題の成績が低下はしたが、ベースラインは上回っていた。セラピー終了後、音読は改善し、品詞による難しさの違いも消失した。文の音読に多少の般化が見られた。触覚−運動方略は以前の読み方より時間がかかるため、TL氏の単語の読みの速度は遅くなった。他の言語機能には改善が見られなかった。

　触覚−運動方略を利用することで、TL氏の訓練語と非訓練語の音読が改善した。他の言語課題では改善が見られず、訓練をするまでは訓練項目の成績が基準レベルに達していなかったことから、著者らはセラピーによる改善と考えている。読みの正確さは訓練後8週の間に低下した。著者らは、基準レベルの成績が3～4セッション連続しなくてはいけないことにしておけば、このような成績の低下は避けられたのではないかと考えている。セラピー後、文字の呼称の改善によりTL氏の音韻性失読の症状は軽減した。

その他

Lottら（1999）も同じアプローチを採用し、速度に焦点を当てた訓練も加えて行っている。

研究5

Lott SN & Friedman RB（1999）. Can treatment for pure alexia improve letter-by-letter reading speed without sacrificing accuracy?（純粋失読の訓練は正確さを損ねることなく逐字読みの速度を上げることができるか？）. *Brain and Language* 67（3）, 188-201.

セラピーの焦点
純粋失読、逐字読み、文字認知

セラピーアプローチ
逐字読みを利用するための認知機能再編成法

患者情報
【一般情報】

　患者のDL氏は67歳の右利き男性で、公衆衛生学の博士号を取得していた。左半球にCVAを発症し、CT上、右頭頂葉前部の古い梗塞巣と右基底核後部の小さいラクナ梗塞に加え、左側頭後頭後部に新しい梗塞巣が認められた。検査ではDL氏には大きな認知面の障害はなかった。

【言語障害と残存能力】

　DL氏は中等度の失名辞失語を呈していた。呼称障害があり、迂言や意味的な誤りが見られた。復唱と綴りは保たれていた。聴覚的理解は、色名や身体部位のカテゴリーの単語と、複雑な文章レベルで障害が認められた。単語を書くことや綴りを聴いて理解することは、同じ単語の音読に比べ良好だった。音読には語長効果が見られたが、単語の具象性や規則性効果、品詞効果は見られなかった。非語の読みは実在語の読みと差がなかった。読むことには時間がかかり、逐字読みが特徴だった。DL氏は文字の呼称や文字の聴覚入力によるポインティング、特に大文字と小文字で形態が異なる場合のマッチングに障害が見られた。しかし、文字を見たことのあるシンボルであると認知することはできた。著者らは、DL氏が文字の同定も呼称も困難な重度の純粋失読であると診断した。

【発症後経過年月数】

　研究開始時、DL氏は発症後4カ月だった。

セラピー

　訓練は2期からなる。第1期は触覚－運動の訓練によってDL氏の文字の呼称の正確さを高めること、第2期は素早い逐字読みの訓練により読みの速度を改善することが目的だった。

【第1期】

　訓練効果を測定するため、ベースライン期とそれに続く連続した訓練期による多層ベースラインデザインが採用された。訓練する文字は3セットあり、2セッション連続して検査課題に90％正答したら次のセットを開始した。DL氏は1回1時間のセッションを週3回受けた。2カ月間の計18セッションで3セットのすべての訓練が終了した。訓練に加え、自宅での自習も行われた。

課題	触覚－運動による文字の呼称 キャップをしたペンで手のひらに文字を書き写し、その文字の名前を言う。
訓練材料	文字のセット三つ。セット1はDL氏の呼称が最も正確な文字。セット2は正確さが中程度で、セット3は最も正確でなかった文字。
ステップ	なし
誤反応への フィードバック	記載なし
正反応への フィードバック	記載なし

【第1期の結果】

　セット1の文字の訓練終了後、DL氏は訓練していない文字の呼称に触覚－運動方略を使うようになった。3セットすべての文字で、基準である90％の正答率に達した。訓練後、DL氏の個々の文字の呼称、発音不可能な並びの文字と単語の文字の呼称が改善した。触覚－運動方

略を使うことで、反応時間がわずかだが改善した。

【第2期】

以下の訓練ステージによる多層ベースラインデザインが用いられた──①個別の文字の素早い呼称、②発音不可能な文字列の個々の文字の素早い呼称、③単語の逐字読み。12セッション連続して時間の短縮が見られなくなった時点でプラトーとし、それぞれのステージでDL氏の反応時間がプラトーに達するまで訓練を続けた。すべてのセラピー課題に対し確認のための検査を行った。第1期と同様に、週3回1時間の訓練を行い、自宅での自習も行った。個別の文字は14セッション、文字列は37セッション、単語は40セッションの訓練を9カ月にわたって行った。

課題	触覚−運動による素早い逐字読み 触覚−運動方略を利用して文字の呼称をできるだけ速く正確に行う。
訓練材料	アルファベットの文字すべてと、4〜7文字の発音不可能な文字列40、3〜7文字の単語120語。文字列と単語は、訓練語のセット（文字列20と単語80語）と非訓練語のセット（文字列20と単語40語）に分けられた。単語の訓練語と非訓練語は文字数と頻度が統制され、綴りが類似する対が含まれた。
ステップ	a. 個別の文字 b. 発音不可能な文字列 c. 単語
誤反応への フィードバック	正確さと平均反応時間をフィードバックする。
正反応への フィードバック	正確さと平均反応時間をフィードバックする。

【第2期の結果】

DL氏の個々の文字の呼称速度は大きく改善したので、1文字ずつの素早い呼称の訓練は14セッションで終了した。その時点ではまだ訓練していなかった文字列と単語の文字の呼称の速度にも改善が認められた。文字の呼称の正答率も改善した。文字列の文字の呼称の正確さは変わらなかったが、単語の読みの正確さは低下した。文字列の文字の素早い呼称訓練の結果、訓練した文字列、訓練していない文字列、そして単語の文字の呼称にかかる平均時間が短縮した。文字列の文字の呼称の正答率は変わらず高く、単語の読みの正確さは訓練開始時と同レベルにまで回復した。素早い逐字読みにより、訓練語、非訓練語ともに読みにかかる時間が短縮し、正答率は高いまま保たれた。

結果

セラピーの結果、訓練語、非訓練語ともに読みが改善し、どちらも速く正確に読めるようになった。別の単語の読みのテストでも同様の結果が見られた。文レベルでは正確さと速度が改善した。文章レベルでは変化が見られなかった。他の言語機能にはほとんど変化がなかった。

読みに関するアンケートで、11のパラメータのうち、読む頻度、単語の理解、文の理解、文章の理解の四つでDL氏の評価が高くなった。DL氏の妻はそれに加え、読むことを楽しんでいる、音読ができる、標識、ラベル、新聞が理解できるの5項目についても高く評価した。最後のセッションで、訓練した方略を使う条件と使わない条件でのDL氏の読みの成績を比較した。方略が使えないときの読みのほうが時間がかかり、不正確だった。方略を使わない条件での読みの遅さは、視覚モダリティを利用して各文字を解読するのに時間がかかるためと考えられた。

　DL氏は訓練語の読みも非訓練語の読みも改善し、文レベルの読みにも多少の般化が見られた。DL氏と妻は、読みのいくつかの側面で改善が見られたと述べている。他の言語処理に関する検査にはほとんど変化が見られなかったことから、この効果は訓練による可能性が高い。最初の素早い文字呼称の訓練では単語の読みの正確さが低下したが、DL氏が推測で読もうとしたことが原因と著者らは考えている。文字列と単語の訓練により、読みにかかる時間が短縮した。方略を利用した読みは、利用できないときに比べより速く正確だった。著者らは、個別の文字、文字列、単語の文字の呼称に関わる認知プロセスには違いがあるため、訓練課題の選択が重要であると考察している。また、触覚－運動方略で単語全体を読むためには、読み手は単語を1文字ずつに分解し、各文字を同定・呼称し、その文字の名前を記憶に保持し、次に来る文字を認識し、すべての文字の名前をまとめることが必要であるとしている。

その他
　この研究はLottら（1994）の最初の訓練アプローチと同じ方法を使っているが、それに素早い読みを加えている。この研究では、読みの正確さと速度に関して改善が見られ、クライアントは実用レベルでの改善も報告している。

研究6

Friedman RB & Lott SN（2000）. Rapid word identification in pure alexia is lexical but not semantic（純粋失読における単語の素早い同定は語彙的であるが意味的ではない）. *Brain and Language* 72 (3), 219-237.

セラピーの焦点
純粋失読、逐字読み（文字認知）

セラピーアプローチ
再活性化

患者情報

【一般情報】

患者のRS氏は46歳の左利き男性で、工学の博士号をもつ教授だった。血管周囲細胞腫のため左後頭葉をほぼ全摘出した。その後、浮腫を取り除くための手術も行われた。右同名半盲を呈した。

【言語障害と残存能力】

RS氏は失語症ではなかった。音読では、短い単語のほうが長い単語より速く正確に読めた。品詞や規則性の影響はなかった。文字の呼称能力は保たれていた。逐字読みをしていたが、単語の最初の2～3文字が特定できると、知識に基づく推測をして読んでいた。単語を綴ることや綴りを聴いて認知することは読みよりも良好だった。著者らはRS氏を軽度の純粋失読と評価した。

【発症後経過年月数】

研究開始時、RS氏は発症後4カ月だった。

セラピー

訓練によってRS氏が右半球を介して意味的読み[訳注69]を活用できるようになるかどうかを調べるため、一連の実験的セラピーが行われた。それぞれの内容と結果を以下にまとめ、その後に全体的な結果を要約した。

【第1期】

第1期では、素早く名詞を呈示し、意味によるカテゴリー分けを行い、その効果を検証した。ベースライン期、3セット連続した訓練期、そして維持期からなる多層ベースラインデザインが用いられ、訓練語と非訓練語に対するセラピーの効果が検討された。それぞれのセラピーセットは、RS氏が検査で2セッション続けて訓練語を90％正答するまで行った。セラピーはコンピュータを利用し、開始当初は毎日2時間、2週間行った。続く16週間は自宅でセラピーのプログラムを少なくとも週3回行った。この間、毎週検査テストを行い、採点のためにRS氏がEメールでファイルを送った。結果の分析後、RS氏に今のセットを続けるか、次のセットに進むかを知らせた。

課題	素早く呈示された名詞のカテゴリー分け
	刺激語が30ms呈示され、RS氏はそれがそのとき分けているカテゴリーに属するものであれば決められたキーを、違う場合は他のキーを押す。

訳注69) 意味的読み（semantic reading）——逐字読みではなく、単語全体からその意味情報を得る読み方のこと。右半球を介して行われると考えられている。単語の文字を1文字ずつ読めないほど瞬間的（30ms程度）に呈示したときに純粋失読患者がカテゴリー分けや語彙性判断ができるのは、意味的読みによるものとされている。

訓練材料	異なる意味カテゴリーに属する三つの単語のセット——①職業、②鳥、③動物。各セットに20語のリストが二つあり、一つのリストは訓練語、もう一つは非訓練語。それぞれのリストには、カテゴリーに属する語が10語とディストラクターが10語あり、綴りの類似性、長さ、品詞、頻度を統制してある。単語は小文字で呈示する。
ステップ	なし
誤反応へのフィードバック	コンピュータのスクリーンに「不正解」と表示する。
正反応へのフィードバック	コンピュータのスクリーンに「正解」と表示する。

　訓練を行った後は、どのセットの訓練語も90％正答という基準レベルの成績に達した。コントロール語はどのセットも基準レベルには達しなかった。コントロール語は、ベースラインの検査とセット1の単語の終了時の比較では若干の改善が見られたが、セット2、セット3の終了時には改善は見られなかった。音読では語長効果が劇的に減少したが、品詞効果は現れなかった。

【第2期から第4期】
　第2期から第4期の訓練は、RS氏が特定の視覚的パターンを認知できるようになるか、または特定の動作語に対し「はい」と反応できるようになるかを調べるために行われた。その結果、訓練語のカテゴリー分けは、大文字小文字の区別やフォントの違いにかかわらず非訓練語より良く、また、カテゴリー分けをしているときに単語の意味処理を行っていることがわかった。このことから著者らは、訓練によってRS氏の訓練語の抽象的表象を活性化する能力が改善したと考えている。

【第5期】
　第5期では、素早く呈示された単語の音読の効果を調べた。著者らは、第4期までの訓練効果が本当に意味的読みによるものであれば、音読の訓練はうまくいかないと予測した。訓練語に対する効果を測定するために、ベースライン期と順次行った訓練期からなる多層ベースラインデザインが用いられた。RS氏は自宅のコンピュータで少なくとも週3回、22週にわたって訓練プログラムを行った。週に一度、電話で訓練語の検査を行った。それぞれのセットはRS氏が検査で2回続けて90％正答するまで続けられた。

課題	素早く呈示された名詞の音読 30 ms呈示された単語をRS氏に音読してもらう。
訓練材料	第1期の非訓練語
ステップ	なし
誤反応へのフィードバック	キーを押すとコンピュータが音声単語を呈示するので、RS氏は自分の反応が正しかったかどうか判断する。

| 正反応への
フィードバック | キーを押すとコンピュータが音声単語を呈示するので、RS氏は自分の反応が正しかったかどうか判断する。 |

各セットの訓練を行うと、予測に反してRS氏の訓練語の正答率は90％に達した。

【第6期】

第6期では、第5期の枠組みを利用して機能語の訓練を行った。名詞は意味的情報が豊富で、刺激はカテゴリー別に呈示されたため、第5期で見られた改善はやはり意味的読みをした結果ではないかと推測された。もし意味的な読みを利用しているのであれば、機能語の読みは低下するはずである。刺激には20個の機能語（訓練語10個、非訓練語10個）が使われた。訓練語と非訓練語は綴りの類似性、発音の長さ、出現頻度を統制した。RS氏の成績は、訓練語では9回の訓練で90％の基準に達した。非訓練語も多少改善したが、基準には至らなかった。

【第7期】

第7期は、20個の非語（偽語）を使って音読の訓練を繰り返した。週3回、47週の訓練の後でも、RS氏の訓練語の読みは基準レベルに近づくことはなかった。

結果

RS氏は、素早く呈示された単語で、カテゴリー分けの課題ができた。素早く呈示された名詞や機能語の音読もできた。しかし著者らは、素早く読む訓練がうまくいくために意味を介した読みが重要なわけではないと考察している。機能語の改善は名詞より速かったが、これは単語の頻度の差によるものだろう。文字単語の視覚的分析とレキシコン内の文字表象へのアクセスの結びつきが強化されたことによって訓練効果が見られた、と著者らは考えている。非語の訓練では改善が見られなかった。著者らは、RS氏はすでに存在していた結びつきを強化することはできても、新しい結びつきを作ることはできなかったと考察している。訓練後も非訓練語の正確さにはわずかな改善しか見られなかった。しかし音読の速度は上がり、語長効果は減少した。著者らは、RS氏が徐々に逐字読みに頼らなくなり、単語全体を素早く処理できるようになったと考えている。

その他

訓練プログラムは主にコンピュータを利用して自主的に行われ、経過はEメールや電話で確認した。著者らは、将来的には、リハビリにおいて遠隔訓練がより大きな役割を担うようになる可能性を示唆している。

研究7

Sage K, Hesketh A & Lambon Ralph MA (2005). Using errorless learning to treat letter-by-letter reading: contrasting word versus letter-based therapy（逐字読みに対する誤りなし学習の利用：単語

セラピーと文字セラピーの対比）．*Neuropsychological Rehabilitation* 15（5），619-642．

セラピーの焦点
純粋失読、逐字読み（文字認知）

セラピーアプローチ
誤りなし学習による再活性化

患者情報
【一般情報】
　患者のFD氏は73歳の男性で、食料品店やタイヤ会社の社員など、さまざまな仕事をしていた。FD氏には多くの神経学的な問題があった。入院に至らなかった2回のCVAでは、明らかな認知やコミュニケーションの障害もなく、左片麻痺も消失した。その後の発症で入院となり、発話の障害と記憶の障害を呈した。CT上、左頭頂葉と側頭葉に大きな出血性梗塞と、右頭頂後頭領域に陳旧性の梗塞が認められた。頸動脈内膜剝離術の後、視力を喪失し、再び入院した。CTでは、左後頭葉の血腫と、右側脳室の後角に新しい出血が認められた。退院時、右側の視野障害と動作の不安定さが残り、またコミュニケーション障害が残存した。この研究は、退院後しばらくしてから行われているが、その際、全般的な視知覚の障害があり、そのため物体認知や、空間や位置の知覚に問題が見られた。

【言語障害と残存能力】
　純粋に聴覚を利用した検査、例えば類義語の判断などでは、FD氏の聴覚的理解は保たれていた。絵の認知に問題があるため、音声単語と絵のマッチング課題では若干の低下が見られた。発話は、中等度の喚語困難と、呼称や連続した発話に意味的誤りがあるのが特徴だった。定義を聴いての呼称は絵の呼称より顕著に良かったが、健常域よりは低かった。復唱は非常に良好だった。綴りは口頭でも書字でもやや困難で、語長効果が強く認められた。文レベルですらすらと書くことができたが、誤りも多かった。

　FD氏の読みの障害は重く、セラピーの優先度が高かった。1文字ずつの大文字小文字のマッチングはできたが、5文字の刺激では誤りが見られた。大文字でも小文字でも文字の呼称を誤ることがあった。時間を計測する読みの課題では、単語が長くなるほど難しくなり、正確さが低下し、読みに時間がかかった。非語は読めなかった。時間を計測しない課題では、FD氏は単語を逐字読みしていた。親密度が高い単語では、単語の認知ができていないのに、ときおり、大まかな定義を言うことができた。FD氏に関する先行研究で、瞬間的に呈示された単語に関するある程度の語彙的・意味的潜在的知識をもっていることが示されていた。著者らは、FD氏が完璧とはいえないが良好な文字処理によって逐字読みをしているとした。FD氏の末梢性の失読（peripheral dyslexia）は、全般的な視知覚の障害によるものであろうと考察している。

【発症後経過年月数】
記載されていない。

セラピー

　この研究では二つの訓練法を比較している。著者らはFD氏の誤りの多さが学習を妨げている可能性があると考え、どちらの訓練も誤りなし学習法を利用している。訓練1はFD氏の単語全体の認知能力の改善が目的で、訓練語のみに効果があると予測された。訓練2は逐字読みの正確さと速度の改善が目的で、非訓練語にも般化が見られると予測された。セラピーはFD氏の家族が行い、毎日経過を確認した。各セラピーは7週にわたって行われた。反復ベースラインデザインを用い、セラピーの3週間前、それぞれの訓練期後、訓練終了から4カ月後に訓練語とコントロール語の検査を行い、訓練効果を確認した。

　訓練1の最初の4週間は第1の手順を使った。FD氏の正答率は53％までしか上がらなかったため、手順を変更した。続く3週間は第2の手順で行われたが、医療上の問題と入院で中断された。訓練2では4週の間、1文字と3文字の文字列の訓練を中心に行ったが、1文字の読みの正確さにはほとんど変化がなかった。訓練語のセットのセラピーは3週間続けられた。

課題	訓練1：単語の全体認知	訓練2：逐字読み 文字または文字列の書かれたカードを呈示。介助者が文字の名前を言いながらFD氏の手のひらに指で文字を書く。
訓練材料	単語の頻度、長さ、心像性、親密度、獲得年齢を統制した30語ずつのリストが三つ。それぞれのセットには、FD氏が選んだ10語（個人的に興味のある単語）と、最初の3文字が同じ単語三つ（例："fool"、"food"、"foot"）の組が4セット含まれた。訓練1と訓練2に1セットずつを使い、もう1セットはコントロールセットとした。	
ステップ	a. 単語の確認。FD氏に1枚ずつカードを見せながらセットの単語を一通り聴かせる。セラピストまたは家族がもう一度カードを見せながら単語を聴かせ、FD氏はカードを見ながら5回繰り返して言う。 b. 単語と文字の形を線で示したカードを1枚ずつ確認。単語を読み、FD氏の指を使って文字の形の周りをなぞり、特徴的な点、例えば同じ文字が2個続くとか長さなどについて説明する。単語を言い、FD氏にカードを見せながら5回繰り返してもらう。	訓練語のセットに入る前に、一つずつの文字と3文字の単語の練習をする。4文字の訓練語から始める。 a. 4文字の文字列——介助者が4文字すべてをFD氏の手のひらに書きながら発音する。介助者が単語を言い、復唱してもらう。 b. 続いてFD氏に単語を言ってもらう（手前のステップで復唱した単語を思い出して言うことができる）。

		c. 上記の手順で五つの単語が終わったら、ステップbを繰り返すが、単語の順番を入れ替えるのでFD氏は記憶から言うことができない。 d. ステップcができるようになったら、FD氏に単語を言う前に文字を音読してもらう。
誤反応へのフィードバック	ほとんどの場合は復唱により正しい反応、つまり誤りのない反応が得られる。誤った場合、正しく5回繰り返す。	ステップdで文字の音読を誤った場合、介助者がステップbに戻る。
正反応へのフィードバック	記載なし	記載なし

結果

訓練1（単語の全体認知）の後、訓練語には有意な改善が認められたが、他の単語セットには変化がなかった。訓練2の期間とフォローアップ時にもこの効果は維持された。訓練2（逐字読み）の後は、訓練語にもコントロールセットにも有意な改善が見られ、フォローアップ時にも保たれていた。改善は3単語の組にも個人的に興味のある単語にも見られた。文字の同定の正確さには改善が見られなかった。4回評価したが、読みにかかる時間に有意な変化が見られた。ベースラインが他のすべての期と比較して有意に遅かったが、それぞれのセラピー後やフォローアップ時の読みの速度には差が見られなかった。研究が進むにつれ、読みの方略と誤りのタイプが変化した。ベースライン期には、明らかに逐字読みをしようとすることが多く、省略の誤りが多かった。単語セラピーの後は、3単語のセットすべてで逐字読みは減り、文字セラピーの後も逐字読みの使用は少ないままだった。セラピー後は、無反応や視覚的・意味的誤り（visual and semantic errors）が増えた。FD氏は、雑誌の記事について、いくつかはそれが何に関するもので、どのような内容かをつかめるようになったと報告している。

FD氏は単語と文字のセラピー後に訓練語に改善が見られ、文字セラピーの後には非訓練語にも般化があった。単語セラピーの後、FD氏は逐字読みから語全体の認知へと読みの方略を変えた。そのため、読みにかかる時間が短縮し、深層失読に見られる誤りをするようになった。著者らは、この方略の変換は、FD氏が読むときの意味理解に役立ち、また誤りなし学習法の結果起こったことであると考えている。セラピストは適切なセラピー方法を決めるために、純粋失読の患者に対しては、文字の認知と潜在的な読みの能力を評価するべきであると著者らは述べている。

その他

この研究は逐字読みに対する二つの異なる訓練法を、注意深く統制して比較している。

研究8

Ablinger I & Domahs F（2009）. Improved single-letter identification after whole-word training in pure alexia（純粋失読に対する単語全体訓練後に改善した文字の同定）. *Neuropsychological Rehabilitation* 19（3）, 340-363.

セラピーの焦点

純粋失読、逐字読み（文字認知）

セラピーアプローチ

再活性化

患者情報

【一般情報】

患者のKA氏はドイツ語が母国語で、保険の代理人として働いていた。64歳のとき、左中大脳動脈と後大脳動脈領域に虚血性梗塞を起こした。CTでは、左半球の海馬後部から舌状回、紡錘状回中部まで広がる病巣が認められた。神経心理学的評価では、視空間の記憶スパン、空間的構成能力、視知覚処理、注意の覚度（alertness）に障害が認められた。選択的注意は健常域で、言語性ワーキングメモリは平均値をわずかに下回った。

【言語障害と残存能力】

KA氏は軽度のウェルニッケ失語で、中等度の理解障害と喚語困難が認められた。読みに関しては詳細な評価が行われた。時間の制限がなければ、偽文字を検知し、文字列を弁別することができた。大文字と小文字のマッチングと文字の呼称には障害が認められた。語彙性判断も障害されていた。時間の制限があるときには単語と非語の成績に差はなかったが、250 msに制限された呈示では、非語を実在語と判断する誤りが増えた。単語の頻度や心像性の影響はなかった。音読は逐字読みが特徴で、単語が長くなると正確さが低下し、読みにかかる時間が長くなった。読みの誤りは、無反応、新造語、視覚的に類似した単語への読み間違いだった。著者らは、KA氏の障害を個別の文字の同定と文字の統合の障害が合併したものと考えた。

【発症後経過年月数】

KA氏は研究時、発症後13.5カ月だった。

セラピー

セラピーは、KA氏の単語の読みにかかる時間を短縮するために文字の並列処理を促進する

ことと、それに伴い個別の文字の同定が改善するかどうかを調べることを目的とした。反復ベースラインデザインを用いて、訓練語とコントロール語の読みと文字の呼称を、訓練開始前、訓練の2期の間、訓練終了後に評価した。セラピーの前と後には、大文字と小文字のマッチングと文章の読み課題の成績も評価した。訓練は平日に1日2回、全部で40セッションを4週間にわたって行った。セットAは第1期、セットBは第2期に訓練した。読みの訓練は通常の言語セラピーと同時に行われた。言語セラピーでは文字言語は扱わず、単語と文章レベルの音声言語による入力で、「洗練された意味処理」に働きかけるものだった。

課題	1. 聴覚−視覚照合課題 KA氏は文字単語を見て、直前に聴いた単語と同じかどうかを判断する。書かれているのはターゲット語、音韻的に関連する語、または無関連語。	2. 単語の全体認知 ターゲット語を呈示し、KA氏に音読してもらう。
訓練材料	KA氏にとって難しい文字14個を2セット(セットAとセットB)に分けた。セットAとセットBには同じ文字は含まれていない。4〜7文字で頻度が中程度の名詞80語のセットが二つ。80語のセットは、それぞれ訓練語40語とコントロール語40語に分けられた。各セットは、語の頻度、音節数、読みにかかる時間、正確さを統制した。刺激は大文字で提示した。	
ステップ	訓練開始時は1,000 ms呈示し、訓練が進むにつれて800 msまで短縮。	最初の5セッションは単語を1,300 ms呈示し、残りの11セッションは1,000 ms。
誤反応への フィード バック	記載なし	単語を再呈示して読んでもらう。さらに誤った場合は、セラピストがターゲット語を言い、もう一度呈示する。
正反応への フィード バック	記載なし	記載なし

聴覚−視覚照合課題は、訓練語になじむために最初の4セッションで行った。その後の16セッションは単語の全体認知課題を行った。

結果

第1期の後、KA氏の単語の読みは、読みの正確さと読みにかかる時間のどちらも有意に改善した。訓練語、コントロール語ともに有意な改善が見られたが、読みにかかる時間は訓練語がコントロール語と比較して有意に短かった。第2期の後は、数値的な変化は統計的に有意ではなかったが、これは第1期後に正確さがほぼ上限に達したからである。第2期後には、訓練語とコントロール語に違いが見られた。セラピーの後もKA氏は逐字読みを行い、単語の読みにかかる時間は全体的には短縮したが、語長効果は残っていた。文字の呼称の速度については、第1期後に有意に改善し、効果は訓練した難しい文字(セットA)にも訓練していない難し

い文字（セットB）にも見られた。第2期後の数値的な変化は統計的には有意ではなかった。セラピー後も文字の呼称の全般的な正確さは変化しなかった。セラピー終了時、大文字と小文字のマッチングは有意に改善した。文章の読みにも改善が見られた。文章の読みにかかる時間が短縮し、正確に読める単語の割合も増えたが、健常者の研究協力者と比較すると重度に障害されたままだった。

　KA氏の単語の読みは、速度と正確さに関しては有意に改善し、同時に1文字ずつの呼称速度も改善した。改善は訓練した単語や文字には限定されなかった。著者らは、文字の同定に必要な文字の特徴の認知が強化されたことによる改善と考えている。逐字読みを続けていたことや、訓練後にも語長効果が見られたことは、文字の統合のレベルに問題が残っているからだとしている。著者らは、並行して行っていた言語セラピーの効果の可能性も認めつつ、単語の読みに特定的な改善が見られたことと全般的な音声言語セラピーとを関連づけることは難しいと考察している。

その他
　セラピーの理論的根拠を、トップダウン処理が文字の同定を助けているという相互作用的処理（Plautら1996）と関連づけて考察している。

研究9

　Coltheart M & Byng S (1989). A treatment for surface dyslexia（表層失読の訓練）. In X Seron & G Deloche (Eds), *Cognitive approaches in neuropsychological rehabilitation*. Hillsdale, NJ: Lawrence Erlbaum Associates.

セラピーの焦点
　文字入力レキシコン（表層失読）

セラピーアプローチ
　再活性化

患者情報
【一般情報】
　患者のEE氏は40歳の左利きの男性、郵便局職員で、梯子から転落した。CT上、右側頭葉に広大な出血性脳挫傷と、左側頭葉から頭頂葉へ伸びる大きな硬膜下血腫が認められた。右側頭頭頂開頭術により、右側頭葉の急性硬膜下血腫と出血性脳挫傷の血腫が除去された。
【言語障害と残存能力】
　EE氏の発話の特徴は喚語困難で、単語の理解は良好に保たれていた。規則語の読みと比較

すると、不規則語の読みの障害が有意に重かったが、規則語にもある程度の障害があった。実在語の読みは規則化の誤りが特徴的だった。同音異義語のマッチング課題では、不規則語で成績が大きく低下した。読解でも同音異義語の混乱が見られた。著者らは、EE氏の読みのパターンは表層失読によるもので、視覚的な単語の認知（文字入力レキシコン）レベルの障害を反映していると考えた。

【発症後経過年月数】
セラピーはEE氏の受傷後6カ月から始まった。

セラピー

不規則語の読みを改善するために、単語の全体読み訓練アプローチを用いたセラピーを行った。セラピーは3期からなり、それぞれに異なる課題を準備した。第1期のセラピーは合計5週行われた。1週間ごとに、記憶の補助手段（mnemonic aids）を使わずに、単語の読みを検査した。セラピーは毎日自宅で15分、セット1の単語を2週間、セット2の単語を2週間行った。第2期は自宅で1週間セラピーを行った。セラピー直後と、さらに4週後に成績を再評価した。第3期の期間については述べられていない。多層ベースラインデザインを使って訓練の効果を測った。

課題	第1期：不規則語の読み 記憶の助けとなる意味を表す絵と同時に文字単語を呈示する。	第2期：単語の読み 記憶の助けとなるシンボルと同時に文字単語を呈示する。	第3期：単語の読み 記憶の助けとなるシンボルと同時に文字単語を呈示する。
訓練材料	「母音二つ＋gh」を含む、例えば"cough"のような単語24語。12語ずつの2セットに分けた。	予備テストでEE氏が読み誤った単語54語。予備テストにはKučeraら（1967）の頻度調査から最も頻度の高い485語を使用した。単語に描く記憶の助けとなるシンボルはEE氏が選んだ。単語は27語ずつの2セットに分け、1セットのみ訓練した。	予備テストでEE氏が読み誤った単語101語。予備テストにはKučeraら（1967）から第2期に使用した単語に続く388語を使用した。単語に描く記憶の助けとなるシンボルはEE氏が選んだ。単語は2セットに分け、1セットのみ訓練した。
ステップ	なし	なし	なし
誤反応へのフィードバック	記載なし 毎日、進行表に記録した。	記載なし	記載なし
正反応へのフィードバック	記載なし 毎日、進行表に記録した。	記載なし	記載なし

結果

セラピープログラムの第1期後、訓練した単語には有意な改善が認められた。セット1の単語の訓練後に、セット2の非訓練語にも多少の改善が見られた。どちらのセットの単語も、セラピーの1年後に読みの正確さが維持されていた。第1期と同様にセラピーの第2期、第3期後も、訓練語・非訓練語ともに有意な改善が見られたが、訓練語の読みのほうが非訓練語より良好だった。

訓練前はEE氏の単語の読みに改善する様子がなかったので、著者らは、第2期と第3期の改善は自然回復によるものではないと考えている。訓練語には有意な改善が認められ、セラピー後にも維持された。非訓練語の読みにも若干の改善があった。著者らは、この特定項目に限定されない訓練効果が、Hintonら（1986）が提案した分散表象（distributed representations）[訳注70]に基づく視覚的単語認知システムで説明できるのではないかと考察している。

その他

著者らは、特定項目モデルの構成要素を分散表象アプローチと比較し、後者の文字、単語、意味レベルを強調しながら詳しく述べている。また、分散表象アプローチがここで報告したセラピーの成功をどのように説明できるかを示唆している。EE氏のセラピーはNickels（1995）にもまとめられている。

研究10

Francis DR, Riddoch MJ & Humphreys GW（2001b）. Treating agnostic alexia complicated by additional impairments（合併する障害により複雑な症状を呈した失認性失読の訓練）.

> 訳注70）分散表象（distributed representations）——ロゴジェンモデルの基盤である特定項目モデルも、ここで参照している分散表象モデルも、単語の読みの処理に関して、個々の文字、単語（形態）、意味の三つのレベルを想定している。Hintonら（1986）によると、両モデルの違いは単語（形態）レベルにある。特定項目モデルでは単語が一つずつ個別に表象されているのに対し、分散表象モデルでは複数の単語でユニットを形成している。例えば、"cat"（猫）は、特定項目モデルでは"cat"単独で単語が存在し、"c"、"a"、"t"という文字や、動物、毛がふさふさしている、という意味的な特徴と結ばれている。一方、分散表象レベルの単語（形態）レベルでは、例えば「"cat"、"can"、"car"」（"ca"で始まる単語）が一つのユニットを作っているので、金属製、大きい、など、車の意味的特徴にもつながっている。さらに「"cat"、"bat"、"mat"」（"at"で終わる単語）という別のユニットもある。つまり、"cat"は複数のユニットに存在する。文字刺激が入力されると、特定項目モデルではその単語だけが活性化するが、分散表象モデルでは複数のユニットが活性化され、その活性化のパターンによって個々の単語が表象される。一つの物体や概念が複数のユニットに分散して表象されているということである。さらに、分散表象モデルでは、学習によって活性化のパターンが強化されると考えられている。研究9で非訓練語にも改善がある程度見られたことが、この分散表象モデルで説明できるとColheartら（1989）は解説している。

Neuropsychological Rehabilitation 11(2), 113-145.

セラピーの焦点
文字 – 音韻変換と文字入力レキシコン

セラピーアプローチ
再学習

患者情報
【一般情報】
　患者のMGM氏は19歳の男性で、8歳のときに脳外傷を受けた。MRIでは、後頭葉、前頭葉、側頭葉（側頭葉の損傷は右側でより大きかった）の損傷が認められた。受傷前の読みの獲得は正常だった。MGM氏は両手利きの傾向があった。

【言語障害と残存能力】
　MGM氏の失語の症状は研究時には消失しており、重度の失読が残っていた。視覚的処理にも重い障害があったが、知覚の鋭敏さの低下や視野の障害によるものではなかった。重度の視覚失認のため、線画よりも実物の呼称が良く、触覚入力で良い成績で（視覚入力に比べて）、視覚的情報を含まない音声言語による情報で反応が良かった。重度の統覚型失認も認められ、さらに単語に関する知識と言語性記憶の障害があった。
　読みについては、視覚的にも触覚を介しても文字の形態認知が困難だったが、音韻処理能力（読みの非語彙ルートの使用）はほぼ保たれていた。良好な音韻処理は、音声入力による非語の判断、聴覚的押韻判断や音素の分節化が良好だったことに現れていた。

【発症後経過年月数】
　研究時、MGM氏は発症後11年だった。

セラピー
　セラピーには以下のような目的があった。
　（1）文字の同定の訓練
　（2）文字 – 音対応の再学習
　（3）単語中の混成の分解
　（4）クライアント自身の読み方で口頭で綴りを言いながらの不規則語の訓練
　四つの別々の訓練を行った。最初の三つは文字 – 音韻変換に働きかけるもので、最後の一つは文字入力レキシコンをターゲットにするものだった。セラピー1は、9カ月にわたり週3回（週4時間）行った。セラピー2は、セラピー1が半分ほど進んだ5カ月目頃から始めた。セラピー3は、1セッションしか行わなかった。最後のセラピーは6週間にわたり週2回、12セッション行った。反復多層ベースラインデザインが用いられた。

【セラピー1〜3：文字－音韻変換をターゲットとする】

課題	1. 文字の同定 文字の形の認識を強化し呼称する。	2. 文字－音対応の再学習 文字－音対応を再編成する訓練。クライアントは、 a. 文字に対するヒントのフレーズを言う。 b. 続いて文字に対応する音を発音する。	3. 語尾の子音列の音の混成 単語の中の文字を同定し、混成している語尾の子音を分節化する。
訓練材料	高頻度の20文字を使った。正しい文字1文字に対し、一部が欠けている文字、鏡映文字、二つめの正しい文字、言語的な記憶の補助が用意された。	常にクライアントが読み誤っていた6文字。4文字は語彙的ヒント（文字に関連した残存する語の知識）が与えられた。 2文字は文字の名前と音を結びつけるフレーズが与えられた。	単語のリスト二つ——語尾の子音が混成している22語（訓練語）と語頭の子音が混成している22語（コントロール語）。
ステップ	a. 文字の形の認識の強化——以下の方法による。 　i. 一部が欠けた文字を修正する。 　ii. 文字の形をことばで説明する。 　iii. 鏡映文字と正しい文字を弁別する。 　iv. 遅延写字を行う。 b. 文字の呼称——視覚的な描写と音のヒントを取り入れた記憶の補助を用いる。		a. 単語の中の文字を発音し、音を混成して単語を言う。 b. 単語を繰り返し発音するが、語尾の子音を省略する。 c. 語尾の子音を足して単語を言う。
誤反応へのフィードバック	記載なし	記載なし	記載なし
正反応へのフィードバック	記載なし	記載なし	記載なし

【セラピー4：文字入力レキシコンをターゲットとする】

方法1と方法2は同時に行われた。

課題	方法1：不規則語の綴りを言いながら書く（Bryantら1985に基づく）	方法2：クライアント自身の発音を利用して不規則語の綴りを言いながら書く（正しい単語と誤った発音あるいは単語が脚韻・頭韻を踏むフレーズに埋め込まれているもの）
訓練材料	不規則語20語（機能語も含む高頻度語）を二つの方法で使用するために2セットに分けた。方法2には、クライアント自身の読み方と正しい発音を含む脚韻または頭韻を踏むフレーズを用意した。例えば、"be"が/be/と発音されていたら、"Ben BE good"のようなフレーズを用意し、/be/と/bi/を対比させた。	
ステップ	a. クライアントは書かれている単語を同定する。 b. クライアントはその単語を言う。 c. クライアントは文字の名前を一つずつ言いながらその単語を書く。 d. クライアントはその単語をもう一度言ってから、同じ単語で今の手順を繰り返す。	前の方法と同様だが、脚韻または押韻フレーズを使う。単語を書いて写字をしてから、単語の名前だけではなくフレーズ全体を繰り返す。
誤反応へのフィードバック	記載なし	
正反応へのフィードバック	記載なし	

結果

【セラピー1～3】

　MGM氏の文字の呼称はセラピー1の後に改善した。セラピー1は9カ月続いたが、最低に近い成績から77～88％の正答率へ大きく改善したのは5カ月を過ぎてからだったと報告されている。ここでは訓練語のみが改善した。また、異なるフォントにも般化が見られた。セラピーでは単語は目標にしていなかったが、逐字読み方略を使うことで、訓練した文字を含む単語が読めるようになった。セラピー2の6週目以降、MGM氏は再編成方略を利用してまず4文字を学習し、続く9週間の終わりまでには残りの2文字も学習した。最初の9カ月が終わるまでに、MGM氏は短い単語や文が読めるようになっていた。セラピー3の1回のみのセッ

ション後、語尾の子音列が混成している単語の読みが改善し、正答率が14％（自己修正後は41％）から68％（自己修正後は91％）に向上した。非訓練語（語頭の子音列の混成）も即時の自己修正なしの読みに有意の改善（38％から71％へ）が見られた。しかし自己修正を含めると、非訓練語全体の正答率に変化はなかった。この時期のMGM氏の読みのパターンは表層失読の特徴を示しており、単語は各文字を音にしながら読んでいた。

【セラピー4】
フレーズを使う方法2で訓練した単語は学習することができたが、方法1では学習できなかった。著者らは、セラピーが成功したのは、この方法が根底にある障害（視覚処理の障害）を迂回して、保たれた能力（音韻処理能力）を活用したことによるものではないかと述べている。さらに、セラピー4がその前の三つのセラピーとつながったこと、つまり「文字の形態のことばによる説明が、韻や音の類似性を介してその名称とつながった」（Francisら 2001b, p.140）ことを示唆している。これは、音の方略ではなく単語の全体読みアプローチを利用している他の研究と対照的である。著者らは、直観には反する方法ではあったが、認知神経心理学的評価がセラピーの方法の選択に直接的影響を与えたと論じている。

その他
著者らは、認知神経心理学が読みの障害のセラピーに与える影響について考察し、なぜ、どのようにセラピーが働くのかについて数多くの論点を挙げている。読みの獲得の研究論文から、さまざまな方略が検討されている。

研究11

Scott CJ & Byng S (1989). Computer assisted remediation of a homophone comprehension disorder in surface dyslexia（表層失読の同音異義語の理解障害に対するコンピュータを利用した訓練）. *Aphasiology* 3(3), 301-320.

セラピーの焦点
文字入力レキシコン、文字入力レキシコンから意味システムへのアクセス（表層失読）

セラピーアプローチ
再活性化

患者情報
【一般情報】
患者のJB氏は24歳（女性）の看護実習生で、頭部外傷を負った。CT上、左側頭葉に梗塞巣が認められた。

【言語障害と残存能力】

JB氏の会話の理解は良好だったが、口頭での複雑な指示や推論では理解が難しいことがあった。検査では重度の喚語困難が認められ、意味的な誤りも見られた。読みは困難で時間がかかり、単語を読むときに声を出さずにリハーサルすることが特徴だった。JB氏は文や文章の要点をつかむことはできた。有意な差ではないが、不規則語に比べて規則語の読みが良い傾向があった。誤反応は、規則化によるものと、ターゲット語に視覚的・音韻的に類似した単語への誤りだった。非語は、子音と母音の組み合わせは読めたが、二重母音が含まれる場合は難しかった。同音異義語のマッチング課題でも、有意ではないが、規則語が良い傾向が見られた。同音異義語の定義を尋ねると、反応は浮動的で頻度効果が見られ、最も使用頻度の高い同音異義語の定義を述べることが多かった。著者らは、JB氏は文字入力レキシコンへのアクセスに障害があり、さらに文字入力レキシコンから意味システムあるいは音韻出力レキシコンへの経路の部分的な断絶を伴っていると考えた。読解は文字の形態よりも音韻形によって行われていた。書字には語想起困難と綴りの誤りが多く見られた。検査上、JB氏の不規則語の書字の障害は規則語に比較して有意に重かったが、不規則語が想起できることもあった。誤りは規則化によるものだった。同音異義語の綴りも障害されていた。著者らは、文字出力レキシコンへのアクセスは部分的に保たれているが、出力レキシコンと意味システムとの間に部分的な断絶があり、非語彙ルートを利用して綴りの手がかりにしていると考えた。また、JB氏は表層失読と表層失書の症状を多く呈していると述べている。

【発症後経過年月数】

セラピーは受傷後8カ月から始められた。

セラピー

文字入力レキシコンと意味システムの間の結びつきを再構築することで、同音異義語の理解を改善することがセラピーの目的だった。セラピーは10週にわたり29セッション行われた。効果を測るためにコントロール課題デザインが用いられた。

課題	同音訓練 (homotrain) コンピュータ上に文完成課題を呈示。同音異義語が抜けている文をスクリーンに呈示した。文の下に六つの選択肢が示された。
訓練材料	68の同音異義語の対を含む文。選択肢は、ターゲット語、対になっている同音異義語、同音異義語に近い語、綴りの似ているディストラクター三つ、である。
ステップ	なし
誤反応へのフィードバック	視覚的フィードバック——単語を赤くする。 否定的な音を出す。 他の選択をするように要求する。

正反応への フィード バック	視覚的フィードバック――単語を青くする。 短く明るい音を出す。 文をスクリーンの下方に再呈示する。同音異義語をタイプする。間違った文字をタイプすると耳障りな音がする。

結果

JB氏はセラピーの間に徐々に有意な改善を示した。セラピー後は、訓練した同音異義語の文も、訓練しなかった同音異義語の文も理解が改善したが、訓練した同音異義語のほうが成績が良かった。定義を述べる能力は、訓練した同音異義語にも訓練しなかった同音異義語にも有意な改善が見られた。同音異義語と不規則語の書取には有意な改善はなかった。

訓練の結果、同音異義語の理解が有意に改善した。書字には有意な改善はなかったため、改善は自然回復によるものではなく、訓練によるものと考えられた。著者らは、訓練語の有意な改善は、文字入力レキシコン内の特定項目の改善の結果であると考えている。訓練しなかった同音異義語にも改善が見られたのは、文字入力レキシコンから意味システムへアクセスする機能の全般的な改善によるものと考えられた。訓練しなかった項目への般化は、文脈が与えられたときにしか認められなかった。訓練した同音異義語でも書取が改善しなかったのは、セラピーの間は単語がスクリーンに表示されたままになっていたことから、単語を記憶に書き込む必要がなかったためと考えられた。

その他

JB氏のセラピーはNickels（1995）でも報告されている。著者らは今回の研究結果を、第14章で紹介しているBehrmann（1987）の表層失書の症例に関する研究と関連づけて考察している。

研究12

Byng S (1988). Sentence processing deficits: theory and therapy（文の処理障害：理論とセラピー）. *Cognitive Neuropsychology* 5 (6), 629-676.

セラピーの焦点

意味システム――抽象語の読解

セラピーアプローチ

再活性化

患者情報

【一般情報】

患者のBRB氏は41歳の男性で、左中大脳動脈の梗塞を起こした。発症前は会社員だった。

【言語障害と残存能力】

BRB氏は発症時、ブローカ失語の特徴である中等度から重度の表出の障害と、軽度の理解障害を呈していた。連続した子音や多音節語では構音の難しさが多少見られた。この研究時には、BRB氏は可逆文と所格の文の意味役割のマッピングに障害があり（これも訓練された）、また、類義語の判断が聴覚的にも視覚的にも、具象語では良く抽象語では困難だった。非語は読めなかったが、機能語や高心像語は読めた。低心像語や低頻度語では視覚的な誤りが見られた。マッチングスパンでは短期記憶の低下も認められた。発話には単語は多いが文がほとんどなく、前置詞や冠詞などの割合は低かった。

【発症後経過年月数】

このセラピーは発症してから5〜6年後、意味役割関係のマッピングを目的とした文のセラピーの6カ月後から始められた。

セラピー

セラピーは抽象語の理解の改善を目的に行われた。セラピストが方法を説明した後、自宅で続けられた。セラピーは各期1週間、計4週間で構成されていた。このセラピーと文のセラピーの効果を測定するため、クロスオーバーセラピーデザインが用いられた。

課題	1. 絵と文字単語のマッチング課題 文字単語と4枚の絵（ターゲット、意味的ディストラクター、無関連のディストラクター2枚）を呈示。文字単語と合う絵を選ぶ。	2. 類義語産生課題「辞書セラピー」 辞書を利用して各単語のすべての意味を調べる。BRB氏は各単語に対し、自分で一つまたは複数の「さまざまな意味を最もよく捉えている」類義語を考える。
訓練材料	Shallice & McGillによる絵−単語のマッチングテストの75語。それぞれ抽象語と具象語を含んだ三つのグループに分けた。 ①セラピー前に行った聴覚・視覚入力テスト両方で正解 ②聴覚・視覚入力のいずれかで正解 ③聴覚・視覚入力の両方で不正解 それぞれのグループは、訓練の第1期と第2期で異なる単語が使えるように、さらに二つに分けた。	セラピー1で使用した75語。
ステップ	なし	なし

誤反応への フィード バック	BRB氏は答えを解答用紙で確認する（解答は暗記を防ぐために絵の番号で与えられている）。	記載なし
正反応への フィード バック	BRB氏は答えを解答用紙で確認する（解答は暗記を防ぐために絵の番号で与えられている）。	記載なし

結果

BRB氏の絵と単語のマッチング課題の正答率は100％になった。改善は特定項目的で（訓練語は改善したが非訓練語はしなかった）、かつ、特定課題的だった（訓練語と同じ単語が類義語判断に使われても改善しなかった）。類義語産生課題の後では、類義語判断課題の成績が有意に改善した。やはり改善は特定項目的だったが、同じ単語を使った単語と絵のマッチングに般化が見られた。

BRB氏は訓練した抽象語の読解は改善した。著者は、"失われた"語彙項目が"復元された"結果と考えている。しかし、ここで見られた改善は特定課題的だった（つまり、絵と単語のマッチングで理解できていた単語が類義語判断課題では理解できなかった）。2番目のセラピー（辞書方式）は、絵と単語のマッチングよりも豊かな意味情報を与えるものだった。辞書方式によってBRB氏は単語の特定の意味のセットを学習し、他の課題に般化させることができた。セラピーを始める前の成績は一定していたので、改善はセラピーによるものと考えられる。日常生活における改善については述べられていない。

その他

この研究は効果がセラピーによるものとわかるように、また、セラピーの効果が維持されているかどうかが検討できるように、しっかりデザインされている。BRB氏のセラピーはByngら（1986）にもまとめられている。

研究13

De Partz MP (1986). Re-education of a deep dyslexic patient: rationale of the method and results（深層失読患者の再教育：方法と結果の理論的根拠）. *Congnitive Neuropsychology* 3 (2), 149-177.

セラピーの焦点
文字-音韻変換

セラピーアプローチ
再学習

患者情報

【一般情報】

患者のSP氏は31歳の左利き男性で、大卒の会社役員だった。大きな脳内血腫が左頭頂側頭葉にあり、外科的に切除された。SP氏の母国語はフランス語で、セラピーもフランス語で行われた。病前は、少なくとも1日3時間は何かを読んでいた。

【言語障害と残存能力】

SP氏の発話は流暢で、失名辞と音韻的誤り、ときに意味的誤りが見られるのが特徴だった。文字や音節の復唱は良好だったが、単語の復唱では多少の音韻的な問題があった。単語の聴覚的理解は全般的に保たれていたが、一部の意味カテゴリー（例：身体部位）では誤ることもあった。読みでは非語の障害が特徴的だった。内容語の読みが機能語より正確で、名詞が動詞より良かった。読みには心像性効果が認められたが、単語の語長や頻度、規則性の影響はなかった。文字単語と絵のマッチング、仲間はずれ探しのテストでは、意味的、視覚的、派生的な誤りが見られた。著者は、SP氏の読みのパターンを深層失読と評価している。

【発症後経過年月数】

セラピーは発症後3カ月から始められた。

セラピー

セラピーは文字－音韻対応の再学習を目的に3期で構成された。第1期と第2期では9カ月の集中的セラピーを行った。第3期はさらに65セッション続けられ、セラピー全体の期間は約1年だった。セラピーの効果を測るため、多層ベースラインデザインが用いられた。

【第1期：単純な文字の読みの再構築】

	1. 個別の文字のキーワード設定	2. 音の分節化	3. 音の混成
課題	アルファベットの文字を語彙的に迂回するキーワードと関連づける。文字に対するキーワードを言う。	キーワードの語頭の音素を分節化してその音を言う。	文字を一つずつ発音してから音を混成して非語を産生し、続いて単語を産生する。
訓練材料	クライアントが決めたキーワード。	課題1と同じキーワード。	文字単語。3～4文字の簡単な1音節非語と規則的な実在語。
ステップ	なし	a. キーワードを介して音を産生する。 b. 文字に対して音を産生する。	意味的方略が使えないように最初に非語を利用する。
誤反応へのフィードバック	該当せず	誤った音が産生された場合は、キーワードに戻る。	記載なし

【第2期：複雑な文字の読みの再構築】

セラピーは、フランス語の文字列で1音素を表すものか、または発音の曖昧さがほとんどないものを対象とした。この第2期のキーワードは、内容語でターゲットと同音の語（あるいはそれに近い語）か、またはターゲットの文字列を含む単語とした。セラピーの手順は第1期で示した表と同様である。

【第3期：文字前後関係規則の再学習】

セラピーは、SP氏が文字に関する三つの前後関係規則を利用できるようにするために行われた。誤りの分析から、SP氏の誤りの大部分は、文字前後関係に依存した三つの変換規則で起きていることがわかった。それぞれの規則をSP氏に説明し、音読の課題とその規則を見つける課題でその使い方を訓練した。意味的方略が利用できないように非語と抽象語が使われた。

結果

第1期、第2期の終了時には、SP氏は文字列を対応する音に変換することができた。SP氏の音読は有意に改善し、単語と非語の成績の差もなくなった。残存した読みの誤りの多くは、文字−音韻変換規則を誤って適用したことによるものだった。第3期の後、音読の誤りは2％に減少し、文字の処理や読解の課題では誤りがなくなった。セラピーの結果、SP氏はゆっくりとだが音読が可能となった。著者は、この改善について、保たれている語彙知識を文字と発音の間の迂回路として利用することで、障害された文字−音韻処理を再構築した結果と考えている。

その他

著者は、フランス語は綴りの不規則な単語が多いため、文字−音韻規則の再学習によって正しく読める単語はフランス語の語彙の一部でしかないことを指摘している。また、SP氏が文字−音韻変換と、意味に直接アクセスする読みを同時に利用して読んでいるのではないかと考えている。

どのようなクライアントにこのセラピーが適しているのだろうか。ここで報告されているSP氏は、発話は流暢で復唱が保たれていた。このことから考えると、発話が非流暢なクライアントにこのセラピーを行うのは難しいかもしれない。さらに、SP氏は文字と音韻のさまざまな対応を覚えるだけの記憶力があった。またこの結果は、高いモチベーションとさまざまな能力を必要とする集中的なセラピーによって得られたものである。SP氏の若さもモチベーションが維持できた要因かもしれない。

このセラピー方法の再現についてはNickels（1992）で論じられており、セラピーはNickels（1995）に要約されている。このアプローチはStadieら（2006）の非語彙的訓練にも利用されている。

研究14

Nickels L(1992). The autocue? Self-generated phonemic cues in the treatment of a disorder of reading and naming(自動ヒント？ 読み障害と呼称障害に対する訓練における自発的音韻ヒント). *Cognitive Neuropsychology* 9(2), 155-182.

セラピーの焦点
呼称の改善のための文字－音韻変換

セラピーアプローチ
文字－音韻変換規則の再学習
視覚化した単語の音読により呼称を助ける認知機能再編成法

患者情報
【一般情報】
　患者のTC氏は右利きの男性会社員で、43歳のとき、左のCVAにより、全失語に加え右半身の筋力低下と感覚障害を生じた。CTでは左中大脳動脈に大きな梗塞が認められた。発症後5カ月の時点で、TC氏の知覚、視空間認知、および非言語的な論理的思考の能力は保たれていると考えられた。
【言語障害と残存能力】
　TC氏の発話は流暢で、喚語困難が認められた。発話に加え、書字、描画、ジェスチャーで重要な語を伝えることで、コミュニケーションをとっていた。書くことができる高心像語がいくつかあった。日常会話の聴覚的理解は実用レベルだったが、検査では単語や文の理解で誤りが見られた。単語や文の読解も障害されていたが、聴覚的理解よりは良かった。非語は読むことも書くこともできなかった。音読は意味的誤りが特徴的で、単語の心像性効果が認められた。著者は、TC氏には深層失読に加え、非語彙的な書字の経路と聴覚的入力レキシコンから意味システムへのアクセスの障害があると考えた。
【発症後経過年月数】
　セラピー開始時、TC氏は発症後16 〜 18カ月だった。

セラピー
　セラピーの目的は、音読の改善のために文字－音韻対応を再学習することだった。TC氏の書称は呼称より良かったので、文字単語を"視覚化"して発話につなげられるのではないかと期待された。セラピーは15 〜 30分のセッションを週2回、10週にわたって行った。自宅での自習も行った。多層ベースラインセラピーデザインが採用された。

課題	1. 迂回語（relay word）としてのキーワードの設定	2. 音の分節化	3. 音の混成
	アルファベットの文字をキーワードと関連づける。文字に対するキーワードを言う。	キーワードの語頭の音を分節化してその音を言う。	文字を一つずつ発音してから音を混成して非語を産生し、続いて単語を産生する。
訓練材料	TC氏が決めたキーワード。キーワードはその文字の最も典型的な発音を有するもの。	キーワード。	文字単語。3〜4文字の簡単な1音節非語と規則的な実在語。
ステップ	なし	a. キーワードを介して音を産生する。 b. 文字に対して音を産生する。	最初に非語で、難易度を下げるために実在語を使う。
誤反応へのフィードバック	該当せず	記載なし	記載なし
正反応へのフィードバック	該当せず	記載なし	記載なし

　TC氏は音の混成ができなかったため、セラピープログラムの変更が必要となった。最後のセラピーでは、TC氏は声を出さずにターゲット語の語頭の文字とキーワードを関連づけ、語頭の音を発音してから、ターゲット語を言うことが求められた。ターゲット語が言えない場合、TC氏は単語の意味を考え、語頭以外の文字を発音するように促された。この段階で、単語を視覚化してみること、そして、この方略を使って発話につなげることをTC氏と話し合った。

結果

　実在語の読みは有意に改善した。呼称にも有意な改善が見られ、書称と同じレベルになった。非語は読めないままで、単語の規則性の効果は読みにも呼称にも見られなかった。実在語の読みの改善は、セラピー後5カ月経っても維持されていた。このように、TC氏の音読と呼称はセラピー後に改善した。他には有意な改善はなかった。TC氏の改善はセラピーによるものと考えられた。非語は読めないままで、読みに規則性効果がなかったことから、改善が文字−音韻対応の利用によるものとは考えにくかった。著者は、TC氏が語頭の文字を視覚化し、それを音に変換しているという仮説を立てた。つまり、自発的な音のヒントである。

その他

この研究は、先に紹介したDe Partz (1986) の方法を利用しているが、著者はクライアントが違えば結果も違うことを強調している。音の混成はDe Partz (1986) のクライアントであるSP氏のセラピーが成功した要因と考えられるが、本研究のクライアントはそれができなかった。それでもセラピーは成功しており、いかに同様のセラピーの手順が違う処理過程に影響するかを示している。TC氏のセラピーはNickels (1995) にもまとめられている。

研究15

Berndt RS & Mitchum CC (1994). Approaches to the rehabilitation on 'phonological assembly': elaborating the model of non-lexical reading (「音韻配列」のリハビリテーションへのアプローチ：非語彙的読みモデルの詳述). In G Humphreys & MJ Riddoch (Eds), *Cognitive neuropsychology and cognitive rehabilitation*. London: Lawrence Erlbaum Associates.

セラピーの焦点
文字－音韻変換

セラピーアプローチ
再学習

患者情報
【一般情報】
患者のLR氏は50歳の大学教授の女性で、CVAにより失語、失読、失書、失算を呈した。
【言語障害と残存能力】
LR氏の言語障害の特徴は、聴覚的理解、呼称、復唱の障害と、自発話における文の構成の困難さだった。非言語的な認知能力は保たれていたが、言語性の即時記憶は障害されていた。読みの評価では、非語の読みが障害され、高心像語の読みが低心像語より良かったが、規則性効果は見られなかった。読みには意味的な誤りが目立った。著者らは、LR氏の読みのパターンを深層失読と考えた。セラピー前の音韻配列に関する評価では、文字の解析、文字－音韻対応、音の混成の能力が低下していた。語彙ユニットの分解、混成は可能だったが、音声単語が音の構成要素に分解できるという認識がなかった。
【発症後経過年月数】
セラピー開始時、LR氏は発症後9年だった。

セラピー
セラピーは、文字－音韻対応を改善することで語彙的読みの処理を制限し、意味的、視覚的

な誤りを減らすことが目的だった。すべての単語を声に出して読むように促すことが目的ではなかった。課題1と課題2に関しては、セラピーの頻度や期間についての記載がない。課題3では、文字を見て個別の音を言うことができるようになるまでに、全部で17時間かかっている。最後の課題では12セッションのセラピーが行われた。セラピープログラムの課題3は、De Partz（1986）をモデルにしている。多層ベースラインデザインにより効果を測定した。

課題	1. 音の分節化	2. 書かれた文字の分節化	3. 文字と音韻連合	4. 音の混成
	音の分節の並び（セグメント）を聴かせる。LR氏は並び方を表すために色のついたトークンを並べる。	課題の詳細は説明されていない。	文字を見て音素を産生する。	二つの音素の組み合わせを混成する。
訓練材料	色分けされたトークン。3音までの音の組み合わせ。	文字単語。	18の子音文字と五つの母音。	
ステップ	a. 個別のセグメント。 b. 混成されたセグメント。	なし	a. 文字を見てキーワードを言う。 b. キーワードの最初の音を分節化する。 c. 文字に対する音の産生を学習する。	a. C＋Vの組み合わせ。 b. V＋Cの組み合わせ。
誤反応へのフィードバック	記載なし	記載なし	記載なし	記載なし
正反応へのフィードバック	記載なし	記載なし	記載なし	記載なし

結果

課題1では、構成要素の音素が別々に呈示されたときの成績は良好だった。単語が分解できるという考えをLR氏が理解できなかったので、混成のステップで課題は中止された。それにもかかわらず、課題1の後、LR氏の文字の音読は改善した。課題2で文字単語を利用した後、LR氏は音声単語の語頭の音を難なく分節化することができた。課題3の後は、文字を呈示されると単一の音素を産生できた。非語の構成要素の音は発音できるものが増えたが、音の混成

ができなかったので、3音セグメントのすべてを発音することはできなかった。音の混成のセラピーの後はC＋Vの混成が可能となったが、V＋Cの組み合わせはより難しくなった。誤りには声の出だしの時間（voice onset time）が関連していることが多かった。3音の組み合わせの混成には改善が見られなかった。そのため、セラピーの後も非語の読みには有意な改善が見られなかった。しかし、高心像語の読みは有意に改善した。規則語の読みも有意ではないが改善し、それに対応して不規則語の読みは低下した。予測された通り、意味的誤りは減ったが、ターゲット語に視覚的または音韻的に類似した語への誤りが増えた。セラピーは非語の読みの改善にはつながらなかったが、高心像語の読みは改善した。著者らは、LR氏が非語彙的な情報を読みの補助に使おうとしていたと考えた。しかしこのことは、予測していた以上にLR氏の読みに対して複雑な影響を与えることになった。音声操作と短期記憶の障害が音の混成に与える影響についても考察されている。

その他
この研究はDe Partz（1986）の方法を再現している。著者らは、読みの非語彙ルートに関わる処理過程と、それがどのように評価できるかについて詳しく述べている。このようなセラピーを行うかどうか決める場合に、短期記憶の障害を評価することの必要性を強調している。

研究16

Conway TW, Heilman P, Rothi LJG, Alexander AW, Adair J, Crosson BA & Heilman KM（1998）. Treatment of a case of phonological alexia with agraphia using the Auditory Discrimination in Depth (ADD) program（失書を伴う音韻性失読の一例に対し精密聴覚弁別（ADD）プログラムを利用した訓練）. *Journal of the International Neuropsychological Society* 4（6）, 608-620.

セラピーの焦点
文字－音韻変換

セラピーアプローチ
運動－構音フィードバックを介した読みの非語彙ルートの再活性化

患者情報
【一般情報】
患者のGK氏は50歳の両手利き男性で、CVAの発症まではシステムアナリストとして働いていた。MRIでは、側頭葉の後部3分の2に加え、頭頂葉と後頭葉の下部の一部にも梗塞巣が認められた。その結果、失語、失読、失書、肢節運動失行と視野の障害を呈した。

【言語障害と残存能力】

研究時、GK氏の失語の症状は伝導失語の特徴を呈しており、聴覚的理解と喚語は健常域だったが、復唱は障害され、発話では接近行動を伴う音の誤りが著明だった。読みの障害も残存し、読むことに時間がかかり、語彙性効果（非語が実在語より難しい）が見られたが、規則性効果や意味的誤りはなかった。これは、文字－音韻変換の障害から問題が生じる音韻性失読の症状と一致していた。綴りにも障害があり、やはり語彙性効果が見られた。

【発症後経過年月数】

研究開始時、GK氏は発症後15カ月だった。

セラピー

セラピーは、音韻意識を改善し、読み書きの非語彙ルートへのアクセスをしやすくすることを目的に行われた。精密聴覚弁別（ADD）プログラム（Lindamoodら1975）をマニュアルに沿って利用し、4期を順番に行った。第1期は15.75時間、第2期は12.25時間、第3期は22.2時間、第4期は50.9時間を要し、計101.1時間の訓練が行われた。行動間多層ベースラインデザインで繰り返し評価を行い、セラピーの効果を測定した。

課題	1. 口腔認識の訓練 口腔認識の多感覚的訓練	2. 簡単な非語の訓練 簡単な非語の音素の復唱と同定	3. 複雑な非語・実在語の訓練 複雑な非語の音素の復唱と同定	4. 多音節非語・実在語の訓練 多音節非語と文章中の音素の復唱と同定
訓練材料	口と構音器官の線画（口の絵）、音素、文字、11の子音グループと四つの母音グループの構音の説明カード（無声、口唇破裂など）。鏡。	第1期の材料すべて。無意味な10のセグメント（/ip/、/ap/、/a/、/pap/など）——V、VC、CV、CVC。色分けした積木。プラスチックの文字タイル、手書きの語、印刷した語。	第2期と同じだが、CCV、VCC、CVCC、CCVC、CCVCCの非語と簡単な発音規則を使う。	第2期と同じだが、5音節までの刺激語、文章、接尾語、接頭語を使う。

ステップ	a. クライアントに自分の口を鏡で見てもらい、音素を発音し、主要な構音器官がどこか考える（舌、口唇など）。 b. のどに触って有声か無声か（音があるかないか）を判断する。 c. 構音の説明カードを貼る。 d. 素性の異なる音素を同定する（有声性など）。 e. 三つの口の絵の中からそれぞれの音素に最も適しているものを選ぶ。	a. 第1期と同様の方法で行う。 b. クライアントが非語を復唱する。 c. 口の絵を非語の音素に対応するように並べる（手鏡を使う）。 d. 1音素だけ異なる2番目の非語を導入する。 e. クライアントがそれぞれの単語の音素に対応した口の絵を順に指さしながら単語を繰り返す。 f. 口の絵の並び方を変えて二つの非語の違いを見せる。 g. 90〜100%の正確さになったら口の絵を積木に換える。読み書きをこの時点で導入する。	a. 第2期と同様に行う。 b. 選択した発音規則を導入する。	a. 第2期と同様に行う。 b. 選択した接頭語と接尾語を導入する。
誤反応へのフィードバック	記載なし	誤りに気づくように集中的に質問する。	第2期と同様に行う。	第2期と同様に行う。
正反応へのフィードバック	記載なし	記載なし	記載なし	記載なし

結果

　GK氏は各セラピー期の後に改善した。単音節語に対する音韻意識が改善したが、2カ月後

には維持されていなかった。多音節語中の音の変化の同定は有意に改善し、これは維持されていた。非語の読みだけでなく、実在語の読みや、ワードアタック[訳注71]（非語彙的読み）など他の読みの能力も改善し、維持された。セラピー前のレベルまで下がった能力もあった（文章の理解など）。フォローアップ時、単語の同定は引き続き改善していた。綴りも有意に改善し、維持されていた。コントロール課題として評価した非語の綴りは、研究期間中に変化しなかった。

　この研究は音韻意識（つまり非語彙的）アプローチを採用し、非語彙的読みと語彙的読み、綴りに変化が見られた。実在語の読みの改善は、ワードアタック能力の改善と関連している可能性がある。著者らは、各セラピー期の成績の変化のパターンが、セラピーが直接改善につながったことを示していると述べている。運動－構音訓練の効果を示す根拠は書かれていないが、著者らはセラピーアプローチの重要な構成要素であると考えている。

その他

　著者らは、GK氏の音韻性失読は軽度であり、中等度から重度のケースでもうまくいくとは限らないと述べている。また、GK氏より重度のケースや他のタイプの失読のケースで、この研究の方法を使ってみることを奨めている。プログラムの第1期と第2期は他のクライアントに対しても行われている（Kendallら2006）。クライアントは非流暢型の失語、失読、失書、発語失行を呈していた。時間をかけた音韻訓練（74時間）が行われたが、非語の読みや音韻処理にはわずかな改善しか見られず、実在語の読みは改善しなかった。著者らは、音韻セラピーは、セラピー前に最低限の音韻の配列に関する知識がなければうまくいかないと考察している。

研究17

Kendall DL, McNeil MR & Small SL (1998). Rule-based treatment for acquired phonological dyslexia（後天性の音韻性失読に対する規則に基づくセラピー）. *Aphasiology* 12(7-8), 587-600.

セラピーの焦点
文字－音韻変換

セラピーアプローチ
再学習

訳注71）ワードアタック（word attack）——知らない単語や非語を音読すること。

患者情報

【一般情報】

患者のWT氏は42歳の右利き女性で、麻酔専門看護師だったが、25歳のときに雷に打たれ全失語になった。39歳時のMRIでは、左中大脳動脈、左前頭側頭葉皮質、左大脳基底核に影響が及んでいた。

【言語障害と残存能力】

WT氏には聴覚的理解と発話に軽度の障害が認められた。発話は、速度の低下と情報量の少なさが特徴だった。読解は単語に比べ文章で低下していた。音読には誤りが多く、単語全体の省略、形態論的な誤り（接辞の省略や付加）、低頻度語における誤りなどが見られた。非語の音読は困難だった。非語は復唱のほうが良かったが、やはり障害されていた。著者らは、WT氏は読みの非語彙的ルートに障害がある（音韻性失読）と考えている。

【発症後経過年月数】

研究開始時、WT氏は発症後18年だった。

セラピー

セラピーは、七つの文字 – 音韻対応規則のうちの二つ、「c規則」と「g規則」を訓練するために計画された[原注7]。6週間にわたって、「c規則」6セッションと「g規則」5セッションの訓練を行った。ベースライン期と維持期の成績を詳細に評価した。セッションは約2時間で、最初の1時間が評価と効果確認テストに、残りの1時間がセラピーに使われた。行動間多層ベースラインデザインを般化の検査と並行して行った。

課題	「c規則」と「g規則」の訓練 それぞれの規則が適応される非語を多数呈示し、単語を言ってから書いてもらう（文字カードを隠してから）。発音に対する指導を行う。
訓練材料	それぞれの規則に対し60語（4条件）——簡単な実在語10語（1音節で具象性・頻度・心像性・有意味性が高い）、簡単な非語20語、難しい実在語10語（2〜3音節の名詞で具象性・心像性が低い）、難しい非語20語。それぞれの単語はセッションごとに3回呈示された（セッションごとに180項目）。
ステップ	なし

原注7）「c規則」とは、"c"が"a"、"o"、"u"の直前に来る場合は /k/ と発音される決まりのこと。それ以外の場合は /s/ と発音される。「g規則」とは、"g"が単語の最後または"a"、"o"、"u"の前に来る場合は /g/ と発音される決まりのこと。それ以外の場合は /dʒ/ と発音される。

誤反応への フィード バック	口頭での反応に対し、 1. 音のヒントを与える。 2. 実在語（韻を踏む語）を与える（「……のような発音」）。 3. 非語を復唱する。 書字に対するフィードバックは記載なし。
正反応への フィード バック	記載なし

結果

「c規則」のセラピー後、WT氏の成績は四つの単語リストすべてで、ベースラインレベルの変動の大きさや割合を超えて向上した。統計的なデータは報告されていない。この期間に「g規則」に般化が見られた。これは、WT氏が「c規則」を学ぶことで得た方略を「g規則」に使ったことで生じたと考えられた。二つめの規則の訓練後、成績が上限に達していなかった課題に関してはさらに改善が見られた。他の検査でも全般的な改善があった。どちらの規則も改善が維持されていた。

著者らは、WT氏は非語彙ルートの利用が効率的ではなく、訓練は障害された文字－音韻規則の使用に的を絞ったという仮説を立てている。セラピーの後、著者らは、障害が実際の規則とその効率的な利用に関係するのか、あるいは処理のための資源の配分の障害なのかは明らかではないとしながらも、前者ではないかと考察している。

その他

統計的な情報がないことが、データの信頼性に若干の疑問を生じさせている。

研究18

Yampolsky S & Waters G (2002). Treatment of single word oral reading in an individual with deep dyslexia（深層失読の一例に対する単語の音読訓練）. *Aphasiology* 16 (4-6), 455-471.

セラピーの焦点
文字－音韻変換

セラピーアプローチ
再学習

患者情報

【一般情報】

　患者のMO氏は23歳の右利き女性で、動静脈奇形破裂のため左前頭頭頂の開頭術を受けた。前頭葉、頭頂葉、側頭葉にまたがる大きな組織の欠損があった。MO氏は発症時、高校を卒業したばかりで、読書を楽しんでいた。

【言語障害と残存能力】

　MO氏の視覚的分析の能力は保たれ、意味表象へのアクセスも実用レベルだったが、抽象語や派生語の理解は障害されていた。単語の音読は重度に障害され、文字－音韻変換規則の適用や、なじみのない文字列の音の混成、非語の読みができなかったため、語彙ルート、非語彙ルートともに障害されていることが示唆された。単語の頻度や心像性の効果があり、音韻的・意味的誤りが見られた。著者らは、MO氏の症状から深層失読と判断した。

【発症後経過年月数】

　研究時、MO氏は発症後3年だった。

セラピー

　セラピーの目的は、実在語を利用して文字－音韻対応と音の混成を再学習することで、非語彙的読みの能力を確立することだった。週3回のセッションを12週にわたって行った。1セッションは2時間だった。訓練と般化の確認テストを含む行動間多層ベースラインデザインが用いられた。

課題	音韻意識と音の混成課題 音素の呼称、単語中の文字や音の操作、音読。
訓練材料	Wilsonの読みシステム（The Wilson Reading Scheme）（CVC単語の六つの音節タイプに基づいて難易度が12段階で上がる）
ステップ	各セッションは四つのパートに分けられた。 a. クライアントに1文字が書かれたカードを呈示し、対応する音を言ってもらう。 b. 1文字のカードを並べてCVC単語を作り、クライアントは音を混成して発音する。そのとき1音ずつ指でリズムを取り、単語を音にしながら文字の下を指でなぞる。正反応の後は、一つの音素を変えて別のCVC単語にする。 c. CVC単語全体を書いたカードを呈示し、クライアントに音読してもらう。単語を発音しながら、それぞれの音を示す文字の下を指でなぞる。 d. クライアントがそれまでに訓練した音を使用した12単語のリストを自分で読む。
誤反応へのフィードバック	臨床家が単語の例を挙げて正しい音の手本を示す（例えば、/p/を"pig"で）。

| 正反応への
フィード
バック | 記載なし
単語課題では、正反応の後、臨床家がCVC単語を別の単語にするために音素を操作する。 |

結果

　訓練語の読みの正確さは、低いときで30％だったベースラインのレベルから、65〜90％へ改善し、MO氏がCVC単語の音の混成の能力を再獲得したことがうかがわれた。これは、他の研究（Matthews 1991、Mitchumら1991、Nickels 1992など）とは対照的である。このプログラム内の非訓練語への般化も見られた。コントロール項目には改善は見られず、特定項目の改善であることが示唆された。また、他の言語テストで改善が見られなかったことから、改善はセラピーの効果であると考えられた。

　著者らは、この研究で見られた般化が、課題間で同じ子音が繰り返し使われていることによる可能性があると述べている。コントロール語に般化しなかったのも、それらの単語が訓練語と統制されていなかったことが影響したかもしれない。さらに、セラピーには実在語しか使われなかったことから、MO氏が語彙ルートのみを使っていたと考えることもできる。しかし著者らは、MO氏の非語の読みが改善したのは、非語彙ルートも使っていたからだと論じている。読みの実用レベルでの改善も報告されている。

　MO氏の読みの意味的誤りも有意に減少しており、著者らは、音韻的（非語彙的）情報と語彙意味的情報を合わせることで音読時の反応を引き出すという、語の想起における「総和仮説（summation hypothesis）」（Hillisら1995）を支持する結果であると述べている。呼称も、有意ではないが改善を示した。文字－音韻変換システムの利用で得られた音の操作の改善によって、音韻的情報が増え、発話の助けになったと考えられる。

その他

　著者らは、MO氏に合併している発語失行について言及し、そのセラピーの必要性についても述べているが、同時に、今後の音読能力の改善との関係も強調している。

研究19

　Friedman RB & Lott SN（2002a）. Successful blending in a phonological reading treatment for deep alexia（深層失読の音韻的読み訓練における音の混成の成功）. *Aphasiology* 16（3）, 355-572.

セラピーの焦点

　文字－音韻変換

セラピーアプローチ
単語の解読の新しい方法を学ぶ認知機能再編成法

患者情報
この論文では二人のクライアントについて報告されている。

【一般情報】

患者のLR氏は40歳の男性で、CVAの発症前は路線バスの責任者とモデルをしていた。CTでは、左前頭側頭領域の梗塞巣と、側脳室の圧縮が認められた。患者のKT氏は20歳の右利き女性で、15歳のとき自動車事故に遭い、CVAを起こした。その時点での教育歴は9年だった。CTでは、左中大脳動脈領域に梗塞があり、前方と側方にも影響が及んでいた。

【言語障害と残存能力】

LR氏の失語症は、中軽度の非流暢タイプだった。聴覚的理解は単語から4段階の口頭命令まで良好だったが、それ以上では障害が認められた。発話は、自動的な系列語だけが保たれ、他のすべての表出課題で障害が見られた。復唱には単語の語長効果があった。音読は単語から文のレベルで障害されていたが、単語の読解は保たれていた。書字も短い高頻度語以外では障害が認められた。非語を読むことも綴ることもできず、意味的誤りがあり、品詞効果と具象性効果の傾向が見られるのが特徴だったことから、LR氏の読みの障害は深層失読と考えられた。

KT氏も非流暢タイプの失語だったが、もう少し長い句や文の表出ができた。聴覚的理解は、複雑な内容のみで障害が認められた。発話は、対面呼称の障害と、3音節以上の単語の復唱に見られる意味的誤りと音韻的誤りが特徴だった。音読はすべての側面で障害されていたが、単語の読解は保たれていた。単語の書字は障害されていた。LR氏と同様に、KT氏の読みも深層失読の症状である意味的誤り、品詞効果の傾向、非語の読みの困難さ、具象性効果の傾向を呈していた。

【発症後経過年月数】

研究時、LR氏は発症後2年、KT氏は発症後5年だった。

セラピー

セラピーでは、バイグラフ（bigraph）−音素対応が訓練された[原注8]。LR氏は355回のセッションを31ヵ月、KT氏は114回を15ヵ月にわたって受けた。どちらのクライアントにも1時間のセッションが週3回行われた。効果の測定のため多層ベースラインデザインが使われた。

原注8）"pat"を教えるために、バイグラフの"pa"−/pæ/と"at"−/æt/を教える。他の文字−音韻変換アプローチで、"p"−/pə/、"a"−/æ/、"t"−/tə/と音素を一つずつ教えるのとは対照的である。

課題	バイグラフ－音素対応の訓練
訓練材料	三つの刺激セット。各セットは、音素のグループに対するCVバイグラフとVCバイグラフ、訓練語のセットからなる。すべてのバイグラフは、そのバイグラフで始まるキーワードとペアになっている（例えば、"it" と "Italy"）。バイグラフはフラッシュカードに書かれ、絵とキーワードがその裏に書かれている。訓練単語はカードの一面に書かれ、その裏面にはバイグラフが書かれている。
ステップ	〈バイグラフの訓練〉 a. クライアントは各バイグラフに対するキーワードを学習する。 b. バイグラフを見せられたら、クライアントはキーワードの中の目標音だけを発音する。 2回のテストで続けて90％正答するのが基準。	〈単語の訓練〉 a. クライアントはCVバイグラフを発音する。 b. クライアントはVCバイグラフを発音する。 c. クライアントはこれらを素早く連続して発話することで単語に合成する（「音の混成」）。
誤反応へのフィードバック	ヒントの系統的なステップを適用した。 a. キーワードと絵を呈示 b. 文完成ヒント c. 文完成と構音点の視覚的なヒント d. 文完成と音のヒント e. 単語の手本 f. 目標音の手本	ヒントの系統的なステップを適用した。 a. バイグラフを呈示 b. キーワードの使用を促す c. 素早く連続して発話することを促す d. バイグラフと「音を混成した」単語の手本 e. 単語の手本

結果

　LR氏もKT氏もバイグラフが学習できた。LR氏は正答率が0％から95％へ、KT氏は6％から97％へ改善した。訓練したバイグラフから訓練していないバイグラフへの般化は見られなかったが、これは予想されていた。しかし、単語の訓練の開始前に、訓練したバイグラフを含む単語への般化が見られた。単語が導入されると、LR氏の正答率は1％から82％へ、KT氏は8％から84％へ改善した。訓練したバイグラフを含む非訓練語への般化は見られたが、訓練していないバイグラフを含む単語へは般化しなかった。

　LR氏には、実用的な活動を含む読みへの効果が見られた。読む頻度や声を出して読むこと、新聞や本を理解することなどが改善したという自己申告があった。読む速さも「劇的に」改善したと報告している。KT氏についてはこのような情報はない。

　著者らは、この結果を、読みの二重あるいは単一経路モデルで説明し、また根底にある音韻処理の障害と関連づけて解釈している。一方、バイグラフ－音素（あるいはバイグラフ－音節）対応の訓練のメカニズムは、語彙情報とは関係なく記憶して貯蔵した「特定のペアを作る」ことと、後に必要に応じてオンラインでそれを活性化できることだと述べている。文字－音韻対

応と似ているが、その違いは、バイグラフは単語に組み込まれたときに、音読のための音の混成が容易にできることである。子どもは音節の混成を簡単にできるという事実が、このセラピーアプローチの根拠となっている。音節の混成では同時構音がそれほど難しくないことと、バイグラフあるいは音節の混成は休止時間をなくすだけでよいことが、このアプローチが個々の子音を混成するよりやさしい手段であることの理由として挙げられている。

著者らは、このアプローチが、健常な読みや以前の読みの処理過程を回復させる訓練ではなく、また、根底にある音韻処理の問題を修正するものではないとはっきり述べている。その代わりに、このアプローチは、障害された処理過程を迂回する「単語の新しい解読方法」を与えてくれるものであるとしている。

その他
LR氏は355回、KT氏は114回のセッションという非常に多くの時間を使っており、サービスの提供という点で難しいことがあるかもしれない。この方法はKimら（2007）でも採用されている。

研究20

Kim M & Beaudoin-Parsons D（2007）. Training phonological reading in deep alexia: does it improve reading words with low imageability?（深層失読に対する音韻的読みの訓練：低心像語の読みを改善できるか？）. *Clinical Linguistics & Phonetics* 21（5）, 321-351.

セラピーの焦点
文字－音韻変換（深層失読）

セラピーアプローチ
再活性化

患者情報
【一般情報】
患者のPT氏は51歳、右利きで英語だけを話した。大卒レベルの教育歴をもち、軍のパイロットとして働いていた。左中大脳動脈領域に病巣があり、CTでは、左側頭頭頂葉に広く低吸収域が認められた。検査では軽度の注意障害が認められたが、他の非言語的、認知的課題には低下が見られなかった。

【言語障害と残存能力】
PT氏は中等度のブローカ失語の症状を呈していたが、聴覚的理解に重度の障害があった。発話は、重度の喚語困難で滞りがちだった。さまざまな統語的構造で話すことができたが、文

法的には不適切なことが多かった。中等度の発語失行も見られた。PT氏は聴覚的な押韻判断が可能で、聴覚的入力処理や分節化の能力、聴覚的把持力が保たれていると考えられた。文字単語の押韻判断は障害されていた。単語の読みも障害されており、心像性効果と品詞効果が見られた。名詞や形容詞、動詞と比べ、機能語の読みは有意に低下していた。品詞効果は、心像性を統制すると見られなくなった。誤りのほとんどが省略(無反応)で、視覚・音韻的誤りも多少あり、意味的誤り、形態論的誤り、保続、分類不可能な誤りが少しずつあった。PT氏の非語の読みは重度に障害されていた。文章レベルでは、音読するように言われると、それぞれの文を声に出さずに目を通し、認識できた単語に基づいて自分のことばを使って音読した。内容語にも機能語にも誤りが多く、省略が主だった。音読ができないにもかかわらず、話の概要がつかめることがあった。文章の長さや複雑さが増すと読解の正確さが低下した。著者らは、PT氏の読みの症状を深層失読と診断した。

【発症後経過年月数】

研究時、PT氏は発症後31ヵ月だった。

セラピー

この研究には、Friedmanら(2002a)のバイグラフ－音節訓練が採用された。低心像語と文章の読みの低下がセラピーにより改善するかどうかを検討した。単一症例による反復ベースラインデザインが用いられた。二つのベースラインのテストを行い、3セットの刺激を用いて訓練が順番に行われた。各訓練セットでCVバイグラフの子音を一つずつ、2セッション続けて90％正答するまで訓練した。続いてVCバイグラフの訓練を同じレベルに達するまで行い、CVC単語に進んだ。それぞれのセッションの開始時には、そのとき訓練しているセット中のバイグラフの評価を行い、訓練語とコントロール語の確認テストは週1回行った。セラピーは週2回で、開始当初、セッションは1～1.5時間行われたが、PT氏がやり方に慣れてからは、45分程度に短縮された。訓練は8ヵ月にわたり70回行われた。研究時、PT氏は別に50分間の言語セラピーを週2回受けていた。聴覚的理解、語想起、文の産生、数字の処理、代名詞、カレンダーの使用の訓練だった。

課題	バイグラフ－音素対応の訓練
訓練材料	三つの刺激セット。各セットは、音素のグループに対するCVとVCのバイグラフと訓練語のセットからなる。セット1は、CVバイグラフ25、VCバイグラフ14、訓練語25語とコントロール語10語からなる。セット2は、CVバイグラフ25、VCバイグラフ18、訓練語25語とコントロール語10語からなる。セット3は、CVバイグラフ20、VCバイグラフ14、訓練語20語とコントロール語8語からなる。

ステップ	〈バイグラフの訓練〉	〈単語の訓練〉
ステップ	a. クライアントは各バイグラフに対するキーワードを学習する。 b. バイグラフを見せられたら、クライアントはキーワードの中の目標音だけを発音する。 2回のテストで続けて90％正答するのが基準。	a. クライアントはCVバイグラフを発音する。 b. クライアントはVCバイグラフを発音する。 c. クライアントはこれらを素早く連続して発話することで単語に合成する（「音の混成」）。
誤反応へのフィードバック	ヒントの系統的なステップを適用した。 a. キーワードと絵を呈示 b. 文完成ヒント c. 文完成と構音点の視覚的なヒント d. 文完成と音のヒント e. 単語の手本 f. 目標音の手本	ヒントの系統的なステップを適用した。 a. バイグラフを呈示 b. キーワードの使用を促す c. 素早く連続して発話することを促す d. バイグラフと「音を混成した」単語の手本 e. 単語の手本
正反応へのフィードバック	記載なし	記載なし

結果

PT氏は、セラピーが行われると、訓練したすべてのバイグラフで90％正答の基準に達した。すべてのセットのCVバイグラフと、セット1とセット2のVCバイグラフで読みが有意に改善した。セット3のバイグラフは、ベースラインの成績が改善したため、セラピーの効果が有意差に至らなかった。セット2とセット3の訓練語の読みは有意な改善を示さなかったが、ベースラインの成績が良かったためと考えられる。訓練したバイグラフを含む非訓練語セット1とセット2の読みに、有意な般化が認められた。セット3の変化は有意ではなかった。

単語の読みのテストでは、高心像語の読みは変わらず良好だった。低心像語の読みには有意な改善が見られた。読みの正確さの分析から、改善は、訓練したバイグラフで始まる単語（母音の発音が同じものも違うものも含め）と、訓練したバイグラフに含まれる1文字で始まる単語の成績に有意な変化があったためと考えられた。訓練したバイグラフや文字で始まらない単語の読みの正確さには変化がなかった。文章レベルでは、高心像語、低心像語ともに音読がより正確になり、省略の誤りが少なくなった。読解も有意に改善した。同時期に受けていた言語セラピーでは、呼称、聴覚的理解、数字の処理に若干改善が見られたが、文の産生とカレンダーの使用には変化がなかった。

セラピーは、訓練したバイグラフの読みの促通には効果があったが、訓練していないバイグラフへの般化は限定的だった。訓練語の読みはベースライン時にすでに非常に正確だったの

で、訓練でさらに改善はしたが、その差は有意なレベルには至らなかった。訓練したバイグラフを含む非訓練語は有意に改善した。訓練したバイグラフや文字で始まる単語の読みも改善した。著者らは、この改善の理由として、PT氏が音韻経路を介して文字列を音にすることができるようになったことが低心像語の読みの手がかりになったためと考えている。文章レベルにも改善が見られた。著者らは、より長く複雑な文章の読解が改善したことが、PT氏が日常読む物の理解の助けになるだろうと考えた。読みの改善は訓練した能力に限定されていることから、今回の改善は、同時期に行われていた言語セラピーによるものとは考えられないと考察している。

その他
著者らは、文字－音韻変換訓練に特有の限界、例えば、過剰な般化などについて解説している。文字－音韻訓練と比較すると、バイグラフ－音節訓練は訓練するべき対応の数が多いため、非常に時間がかかることも認めている。しかし同時に、バイグラフ訓練は音の混成が難しいケースには適しているかもしれないことと、低心像語の読みの改善にはより効果的である可能性があることを示唆している。

研究21

Friedman RB, Sample DM & Lott SN（2002b）. The role of level of representation in the use of paired associate learning for rehabilitation of alexia（失読のリハビリテーションに対連合学習を利用した場合の表象レベルの役割）. *Neuropsychologia* 40（2）, 223-234.

セラピーの焦点
文字－音韻変換（音韻性失読）、語彙的意味経路

セラピーアプローチ
対連合学習の再構築
再活性化（論文では刺激法とされている）

患者情報
【一般情報】
患者のHN氏は48歳の女性で、行政官だった。大学を卒業し、大学院レベルのクラスの単位もいくつか履修していた。手術後に肺塞栓から左半球のCVAを起こした。CTでは、左内頸動脈領域の梗塞により生じる、左半球の大きな低吸収域が認められた。患者のDN氏は67歳の男性で、弁護士だった。左CVA発症直前に大動脈弁置換術を受けた。脳卒中後のCTでは、梗塞巣が左小脳、左前頭頭頂葉と左側頭葉に、また小さい梗塞巣が左後頭葉と右大脳基底核に

認められた。認知機能の検査では、HN氏もDN氏も障害が認められなかった。

【言語障害と残存能力】

　HN氏は、自動的な系列語などでは口頭表出が良好で、復唱も保たれていた。DN氏は、中等度から重度の非流暢型失語で、口頭表出は限られていた。単語の復唱は可能だった。二人とも非語の復唱はできなかった。対面呼称の正答率はどちらも50%だった。読みの能力に関する詳しい評価を行ったところ、二人の成績はよく似ていた。文字の呼称と同定が難しかったが、大文字と小文字のマッチングや、鏡像文字との区別などはできた。音読には品詞効果（名詞と形容詞が動詞や機能語より正確に読める）と具象性効果が見られた。規則性と語の長さの影響も有意に認められた。誤りは主に無関連性のもので、綴りの似た単語への誤りや、多くはないが形態論的誤りや意味性の誤りもあった。二人とも非語が読めなかった。読解は、HN氏もDN氏も単語ではほとんど問題がなかった。長さや複雑さが増すと理解が難しくなり、文章レベルでは重度に障害されていた。HN氏の読みにかかる時間は、DN氏と比べ大幅に長かった。二人とも単語の書字では綴りが非常に困難で、綴りを聴いて単語か非語かを判断することもできなかった。著者らは、HN氏とDN氏は音韻性失読だが、意味性の誤りが多少あることから、もし深層失読と音韻性失読が連続体にある障害なら、彼らがその中間の「はっきりしない領域（fuzzy area）」にいると考えた。

【発症後経過年月数】

　研究時、HN氏は発症後4年、DN氏は発症後2年だった。

セラピー

　セラピーは対連合学習と刺激法の2期からなる。対連合学習では、読むのが難しい単語を、意味情報が多く読みやすい同音異義語かそれに近い語と組み合わせた。刺激法では、ターゲット語を音読のために繰り返し呈示した。ベースライン期に3回の評価と、ターゲット語は各セッションごとに、その他の単語は週1回の確認テストを繰り返す多層ベースラインが用いられた。また、セラピー期間中の変化を時系列データ分析で評価した。第1期の対連合学習では、三つの単語セットが順次訓練され、2セッション続けて90%正答という基準に達したら次のセットに移った。12セッション続けて次のセットに進めなかったところで訓練は終了となった。自宅での自習用に、クライアントにカードを渡した。

課題	第1期：対連合学習 クライアントにターゲット語を見せて読んでもらう。読めなければ、同時に絵あるいは同音異義語またはそれに近い語を呈示する。	第2期：刺激法 クライアントにターゲット語を見せて読んでもらう。読めなければ、ターゲット語を文に埋め込んで呈示する。

訓練材料	クライアントが少なくとも2回のベースライン期で読めなかった機能語や動詞（HN氏は82語、DN氏は78語）。第1期では20語ずつの3セットを使用した。2セットは同音異義語と対にされ、1セットは同音異義語に近い語と対にされた。続いて、残りのコントロール語（HN氏は22語、DN氏は18語）が第2期で訓練された。	
ステップ	なし	なし
誤反応へのフィードバック	ターゲット語が読めなければ、同音異義語を呈示し読んでもらう。同音異義語が読めなければ、セラピストが同音異義語とターゲット語を音読し、クライアントに復唱してもらう。	ターゲット語が読めなければ、文中に入れて呈示する。それでも読めなければ、手本を示して復唱してもらう。
正反応へのフィードバック	記載なし	記載なし

結果

第1期の後、HN氏もDN氏も、ターゲット語の読みは毎日の確認テストで90％以上の正答率に達した。HN氏は25セッション行い、3カ月かかった。DN氏は70セッションで15カ月かかったが、医療上の問題で9カ月の休止期間があった。時系列データ分析では、二人とも3セットすべてで有意な変化が見られた。HN氏は、同音異義語との対でも、それに近い語との対でも、同じようにターゲット語の学習ができた。DN氏は、ターゲット語が同音異義語ではなくそれに近い語と対にされている条件のほうが難しかった。訓練しなかったコントロール語には改善がなかった。

第2期では、第1期で訓練しなかったコントロール語を刺激法で訓練した。HN氏もDN氏もセラピー後にこれらのターゲット語の読みが有意に改善したが、どちらも第1期に見られたような大きな改善はなかった。HN氏は正答率が58％になるのに38セッションを要した。DN氏は33セッションで正答率57％になったが、12セッション続けて変化がなかったのでセラピーは終了した。第2期の後、対連合学習を利用して同じ単語の訓練を行った。HN氏はさらに10セッション、DN氏は23セッションで90％の正答率に達した。セラピーの後も読解には変化がなかった。HN氏は単語や標識、ラベルを読んで理解する能力が改善したと述べたが、DN氏は変化を感じていないという報告だった。

この研究は、対連合学習課題によって訓練語の読みが改善できることを示した。刺激法の後の改善のほうが少なかったことから、単語を同音異義語か、それに近い語と対にすることが、読みの正確さを高めるために重要であることがわかる。対連合学習は、障害された非語彙ルートではなく、保たれている意味ルートを利用して機能を再編成するために考案された。

その他

著者らは、対連合学習を失語症のセラピーに利用することについて考察し、次のように提唱している——①二つの単語が同じ表象レベルにあるほうが、二つの単語が異なる表象レベルにある場合に比べ、訓練が成功しやすい[訳注72]。②単語が異なる表象レベルで保たれている場合、そのペアを利用して新しいペアを構築する、あるいは迂回して正しい反応に結びつけられる[訳注73]。

研究22

Stadie N & Rilling E (2006). Evaluation of lexically and nonlexically based reading treatment in a deep dyslexic (深層失読に対する語彙的あるいは非語彙的読みの訓練の検討). *Cognitive Neuropsychology* 23 (4), 643-672.

セラピーの焦点
文字 – 音韻変換 (深層失読)
語彙的意味経路——文字入力レキシコン、意味システム、音韻出力レキシコン (深層失読)

セラピーアプローチ
語彙的訓練で再活性化
非語彙訓練で再学習

患者情報
【一般情報】

患者のMG氏は53歳のドイツ語だけを話す右利き女性で、10年の教育歴があり、専門店のアシスタントとして働いていた。高安動脈炎により左半球の脳卒中を起こした。CTでは、左大脳基底核に虚血領域を認めた。詳細な検査で、左頸動脈の完全な閉塞と右頸動脈の狭窄を認め、びまん性の皮質の還流低下を起こしたと考えられた。失語に加え、右感覚障害、右片麻

訳注72) 例えば二つの単語、あるいは二つの音声単語というのは、それぞれ「文字」、「音声」という同じ表象レベルにある (例えば日本語なら、「会談」が読めないときに「階段」とペアにする)。これに対し、刺激法のように、読めない文字単語に読みを音声で与えると (「会談」という文字に対し「かいだん」という音を与える)、二つの単語が異なる表象レベルにあるので、対連合学習は成功しにくい。

訳注73) 異なる表象レベルで保たれているペアを利用するには、まず読めない単語を読める単語 (同音異義語) とペア (例：「会談」と「階段」) にしてから、読める単語から音形を引き出す (「文字」と「音声」という異なる表象レベルで保たれているペアの利用。「階段」から「かいだん」という音)。その音形と読めなかった単語の音形を新しいペアにすることで、正しい反応につなげる。

痺、右顔面神経麻痺、注意持続時間の低下が見られた。物体の認知には問題がなかった。

【言語障害と残存能力】

MG氏のコミュニケーションに関しては情報がない。検査では、絵を使った場合の意味処理は保たれていた。聴覚的・視覚的に呈示された単語と絵のマッチング、また類義語課題では理解が軽度に障害され、モダリティによる有意な差は見られなかった。名詞と動詞の口頭表出は障害され、意味的誤りと有意な頻度効果があった。書称は呼称に比べると大きく低下していたが、同じように意味的誤りと頻度効果が特徴だった。読みに関しては詳細な評価が行われた。MG氏は文字の呼称にやや困難を示したが、大文字と小文字のマッチングは誤りなくでき、視覚的に似ている単語を区別することもできた。語彙性判断は障害されていた。実在語の読みは比較的正確で、単語の頻度効果が見られた。読みの誤りは、意味的あるいは意味−視覚的、視覚−音韻的、形態論的なものと、機能語の誤りだった。不規則語の読みのほうが難しかったが、規則化の誤りはなかった。非語の読みは重度に障害され、単語の文字を1文字ずつ音で聴いて単語としての読みを混成することはできなかった。押韻判断や、同音異義語に近い単語あるいは非語の区別も障害されていた。著者らは、MG氏の読みの特徴を深層失読と診断した。非語の読みができないのは、文字−音韻変換の軽度の障害と、音の混成ができないことによると考えられた。語彙的読みの困難さは、文字入力レキシコンの問題と、意味システムへのアクセスが部分的であること、そして、音韻出力レキシコンにも障害があることの組み合わせによるものだった。

【発症後経過年月数】

研究時、MG氏は発症後2年だった。

セラピー

この研究は深層失読に対する二つのセラピー、非語彙的処理過程をターゲットにしたものと、語彙へのアクセスを改善するための語彙ルートの強化をターゲットにしたものを比較している。また、二つの方法を使って、別の単語のセットの訓練を行った。語彙的セラピーでは、関連するターゲット語の活性化のために、意味的または音韻的プライミングを利用した。著者らは、全般的な活性化の閾値の低下と、単語処理システムの中の結びつきの強化によって、訓練語も非訓練語も読みが有意に改善すると予測した。非語彙的な訓練でも、訓練語、非訓練語ともに有意に改善することが予測された。非語彙的な方法と比較して、語彙的な方法で訓練を行った単語で、また二つの方法を使って訓練した単語で、より訓練効果が高いと予測された。コントロール課題を使うクロスオーバー特定項目デザインを用い、訓練前、訓練中、訓練後に評価を行った。語彙的訓練は10セッション行い、毎回最大20語の訓練と、訓練を継続する単語を決めるためのテストを行った。非語彙的訓練は19セッション行った（第1段階が5セッション、第2段階が6セッション、第3段階が8セッション）。1セッションは45〜60分で、週3回行った。

課題	訓練1：語彙的訓練 コンピュータ上にプライム語を呈示。MG氏にターゲット語を音読してもらう。	訓練2：非語彙的訓練 De Partz (1986)の方法と同様だが、音の混成の訓練では実在語のみを使用し、分節的、音節的に呈示することで、系統的に混成を訓練した。
訓練材料	192語を四つのセットに分けた――セット1は語彙的訓練、セット2は非語彙的訓練、セット3は二つを組み合わせた訓練、セット4はコントロールセット。各セットは24語の内容語と24語の機能語からなる。単語は頻度を統制し、多様にしてある。語彙的訓練にはプライム語のセットを使用した――機能語には音韻的プライム、内容語には意味的プライム。	
ステップ	なし	a. 文字－単語の連合の訓練 b. 文字－音の連合の訓練 c. 音の混成――ターゲット語の各文字を順次呈示。欠けている文字の部分に線が引いてある。音節と分節の混成がブロック単位で、セッションごとに違う順序で呈示される。
誤反応へのフィードバック	a. 全手順を繰り返す。 b. 2回目の誤りでは、プライム語を音声で聴かせてから、ターゲット語を文字で見せる。 c. 3回目の誤りでは、セラピストがターゲット語を音読する。	a. 連合を誤ったら対応する連合語を思い出すように言い、音を伸ばすように促す。 b. 音の混成を誤ったら、音素を単独で復唱し、それから混成するように促す。また誤ったら、正解するまで混成する。
正反応へのフィードバック	セラピストからの肯定的なフィードバック	記載なし

結果

　語彙的訓練の後、訓練語の読みの正確さには有意な改善が見られたが、非訓練語には変化が見られなかった。機能的に関連のある文字単語の語彙性判断課題の成績もわずかに改善したが、有意な差はなかった。関連のないコントロール課題には変化がなかった。訓練前は、内容語の読みが機能語より良かったが、訓練後にはこの傾向は消えた。訓練効果が機能語で最も高かったので、どのセットでも成績の差がなくなった。非語彙的訓練後は、内容語も機能語も読みの正確さが有意に向上した。非訓練語に有意改善があったが、訓練語の改善は有意ではなかった。非語の読みにも有意な改善が見られ、般化による学習効果を示唆していた。関連のないコントロール課題には変化がなかった。訓練後10週目のフォローアップ評価では、読みの成績に変化はなく、改善した能力が維持されていた。2期にわたって訓練した語と1期のみで訓練した語の間には、改善に有意な差はなかった。

語彙的訓練は、特定項目の改善をもたらした。著者らの予測に反して、非訓練語への般化は見られなかった。非語彙的訓練では読みの正確さが改善し、非訓練語と非語の読みへの般化が見られた。実用的な読みの能力に関しては述べられていない。著者らは、語彙に基づく訓練は効果的で、非語彙的訓練より少ないセッションで改善が見られるとまとめている。意味的、音韻的プライミングはどちらも効果的で、内容語も機能語も改善した。また、単語を声に出して読んだことと、プライミングのどちらが改善につながったかは明らかではないとしながらも、MG氏がプライムを知覚したことを示唆している。非語彙的訓練にも効果があり、これまでの報告よりも少ないセッションで改善が見られた。著者らは、コンピュータを利用して音の混成の訓練を系統立てて行った結果かもしれないと考えている。両方の訓練を行ったときの改善が有意ではなかったのは、二つの訓練法が順序立てて行う性質のものであるため、と説明されている。

その他

著者らは、評価と訓練を、「総和仮説(summation hypothesis)」(Hillisら1991、Hillisら1995；研究18を参照)と、読みの語彙ルートと非語彙ルートの相互作用に関連づけて論じている。語彙的訓練後に非訓練語に予測された般化が見られなかったことについては、ほとんど考察されていない。

訳者コラム⑬

　第13章で紹介されているセラピーを日本語に応用する際には、漢字と仮名の違いに注意が必要である。漢字単語を正しく音読するためには、意味の理解や文脈が必要となる。例えば「山葵（わさび）」などの熟字訓は意味を理解しないと読めないし、「上手」は文脈がないと「じょうず」なのか「うわて」なのか、あるいは「かみて」と読むのかが決まらない。仮名単語は意味を理解しなくても読めるので、音読に関しては健常者では仮名のほうが容易である。それに対し読解は、通常漢字で書く単語が仮名書きされていると、例えば「こうれい」は「高齢」のことなのか「恒例」のことなのかがわからない。こちらは漢字のほうが有利かもしれない。

　実際には、仮名＝音、漢字＝意味、のように単純に表記の違いだけで音読や読解の成績に差が出るわけではない。日本語の読みに二重経路モデルを適用すると、読みが規則的である仮名単語は非語彙ルート（文字－音韻変換）を使って、不規則な読みがある漢字単語は語彙ルートを使って読まれていると考えるとすっきりする。しかし近年の研究では、仮名単語・漢字単語のどちらの読みも両方のルートで並行して処理されていることが示されている（Howardら 2004など）。漢字単語だからといって読みが不規則とは限らず、単語中の漢字の読み方の一貫性や典型性によって音読の速度に差があることが報告されている（辰巳 2006）（第2章の「訳者コラム②」を参照）。仮名単語も、単純に文字数が増えると読みにかかる時間が長くなるわけではなく、出現頻度の差が音読の速度に影響するという。読みのセラピーの課題を検討する際には、漢字と仮名という表記の違いだけではなく、使用する単語の読みの一貫性や、心像性や頻度などの属性、また、その単語が通常どちらの文字で表記されているのかも考慮することが必要である。

　本章の研究1～研究8は純粋失読（文字入力経路の最初のモジュール「文字認知」の機能低下）のセラピーで、文字の視覚的分析に対する訓練や、運動覚や触覚を利用した訓練が行われている。文字の異同弁別や単語全体の認知を促す訓練などは仮名にも漢字にも利用できる。なぞり読みの効果はひらがなで大きいとされているので（岩田 2005）、研究4や研究5で行っている運動覚を利用した訓練は仮名により有効かもしれない。純粋失読ではない失語性の音読の障害の症例に運動覚を利用したところ、仮名1文字の音読に改善が見られたという研究もある（佐藤ら 2006）。また、日本語の純粋失読の訓練として、視覚系の機能全般に働きかける方法（今村 2003）やフラッシュカードを用いて単語の全体読みを促進する方法（吉野ら 1999）も報告されている。

　研究10で行っているような、一部が欠けている文字を完成させたり、文字の形を説明させたりする文字同定の課題は視覚的情報を利用するので、仮名より視覚的な記憶が重要な漢字に適しているだろう。研究11のコンピュータを利用して適切な同音異義語を選択して文を完成する課題は、意味システムへのアクセスに働きかけている。日本語では仮名で書いておいて漢字単語の選択肢を用意すると、意味だけではなく音への意識も高めることができるのではな

だろうか。

　文字−音韻対応のセラピーでは、本章の研究13～研究15で使っているものと同様のキーワード法を利用して仮名の音読訓練が行われており、仮名1文字に対するキーワードには漢字1文字や漢字単語、あるいは絵が利用されている。その他の日本語の失読のセラピーの例では、今井（2003）が深層失読の漢字の意味性錯読に対して、漢字の意味ではなく音の側面に意識を置くための訓練を行って音読みが改善したと報告している。これは漢字単語の読みに非語彙ルートを利用した例だろう。

　本章で紹介されている読みのセラピーは、ほとんどが音読の改善を目標にしているが、実際には、日常生活で役に立つのはむしろ読解の能力かもしれない。声に出して読むことよりも、書かれていることの理解が求められる場面のほうがはるかに多い。セラピーが読解に対してどう影響するかはほとんど研究されていないと本章の研究概要で述べられているが、読解に重点を置いたセラピーの研究も必要である。スマートフォンやコンピュータはすでに重要なコミュニケーション手段になっており、読解ができればより多くの情報を得ることができる。これからはこのような機器を使ったセラピー研究も発展していくだろう。

文献

Howard D, Franklin S, Whitworth A (2004). SALAの成り立ち. 藤林眞理子, 長塚紀子, 吉田 敬, David Howard, Sue Franklin, Anne Whitworth, *SALA失語症検査：Sophia Analysis of Language in Aphasia* (pp.1-52). 千葉, エスコアール.

今井眞紀 (2003). 深層性失読を呈した健忘失語例に対する漢字の音読訓練. 竹内愛子（編）, *失語症臨床ガイド：症状別−理論と42症例による訓練・治療の実際* (pp.253-257). 東京, 協同医書出版社.

今村恵津子 (2003). 純粋失読例への視覚系全般を対象とした基礎訓練. 竹内愛子（編）, *失語症臨床ガイド：症状別−理論と42症例による訓練・治療の実際* (pp.244-247). 東京, 協同医書出版社.

岩田 誠 (2005). *臨床医が語る脳とコトバのはなし*. 東京, 日本評論社.

佐藤幸子, 小嶋知幸, 加藤正弘 (2006). 失語症における仮名1文字の音読訓練：書字運動による音読促進効果に関する検討. *言語聴覚療法* 3 (1), 23-30.

辰巳 格 (2006). 失語症と失読症の認知神経心理学：その接点. *高次脳機能研究* 26 (2), 129-140.

吉野眞理子, 山鳥 重, 高岡 徹 (1999). 純粋失読のリハビリテーション：単語全体読み促進をめざしたフラッシュカード訓練とMOR法による検討. *失語症研究* 19 (2), 136-145.

（荻野　恵）

14 書字のセラピー

書字に関する研究の概要

　読みの研究が失語症のリハビリテーションの伝統的な領域に入っていないとすれば、書字はそこからさらに外れたところにある。臨床的な優先性、人的資源の制限、またおそらくはその専門性も、書字の障害が注目されてこなかった理由であろう。しかし、メモや買い物リスト、Eメールを書くといった日々の暮らしに役立つ行動や、デジタルコミュニケーションの幅広い普及、コミュニケーションの代替手段としての可能性などにおける書字の重要性によって、近年数多くの研究が発表されるようになっている。表14.1にまとめた研究では、セラピーにより書字の能力が改善することが示されている。前章で用語について述べたように、書字障害を表す「失書（agraphia）」と「書字困難（dysgraphia）」は同じ意味で使われることが多いため、ここでは引用した各論文の著者による用語を使用している[訳注74]。Beesonらは、過去10年間に一つのセラピー法（「写字と想起の訓練（Copy and Recall Treatment：CART）」）の効果を検討した研究を数多く発表している。同じセラピー法を用いているが、それぞれの研究はクライアントのタイプやセラピーのセッティングなどが異なるため、別々に挙げてある。さらにBeesonら（2003）が行ったグループ研究は、このセラピー法で改善が見られたクライアントについて調べている。この研究は、個別の研究として本章ではレビューしていないが、結果についてはこの節で述べる。

　書字のセラピーには二つの主要なアプローチがある。一つは書字の語彙ルートに働きかけるもの、もう一つは書字の非語彙ルートに働きかけるものである。どちらのセラピーを採用するかは、それぞれのルートの保たれ方あるいは障害のされ方、保たれている他の能力、そのルートの改善がクライアントの綴りに与える影響によって決められる。例えば、音韻－文字変換規則の再学習は、綴りが非常に不規則な英語などに比べ、イタリア語のように規則的な言語でより効果的である。書字のセラピーは、音声言語が改善してから（Luzzattiら2000）、また、発話

訳注74）原書では引用元の論文に書かれている通り"agraphia"と"dysgraphia"がそのまま使われているが、通常、日本語では両者を区別しないことから、日本語訳ではいずれも「失書」としている。

表14.1　書字のセラピー研究の一覧表

障害レベル	研究	訓練課題
意味システム（深層失書）	研究1：Hatfield 1983（p.366）	○ 同音異義語またはそれに近い内容語と関連づけた機能語の書取
音韻－文字変換（深層失書）	研究1：Hatfield 1983（p.366） 研究2：De Partzら1992（p.369）	○ 綴り規則の訓練
音韻－文字変換（音韻性失書）	研究3：Luzzattiら2000（p.372）	○ 単語の音韻の分節化 ○ 音素と音節音の音韻－文字変換の訓練 ○ 単語が不規則になりやすい音脈の同定
	第11章の研究9：Hillisら1994（p.185）	○ 音韻－文字変換規則の訓練 　(a) 音素を聴いて文字を指さす 　(b) ある音素で始まる単語を考える 　(c) 単語と音素を関連づける 　(d) 単語を書く
音韻－文字変換と文字出力レキシコン（非語彙ルートと語彙ルートの部分的な障害）	研究4：Beesonら2000（p.375）	○ 音と文字の対応を利用して綴りの訓練をする ○ 誤りの自己モニター ○ 電子綴り機で可能な綴りを調べる
意味システムと文字出力レキシコン（深層失書）	研究5：Pavan Kumarら2008（p.377）	○ 写字を繰り返した後、単語の想起
意味システムと文字出力レキシコン	研究6：Schmalzlら2006（p.379）	○ 写字の後、記憶の補助あり・なしの単語の想起——記憶の補助は意味的に単語に関連した絵で、誤った文字の形を目立たせるようにしてある。
文字出力レキシコンへのアクセス（表層失書）	研究7：Behrmann 1987（p.382）	○ 意味を表す絵と関連づけた同音異義語の訓練 ○ 文字単語と絵のマッチングの後、単語を書く
文字出力レキシコン	研究1：Hatfield 1983（p.366）	○ さまざまな母音の綴りを含む単語の書取——いくつかの単語を母音部分の綴りが同じキーワードと関連づける。
	第11章の研究8：Hillis 1989（p.183）	○ ヒントに段階をつけて書称
	研究2：De Partzら1992（p.369）	○ 単語と意味を表す絵を見ながら単語を書く——絵は、単語の中に文字を利用して描き込んである場合もある。

	研究8：Delocheら1993 （p.384）	コンピュータを利用したセラピー ○ 単語の書字を促進するための文字のヒント ○ 文字単語のアナグラム ○ 語頭の音節
	研究9：Robsonら1998b （p.386）	〈絵のセラピー期〉 ○ 語形を以下から書く 　（a）語頭の文字の同定 　（b）アナグラムの並べ替え 　（c）遅延写字 　（d）般化セラピー 　（e）情景画の描写、リスト、コミュニケーション課題で、単語を書いて情報を伝える 〈メッセージセラピー〉 ○ 呈示された日常的な問題に対し、複雑なメッセージを伝えるために単語を書く
	研究10：Beeson 1999 （p.390）	○ アナグラムの並べ替えの後、単語の写字を繰り返し、想起する ○ 写字を繰り返した後、単語を想起する ○ 会話の中で情報を伝えるために訓練語を書く
	研究11：Beesonら2002 （p.393）	○ アナグラムの並べ替えの後、単語の写字を繰り返し、想起する ○ 写字を繰り返した後、単語を想起する
	研究12：Clausenら2003 （p.397）	○ 写字を繰り返した後、単語を想起する ○ グループセッションで、構造化した会話中に訓練した単語を書く
	研究13：Rappら2002 （p.399）	○ 書取――単語を聴いて復唱し、綴りを試みる。
文字出力レキシコンと文字出力バッファー	研究14：Raymerら2003 （p.402）	○ 写字と想起のセラピー（単語全体を想起する前に隠す文字の数を増やしていく）
文字出力バッファー	研究15：Mortleyら2001 （p.404）	コンピュータを利用した、良好な口頭での綴りを利用して書くことを促すためのセラピー ○ 逐字的に変換しながら単語の書取 ○ 最初の数文字が書けたら辞書を利用して単語を探す ○ 逐字的に書く方略を利用して文の書取 ○ 何文字か書くと単語の選択肢を与えてくれる適応型ワープロソフト
	研究13：Rappら2002 （p.399）	○ 書取――単語を聴いて復唱し、綴りを試みる。

	研究16：Sageら2006 (p.406)	○ ターゲットを正しい綴りと誤った綴りの対と比較 ○ 抜けている文字の挿入――ターゲットを参照して単語中の抜けている文字を埋める。 ○ 単語探し
	研究17：Pantonら2008 (p.409)	○ 書取――聴いた単語を綴り、写字をして想起する。 ○ 戦略的にメモを取る能力

が限られているクライアントのコミュニケーションの代替手段とするために（Robsonら1998b、Clausenら2003など）、導入されてきた。コミュニケーションに書字を使うことを目的としたセラピーは、一般的には書字も発話も重度に障害されているクライアントに対して行われている。書字のほうが訓練効果が出やすく、また少数の単語を訓練することで、その人の実用的コミュニケーションが大きく変わると考えられている。クライアントの書字の成績が最低レベルでも、単語の語頭の文字が書けることはよくある。こうした書字によるコミュニケーションの研究は、語彙ルートに働きかけ、反復練習を利用して、少数の単語のセットを再活性化したり再学習することを目的にしている。

　語彙ルートのセラピーには、再活性化の手法と再編成方略（迂回方略）の利用がある。再活性化の手法（Delocheら1999、Rappら2002など）では、反復練習によってクライアントが単語を書けるように訓練する。単語は書き写したり、さまざまな手がかり（例えばアナグラム[訳注75]や単語の語頭の文字ヒント）を介して書き取ったりする。Sageら（2006）の研究は例外で、クライアントに書字を要求しない方法で行っている。その代わりに、抜けている文字を埋めたり、ターゲット語と誤った語の対を比べたり、単語探しをするなどの、誤りなし訓練法が用いられている。セラピーは、一般的には特定項目の学習につながり、訓練語の書字は改善するが、非訓練語は改善しない。改善は文字出力レキシコン内の変化によるものと考えられている。意味的に関連する記憶の補助を使うか（Schmalzlら2006）、あるいは、より明確な意味表象をもつ高心像語を訓練することで（Pavan Kumarら2008）、意味システムがレキシコン内の単語へのアクセスを助けることができれば、セラピーはさらに効果的だろう。また、文字単語の部分的な知識が改善することで、訓練語と語頭や語尾が同じ単語への般化もある程度は見られるかもしれない（Raymerら2003）。

　語彙ルートのセラピーは、文字出力バッファーに障害があるクライアントでは、非訓練語にもある程度の般化が見られている。クライアントのRSB氏（Rappら2002）とJRE氏（Rapp

　　　訳注75）アナグラム――本来は、単語の文字を並べ替えて別の意味のある単語や句にしたものだが、本章の研究8～11では、ターゲット語に使われているアルファベットの順番を変えてあるものを指す。課題では、これを並べ替えて単語を作る。

2005）は、バッファーレベルにも障害があり、非訓練語に多少の般化が見られた。この般化を含む改善は、検索の速さや、語音を文字の形に変換する速さなど、バッファー内の処理過程の変化を反映していると考えられている。患者のRay氏（Pantonら2008が報告）は、主に文字出力バッファーレベルに障害があった。Ray氏もセラピー後には非訓練語に改善が見られ、単語内で誤る位置が変わったことから、文字バッファーがより効率的に働いていることが示唆された。しかし、非訓練語の改善は、3カ月後のフォローアップ時には維持されていなかった。どのクライアントも訓練語の改善は非訓練語より大きかったが、これは語彙レベルにも障害があることによるかもしれないし、訓練語はバッファー内で語彙表象がより強く活性化されるからとも考えられる。

　さまざまな迂回方略が単語の綴りを改善させるために用いられ、異なる般化のパターンが報告されている。Hatfield（1983）の研究では、クライアントに、難しい単語を自分が綴ることのできる単語と関連づけるように促したところ、セラピーは特定項目の改善につながった。Behrmann（1987）の研究では、意味を表す絵と綴りを関連づけることで、不規則語の綴りが改善した。他の単語の綴りにもある程度の般化が見られ、誤りに気づく能力の向上によるものと考えられた。Mortleyら（2001）が報告したMF氏は口頭での綴りのほうが良好だったため、それを書字の手がかりにする訓練を受け、この方略ですべての単語や文が書けるようになっている。

　書字の非語彙ルートに対するセラピー（De Partzら1992、Luzzattiら2000）では、音韻-文字対応の訓練が行われている。変換規則を学ぶと、クライアントは発音さえできればどの単語にもそれを適用できるため、綴りが規則的であれば訓練語も非訓練語も改善する。次に、不規則語の綴りも多少できるようにするため、クライアントは特定の規則を学習する。Beesonら（2000）は、綴りの語彙ルートと非語彙ルート両方の利用を促進している。クライアントは音と文字の対応を利用して単語を綴り、語彙の知識を利用してそれが正しいかどうか判断し、自己修正を試みる。この問題解決アプローチは、クライアントが綴りの障害に対処する方略を学ぶことを目的としており、書字の障害がそれほど重度ではないクライアントに適しているかもしれない。

　書字の語彙ルートと非語彙ルートの両方に働きかけている研究では、一般的に長期にわたる反復課題によって改善が見られている。例えば、患者のRMM氏（Robsonら1998b）は45分のセッションを59回行って、約60語を学習した。そのため、直接的セラピーとしては自習で行う訓練やコンピュータを利用した訓練を行い、臨床家がセッションごとに進行具合を確認するという形式が多い。失語症者の中には、コンピュータの利用によってモチベーションが上がる人もいるだろう。スペルチェックの機能で綴りの正確さを確認できるのも利点である（文献上は現時点では限られたエビデンスしかないが）。課題で書字が改善したら、クライアントに書字を会話で利用するよう奨める必要があり（Beesonら2002）、すぐにそうしないと実用的に書字を使うようにはならないというエビデンスがある（Mortleyら2001）。Clausenら（2003）は、グループを利用して会話における単語の書字を促し、例えば「名前？」のように会話を始める

ことができる単語と、そのような質問への答えとなる単語の訓練をすることの必要性を強調している。グループという場面設定は、書字がコミュニケーションの一手段であるということへの認識を高めたり、それを受け入れたりすることに役立つだろう。

　Beesonら（2003）は、重度失語症のクライアント八人に対するCARTセラピーの効果を報告している。クライアントのうち四人には訓練の効果が非常に大きく、一人にはほとんど効果がなく、残りの三人には若干の改善があったが訓練語の成績は基準に達しなかった。訓練効果に影響を与えた要因を調べるため、訓練に対する一人ずつの反応を分析した。この研究では、書字によるコミュニケーション訓練がうまくいくかどうかには、①1セッションで目的語の綴りが改善する、②自習課題を常に正確に最後までできる、③意味システムが比較的保たれている、④非語と単語の識別ができる、⑤非言語的な問題解決能力が保たれている、⑥コミュニケーションの必要性によりセラピーに対するモチベーションが高い、などクライアント側の数多くの要因が影響するとされている。個別のケースの比較からこうした要因はある程度は支持されるが、現時点では、これらの要因の与える影響や、①〜⑥のような特徴をもっていないクライアントにはセラピーの効果がないのか、または少ないのかということを実証するのは難しい。

　書字の研究では、書いた単語の正確さをセラピー前とセラピー後で比較することで改善の有無が検証されてきている。書字によるコミュニケーションを目的とした研究では、書きたかったことがわかるかどうかのほうが重要な評価尺度かもしれない。100％正確な反応でなくても、コミュニケーションは可能である。Pantonら（2008）の研究は、メモが取れるようになるというクライアントの実用的なゴールによってセラピーが決められ、また、改善がこのゴールとの関連で考察されている優れた例である。

セラピー研究レビュー

研究1

Hatfield FM (1983). Aspects of acquired dysgraphia and implications for re-education（後天性失書の特徴と再教育への示唆）. In C Code & DJ Müller (Eds). *Aphasia therapy*. London: Edward Arnold.

セラピーの焦点
意味システム（深層失書）と文字出力レキシコン（表層失書）

セラピーアプローチ
意味システム内の単語へのアクセスを改善するための認知機能再編成法
文字出力レキシコン内の再活性化

患者情報

この研究では四人のクライアントが紹介されている。

【一般情報】

患者のBB氏は43歳の食品卸売業者の男性で、塞栓性のCVAにより右片麻痺となった。DE氏は26歳の男性で、製薬会社の倉庫管理人助手だった。頸部の外傷（左内頸動脈の閉塞）により、左前頭葉と側頭葉の損傷ならびに右片麻痺を生じた。PW氏は72歳の男性で、地方公共団体職員だった。CVAにより右片麻痺となり、CTでは前頭葉、頭頂葉、側頭葉の損傷が認められた。TP氏は51歳の女性で、上級X線技師だった。くも膜下出血で左側頭後頭領域が損傷し、一過性の片麻痺と持続する右同名性半盲を生じた。四人とも脳損傷前は綴りにはかなり熟練していた。

【言語障害と残存能力】

BB氏、DE氏、PW氏は、ブローカ失語の発話と深層失読の読みのパターンを呈していた。TP氏は重度の失名辞と理解の障害を伴う流暢型の失語だった。TP氏はこの研究が始まる前に定期的な書字のセラピーを受けていた。書取の評価では、BB氏、PW氏、DE氏は機能語と比べて内容語の成績が良く、非語は書けなかった。規則語と不規則語の綴りの成績には大きな違いはなかった。書いたものには、視覚的、意味的、派生的な誤りが見られた。著者は、BB氏、DE氏、PW氏は深層失書で、綴りの非語彙ルート（音韻－文字変換（phoneme-to-grapheme conversion））が重度に障害されており、語彙的意味経路が部分的に保たれていると考えた。TP氏の書字は、他の三人よりは保たれていた。規則語の綴りは不規則語より良く、非語を書くこともできた。TP氏の書字には、綴りの規則には違反しない誤りや同音異義語の誤りがあること、逐字的に書くことなどの特徴があった。著者はTP氏は表層失書であると考えている。

【発症後経過年月数】

研究時、BB氏は発症後2年、DE氏は10年、PW氏は15年、TP氏は1年だった。

セラピー

セラピーには二つの目的があった。

(1) 意味システム――同音の（または同音に近い）内容語と関連づけることによって、機能語の綴りを改善する。

(2) 文字出力レキシコン――複雑な綴り規則と、同音異義語の綴りの獲得を促進する。

セラピーの頻度や時間などの情報は記載されていない。セッションに加え、自宅での文完成課題の自習も行われた。論文にはセラピー課題の進行についてしか書かれていない。また、効果を測るための単一症例研究デザインは使われていない。

課題	意味システム 同音の内容語を利用した機能語の書取。	文字出力レキシコン 1. 二重子音規則を説明して再学習する。 2. さまざまな母音の綴りをもつ単語の書取。母音の綴りが同じ単語をグループ分けする。それぞれのグループをクライアントが安定して綴ることができる一つのキーワードと関連づける。
訓練材料	位置を表す前置詞7語 助動詞6語 代名詞5語 機能語はクライアントが選んだ同音の「関連づけた（link）」内容語と対にされた。 例："on"と"Don"	母音の綴り方が異なる単語3グループ 例：/ei/ は "pain" と "pane"、/i:/ は "meat" と "meet"
ステップ	a. ターゲット語と関連づけた語の連合 b. 関連づけた単語の絵を手がかりにして書取 c. 関連づけた単語の書字 d. 機能語を含む文の書取 e. 関連づけた単語の下に機能語の書字 f. 機能語を書くための文の書取	a. 単語をグループに分ける b. キーワードとグループを覚える
誤反応へのフィードバック	記載なし	記載なし
正反応へのフィードバック	記載なし	記載なし

結果

3セッション後、深層失書のBB氏、PW氏、DE氏は、先に行ったターゲット語に関連づけた語の書字を利用して、機能語を正しく綴ることができた。セラピープログラムの終了時までには、機能語の綴りを促通するこの方略を声に出さずに行えるようになった。著者は、機能語の書字にある程度の改善が見られたと報告しているが、いくつかの単語が検査には含まれていないため、再評価の結果は解釈が難しい。TP氏に関しては、文字出力レキシコンを目的としたセラピー後の再評価のデータはほとんど書かれていない。

その他
著者は、機能語の書字がある程度改善しており、深層失書のセラピーは満足のいく結果だったと述べている。しかし、再評価のデータが十分ではないので、どちらのセラピーも成功の程度を判断するのは難しい。訓練による効果かそうでないのかを評価するには、さらに情報が必要である。深層失書に対するセラピーの手順は詳細に記述されているため追試が可能だが、表層失書のセラピーの記述は追試するには十分ではない。

研究2

De Partz MP, Seron X & Van der Linden M (1992). Re-education of a surface dysgraphia with a visual imagery strategy（表層失書における視覚的イメージ方略を利用した再教育）. *Cognitive Neuropsychology* 9 (5), 369-401.

セラピーの焦点
音韻-文字変換（文字出力レキシコン）

セラピーアプローチ
綴りの非語彙ルートを改善するための文字前後関係規則の再学習
文字出力レキシコンを介して不規則語の書字を改善するための認知機能再編成法

患者情報
【一般情報】
患者のLP氏は24歳、右利き、男性の看護実習生で、脳炎にかかり、左側頭葉の一部の切除術と左下前頭葉の吸引術を受けた[原注9]。術後、右片麻痺と軽度の右半側空間無視を呈した。LP氏は前頭葉損傷による認知障害の特徴を示し、視覚性記憶と言語性記憶にも障害が見られた。

【言語障害と残存能力】
LP氏は、実用的な理解力はあったが、単語の理解課題では意味的に誤ることがあった。発話には喚語困難、迂言、意味的誤りが見られた。復唱と自動言語の表出は保たれていた。読みは、非語の読みが比較的保たれ、単語の読みに頻度、語長、規則性の影響が見られないのが特徴だった。しかし、同音異義語の理解、規則化の誤りへの気づき、視覚的な語彙性判断には障害が見られた。著者らは、LP氏には意味以前の文字入力レキシコンに障害があるために、非語彙的な読みのルートに頼っていると考えた。意味へのアクセスは、音韻形態へのアクセスと

[原注9] この研究では二人のクライアントについて調べているが、ここでは一人についてのみ述べる。

聴覚ルートを介した処理によって行われていると考察している。

　書字は、非語を書くことが比較的良好に保たれているのが特徴だった。単語の書字には、明らかな頻度効果と、不規則語や曖昧語に比べて規則語が良い傾向、また同音異義語の書字の困難さが見られた。著者らは、LP氏は綴りの語彙ルートが障害され、非語彙ルートが比較的保たれていることから生じる表層失書であると述べている。不規則語と曖昧語の一貫した書字の誤りは、アクセスの難しさではなく、文字表象の喪失を反映していると考えられた。

【発症後経過年月数】
　セラピー開始時、LP氏は発症後約1年だった。

セラピー

セラピーには二つの目的があった。

(1) 文字の前後関係に依存する綴りの規則を教えることで、書字の非語彙ルートの利用を最大限にする（第1期）。

(2) 視覚的イメージ方略を利用して、不規則語と曖昧語の書字を改善させる（第2期）。

　セラピー効果を検証するために、多層ベースラインデザインが使われた。セラピーは2期からなる。

【第1期】
　セラピーの第1期は、週3回のセッションを6カ月行った。

課題	前後関係に依存的な綴り規則の再学習 規則を呈示して説明した。書取、文や文章完成など、さまざまな書字課題で規則を利用した。
訓練材料	LP氏の誤りの分析後、フランス語でよく使われる規則を五つ訓練用に選んだ。
ステップ	各規則を別々に導入、訓練し、その後、同時に訓練した。
誤反応への フィードバック	規則の説明 読んで書き写すために正答を呈示した。
正反応への フィードバック	記載なし

【第2期】
　第2期のセラピーには四つのステージがあり、それぞれ異なる課題が行われた。第1ステージでは、イメージの学習を週3回、2週間行った。第2、第3ステージはそれぞれ週3回、3カ月行われた。第2ステージと第3ステージで学んだ綴りの想起は、最初のセッションの翌日、4日目、15日目に評価された。第4ステージも3カ月行われた。

課題	1. イメージの学習	2. 視覚的イメージを伴う文字単語[訳注76]の学習	3. 個人的イメージの学習	4. 自発書字への移行
	見せられた絵や単語に対してイメージをわかせる。そのイメージを絵に描くか、叙述する。	埋め込まれた絵とともに単語を書く。	セラピストのイメージと患者のイメージで効果を比較する。	自発書字の中の訓練語やそれから派生した語を探し、それに対応した絵を見ながら書く。
訓練材料	LP氏が綴りを誤った240語。訓練語はそれぞれ単語の中の綴りを誤った部分に意味的に関連する絵が埋め込まれている。第2ステージ（課題）では120語が使われた。このうち、60語が訓練語、60語が非訓練語で、グループ間で頻度が統制された。第3ステージ（課題）では120語が使われた。このうち、30語を非訓練語、30語を患者のイメージ、30語をセラピストのイメージ、30語を伝統的な一方的に教える言語学習法で訓練する語とした。			
ステップ	a. 直接的な視覚化——視覚的な手がかりを利用してイメージをつくる。 b. 間接的な視覚化——物の名前からイメージをつくる。	a. 絵の埋め込まれた単語を書き写す。 b. 単語と埋め込まれた絵の遅延写字（10秒）を行う。 c. 単語を聴いて単語と埋め込まれた絵を書く。	課題2と同様	なし
誤反応へのフィードバック	該当せず	bとcで単語の書字を誤ったら、写字に戻る。	課題2と同様	記載なし
正反応へのフィードバック	該当せず	記載なし	記載なし	記載なし

結果

第1期の後、訓練した規則の適用が必要な単語では誤りが減少した。それらの規則を誤って

訳注76）視覚的イメージを伴う文字単語——単語中の誤りやすい文字に単語と意味的に関連する絵を埋め込んだもの。例えば、LP氏はFLAME（炎）という単語では"M"を誤っていたので、"M"を炎のような絵にしてある。

適用したことによる新たな誤りも生じた。不規則語や曖昧語の書字には、第1期後も変化がなかった。第2期の課題2、課題3の後は、視覚的イメージを使った訓練語の書字は改善した。非訓練語の書字も多少改善した。従来の一方的に教える（didactic）言語学習法で訓練された単語の書字は改善しなかった。セラピストのイメージを使って訓練した単語と、LP氏のイメージで訓練した単語には有意な差はなかった。セラピーの1年後にも成績は変わらなかった。

　セラピーのどちらの期でもLP氏の書字能力には有意な改善が見られ、著者らは自然回復ではないと考えている。セラピー前のLP氏の書字の成績には変化がなかった。第1期のセラピーでは、LP氏の不規則語、曖昧語を書く能力に変化は見られなかった。第2期に見られた改善は、訓練語が非訓練語に比べ有意に大きく、一方的に教える言語学習後には改善が見られなかった。改善はセラピー後1年経っても維持されていた。

その他
　この研究は綿密な初期評価と再評価のデータを提供しているので、有意な改善が長期にわたって持続したセラピーを詳細に検討できる。

研究3

Luzzatti C, Colombo C, Frustaci M & Vitolo F (2000). Rehabilitation of spelling along the sub-word-level routine（綴りの非語彙レベルのルーティンに沿ったリハビリテーション）. *Neuropsychological Rehabilitation* 10 (3), 249-278.

セラピーの焦点
音韻 – 文字変換

セラピーアプローチ
再学習

患者情報
この研究では二人のイタリア人のクライアントが紹介されている。
【一般情報】
　患者のRO氏は48歳の男性で、左半球に脳膿瘍があった。教育歴は8年で、行政官として働いていた。DR氏は33歳の男性で、歯科技工士だった。左内頸動脈の動脈瘤が破裂したことにより、脳出血を起こした。
【言語障害と残存能力】
　RO氏はブローカ失語で、中等度の理解障害と、喚語困難を伴う非流暢な失文法的発話が見られた。読みには音韻性失読の特徴があった。正しく書ける単語はまったくなく、個々の文字

も6割程度しか書けなかった。著者らは、RO氏は書字の非語彙的なルーティンに障害があると考えている。RO氏はまた、音響－音韻変換も困難だった。DR氏もブローカ失語で、失文法的発話と音韻性失読の読みの特徴があった。正式な書字の評価では、規則語は約25％の正答率で、音節で表記を考える必要のある単語[訳注77]や有声子音、鼻音を含む単語が特に難しかった。不規則語の書字は規則語より不正確だった。著者らは、DR氏は語彙ルート、非語彙ルートの両方が関わる混合型の書字の障害で、最も正確に書けるのは1音素1文字対応のある規則語だとしている。

【発症後経過年月数】

研究時、RO氏は発症後3年9カ月、DR氏は発症後10年だった。

セラピー

セラピーの目的は、音韻の分節化と音韻－文字変換を改善させることだった。イタリア語はほぼ規則的な言語なので、音韻－文字変換が改善すれば、単語の大半を正確に書くことができるようになると考えられる。規則的な変換ルールの学習後、クライアントは不規則性が起こりそうな音脈（音韻的前後関係）を特定する訓練を受けた。クライアントの書字は、セラピー前、セラピー中に一定の間隔で、そしてセラピー後に評価された。多層ベースラインセラピーデザインが用いられた。次のステージに進む条件は、正答率90％とした。訓練は週に3～4回行われた。RO氏の訓練は15カ月、DR氏は12カ月にわたって続けられた。

課題	1. 単語を音節へ、音節を音へ分節化（継続音(continuant phones)）	2. 音素と単語の書取（継続音）	3. 単語を音節へ、音節を音へ分節化（破裂音(plosive phones)）	4. 音素と単語の書取（破裂音）	5. 音節と複雑な変換規則の導入
	分節化をしやすくするために音を伸ばして単語を呈示する。	クライアントが個々の文字の読み方を想起して書く。	分節化をするための単語を呈示する。	クライアントが個々の文字の読み方を想起して書く。	音節の変換規則と、1音素1文字の規則を紹介する。
訓練材料	継続音/f v s z r l m n/と五つの母音を含む単語	継続音/f v s z r l m n/と五つの母音を含む単語	/p b t d/を含む単語	/p b t d/を含む単語	/k g ʃ tʃ dʒ kw ts dz/を含む単語

訳注77）ある音素の表記が後ろに続く母音によって変わるなど、1対1の音素－文字規則では表記できない単語。

ステップ	a. 音節への分節化 　i. 子音を変化させた2音節語 　ii. 3音節以上の単語 　iii. 非語 b. 音への分節化 　i. 語長が増す単語 　ii. 子音の文字列をもつ単語 　iii. 二重子音をもつ単語	a. 2音節語とCV構造の非語 b. 3音節語 c. 4音節語 d. 子音の文字列をもつ単語 e. 二重子音をもつ単語	a. 1対1の音韻－文字変換 b. 破裂音で始まるCV音節	なし	記載なし
誤反応へのフィードバック	記載なし	その文字を含む一般的な単語を思い出させる。	記載なし	記載なし	記載なし
正反応へのフィードバック	記載なし	記載なし	記載なし	記載なし	記載なし

　第5期のセラピー後、クライアントは二人とも不規則な綴りになりそうな音脈が特定できるようになったため、自分で綴りを確認することができた。

結果

　どちらのクライアントも、それぞれのステージで90％の正答基準に達し、次に進んだ。セラピー終了時、RO氏は1対1の変換と音節の音韻－文字変換を適切に行えるようになっていた。規則語は90％、不規則語は50％正確に書くことができ、不規則語の書字の誤りは規則化によるものだった。この改善は読みにも反映し、機能語や抽象語、非語の読みが良くなった。自発話は変わらなかった。書字の改善は、セラピー後18カ月経っても維持されていた。DR氏はセラピー終了時、書字はほぼ健常者のレベルに達し、母音を二つ以上もつ単語でのみ綴りを誤った。セラピー後6カ月経っても書字の成績は維持されていた。

　どちらのクライアントも、セラピーによって有意な改善を示した。二人とも発症からの経過が長かったが、セラピーの各段階で目標とした改善が認められた。すべての単語が改善し、セラピー終了後もそれが維持された。実用的な場面で、新たに獲得した書字の方略を使っていた

かどうかは記述されていない。

その他
綿密な初期評価と再評価のデータが提供されているので、クライアントに対するセラピーの効果について詳細な検討ができる。この研究では、音韻－文字変換規則に直接働きかける前に、前提となる音韻分節化を訓練することの必要性について考察している。このようなセラピー方法の効果は、イタリア語と比較すると英語では限られているだろう。

研究4

Beeson PM, Rewega MA, Vail S & Rapcsak SZ(2000). Problem-solving approach to agraphia treatment: interactive use of lexical and sublexical spelling routes（失書の訓練に対する問題解決アプローチ：綴りの語彙ルートと非語彙ルートの相互的利用）. *Aphasiology* 14(5-6), 551-556.

セラピーの焦点
音韻－文字変換と文字出力レキシコン
綴りの語彙ルートと非語彙ルートの相互作用の改善

セラピーアプローチ
再学習と認知機能再編成法

患者情報
この研究では二人のクライアントが紹介されている。
【一般情報】
患者のSV氏は44歳、右利きの女性で、学士号を二つと修士号を一つもち、コンピュータプログラマーとして働いていた。また、アマチュアのフィクション作家だった。左半球の脳卒中により失語症になった。MRIでは、左側頭葉、島、前頭弁蓋部に梗塞巣が認められた。SW氏は42歳、右利きの男性で、高校を卒業し、用具のレンタル会社を経営していた。自動車事故による脳外傷で、失語症と記憶の障害を呈した。術後のMRIでは、左側頭葉前部の損傷と、左大脳基底核に別の病巣が認められた。
【言語障害と残存能力】
SV氏は軽度の失名辞失語だった。単語の読みには誤りがなかった。書取は、自己修正を含めると83％の正答率だった。不規則語での誤りが多く、音韻的に不適切だが語形がある程度保たれている誤り、音韻的には適切な誤り、そして部分的反応が見られた。非語の綴りは67％の正答率で、誤りのほとんどは母音が関連していた。文を書くことには時間と努力を要し、綴りの誤りと語彙の選択の誤りもときに見られた。SV氏は再びフィクションを書きたい

と願っていた。SW氏も失名辞失語で、著明な喚語困難が見られた。書称では1箇所誤っただけだった。書取は約50％の正答率で、誤りの多くは音韻的には適切なものだった。SW氏は、高心像語と比べて、低心像語の書字が難しいと感じていた。非語も50％ほどの正答率で、母音の選択の誤りが見られた。

著者らは、二人とも綴りの語彙ルートと非語彙ルートの両方に損傷があり、いずれのルートからも部分的な情報しか得られていないと考えた。二人とも、語形の部分的な知識を利用しているが、意味的な綴りをしようとしたことでの誤り、また音韻－文字変換に頼ったことがわかる誤りも見られた。

【発症後経過年月数】

研究時、SV氏は発症後4年、SW氏は発症後14カ月だった。

セラピー

セラピーは、綴りの難しさを解決する方略が使えるようにするために、問題解決アプローチを促すことが目的だった。SV氏は週2回のセラピーを10カ月、SW氏は週1回を10週間続けた。どちらも自習課題を行った。コントロール課題デザインでセラピーの効果を測定した。

課題	問題解決アプローチ 綴りが難しいときは、以下の順に問題解決アプローチが進められる。 1. 音の通りに綴ってみる。 2. 綴りが正しいかどうか判断する。 3. 誤っている場合、修正を試みる。 4. 電子綴り機でチェックするか、正しい綴りを探す。 5. 難しかった単語のリストを作る。
訓練材料	クライアントが自分で書いたもので、SV氏は創作文、SW氏は日記を利用した。SV氏はキーワードのリストを作って、音素に対応する文字を探すのに役立てていた。
ステップ	なし
誤反応への フィードバック	「課題」の説明を参照
正反応への フィードバック	記載なし

結果

セラピーの期間中は、臨床上の観察とSV氏の自己申告から、書字の創造的な側面のほうが容易であることがわかった。10カ月後、SV氏は書取での誤りが有意に減少した。誤ることもあったが、セラピー前と比べ、音韻的に適切な誤りであることが増えた。数唱のスパン（コントロール課題）には変化がなかった。著者らは、SV氏の改善は語彙表象へのアクセスの改善を反映し、部分的な綴り（音韻－文字対応によって得られる）が文字出力レキシコンから単語を

引き出す手がかりになっていると考察している。SW氏の書取の誤りは、10週後に有意に減り、自己修正が非常に多くなった。修正が見られないのは、音韻的に不適切な綴りの誤りだった。対面呼称や音読（コントロール課題）には変化がなかった。SW氏は、まずレキシコンから単語を引き出そうとし、それが失敗すると非語彙ルートを利用し、単語を繰り返して言いながら1文字ずつ書いていた。自己修正が成功する回数も目立って増えた。

両者とも、綴りの誤りを修正するために、部分的に損傷を受けた綴りの語彙ルートと非語彙ルートを相互に利用していた。問題解決を促すセラピーは、単語の書字の有意な改善につながった。著者らは、書字の障害がより重度のクライアントにはこのアプローチは適していないかもしれないと述べている。

その他
他の書字の研究と同様に、このセラピーも自習に頼るところが大きく、セラピーセッションの回数は非常に少ない。評価尺度は限られていて、書取のベースラインは1回のみで、書字の速度については情報がなく、文の書字については体系的に検査していない。この研究は、患者の一人が綴りの際に利用していた方略について深く考察している。

研究5

Pavan Kumar V & Humphreys GW（2008）. The role of semantic knowledge in relearning spellings: evidence from deep dysgraphia（綴りの再学習における意味知識の役割：深層失書から得られるエビデンス）. *Aphasiology* 22(5), 489-504.

セラピーの焦点
意味システムと文字出力レキシコン（深層失書）

セラピーアプローチ
再活性化

患者情報
【一般情報】
患者のPH氏は30歳、右利きの男性で、最近法律の学位を取得した。左半球の脳卒中により、右片麻痺と軽度の前頭葉症状を呈した。MRIでは、左下前頭葉に大きな病巣が認められ、後方に向かって側頭葉の前部と上部まで広がっていた。PH氏の病前の認知機能は正常とされていた。

【言語障害と残存能力】
PH氏は非流暢タイプの失語で、失文法が認められた。発話は自動的なものに限られてい

た。呼称は障害され、"no"という反応と、意味的・音韻的誤りが見られた。単語と絵のマッチング、類義語判断、絵3枚版のPyramids and Palm Treesテストはすべて障害されていた。読みには深層失読の特徴が見られ、非語、規則語、不規則語の読みが困難で、意味的誤りが見られた。書字は重度に障害され、深層失書の特徴があった。短い単語の中には正しく書けるものが多少あったが、長い単語は書けなかった。単語の最初の1文字か2文字を書くことができた。非語は書けなかった。書字では意味的誤りや綴りの誤りが見られた。単語を正確に書き写すことはできた。遅延写字は比較的良かったが、イメージしやすい（心像性が高い）単語のほうが良好だった。著者らは、PH氏には意味的障害があると考えている。

【発症後経過年月数】
研究時、PH氏は発症後3年だった。

セラピー

この研究は、単語の綴りの学習に対する心像性（イメージのしやすさの度合いを高さと低さの対比で説明する）の効果を検討するために計画された。著者らは、もし文字出力レキシコンが意味システムから独立したものであれば、高心像語と低心像語の学習は同じようにうまくいくと考えた。意味知識の表象が文字レキシコン内に保持されているなら、高心像語のほうが学習しやすいはずである。効果を測るために、反復ベースラインデザインが使用された。PH氏は、各訓練語のセットを自宅で2週間練習した。セット1は1週目、セット2は3週目、セット3はセット1の終わった4週目に渡された。自習課題は毎日行った。効果が維持されているかどうかは、セラピー後4～6週の間に評価された。

課題	自習課題 1. 単語をリストから一つ選ぶ。 2. 10回書き写す。 3. 紙を裏返して単語をもう一度書く。
訓練材料	名詞の訓練語30語には、高心像語が15語、低心像語が15語含まれる。非訓練語が30語。訓練語30語は3セットに分けられ、セット1は高心像語が10語、セット2は低心像語が10語、セット3は高心像語が5語と低心像語が5語だった。それぞれのセットは頻度と語長が統制された。非訓練語のセットは統制されなかった（語長は短く、頻度は高い）。
ステップ	なし
誤反応への フィードバック	該当せず
正反応への フィードバック	該当せず

結果

セラピー開始時のベースラインでは、PH氏はどの単語も書けなかった。練習後、訓練語が

書けるようになった。訓練中は、高心像語と低心像語には有意な差はなかった。しかし、訓練の3週間後には低心像語の成績が低下し、有意な差が生じた。非訓練語には改善は見られなかった。セラピーの実用的な効果については検討されていない。

　PH氏は高心像語も低心像語も学習できたが、非訓練語には般化しなかった。著者らは、これをレキシコン内の特定項目の復元あるいは学習の結果と考えている。しかし、高心像語と低心像語では、訓練効果の維持のされ方に違いがあった。この結果は、意味システムがレキシコン内の語彙表象を支えており、それによって学習の強化を長期にわたって維持できることを示唆している。

その他
　この研究は、他の書字のセラピーでも使われている写字の方法を用いているが、意味表象がしっかりしている単語のほうが長期学習に向いていることを示した。

研究6

Schmalzl L & Nickels L（2006）. Treatment of irregular word spelling in acquired dysgraphia: selective benefit from visual mnemonics（後天性失書における不規則語の綴りの訓練：視覚的記憶法の選択的効果）. *Neuropsychological Rehabilitation* 16（1），1-37.

セラピーの焦点
意味システム、文字出力レキシコンへのアクセス

セラピーアプローチ
再活性化と認知機能再編成法

患者情報
【一般情報】
　患者のFME氏は62歳の女性、12年の教育歴をもち、看護師として働いていた。この研究の20年前にウィルス性のヘルペス脳炎にかかった。感染時のCTでは、左側頭葉の損傷が認められた。神経心理学的評価で重度の記憶障害が認められ、推測される病前の知的機能と比較すると、言語性IQ、非言語性IQともに低下していた。

【言語障害と残存能力】
　FME氏の発話は流暢で、重度の喚語困難があった。綴ることの難しさと、文章を音読できないときには読解もできないことを訴えていた。単語の聴覚的理解も読解も障害され、語彙性判断も難しかった。音読と復唱は軽度に障害されていた。呼称は書称よりかなり良かったが、どちらも健常群と比較すると障害されていた。呼称は単語の頻度に大きく影響され、誤りの大

半は、意味的または音韻的に関連するものだった。書称は単語の語長の影響が大きく、意味的な誤り、綴りの誤り、音韻的に適切な誤りが混ざっていた。書取も障害されていたが、同じ単語の書称との比較では良好だった。書取は単語の心像性と頻度に大きく影響されていた。非語の書字も障害され、語長の影響が見られた。FME氏の同音異義語の綴りは、読んだり口頭で定義を述べたりすることとの比較では障害されていた。同音異義語の混乱は、文字単語の定義でも書取でも見られた。

　著者らは、FME氏には読みと綴りの非語彙ルート・語彙ルートのどちらも複数の構成要素に損傷があり、綴りのルートの障害がより重いと考えた。また、音韻入力レキシコンと文字入力レキシコンの障害に加え、意味システムの損傷と、文字出力レキシコンへのアクセスの障害で単語の表象が検索できない場合の非語彙ルートへの過度の依存、そして文字出力バッファーの損傷の可能性もあると述べている。なぜこれらの障害が考えられるかを、それぞれ詳細に述べている。

【発症後経過年月数】
　研究時、FME氏は発症後20年だった。

セラピー

　セラピーは、特定の文字表象の強化により、高頻度の不規則語の綴りを再学習することを目標にした。学習を補助するために、視覚的イメージを利用した記憶法の効果が検討された。視覚的な記憶の補助（mnemonic cues）は、単語と意味的に関係があるもので、文字の形態と関連づけられていた。

　記憶の補助があるときとないときの写字訓練の効果を測るために、多層ベースラインクロスオーバーデザインが使われた。不規則語の読みと綴りを、訓練前の12週、8週、4週の3回のベースライン、訓練後の2回のベースライン（各セラピー期後に1回ずつ）、訓練第2期後の4週目、12週目の2回のフォローアップテストの、合計7回評価した。セッション開始時には、毎回、訓練語のセットと書取語のセットの予備テストを行った。各訓練期は週2回、4週にわたって行われた。セッションとセッションの間は自宅で自習した。

課題	訓練課題	自習課題
	1. 単語を聴く。 2. フラッシュカードで単語の正しい綴りを確認する。 3. 単語の写字を行う。 4. 5秒後に記憶から単語を書く。 5. 単語と関連させたイメージを思い出す（記憶の補助を使う訓練のときのみ）。	1. フラッシュカードで単語の正しい綴りを確認する。 2. 単語の写字を行う。 3. フラッシュカードを隠し、5秒後に単語を記憶から書く。 4. 綴りを確認する。 5. 正しければ次のフラッシュカードに進む。間違っていたら5秒後に単語を正しく綴れるまで手順を繰り返す。
訓練材料	高頻度の不規則語200語を50語ずつの4セットに分けた。各セットの単語は頻度、語長、読みと書字で誤った割合を統制した。セット1は記憶の補助なしの訓練セット。セット2は記憶の補助ありの訓練セット。セット3は記憶の補助なしの繰り返し書取だけを行うセット。セット4は記憶の補助ありの繰り返し書取だけを行うセット。 訓練刺激はフラッシュカードで呈示した。セット1のフラッシュカードには単語の正しい綴りを小文字で書いてある。セット2のフラッシュカードには、意味的に関連する記憶の補助の絵とともに単語の正しい綴りが書いてあり、その絵は文字の形を強調するように描かれている[訳注78]。	
ステップ	「課題」の説明を参照	「課題」の説明を参照
誤反応へのフィードバック	遅延写字が正答するまで繰り返す。	遅延写字が正答するまで繰り返す。
正反応へのフィードバック	次の単語に進む。	次の単語に進む。

結果

訓練前の最後のベースラインと比較して、記憶の補助を使わない訓練の後は、200語のセットに改善はなかった。第1期に訓練した単語も含め、どの単語のセットにも有意な改善は見られなかった。記憶の補助を使った訓練の後は有意な改善があり、セラピー後に多少の低下はあったが、1カ月、3カ月のフォローアップでも、ベースラインと比較して有意に良いままだった。セラピーの第2期の間、記憶の補助を使って訓練した単語には有意な改善があったが、繰り返し書取だけを行った単語には変化がなかった。FME氏の同音異義語の読みや定義、綴りには変化はなく、同音異義語の混乱による誤りは定義と綴りで同程度の割合で見られた。セラピー後に同音異義語を綴るとき、綴りの誤りの増加と、それに伴い音韻的に適切な誤りの減少

訳注78）眼鏡の絵を「look」の"oo"と重ねて描くなど。

が見られ、非語彙ルートへの依存が軽くなったと考えられた。

　記憶法を使わないセラピー、つまり繰り返し写字をすることでは、書字に変化は見られなかった。これは、この方法に効果があったとするこれまでの研究（例えば、Beeson 1999）とは対照的な結果である。著者らは、FME氏は記憶に障害があるため、写字をしてからそれを思い出して単語を書くまでの間の時間を短くする必要があったか、あるいは意味の障害があったことが原因ではないかと考えている。記憶の補助を使ったセラピーでは、訓練語の書字が有意に改善した。これは、意味表象が活性化され、それが文字出力レキシコンの中の特定の表象へのアクセスを支えたことによるものと考えられる。FME氏は発症後の経過が長く、訓練した特定項目への効果があったことから、セラピーによる改善である可能性が高い。この研究では、セラピーの結果が実用的な書字につながったかどうかは検討されていない。

その他

　著者らは、重度の記憶障害がある場合の言語的素材の学習に対し、視覚的イメージを記憶の補助として利用することの効果について考察している。この研究は、複数の障害をもつクライアントの評価を行いながら仮説検証を行った好例である。

研究7

Behrmann M (1987). The rites of righting writing: homophone remediation in acquired dysgraphia（書字を改善するための儀式：後天性失書における同音異義語の改善）. *Cognitive Neuropsychology* 4(3), 365-384.

セラピーの焦点
文字出力レキシコンへのアクセス（表層失書）

セラピーアプローチ
再活性化

患者情報
【一般情報】
　患者のCCM氏は53歳の高卒女性で、左側頭頭頂領域の中大脳動脈に梗塞を起こした。片麻痺や半盲はなかった。CCM氏は英語とアフリカーンス語のバイリンガルだった。
【言語障害と残存能力】
　CCM氏は伝導失語で、発話は流暢だが復唱に障害があった。文の理解は比較的保たれていた。読みでは、語彙性判断は保たれ、非語の読みも良好で、規則語と不規則語に差がないのが特徴だった。書字は、非語と規則語は良好に保たれていたが、不規則語と同音異義語が障害さ

れていた。不規則語の書字には音韻的に適切な誤りが見られた。単語の心像性や品詞、語長の違いは、読み書きの成績に影響しなかった。著者らは、CCM氏の書字の語彙ルートは障害されているが、非語彙ルートは保たれていると考察し、後天性の表層失書であると述べている。

【発症後経過年月数】
セラピーを開始したのは、CCM氏が発症後10カ月のときだった。

セラピー

セラピーの目的は、同音異義語ペアの訓練を介し、綴りの語彙ルートを再訓練することだった。セラピーは週1回のセッションを6週間続け、自宅での自習も行われた。特定項目コントロール課題デザインを用いてセラピーの効果を検討した。

課題	同音異義語ペアの書字 意味を表す絵を参考に同音異義語を書く。 意味は正しい綴りを促進するために使用した。
訓練材料	評価においてどちらか一方、または両方を誤って書いた、同音異義語のペア50組。 各セッションで8組を訓練した。
ステップ	a. 絵と一緒に同音異義語ペアを導入 b. 文字単語の比較 c. 絵と文字単語のマッチング d. 絵を利用した同音異義語の書字 e. 同音異義語の書取
誤反応への フィードバック	記載なし
正反応への フィードバック	記載なし

自習では、単語と絵の強制的選択のマッチング、同音異義語の絵の書称、文の完成の課題を行った。

結果

訓練した同音異義語の書字には有意な改善が見られ、セラピー後8週経っても維持されていた。訓練していない同音異義語には有意な改善は見られず、般化のないことが示された。不規則語の書字にも有意な改善が見られた。CCM氏の文の理解と数唱の成績には変化がなかった。

セラピーの結果、同音異義語と不規則語の書字が改善した。CCM氏は自然回復の時期を過ぎていたこと、セラピー前のベースラインの同音異義語の書字の成績が一定していたこと、コントロール課題の成績には変化が見られなかったことから、この改善はセラピーによるものとされている。著者らは、訓練した同音異義語と訓練していない不規則語が改善した理由につい

て、語彙ルートによる綴りの部分的な回復と、綴りの誤りに気づく視覚的なチェックシステムの利用によるものではないかと考察している。

その他
訓練した同音異義語のリストは論文に記載されている。この研究では、クライアントに見られた表層失書の特徴のいくつかが改善した。

研究8

Deloche G, Dordain M & Kremin H（1993）. Rehabilitation of confrontation naming in aphasia: relations between oral and written modalities（失語症の対面呼称のリハビリテーション：口頭表出と書字モダリティの関係）. *Aphasiology* 7（2）, 201-216.

セラピーの焦点
呼称の改善のための文字出力レキシコンへのアクセス（表層失書）

セラピーアプローチ
再活性化

患者情報
この研究は二人のクライアントについて検討している。
【一般情報】
患者のRB氏は28歳の女性で、左シルビウス溝分岐部の動脈瘤の破裂により髄膜出血を起こすまでは、秘書として働いていた。GC氏は50歳の右利き女性で、左シルビウス領域の動脈瘤の破裂により、髄膜出血を起こした。CTでは、島の後部と、ローランド溝領域から前頭部へと広がる低吸収域が認められた。
【言語障害と残存能力】
RB氏の発話は流暢で、情報量も多かったが、ときおり喚語困難があった。聴覚的理解、読解、音読と復唱は良好に保たれていた。書取は障害され、表層失書による誤りが見られた。対面呼称の評価では、RB氏は口頭では79％正答し、誤りのほとんどは語性錯語だった。書称の正答率は73％で、誤りは主に形態語彙的（morpholexical）なもの[訳注79]か、音韻形態から適切に文字化したものだった。著者らは、RB氏は音韻－文字変換規則を利用して、音声単語の語形を文字単語に書き換えていると考えている。

GC氏は伝導失語だった。自発話には喚語困難が見られ、音素の誤りや意味性錯語、迂言が

訳注79）ターゲット語と共通する音韻の語あるいは共通する文字を含む語。

あった。読解は保たれていたが、聴覚的理解は障害されていた。単語の音読は良好だったが、非語の音読には障害が見られた。復唱も障害されていた。対面呼称の評価では、書称で42％、口頭では35％の正答率だった。呼称も書称も、無反応や意味的誤り、形態語彙的誤りが特徴だった。著者らは、GC氏がよく指で綴りを書く方略を使っていたので、口頭での呼称は文字単語から引き出されているのではないかと考えた。

【発症後経過年月数】
セラピーは、RB氏が発症後10カ月、GC氏が発症後12年のときに始めた。

セラピー

セラピーの目的は、書称を改善することと、呼称に対する効果を測定することだった。25回のセッションを6週間にわたって行った。各セッションでは、16語ずつの5ブロックに分けた刺激を、1ブロックにつき1条件で呈示した。セッションごとにブロックの条件を交換した。反復ベースラインデザインが用いられ、セラピー前、セラピー直後、1年後の3回、呼称成績の変化を測定した。

課題	書称のための絵の呈示 コンピュータで絵を呈示し（さまざまなヒントとともに）、クライアントがキーボードでタイプして書称する。
訓練材料	書称に使われた120単語を二つのグループに分けた。80語は訓練に使用し、40語はコントロール項目とした。グループ間の、セラピー前の正解と不正解の数は統制してある。 〈五つの呈示条件〉 A：絵と同時にヒントをスクリーンに呈示 　○ RB氏──意味ヒントとして自由な形の文 　○ GC氏──文字単語のアナグラム B：絵と同時にヒントをスクリーンに呈示 　○ RB氏──文字単語のアナグラム 　○ GC氏──文字単語の最初の音節 A′：Aと同様だがフィードバックを伴う（下記参照） B′：Bと同様だがフィードバックを伴う（下記参照） C：ヒントなし
ステップ	記載なし
誤反応への フィードバック	A′とB′では、最初に間違った文字を選んだときには音で警告を与えた。2度目の誤りでは、誤った文字の正解をスクリーンに呈示し、写字させた。
正反応への フィードバック	記載なし

結果

　RB氏は、ヒントなしのときと比較して、アナグラムを利用したときに有意な書称の促通が見られた。意味的手がかりでは有意な促通はなかった。全体としては、セラピー前と比較して、訓練語もコントロール語も、書称と呼称に有意な改善が見られた。呼称は訓練しなかったが、訓練した書称よりも大きく改善した。書称の意味的誤り、形態論的誤りや同音異義語への誤りは減少した。セラピー1年後にもこの改善は維持されていた。

　GC氏はヒントなし条件、アナグラム、語頭音節のヒント条件の間に差がなかった。全体的には、訓練語の呼称と書称に有意な改善が見られた。書称ではコントロール語にも有意な改善があったが、呼称では非訓練語への般化は見られなかった。改善はセラピー後1年経っても維持されていた。

　著者らは、RB氏の呼称の改善は、処理スピードが速くなったことと、意味的誤りが減少したことの結果と考えた。さらに、セラピーがRB氏の音韻-文字変換の再学習につながって訓練語もコントロール語も改善したとし、またこの結果は、RB氏が音の情報を書称の手がかりにしていたことのエビデンスであると述べている。

　GC氏の改善は、形態語彙的ヒントを書称の補助として使ったことによるものと考えられた。このヒントがどのようにコントロール語の書字を促通したかについては考察されていない。著者らは、非訓練語の呼称が有意に改善しなかったのは、GC氏の書称の成績の改善が呼称につながるには十分ではなかったことが原因と考えている。どちらのクライアントも、ベースラインの成績に変動がなかったことと、発症後の経過年月数から、自然回復による改善とは考えにくい。

その他

　どちらのクライアントにも、セラピーの効果によると考えられる書称の改善があった。呈示条件Cのコントロール語は毎回のセッションで書いていたため、これらの単語の書称に見られた変化は方略を使ったからとは言いきれない。

研究9

Robson J, Pring T, Marshall J, Morrison S & Chiat S（1998b）. Written communication in undifferentiated jargon aphasia: a therapy study（未分化ジャーゴン失語における書字によるコミュニケーション：セラピーの研究）. *International Journal of Language and Communication Disorders* 33（3），305-328.

セラピーの焦点

　文字出力レキシコン

セラピーアプローチ
再活性化

患者情報

【一般情報】

患者のRMM氏は75歳、高学歴の女性で、左のCVAにより左側頭頭頂領域が損傷された。発症当初、右麻痺と右同名性半盲が認められた。

【言語障害と残存能力】

RMM氏の発話は、流暢な未分化ジャーゴンだった。自分の発話の問題についてはほとんど気づいておらず、自己モニターできている様子もなかった。聴覚的理解は比較的良好に保たれていた。書字にはかなりの努力が必要で、単語を何度も書き直している様子から、書いたものはある程度自己モニターしているものと思われた。単語の写字とアナグラムの並べ替えはできた。遅延写字課題では、非語に比べ単語が有意に良かった（特に長いもの）。これはRMM氏が保たれている綴りの情報に部分的にアクセスできていることによるものと、著者らは考えている。

【発症後経過年月数】

セラピーは、RMM氏の発症後18カ月から始まった。

セラピー

セラピーの目的は、少数の文字単語の語彙を確立し、実用的に使えるようにすることだった。セラピーは以下の目的で3期行われた。

　第1期——貯蔵された文字表象へのアクセスを改善する。
　第2期——第1期が成功したら、単語を実用的に使うように促す。
　第3期——RMM氏が一つの文字単語を複雑なメッセージに関連づけられるようにする。
　RMM氏の成績によって、セッションごとに課題が選択された。

【第1期：絵のセラピー】

第1期のセラピーは、45分のセッションを14回、5週にわたって行った。

課題	1. 単語の語形の知識の検討	2. 語形の想起 絵の刺激に対して単語を書く。
訓練材料	六つの意味カテゴリーの37単語を1セットとし、各単語と意味的に関連する37語を使ってもう1セットを作った、合計74語。セットは語長と頻度に関して統制した。1セットは訓練し、1セットは訓練しなかった。	
ステップ	a. 語頭文字の同定 b. 絵を長い単語のものと短い単語のものに分類	a. 文字が書かれたタイルでアナグラムの並べ替え b. 遅延写字 c. 手がかりなしの単語の書字

誤反応へのフィードバック	記載なし	語頭の文字や文字数など、書字を助けるためのヒントを呈示する。 どの文字が誤っているかなどを話し合う。 正しい形を呈示する。
正反応へのフィードバック	記載なし	正しい反応の強化

【第2期：セラピー反復と般化セラピー】

　第2期のセラピーは、45分のセッションを15回行った。3セッションは第1期の繰り返し（セラピー反復）のみで、6セッションは般化セラピーのみに使われた。残りの6セッションは両方を行った。

課題	1. 般化セラピー さまざまなヒントに対して文字単語で反応する。文字単語をコミュニケーションに利用する。	2. セラピー反復 課題は第1期と同じ。
訓練材料	第1期の訓練語のセットから18単語。ヒントなし、あるいは語頭の文字のヒントで正しく書けた単語。	非訓練語のセット中の18単語。般化セラピーで訓練した項目の意味的対に当たる単語。
ステップ	a. 絵のペアに対し単語の書字 b. 複雑な絵の説明 c. 口頭での説明に対し単語の書字 d. 会話でのヒントに対し単語の書字 e. 地図課題――ランドマークを書き入れる。 f. 休日のためのリスト――持っていく物のリストを作る。 g. 日帰り旅行の計画	a. 単語に関する知識を検討する b. 語形を想起する
誤反応へのフィードバック	第1期と同様に、語頭の文字や刺激の絵を呈示する。 伝えようとする試みを強化する。	語頭の文字や文字数など、書字を助けるためのヒントを呈示する。 どの文字が誤っているかなどを話し合う。 正しい形を呈示する。
正反応へのフィードバック	正反応の強化	正反応の強化

【第3期：改訂セラピー反復とメッセージセラピー】

第3期は全部で30セッションを行った。5セッションはセットA、16セッションはセットB、9セッションはセットCの単語で行われた。

課題	1. セラピー反復 第1期のセラピーと同じ。	2. メッセージセラピー さまざまな概念やメッセージを、文字単語1語を使って伝える。
訓練材料	セットAは第2期の般化セラピーと同じ18単語。さらに、新たに五つの意味カテゴリーから選んだ三つの単語のセットを用意した。セットBとセットCは絵のセラピー用。セットDはコントロール用。	セットBの18単語。課題1で使ったもの。
ステップ	a. 単語に関する知識の検討 b. 語形の想起	a. 文字で呈示された類義語のマッチング後、ターゲット語の写字 b. 文字で呈示された短い説明に対して、ターゲット語の写字 c. 意味的に関連する単語の中からターゲット語の選択 d. メッセージに対して絵の書称 e. 二つのメッセージから文字単語を選び、ターゲット語の写字 f. 二つのメッセージから絵を選び書称 g. 二つのメッセージからターゲット語の書字
誤反応へのフィードバック	語頭の文字や文字数など、書字を助けるためのヒントを呈示する。どの文字が誤っているかなどを話し合う。正しい形を呈示する。	第1期と同様のヒントを呈示する。伝えようとする試みを強化する。
正反応へのフィードバック	正反応の強化	正反応の強化

結果

第1期のセラピー後、絵の書称は74語中、0語から14語へと正答数が増加し、それ以外にも語頭文字のヒントで正しく書けた単語もあった。訓練語と非訓練語には有意な差があった。正答率は、セラピー後6週目には低下したが、セラピー前と比較するとまだ有意に良かった。RMM氏の自分の発話障害に対する自覚には変化がなく、書字に実用性はなかった。

第2期のセラピー後、RMM氏の訓練語の書字は改善し、改善は第1期より速かった。般化セラピーによって文字単語の使用が増えたことが、コミュニケーションに関する質問紙課題で明らかになった。改善は、般化セラピーで訓練した単語にも、絵のセラピーのみで訓練した単語にも見られた。RMM氏は、セラピーセッション以外の場で書字を使うことには消極的なままだった。

第1期、第2期と同様に、第3期のセラピー後も、訓練した項目ではRMM氏の絵の書称が改善し、セラピー終了後6週目には若干低下した。メッセージセラピー後、簡単なメッセージを伝えるために単語を書く能力に改善が見られた。メッセージセラピーで訓練した単語も、絵のセラピーのみで訓練した単語も改善した。友人たちは、RMM氏が訓練した単語の書字を日常のコミュニケーションで利用していると報告した。RMM氏はセラピーで訓練していない単語もコミュニケーションに使おうとしていた。

セラピーの結果、単語の書字に特定項目の改善が見られた。著者らは、単語の文字表象へのアクセスが良くなったことによる改善であると考察した。セラピーが進むにつれ、これらの表象にさらにアクセスしやすくなった。セラピーの目的を書字を実用的に使うことと定めるまでは、日常での使用はできなかった。第3期では、もともとの刺激語にはなかった情報を伝えるのに書字が使えると示したことが、実用的な書字につながったと考えられる。般化とメッセージセラピーの効果は特定項目に限られず、実用レベルのコミュニケーションにつながった。著者らは、書字の実用的な使用は、RMM氏の自己モニタリングが改善した結果ではなく、訓練した単語のコミュニケーションにおける価値を反映していると考えている。

その他

この包括的な研究は、発話が限られているクライアントのコミュニケーション能力を改善するために、書字の訓練をどのように行えばいいかを詳細に述べている。セラピー研究に使用された刺激語は論文に載せられている。特定の単語の書字が改善したら、コミュニケーションで使用することを奨めるという、目的のはっきりしたセラピーを行うことが必要である。

研究10

Beeson PM (1999). Treating acquired writing impairment: strengthening graphemic representations (後天性書字障害のセラピー：文字表象の強化). *Aphasiology* 13 (9-11), 767-785.

セラピーの焦点
文字出力レキシコン

セラピーアプローチ
再活性化

患者情報

【一般情報】

患者のST氏は75歳の男性で、左内頸動脈内膜剝離術後に、左側頭後頭頭頂領域にかけての広い範囲で脳卒中を起こし、軽度の右片麻痺と右半盲を呈した。大学卒で、自動車産業の工具製作の仕事を退職していた。ST氏は多言語話者で、ポーランド語とイディッシュ語が第1言語だと記述されている。ドイツ語と英語は後から学んだが、脳卒中を起こすまでの40年間は英語に堪能だった。

【言語障害と残存能力】

ST氏はウェルニッケ失語だった。自発話は内容を伴わない決まり文句を流暢に話すのが特徴だった。発話はジェスチャーや描画で補われていた。単語の呼称や復唱、音読はできなかった。聴覚的理解は、高頻度語や簡単な命令では比較的保たれていたが、句や複雑な文では中等度から重度の障害が見られた。書字は、単語の書称も書取もできなかった。書称は語頭の1文字を書くことが特徴的だった。書取では音韻的に不適切な非語になるのが大半だった。写字は正確にできたが、遅延写字では単語の最初の数文字を書くだけだった。また、大文字と小文字を変換することも難しかった。著者らは、ST氏の書字の障害は、レキシコン内の文字表象が非常に弱体化していることによるもので、さらに、文字出力バッファーと、異なる書体への変換にも問題があると考えた。書字に音韻−文字変換を利用している様子は見られなかった。

【発症後経過年月数】

研究開始時、ST氏は発症後4年だった。

セラピー

セラピーの目的は、ST氏の単語の書字を改善し、日常のコミュニケーションで書字を最大限に使えるようにすることだった。セラピーは4期からなり、そのうち第1期と第3期はセラピーと自宅での訓練、第2期と第4期は自宅での訓練プログラムだった。第1期は週2回の訓練を10週と、自宅での訓練を行った。第2期は臨床家が指導して自宅で訓練を行い、訓練に使う用紙を毎週交換した。セラピーセッションではACTセラピーを、自宅ではCARTセラピーを行った。第3期は週1回のセッションを8回行い、自宅での訓練も行った。第4期は自宅で自主的に行う6週間の訓練だった。訓練した単語の進歩を確認するため、多層ベースラインデザインが用いられた。セラピー期間中、ST氏は毎週の失語症グループにも参加していた。

課題	1. アナグラムと写字の訓練（Anagram and Copy Treatment：ACT）	2. 写字と想起の訓練（Copy and Recall Treatment：CART）	3. 会話コミュニケーションのための書字	4. 自宅での自主訓練プログラム
	セラピーセッションにおけるACTの利用。単語の文字を正しい順序に並べ替え、単語を繰り返し書き写した後で、記憶から想起して書く。	臨床家が指導し、自宅で行う自習プログラム。絵を見て単語を繰り返し書き写す。手本なしに単語を想起するためのセルフテストページがある。	新しい単語にはACTセラピー、訓練したすべての単語にはCARTセラピー。会話でのやり取りを利用して訓練した単語の使用を促す。	クライアントがイラスト入りの辞書から単語を選ぶ。単語を繰り返し書き写す。
訓練材料	名詞12語と動詞5語	名詞10語と動詞10語	実用的に使える名詞20語	自主的に選んだ単語40語
ステップ	a. ターゲット文字のアナグラム b. ターゲット文字にディストラクター2文字を含めたアナグラム	なし	なし	なし
誤反応へのフィードバック	アナグラム課題ではセラピストが文字を並べ替える。想起で誤ったらアナグラム課題に戻る。	該当せず	第1期と同じ	記載なし
正反応へのフィードバック	記載なし	該当せず	記載なし	記載なし

結果

　第1期のセラピー後、ST氏の正答率は訓練語では80％の基準に達した。訓練していない単語では綴りに改善は見られなかった。第2期の後、第1期の訓練語の成績が維持されるとともに、第2期で使用した単語の学習が認められ、特定項目の改善が続いた。ST氏はそれらの単語を会話では使っていなかった。第3期の後も、ST氏は訓練した単語では基準の成績に達していた。会話の中では、いくつか適切な単語を書くことができた。また、家庭や失語症グルー

プでは、単語を書くことが増え、複数の単語を使った反応も多少見られるようになった。第4期は自分で選んだ単語で訓練したが、訓練後、半数ほどの単語で、認識できる書字か正しい書字ができた。

　全体としては、セラピーによって訓練した単語の書字には有意な改善が見られた。改善は長期にわたって維持され、実用的な訓練の後は会話でも書字を使うようになった。非訓練語の書字や、訓練語と非訓練語の呼称は改善しなかった。セラピーによって、ST氏は、単語数は少ないが書字を学習し、コミュニケーションの補助手段として使えるようになった。著者らは、セラピーの結果、訓練語の文字表象が強化されたと考察している。この研究は、臨床家が指導するセラピーと並行して、またそれに続けてクライアントが自宅でも練習をすることの重要性を強調している。

その他
　この研究は、臨床家の関わりを最小限に抑え、自主的に行うセラピーの可能性を示している。セラピー後、クライアントの書字は改善したが、第4期における改善を考えると、アナグラムの訓練が必要だったかどうかは明らかではない。この研究では、訓練に少数の単語のセットを使うことの重要性が強調されている。

研究11

Beeson PM, Hirsch FM & Rewega MA (2002). Successful single-word writing treatment: experimental analyses of four cases（単語の書字訓練の成功例：4症例の実験的分析）. *Aphasiology* 16 (4-6), 473-491.

セラピーの焦点
文字出力レキシコン

セラピーアプローチ
再活性化

患者情報
この研究には四人のクライアントが参加している。
【一般情報】
　患者のFD氏は55歳の右利き男性で、14年の教育歴があった。空軍に所属していたが退役し、保険のセールスと出納係の仕事をしていた。CTでは、非出血性梗塞が左中大脳動脈領域に見られ、内頚動脈の完全な閉塞が認められた。AD氏は57歳の左利き男性で、12年の教育歴があり、バーとレストランの支配人をしていた。左内頚動脈の完全な閉塞のため、左中大脳

動脈領域に急性の虚血性梗塞を起こし、左側頭葉、左大脳基底核中部、尾状核頭部に損傷が認められた。LG氏は41歳の右利き男性で、12年の教育歴があり、緊急医療班の通信管理者だった。CTでは、左中大脳動脈領域に大きな虚血性梗塞が認められた。ED氏は39歳の左利き男性で、商店の支店長で教育歴は14年だった。動静脈奇形の手術後に出血性の脳卒中を起こした。四人全員に右片麻痺があった。

【言語障害と残存能力】

FD氏は全失語で、発話は表情と多少のジェスチャーを伴う決まり文句が多かった。基本的な情報を伝えるためにコミュニケーションノートを使っていたが、コミュニケーションに書字は利用していなかった。書字は、書称も書取もほとんどできなかった。読解も重度に障害され、音読はできなかった。文字呈示による語彙性判断課題では、実在語の同定はできたが、非語も単語と判断した。言語能力とは対照的に、非言語的な問題解決能力は保たれていた。

AD氏は全失語に発語失行を伴っていた。発話は保続によるものが多かった。コミュニケーションにはジェスチャーと描画を利用していた。書字の試みはうまくいかないことがほとんどだったが、ときおり、単語が部分的に正しく書けることがあった。書称と書取では書けることがほとんどなく、苛立ちを見せた。単語の写字は可能で、大体正確だった。読解と音読は重度に障害されていた。非言語的認知機能の検査では、概念的意味知識、視覚的記憶、問題解決能力が良好に保たれていた。

LG氏はブローカ失語で、常套句といくつかの単語の表出が特徴だった。ジェスチャーでコミュニケーションをとっていた。聴覚的理解は中等度に障害されていた。書字の評価における正答率は25％で、誤りには不適切な非語や無関連語が見られた。視覚的な語彙性判断は健常域に近かった。概念的意味情報へのアクセスと読解は、障害はされていたが、比較的保たれていた。問題解決能力も保たれていた。

ED氏の発話には失名辞失語の特徴があり、文法的構造の単純化と喚語困難が認められた。単語が出てこないときに語頭の文字を書くことがあった。ED氏はEメールを書くために書字の訓練を受けたがっていた。ED氏の書称と書取は障害されていた。語頭の文字を書こうとすることがあり、その半分程度は正しく書けていた。絵の呼称や復唱はできたが、音韻－文字変換を使うことはできなかった。読解は健常域で、文字呈示による語彙性判断の障害は軽度だった。

四人全員が発話と書字による表出が非常に困難で、単語の書字も難しかった。

【発症後経過年月数】

研究時、FD氏は発症後2年、AD氏は18カ月、LG氏は1年、ED氏は5年だった。

セラピー

セラピーは、各クライアントに核となる単語のセットを訓練し、発話が限られているクライアントが日常のコミュニケーションで書字を最大限に使えるようにすることが目的だった。AD氏、LG氏、ED氏は週2回、FD氏は週1回のセッションを行った。週6回、自宅での訓練

も行った。セラピーの期間はクライアントにより異なり、単語の各セットでどれだけ早く基準（2週続けて80％正答）に達するかによった。セラピーの期間中、全員が週1回の失語症グループに参加していた。順番に導入される単語のセットに対する訓練効果の測定のため、単一症例、多層ベースラインデザインが利用された。FD氏とAD氏はACTセラピーをセッションで受け、自宅でのプログラムではCARTを行った。LG氏とED氏は自宅でのCARTセラピーのみを行った。

課題	1. アナグラムと写字の訓練（ACT）セラピーセッションにおけるACTの利用。単語の文字を正しい順序に並べ替え、単語を繰り返し書き写した後で、記憶から想起して書く。	2. 写字と想起の訓練（CART）臨床家が指導し、自宅で行う自習プログラム。絵を見て単語を繰り返し書き写す。手本なしに単語を想起するためのセルフテストページがある。
訓練材料	参加者が自分にとって実用的な単語を選択した。主に一般名詞で、動詞と固有名詞も含む。各参加者につき最低20語（5語ずつの4セット）。AD氏とLG氏は訓練語のセットが七つに増えた。	
ステップ	a. ターゲット文字のアナグラム b. ターゲット文字とディストラクター2文字を含めたアナグラム	なし
誤反応へのフィードバック	アナグラム課題ではセラピストが文字を並べ替える。想起で誤ったらアナグラム課題に戻る。	該当せず
正反応へのフィードバック	記載なし	該当せず

結果

　セラピー開始前、FD氏はターゲット語をどれも正しく綴ることができなかった。ターゲット語の訓練を受けてからは急速な改善を示し、9週後には四つのセット（20語）で基準の成績に達した。非訓練語は、書称にも書取にも改善が見られなかった。FD氏は、コミュニケーションノートから単語を書き写してメッセージを伝え始めた。また、限られた発話を補うために書字を使い始めてから、他の単語、例えば担当医師の名前などの練習も始めた。

　AD氏は4セットの単語でACTセラピーとCARTセラピーを受け、19セッションで基準の成績に達した。続くCARTのみのセラピーでは、新たな3セットの単語をターゲット語とした。新しい単語の確認テストセッションの中で、AD氏が単語とそれを表す特定の絵、つまり訓練で使われた絵との間のみに連想をつくっていることがわかったので、ターゲット語に対して複数の種類の絵を呈示する方法が取られた。セラピー後、非訓練語の書称や書取の正確さには変化がなかった。臨床場面では、個人のセッションでも集団のセッションでも書字の利用が増え、語頭の数文字を書いていたことから、単語の部分的な知識へのアクセスが多少できてい

るのがわかった。AD氏はCARTの手順を用いて新しい単語の練習を続けた。

　LG氏はCARTセラピーのみを受け、各セット7語を訓練した。ベースラインの成績は一定だったが、ターゲットとした単語の学習は早かった。23セッション後、4番目のセットの単語で基準の成績に近づいたので、さらに6語ずつの3セットがターゲットとされた。それらは7セッションで基準の成績に達した。つまり、LG氏は計46語を学習したことになる。評価では、非訓練語には改善が見られなかった。しかし、グループセッションでは非訓練語を書こうとすることが目に見えて増え、単語の始めが部分的に書けたり、いくつかの単語は正しく綴ることができたりした。著者らは、このようなできごとが、LG氏の文字表象へのアクセスの全般的な改善を示していると考えている。

　ED氏も自宅で行うCARTセラピーのみを受けた。9週かけてED氏は20語を学んだ。非訓練語の書字には改善がなかったが、Eメールは使い始めた。Eメールでは非訓練語の綴りをコピーしたり、家族に手伝ってもらったりしていた。彼のEメールは文法的ではなかったが、意味は通じた。会話では、書字をより頻繁に使うようになり、それが音声単語の想起につながることもあった。

　セラピー前、参加者たちの書字能力はかなり限られていたが、全員が訓練語では改善を示した。この改善は、特定の文字表象の強化によるものと考えられる。改善は特定項目的で、非訓練語に般化は見られなかったが、著者らは各ケースに書字の実用的な改善があったと述べている。全員、コミュニケーション手段としての書字の利用が増えた。LG氏とED氏はどちらも書字が改善し、CARTのみでも訓練が有効であることが示された。一番多く単語を学んだLG氏は、セラピー前の意味的能力が最も高かった。AD氏は単語の意味表象へのアクセスに多少問題があり、ターゲット語を表す絵を複数示すことが必要だった。著者らは、書字を実用的に使うためには、意味システムが良好に保たれていることが必要なのではないかという仮説を立てている。

その他

　著者らは、Beeson（1999）で紹介されている会話における書字課題も行えば、クライアントに役立ったかもしれないと考えている。また、自宅で行うCARTセラピーは、使える単語の数を増やすため、長期にわたって行うべきであると述べている。この研究では、ACTを行わなくてもCARTセラピーが有効なこともあること、また自主的に行う練習でも書字を改善できることが示された。Beesonら（2003）は、CARTの影響と、セラピーの成功に関わる要因に関して包括的にまとめている。Beesonら（2003）は、CARTは呼称を促進するための適切な訓練プログラムである可能性があり、音声言語を刺激するために復唱と組み合わせて訓練することを奨めている。Wrightら（2008）は、音声表出と文字表出を含む、修正版（modified）CARTが呼称に与える影響について調べている。研究に参加した二人は、どちらもセラピーの間に訓練語の呼称が若干改善した。一人は改善が維持し、非訓練語にも多少般化した。もう一人の改善は維持せず、般化も見られなかった。著者らは、この研究から、一つのモダリティの訓練が

他のモダリティの改善につながる可能性を示唆している。改善のパターンが同一でないのは、書字の根底にある障害が同一でないからと考えられている。

研究12

Clausen NS & Beeson PM（2003）. Conversational use of writing in severe aphasia: a group treatment approach（重度失語症における書字の会話への利用：グループ訓練アプローチ）. *Aphasiology* 17（6-7）, 625-644.

セラピーの焦点
文字出力レキシコン

セラピーアプローチ
文字単語の再活性化
代償手段としての文字単語の利用

患者情報
この研究の参加者は四人だった。
【一般情報】
患者のSL氏は66歳の右利き男性で教育歴20年、DR氏は72歳の右利き女性で教育歴16年、WD氏は68歳の左利き男性で教育歴16年、AD氏は61歳の左利き男性で教育歴12年だった。脳卒中を起こす前は、全員コミュニケーションに問題はなく、綴りの能力も正常だった。四人とも左シルビウス溝周辺に大きな病巣があって、前方、後方の言語領域に影響が及び、失語症と右片麻痺を呈していた。脳卒中後は全員が左手で書字をしていた。
【言語障害と残存能力】
クライアントは全員が重度のブローカ失語だった。発話は重度に障害され、それまで行われていた発話の訓練にはあまり効果が見られなかった。Pyramids and Palm Treesテストでは四人とも健常域には入っておらず、AD氏はわずかに健常域から外れ、SL氏とDR氏は軽度の障害で、WD氏が最も障害が重くチャンスレベルの成績だった。WD氏は非言語的な問題解決も非常に困難だった。SL氏、DR氏、AD氏は視覚呈示による語彙性判断に障害があったが、WD氏は健常域だった。著者らは、クライアントの書字の能力に関しての情報は記述していない。全員が以前CARTセラピーを受けたことがあり、特定項目の改善を示していた。
【発症後経過年月数】
研究時、SL氏は発症後8年、DR氏とWD氏は6年、AD氏は7年だった。

セラピー

　セラピーの目的は、訓練した文字単語を、構造化した会話の中で発話の代わりに使えるようにすることだった。セラピーは、①CARTを使って個人に関わる語彙の綴りを訓練する、②やり取りを利用した会話指導で、訓練した単語を引き出す、の2種類からなる。毎週1時間の個人セッションを1回、1時間のグループセッションを1回行った。自宅での訓練は週6回行われた。セラピーの効果を測るために多層ベースラインデザインを使い、セラピー開始前、セラピー中に週1回、セラピー終了1カ月後（自宅での訓練は継続されていたが）の確認テストを行った。書字能力が会話で使えるようになっているかどうかは、初めて会う会話パートナーと1対1で会話してもらい、一人2〜5回テストした。このテストは、グループセッションで単語のセットが習得できてから行った。

課題	個人セッション―写字と想起の訓練（CART）―	個人セッション―会話コミュニケーションのための書字―	自習課題―写字と想起の訓練（CART）―	グループセッション―会話指導―
	口頭指示とともに絵の呈示。文字単語の手本を呈示し、3回写字。文字単語の手本を隠す。口頭指示とともに絵を呈示し、参加者に単語を想起させる。	会話のやり取りを利用して、訓練した単語の使用を促す。	絵を見て単語を20回書き写す。手本なしに単語を想起するセルフテストページがある。	構造化した会話で文字単語を実用的に使う訓練を行う。
訓練材料	「名前？」のような質問の単語を含む、実用的に使える単語5語ずつのセット。家族、趣味あるいは興味、好きな食べ物など、自分に関係のある情報に重点を置いた単語。語長や頻度、規則性、品詞などによる統制はされていない。一度に2セットずつ訓練した。クライアントごとに訓練したセット数は異なる（合計5〜8セット）。			個人に関わる語彙を引き出すためのテーマ別の会話のトピック。絵を利用した刺激はない。
ステップ	なし	なし	なし	なし
誤反応へのフィードバック	想起で誤ったら写字に戻る。	参加者が書字で反応しなかったら、促しや直接的な指示を与える。	該当せず	参加者がターゲット語を正確に想起できなかったら、口頭で単語を与え、書くように促す。綴りを誤ったら写字のために手本を示す。

| 正反応へのフィードバック | 記載なし | 記載なし | 該当せず | 記載なし |

結果

クライアントは全員、1対1のセッションとグループセッションで訓練した単語の書字が改善した。初めて会うコミュニケーションパートナーとの会話による確認テストでは、全員が訓練した単語のいくつかを書いていたが、グループセッションでの使用のほうが多かった。AD氏は会話での書字の使用が最も容易で、非訓練語も少し会話の中で書いていた。これは、AD氏がよく知らない人とコミュニケーションを取る必要性が最も高かったことによるかもしれない。WD氏は意味の障害が非常に重く、誤った単語を書く傾向と書字の反応が保続になりやすい傾向の原因は、意味の問題にあるのではないかと著者らは考えている。著者らは、グループというセッティングは書字によるコミュニケーションを促進するのに適切な場だとしている。話し合う話題は毎週同じものが繰り返されたが、グループは会話がはずみ、作り物ではない雰囲気だったと著者らは報告している。

その他

グループセッションの書取で書いた単語も正答として数えられ、また正確な綴りのみが検討されたため、データの解釈は難しい。クライアントの中には、完全に正確ではないが、情報を伝えることができる反応を示している人もいた。書字の実用性を評価するためには、このような反応も考慮したほうが良いだろう。この研究は、グループの社会心理的サポートについて考察し、グループという場が、コミュニケーションの代用手段としての書字の使用を「普通に使えるようにする（normalise）」役割を果たすことを示唆している。また、会話の中で書字を引き出すための枠組みを提供しているが、著者らは、コミュニケーションパートナーによってどの程度書字を引き出せるかには差があるため、会話パートナーの訓練が必要であると述べている。他者からの情報を得るために、セラピーに質問のことばを含めることの価値が強調されている。

研究13

Rapp B & Kane A (2002). Remediation of deficits affecting different components of the spelling process（綴りの処理過程のさまざまな要素に影響する機能障害の改善）. *Aphasiology* 16 (4-6), 439-454.

セラピーの焦点
文字出力レキシコンと文字出力バッファー

セラピーアプローチ
再活性化

患者情報
この研究の参加者は二人だった。

【一般情報】
　患者のMMD氏は右利きの女性で、65歳のときにCVAを起こした。CTでは、左頭頂葉後部と側頭葉に病巣が認められた。高校を卒業後、退職するまで事務の仕事をしていた。病前は熱心な読書家で、綴りも得意だった。RSB氏は58歳、右利きの男性で、大動脈弁置換術後にCVAを起こし、左頭頂葉前部に損傷を受けた。博士号をもち、毒物学を研究していた。英語とスペイン語のバイリンガルで、病前に綴りの問題はなかった。

【言語障害と残存能力】
　二人とも単語の理解は保たれ、会話の理解も良好だった。呼称の障害は軽度から中等度だった。書字では、大文字と小文字の変換が可能だったので、文字形態の想起や産生の能力が保たれていると考えられた。MMD氏もRSB氏も書取が障害されていた。MMD氏の書字には単語の頻度効果が見られ、音韻的に適切な誤りが高い割合（44％）で認められるのが特徴だった。RSB氏の書字には語長効果が見られた。誤りは音韻的に不適切な非語で、文字の省略や置換があった。著者らは、MMD氏の書字は文字出力レキシコンの障害を反映し、RSB氏の障害は文字バッファーのレベルにあると考えた。

【発症後経過年月数】
　研究時、MMD氏は発症後2年半、RSB氏は発症後4年だった。

セラピー
　セラピーは、単語の綴りの改善と、非訓練語への訓練効果を測ることが目的だった。訓練は、クライアントが5％以下の誤りで安定した成績に達したときに終了となった。MMD氏は25セッション（半ばで中断があった）、RSB氏は合計16セッションのセラピーを受けた。セッションの頻度については記述がない。訓練語（セラピーを受けた単語）、繰り返し書字語（フィードバックなしで毎セッション書いた単語）、コントロール語の改善の比較のために、特定項目的な訓練デザインが用いられた。

課題	書取 単語を聴き、復唱してから綴る。
訓練材料	訓練語10語のセットが一つ。他の二つのセット（繰り返し書字語とコントロール語）と頻度および語長を統制した。
ステップ	なし
誤反応への フィードバック	セラピストが文字の名前を言いながら、単語の正しい綴りを呈示する。クライアントは単語をよく見てから、もう一度単語を正しく綴る。
正反応への フィードバック	セラピストが文字の名前を言いながら、単語の正しい綴りを呈示する。クライアントは単語をよく見る。

結果

どちらのクライアントも、3種類の単語セットの間で訓練前の誤り率に差はなかった。また、セラピー前の2回のベースライン期の間にも誤りの比率に差はなかった。セラピー後、MMD氏は訓練語のほうが正確に書けるようになり、文字の誤りが有意に減少していた。繰り返し書字語も有意に改善したが、訓練語の書字はそれと比較して有意に良かった。コントロール語の書字には変化がなかった。フォローアップ時（セラピー後20週目）には、訓練語も繰り返し書字語も誤りの割合が増加したが、訓練語にはまだセラピーの有意な効果が認められていた。RSB氏は訓練語、繰り返し書字語、コントロール語の書字に有意な改善があった。訓練語の改善は、他の二つのセットと比較して有意に大きかった。フォローアップ時、三つのセットすべてで誤りの割合に変化はなかった。

セラピーにより、どちらのクライアントも訓練語の書字が有意に改善したが、般化と効果の維持には異なるパターンが見られた。MMD氏は般化が見られず、フォローアップ時には効果が維持されていなかった。RSB氏はコントロール語への般化が見られ、すべての項目の書字で訓練終了時のレベルが保たれていた。セラピーの実用的なレベルの効果については記述されていない。著者らは、MMD氏に対するセラピーは、レキシコン内の単語の表象の強化につながったと考察している。RSB氏については、文字表象の強化（バッファーに損傷があっても、それに対する抵抗力を文字表象にもたせる）と、バッファー処理（検索のスピードや、文字－形態変換の速度など）の改善があったと考えている。

その他

単語セット中の項目数は少なかったが、訓練語の綴りを改善させるためには、数多くの訓練セッションが必要だった。再評価では有意な改善が見られたが、訓練語、繰り返し書字語、コントロール語のセット中の単語数が少なかったため、効果の評価と般化の測定には限界がある。RSB氏とMMD氏は、Rapp（2005）により、もう一人のクライアントJRE氏とともに紹介されている。JRE氏は文字出力バッファーに障害があった。Rapp（2005）は、20～30項目の単語セットの訓練を報告している。MMD氏とRSB氏の結果はこの研究と同様で、MMD氏は特

定項目に効果が見られ、RSB氏は若干の般化を伴う改善を示した。JRE氏も般化を示したが、RSB氏もJRE氏も訓練語の改善が他の単語セットに比べ有意に大きかった。

研究14

Raymer AM, Cudworth C & Haley MA (2003). Spelling treatment for an individual with dysgraphia: analysis of generalisation to untrained words (失書のある者に対する綴りの訓練:非訓練語への般化の分析). *Aphasiology* 17 (6-7), 607-624.

セラピーの焦点
文字出力レキシコンと文字出力バッファー

セラピーアプローチ
再活性化

患者情報
【一般情報】
　患者のNM氏は61歳の男性で、12年の教育歴をもち、軍での仕事と冷凍・冷蔵に関する指導者の仕事の後、退職していた。頸動脈内膜剝離術後に起きた左半球の脳卒中により、失語症と右下肢の麻痺を生じた。CTでは、左半球の後頭葉下部皮質から一次運動野上部へ広がる病巣が認められたが、シルビウス溝周辺皮質は保たれていた。

【言語障害と残存能力】
　NM氏には残存する音声言語の問題はほとんどなく、意味の通じる会話を続けることができた。標準化された失語症検査では、音声言語と読みの成績は健常域に入っていた。NM氏は、単語の綴りや文の書取、自発的な書字の難しさを訴えた。写字は可能で、大文字から小文字への変換もできた。書取は、単語も非語も障害されていた。書字での綴りと口頭での綴りには有意な差はなかった。4～5文字の単語の綴りが7～8文字の単語より良い傾向があったが、差は有意ではなかった。しかし、短い単語の文字が正しく書ける割合が有意に高かった。誤りの大半は、途中まで綴ったもので、単語の語頭部分は正しく綴れているが語尾の部分が思い出せなかった。他の誤りには、文字の省略、転置、挿入、置換、ときおり見られる無反応、綴りの似た単語、認識できない綴りの誤りなどがあった。非語の綴りの誤りも単語の場合と類似していた。NM氏は、高頻度語の綴りが低頻度語より大幅に良かった。単語の綴りの規則性効果は有意ではなかった。著者らは、NM氏の綴りの問題を、文字出力レキシコンと文字出力バッファーの弱体化によるものと考えた。

【発症後経過年月数】
　研究時、NM氏は発症後2年だった。

セラピー

セラピーの目的は、綴りの改善と、文字出力レキシコンまたは文字出力バッファーが訓練によって改善するかどうかを、訓練語に関連のある非訓練語、あるいは関連のない非訓練語への般化を測定して検証することだった。多層ベースラインデザインを用いて、2セットの単語を順次訓練し、訓練語と非訓練語の改善を測定した。セット2の訓練は、セット1がテストで2回連続して80％正答してから始められた。セラピーは週2回、90分のセッションを3カ月にわたって続け、自宅での課題も毎日行った。

課題	写字と想起の訓練 1. 文字単語を書き写す。 2. 臨床家は語頭の2文字を隠し、NM氏は語頭の2文字を想起して書き、単語の残りを書き写す。 3. 臨床家は続く2文字も隠し、NM氏は隠された文字を想起し、単語の残りを書き写す。 4. NM氏が単語全体を綴ることができるまで続ける。
訓練材料[訳注80]	訓練単語2セット。各訓練セットに2セットずつ非訓練単語セットを用意する。1セットは語頭の3〜4文字が同じで、もう1セットは語尾の数文字が同じ。各セットは2音節（5〜9文字）の単一形態素語10語からなる。語長が統制されている。
ステップ	「課題」の説明を参照
誤反応への フィードバック	前のステップを繰り返す。
正反応への フィードバック	次のステップへ進む。

自宅での課題は、訓練語を1日に3回書き写すことだった。

結果

訓練開始前は、綴りの成績は低く、変化が見られなかった。セット1の訓練を始めると、8セッション後には訓練語の書字が有意な改善を示した。セット1の訓練中に、訓練していないセット2の単語にも改善が見られたが有意ではなかった。セット2の訓練語は、4セッションの間に綴りの正答率が100％に改善した。セット1の訓練中に、非訓練語の二つのセットにも有意な改善が見られたが、そのうちの一つは訓練語の綴りにまったく類似していないものだった。セット2の訓練中、綴りに関連のあるセットは有意に改善したが、関連のない単語は改善しなかった。セラピー全期間中では、関連のない非語（非訓練語）には統計的に有意な改善があったが、関連のある非語（非訓練語）にはなかった。セラピー後、NM氏の綴りの正答率は

訳注80）非語も2セットが非訓練語として使われた。そのうち1セットは訓練単語の綴りと類似点のある10語、もう1セットは類似点のない10語だった。

平均して、語頭で79.2%、語尾で31.1%となり、この差は有意だった。非訓練語の部分的な綴りの正確さが有意に改善し、訓練していない語の語尾の綴りの改善も見られた。標準化された検査の書字の下位項目（書取と絵の叙述）も改善した。訓練終了後も、NM氏は個人的に関連のある単語の綴りの練習を続けた。

　修正版（modified）のCARTセラピーで、NM氏は訓練語に有意な改善を示した。非訓練語の改善には複雑なパターンが見られたが、著者らは、訓練が文字出力レキシコンと文字出力バッファーの両方に影響を及ぼし、その効果の相互作用を反映しているためと結論づけている。セラピー前には、レキシコン内の綴りの知識の改善が、訓練語だけでなく、類似した綴りの非訓練語の部分的な綴りも改善させることが予測された。この般化は、単語の語尾の部分的な綴りの改善に見られた。文字出力バッファーが改善することによる訓練効果は、すべての刺激語の綴りの改善に般化し、語頭により大きいと予測された。語頭は語尾よりも正確に綴ることができたが、非訓練語の正確さの改善はどのセットでも有意ではなかった。実用的な書字については、ほとんど考慮されていない。

その他

　この研究は、写字と想起セラピー（Beeson 1999）の修正版を利用している。今回も、自主的な練習の意義が強調された。

研究15

Mortley J, Enderby P & Petheram B（2001）. Using a computer to improve functional writing in a patient with severe dysgraphia（重度失書患者の実用的な書字の改善を目指したコンピュータの利用）. *Aphasiology* 15(5), 443-461.

セラピーの焦点

文字出力バッファー

セラピーアプローチ

認知機能再編成法

患者情報

【一般情報】

患者のMF氏は67歳の男性で、元公務員だった。左のCVAで多発性脳梗塞となった。

【言語障害と残存能力】

MF氏の聴覚的理解と読解は保たれていた。自発話は、高度の喚語困難が特徴だった。書字の障害は重度で、辞書やワープロを使って代償することはできなかった。正式な検査では、左

右反転した文字や大文字と小文字のマッチングはできたが、文字の呼称や発音、聴いた音と文字のマッチングには若干の低下が見られた。単語も非語も書取はできず、書称で単語を書くこともできなかった。誤りは文字を適当に並べたものだった。誤りに気づいていたが、修正はできなかった。口頭で綴りを言うことは書くことより良かった。著者らは、MF氏の語彙の知識は少なくとも短い単語では保たれていたが、書字は文字出力バッファーを含むいくつかのレベルの障害を反映しているのではないかと考えた。

【発症後経過年月数】

書字のセラピーが始まったとき、MF氏は発症後18カ月だった。

セラピー

MF氏の保たれている口頭での綴りを書字の補助として利用することを目的として、単語を言い、1文字ずつ口頭で綴ってから1文字ずつ書くことを促すセラピーを行った。セラピーは、コンピュータ上に課題を呈示する形で、6カ月続けられた。セラピストからの助言は、最初の1カ月は週1時間のみ行われ、その後は2〜3週ごとに1セッション行われた。MF氏がコンピュータでどのくらいの時間をかけて課題を行ったかについては記述がない。コントロール課題デザインを使い訓練を行った。今回のセラピー方略を導入する前に、前提条件となる能力、すなわち1文字ずつ書き取ること、口頭で単語の綴りが言える自分の能力を意識すること、コンピュータのキーボードについて知識をもつことに関する予備セラピーを行った。

課題	1. 単語の書取	2. 辞書の導入	3. 文による書字課題	4. 実用的な書字課題
	単語を聴いて口頭で綴りを言ってから各文字を書く。	単語を書き始めてから辞書を利用して残りの文字を確認する。	方略を使って文を書く。	単語の候補をリストアップしてくれる適応型ワープロソフトを利用する。
訓練材料	徐々に長くなるさまざまな単語	さまざまな単語	徐々に長くなるさまざまな文	
ステップ	a. セラピストの言った単語を書く。 b. セラピストの言った3文字の単語を書く。 c. コンピュータに4文字の単語を書く。	a. 絵の書称を行う。 b. 定義を理解する。	a. 文中の一つずつの単語を確認する。 b. セラピストが言った文を書く。 c. コンピュータに文を書き写す。	a. 日記をつける。 b. コンピュータを利用した定期的なやり取りを促す。

		d. コンピュータに5文字の単語を書く。 e. コンピュータに6文字以上の単語を書く。		d. コンピュータに情景画を叙述する文を書く。	
誤反応へのフィードバック	セラピストが次の文字を与えるか、コンピュータが文字の選択肢を与える。	記載なし	記載なし	記載なし	
正反応へのフィードバック	記載なし	記載なし	記載なし	記載なし	

結果

　セラピーの期間中に、MF氏はより長い単語や、より長い文が書けるようになり、この新しい書字のスキルを実用的にも使えるようになった。また、長い単語を綴るときに、辞書や適応型ワープロソフトを利用できるようになった。紙とペンを使った再評価では、すべての書字の課題で有意な改善を示した。セラピーに関連しない課題(数唱、文の理解、文字の発音など)には変化がなかった。セラピーの8週後、MF氏の書字の綴りの能力は維持され、改善も続いていた。適応型ワープロソフトの導入により、初めて、実用的に使えるほど書字が速く容易にできるようになった。

　MF氏に口頭での綴りを利用するように促すセラピー方略の導入によって、訓練語と非訓練語の書字が、単語のみでも、文中や文章中でも有意に改善した。コントロール課題には変化がなかったことから、改善はセラピーの効果と考えられた。

その他

　この研究のセラピー課題は、Pound(1996)が報告しているものと類似している。コンピュータを利用することで、最小限のセラピストの介入で集中的に訓練でき、クライアントの書字能力に大きな改善が見られた。この研究では、口頭での綴りと書字の綴りの関連について考察している。

研究16

Sage K & Ellis AW (2006). Using orthographic neighbours to treat a case of graphemic buffer disorder（綴りが1文字だけ異なる単語の利用：文字バッファーに障害のある1例に対する訓練）．*Aphasiology* 20（9-11），851-870．

セラピーの焦点
文字出力バッファー

セラピーアプローチ
再活性化

患者情報
【一般情報】
患者のBH氏は68歳の女性で、工場で服の検査をする仕事をしていた。CVAにより、軽度の右麻痺を生じた。MRIでは、左半球の前頭側頭、頭頂、後頭領域全体に広がる虚血性損傷と、右半球の後頭葉に小さい病巣が見られた。

【言語障害と残存能力】
BH氏の聴覚的理解と読解は良好で、呼称や文の産生能力を含め、発話にはまったく問題がなかった。単語の音読は良好だったが、非語は少し難しかった。書字は重度に障害されていた。BH氏の綴り能力に関する詳細な記述は、先行研究（Sageら 2004）で報告されている。BH氏は、書取と口頭での綴りで似た障害のパターンを示した。どちらも単語の語長効果が著明で、誤りは置換、付加、省略、移動、そして複合的なもの（例："reign"をRIANGとする）などだった。綴りの正確さは、単語の獲得年齢、心像性や頻度、ターゲット語と1文字だけ異なる単語がどのくらい存在するかにも大きく影響されていた。非語の綴りは単語と比べ障害が重かったが、単語と同様に語長の影響があり、類似した誤りのパターンを示した。著者らは、文字バッファーの損傷による障害パターンと考えた。

【発症後経過年月数】
研究時、BH氏は発症後3年だった。

セラピー
この論文では二つのプライミング実験とセラピー研究が書かれているが、ここではセラピー研究についてのみ述べる。この論文は、ターゲット語の中の1文字を換えてできる単語（orthographic neighbours：形態隣接語）が綴りに与える影響を検討している。プライミング実験では、BH氏は、形態隣接語によるプライムがあるときのほうが、ないときよりも正確に単語を書くことができ、単語で綴りが似ているほうが非語で似ているものよりプライミング効果が高かった。セラピーでは、綴りに対する誤りなし学習アプローチの影響を検証し、単語の直接訓練とターゲット語に綴りが似た形態隣接語に対するセラピーを比較した。多層ベースラインセラピーデザインを用いて、三つの単語セットに対するセラピー効果を調べた。成績は、2

回のベースラインとセラピー後1週目と6週目で比べた。セラピーは、1時間のセッションを2週の間に2回行った。

課題	1. 単語の対の比較	2. 抜けている文字の挿入	3. 単語探し
	ターゲット語を一番上に呈示。ターゲット語の二つのバージョン（正しいものと間違っているもの）と比較する。BH氏は正しく綴られた単語を選び、もう一方の綴りの誤りを指摘し修正する。	ターゲット語を一番上に呈示。2文字を抜いたターゲット語がその下に数個書いてある。BH氏は正しい単語を参照して抜けている文字を埋める。	ターゲット語を格子の升目の下に呈示。すべての升目に文字が書かれていて、その中にターゲット語が水平、垂直または斜めに埋め込まれている。BH氏はターゲット語をすべて探して丸で囲む。
訓練材料	BH氏が綴りを2回誤った単語45語をターゲット語とした。15語ずつの3セットに分けられ、頻度と形態隣接語の数を統制した。セット1の単語は直接セラピー（三つの課題）に使用し、セット2はセラピーに使わなかった。セット3はセラピーには使わなかったが、各単語につき形態隣接語1語ずつがセラピー（三つの課題）に使われた。		
ステップ	なし	なし	なし
誤反応へのフィードバック	記載なし	記載なし	記載なし
正反応へのフィードバック	記載なし	記載なし	記載なし

　セラピーは、誤りなし学習を促進するようにデザインされ、BH氏はセラピープログラムではほとんど誤らなかった。

結果

　綴りの正確さは、単語全体の正しさと文字の正確さで測り、どちらの分析も似たパターンを示した。セラピーは、直接訓練セット（訓練語）に有意な改善をもたらし、6週後のフォローアップ時も維持されていた。訓練しなかったコントロール語のセットは改善しなかった。間接訓練セット（セット3の形態隣接語のセラピー）の改善は、セラピー直後には有意ではなかったが、フォローアップ時には有意になった。

　この研究は、誤りなしセラピーが、訓練した単語の書字を有意に改善できることを示した。著者らは、単語の直接訓練が最も効果的であり、この改善は文字出力レキシコンとバッファー間の活性化を直接強化した結果であると考察している。レキシコンからバッファーレベルにある文字ユニットへのトップダウンの支えにより、形態隣接語の訓練後にも若干の改善が見られた。著者らは、この方法で単語の訓練をすることを奨めてはいないが、セラピー後に1文字だ

け異なる単語への般化が見られる可能性を示唆している。

その他
この研究で記述しているセラピーの方法は、単語の書字を行わないという点で、他の文献で報告されているものとは異なっている。また、著者らは、セラピーは訓練する単語に直接働きかけるべきであるとしている。

研究17

Panton A & Marshall J (2008). Improving spelling and everyday writing after a CVA: a single-case therapy study (CVA後の綴りと日常の書字の改善：単一症例のセラピー研究). *Aphasiology* 22 (2), 164-183.

セラピーの焦点
文字出力バッファー

セラピーアプローチ
再活性化と認知機能再編成法

患者情報
【一般情報】

患者のRay氏は57歳、右利きの男性で、左中大脳動脈の梗塞により失語症と右片麻痺を呈した。修士課程の教育を受け、継続教育 (further education) の講師と政治カウンセラーとして働いていた。第1言語は英語だったが、フランス語とスペイン語も話した。書字には利き手ではない左手を使っていた。

【言語障害と残存能力】

Ray氏の発話は文法的だったが、喚語困難による滞りと音韻的誤りが見られた。聴覚的理解と読解は文レベルで良好に保たれ、会話の理解にはほとんど問題がなく、仕事関連の長文の書類も読むことができた。最も大きい問題は書字で、例えば会議などでメモが取れるようになりたいと思っていた。書称と書取では、文字の省略、転置、付加、置換などの誤りがあったが、ターゲット語と推測できるような単語を書いた。誤りの大部分は単語の中央部にあり、単語でも非語でも綴りには明らかな語長の影響があった。Ray氏は、メモを取る能力を高めるための新しい課題は非常に難しいと感じていた。その課題では正しく書ける単語はほとんどなく、推測できる程度に書けるものもわずかで、途中であきらめてしまう単語が多かった。このような困難さにもかかわらず、キーワードや省略形に注目するなどの方略を使っている様子が見られた。

著者らは、Ray氏の障害はバッファーレベルの機能低下によるものと考えた。推測可能な単語を書いていたことや、単語の頻度や心像性の効果があまり見られないことは、単語が文字出力レキシコンから引き出されていることを示唆している。

【発症後経過年月数】

研究時、Ray氏は発症後1年だった。

セラピー

セラピーは、バッファーの機能の改善と効率的な方略の促進という二つのアプローチにより、Ray氏のメモを取る能力を改善することが目的だった。セラピーは6週にわたって1時間のセッションを12回行い、各セッションの間にはワークシートを自主的に行った。コントロール課題を用いた多層ベースラインを用い、効果を測定した。訓練語と非訓練語の書取と、メモを取る新しい課題の成績を検討した。

課題	ターゲット語の書取	戦略的なメモ取りの技術
	1. 単語を聴いて綴る。 2. 単語を1文字ずつ聴いて綴る。 3. 単語を書き写す。 4. 部分的に見えなくした単語を呈示し、全体の綴りを想起する。	録音した電話のメッセージとセラピストが口述し録音した短いニュースを聴く。クライアントに、重要なポイントを省略形や記号、関連のある句読点を使って書き留めるように促した。
訓練材料	仕事に関連した訓練語30語（平均語長9.9文字）。訓練語と頻度・語長を統制した非訓練語30語。	録音した電話のメッセージや短いニュース。
ステップ	「課題」の説明を参照	なし
誤反応へのフィードバック	記載なし 各ステージでクライアントは自分の綴りの正確さを確認するように促された。	記載なし
正反応へのフィードバック	記載なし	メモを確認して使った方略を強調し、確認した。

自習用のワークシートの課題は、単語の写字、アナグラムの並べ替え、ターゲット語の抜けている文字の穴埋めであった。

結果

訓練した単語の書字に有意な改善が見られ、セラピー後3カ月時にも維持されていた。非訓練語もセラピー直後には有意に改善していたが、フォローアップ時には維持されていなかった。Ray氏の非語の書取は、セラピー後と維持期に若干改善したが、有意ではなかった。書取に残存した誤りは、文字の省略、置換、付加と転置だったが、セラピー前に比べ、単語の後半

に見られることが増えた。メモを取る課題では、伝えられるメッセージや話の内容が大幅に増えた。訓練語でも非訓練語でも、単語全体を書くことが多くなった。また、より単語に近い形を書くようになった。セラピー後、Ray氏は単語のグループ化や、シンボルや句読点の利用、戦略としての単語の置き換えなど、より多くの方略を使うようになった。コントロール課題には変化がなかった。

　セラピーは、訓練した単語の書字と、メモを取る能力の有意な改善につながった。訓練しなかった単語や非語にも多少の改善があり、誤りが生じる単語内の位置に変化が見られた。著者らは、改善の一部はバッファー内部の機能の向上によるものと考えている。しかし、訓練した単語が訓練していない単語より有意に良かったことは、特定項目が改善された可能性も示唆している。著者らは、この改善はレキシコン内の語形へのアクセスが良くなったことを反映しており、これは評価では検出されなかったが、二次的な障害であった可能性があると考察している。

その他

　この研究では、訓練開始時に「人生の目標」を考慮することと、その目標を目指して障害への働きかけを行い、必要な適応方法を組み合わせて評価とセラピーを進めることの重要性を述べている。

訳者コラム⑭

　書字のセラピーには、読みのセラピー以上に漢字と仮名の表記の違いが大きく影響するかもしれない。書字の能力は書字の習慣や教育歴の影響を受けるが、日本語話者は、仮名であればほぼすべての人が書くことができる。検査で仮名の想起や選択に誤りがあれば何らかの障害が疑われるが、漢字が書けなかったとしても書字の障害があるとは限らない。それが病前から書いていなかった漢字なのか、言語以外の機能、例えば構成や空間認知の問題なのかなど考慮すべき要因が多い。また、「知っているけど正確に書けない」「読めるけど書けない」漢字は誰にでもある。仮名に比べて漢字が意味との結びつきが強いことは、ブローカ失語のケースなどで、絵の呼称ができなくても漢字で書ける例があることでよく知られている。仮名で書けることは少ない。漢字では、文字の一部を書いてヒントにすると続けて完成できることが多くあり、視覚的な情報が有効な手がかりになることがわかる。これも仮名とは違う側面である。

　第14章の研究16は実際に書くことは要求しない「誤りなし学習」の例だが、日本語でも古木ら（2010）が漢字の失書に対し、文字の選択肢四つから目標語を選ぶ課題と、1画を削除した文字を補完する課題を利用して形態の想起を促す訓練を行い、改善が見られている。漢字の視覚的記憶の強化につながったのではないかと思われる。さらに発話に結びつけるためには、同時に復唱したり、仮名を呈示したりして音と結びつけるのも有効かもしれない。

　仮名は音との結びつきが強いので、音韻－文字変換の再活性化によって書字の改善が期待できるが、その前提となる能力としてモーラ分解と音韻の抽出がある。アルファベットの言語でも、例えば本章の研究3では単語の音節を分節化し、語音と文字を結びつける訓練を行っている。日本語でも仮名1文字の書字訓練としてキーワード法が利用されている（金子2003など）。また、研究8や研究11で課題にしているアナグラム（文字の並べ替え）は、日本語では仮名を使って行えるのではないか。並べ替えた後、研究11や研究12で行っている写字と想起の訓練（CART）が使えそうである。

　書字のリハビリは、どちらかというと優先順位が低い。誰かと話したり、テレビで人が話しているのを聴いたり、新聞や雑誌などで文字を見たりすることのない日はおそらくないが、文字をまったく書かずに1日を過ごすことはあるかもしれない。研究11や研究17のようにクライアントが書字に対して明確なニーズをもっていなければ、書字のセラピー自体が必要ないかもしれない。しかし、書くことそのものが目的ではなくても、話すことにつなげるためや、コミュニケーションの補助手段として使うために、書く訓練が必要になることもある。研究9や研究12では、実用的に書字をコミュニケーションに使う訓練が行われ、グループセッションや会話パートナーの利用場面で書字を促している。このように、実際に使える機会を作って「使えた」「伝わった」と実感できる体験は重要である。

　手を使って字を書く機会は徐々に少なくなっていくだろう。特に若年層ではスマートフォンなどのデジタル機器の普及によって、手では書かずに文字を機器に入力する機会がさらに増えていくことは間違いない。本章でもコンピュータを使った訓練が紹介されているが、コン

ピュータやインターネットを使えば自習が可能になるし、タッチパネルやタッチペンを使えば、実際に手を動かして書いて入力し、正しく書けたかどうか判断させたり、筆順を呈示させてそれをなぞったりすることもできる。「書字」に活用できる機器や手段は増えている。言語聴覚士はクライアントの実用的な書字に結びつくように、セラピーに新しい方法を取り入れていくことが必要だろう。

文献

古木　忍，平本奈緒子(2010)．書字を伴わない文字視覚心像処理訓練により症状改善を認めた漢字失書の一例．*高次脳機能研究* 30(1)，116．

金子真人(2003)．重度混合型失語例のキーワード法による仮名書字訓練．竹内愛子(編)，*失語症臨床ガイド：症状別 – 理論と42症例による訓練・治療の実際*(pp.287-291)．東京，協同医書出版社．

（荻野　恵）

15 認知神経心理学と失語症

　認知神経心理学そのものの貢献についてはいまだによく議論されるが（Harley 2004を参照）、それは、失語症のリハビリテーションにおける認知神経心理学の役割についても同様である（Laineら2012と『Aphasiology』26巻12号のフォーラムを参照）。ただ、認知神経心理学が失語症に関する私たちの理解を深め、臨床でのアプローチを大きく前進させたことについては見解が一致している（Whitworthら2012など）。認知神経心理学の構造は完全にはわかっていないが、単語の認知処理に関する検証可能なモデルが提供され、そこから理論が発展し手段が開発されて、単語処理プロセスを分析して経過を追うことができるようになってきた。理論と実践が相互に影響し合っていることは明らかである。Nickelsらは、失語症者との関わりの中で得られた情報が理論的な発展をさらに深めるとし、「認知神経心理学の重要な目的は、認知的な障害のある人たちを詳細に調べ治療する中で得たデータを用い、健常な認知処理の理論を発展させ、評価し、広げることである」（Nickelsら2010, p.539）と述べている。

　本書の初版が刊行されて以降、評価法の開発が比較的少なかったのは、おそらく、PALPAなど従来の評価手段がいまだに広く使われ続けているからであろう。こうした古くからある評価法は、その理論が長年にわたって注目されてきた。それでも、この間のCATの開発は特記すべきものがある。CATは包括的でしかも効率的な検査法であり、さらに詳しく評価を進めるための指針を得ることができるうえ、臨床現場で仮説検証プロセスを繰り返すときに役立つ。また、言語処理システムを幅広く検査しながら失語症者を全人格的に評価するようにできており、非言語的な神経心理学的障害と失語症が日常的なコミュニケーションに与える影響を評価する検査も含まれている。CATで当初の症状の良い点と弱点を示し、それを次の診断的評価への情報とすることができる。リハビリの効果を詳細に調べる方法としては、単一症例の検討や体系的な一連症例研究などが発展した。これらはリハビリの成果を吟味するのに役立つだけでなく、セラピーアプローチを選択し計画することに貢献している。セラピーに関する新しいアプローチや既存のアプローチをより深く探求する論文が着実に増えていることがその表れである。

　本書は、失語症者の単語処理における障害の特徴と残存能力を明らかにするために認知神経心理学的モデルがどのように使われるかということについて解説してきた。さらに、特定の障害に対するセラピーデザインとその検討に関して、認知神経心理学的視点をもったセラピーで

効果があると判断された研究を幅広く紹介した。もちろん、文献を紹介し尽くしてはいないし、セラピーデザインが完全なものばかりを紹介できたとも思っていない。レビューした研究の中には設けた基準に達していないものもあるが、大枠の原則については基準に忠実であるように心がけた。また、研究の取り上げ方には偏りがある。例えば、喚語困難に関するセラピー研究は数多く存在し、近年この領域に関しては、セラピーがどのように効果をもたらすか、また、どの障害レベルが特定のアプローチに適しているかということについて、考え方が非常に洗練されてきている（Nickels 2002b）。対照的に、言語の理解障害に関するセラピーは、おそらく慢性期の失語症者が最も困っている点ではないという見方から、研究数は増えていない。

　第3部で紹介した研究によって、臨床現場でセラピーを考案・開発するために、今のところ最も良い基礎的なエビデンスを提供できたと思っているが、ここに載せたアプローチが必ずしも最良の方法とは限らない。この先、新しい方法や解釈が現れるであろう。これまでの30年間で、失語症の言語障害、セラピーの技術、セラピー効果をもたらす方法について、私たちは多くを学んできた。しかしながら、その知識はまだ大雑把で断片的なものである。臨床家としては、今ある知識でできる限りのことをする、という義務がある。Bassoは「行うべきは、常に、今の知識に照らして可能で最高のことであるべきだ。より知識が深まれば、より良く行動できるはずである。が、そのために究極の真実を待っていてはならない」（Basso 2003, p.263）と強調している。

認知神経心理学の臨床への示唆

　報告されている研究の多くが、口頭での語想起と失名辞症状のセラピーに焦点を当てており、現在の私たちの知識はおそらくこの領域で最も豊かになっている。すでに、さまざまな意味課題や音韻課題によって、意味システムと音韻出力レキシコンのつながりをうまく活性化できるというエビデンスがある（第11章と第12章を参照）。そうした課題の多くは、単語の意味と形態を同時に活性化させており、それは結果として、セラピー課題の特性と障害レベルの関係を見えにくくしている。例えば、意味課題はレキシコンに障害のある患者に用いても効果が出ているし、一方、音韻課題は意味システム、レキシコン、そしてレキシコン以降の障害がある人々に使われている。研究論文においても、これらの課題によるセラピー効果を見極めるエビデンスや、例えばエラーレス（誤りなし）やエラーフル（誤りあり）といった異なる学習パラダイムに関するエビデンスは不十分である（第11章を参照）。また、名詞に関して開発されたセラピーを動詞に応用した際には、品詞が違っていても似たような反応を示すことが示されており（第12章を参照）、動詞でも名詞と同じように、改善は特定の項目に限られることが多かったと報告されている。

　文字単語想起のセラピーでも、文字を入れ換えて別の単語を作るアナグラムや写字など、さまざまなヒントを与えた書称では、根底にある障害との関係が見えにくい（第14章を参照）。訓練対象語の顕著な改善は見られるが、口頭表出と違って、多くの場合、訓練対象になる単語

の数や改善の度合いなどは限られる。

　単語の聴覚的理解のセラピーは、おそらくあまり注目されてこなかったことが原因で、進歩のスピードは遅い(第10章を参照)。それでも、認知神経心理学的モデルによって、より的を絞ったセラピーができるようになってきており、例えば、音韻分析レベルの障害、聴覚入力の単語認識や意味システムへのアクセスの障害などを対象にした研究が見られる。読み理解についてもまた、文字分析、視覚的な単語認識、文字単語の意味へのアクセスをターゲットにした課題が行われ、顕著な改善を見ている(第13章を参照)。

　しかしながら、セラピーの効果を理解することと、非訓練語や他の場面へのセラピーの般化がどのように起こるかということが、実は大変重要である。セラピー結果を注意して調べると、例えば、口頭表出をターゲットとしたセラピーの多くは、音韻ヒントを使ったアプローチであれ、文字ヒントや復唱を用いたものであれ、改善は特定の項目のみで見られる。一定の患者に非訓練語への般化が見られているが、般化がどのように、なぜ、そして誰に起こるのかということが今後の大切な視点である(喚語困難における般化の概要についてはBestら2013を参照のこと)。Bestら(2013)は、ヒントを与える喚語セラピーを行った場合、意味的な問題があって単語の形態へのアクセスが悪い患者は非訓練語へ般化する割合が最も低いが、一方、レキシコンより後のプロセスに障害のある患者では般化がより見られると主張している。これは、Franklinら(2002)の研究で音韻出力配列の障害がある患者で般化が見られたことと合致している。ただ、Waldronら(2011a、2011b)の研究では再現できていない。さらに、意味障害がある患者に、単語間の意味の違いに焦点を当てた意味課題セラピーを行った結果、非訓練語への般化が見られたというエビデンスもある(Nickelsら1996、Kiranら2003)。方略がさらに開発されれば、訓練語も非訓練語も改善できる可能性が増える。文字単語想起における非訓練語への般化についても報告されており、言語処理モデルの末梢に近い障害、例えば、文字出力バッファーレベルに焦点を当てた研究(Rappら2002)など、音韻出力バッファーをターゲットにしたFranklinら(2002)の研究の文字版ともいえる報告がある。聴覚的理解のセラピー効果についても同じようなことがいえる。つまり、処理プロセスの末梢である入力部分に働きかけるセラピー(Morrisら1996など)のほうが訓練語と非訓練語のいずれにも効果が出やすく、レキシコンレベルに働きかけるセラピーでは特定の項目だけに改善が見られる。

　臨床的見地からは、再活性化による改善が特定の項目だけに見られるのであれば、患者にとって最も役立つものとするために、その個人や家族に関係のある単語を選んでセラピーを行うことの必要性が強調される(Hillis 1998、McKelveyら2010など)。日常的に使える音声・文字単語の想起、実用的な読みに役立つ単語の読みなど、臨床家はすべての言語領域で日常生活への影響を最大限にすることを考える必要がある(セラピーのための個別に役立つ単語や話題の選び方については、Renvallら2013a、Renvallら2013bの議論を参照のこと)。Renvallら(2013a)はさらに、名詞と動詞以外にも、形容詞・副詞・代名詞などの品詞に注目し、日常生活に最もよく使われる単語をセラピーに反映させることを奨めている。

　このように患者個人に関連があって高頻度で使われる単語についてセラピーを行うというこ

と以外に、もっと核心的な問題がある。それは、失語症者がリハビリで身につけたことを、実際の生活や日々のコミュニケーションにおいて確実に役立つものとするためにはどうしたらよいかということである。リハビリで学んだ単語は、実際の生活場面で使われているのか？ "実際の生活場面"で覚えたことだけが、実生活を改善させているのではないか？ 後者の質問への答えは明らかになっていないが、訓練中に見られた改善が必ず効果的なコミュニケーションに役立つという信念に基づいて失語症セラピーは行われていると臨床家たちは考えている。セラピーにおいて、状況的にはほとんど起こらないような言語的あるいは認知的な行動を促すようなことがあっても、そういう練習が、患者にとって日常生活で必要な基礎を身につけるのに役立っていると確信している（会話についてのレビューはCarragherら2012を参照のこと）。喚語訓練で使われた単語と実際の会話を調べた研究があるが、般化や改善に関して期待のもてる傾向を示していた。例えば、Herbertら（2008）は、呼称と会話文脈の両方で特定の単語をターゲットにし、絵の呼称の成績が会話における語想起に関連があることを示したが、この結果は他の研究でも支持されている（Hickinら2007、Greenwoodら2010、Bestら2011）。Bestら（2008）は、音声単語の喚語セラピーが、日常活動への参加や人々とのやり取りを改善させたことを報告した。Booら（2011）は、動詞へのアクセスを改善するセラピーを行ったところ、会話全体で情報量が増え、限定的な課題の範疇を超えてコミュニケーション場面に良い影響を与えたことを示している。

　また、理論的なリハビリを実践的な活動と組み合わせて行うアプローチ、例えば、書字についてCART（Copy and Recall Treatment）を個別に実施し、構造化した会話でターゲット語の使用を促進するグループセラピーを併せて行った際のセラピー効果について報告している研究もある（Clausenら2003）。Pantonら（2008）は、根底にある障害へ働きかけるセラピーと患者の職場でのメモ書きを向上させる方略を考案するという活動を行い、セラピーの成功とは、障害への注目と現実的に必要なことへの着目という両輪の視点が必要であると主張した。Robsonら（1998b）は、コミュニケーション場面での書字への般化が見られないことを経験して、課題の実用的な側面にセラピーを切り替えたところ改善が見られたことを報告した。Robsonらは、セラピーの最初の段階で障害のみに焦点を当てたのは必要なことではあったが、それだけでは十分ではなかったとして、般化やコミュニケーション環境を考慮する必要性を強調している。ここで臨床家や研究者が直面するのは、より自然な状況の中で、何を使ってどのように般化を評価するのかという難題である。Herbertらは、特定の項目だけをターゲットにした語彙セラピーとそれらの単語をコミュニケーションに使うというセラピーを組み合わせて行ったが（第11章を参照）、このやり方を「相互作用アプローチによる語彙アプローチ（a lexical approach with an interactional approach）」（Herbertら2003, p.1178）と記述している。6名の患者のうち5名に見られた単語レベルとコミュニケーションレベルの成果を評価するために、感度を変化させながら日常の名詞の使用を把握する新しい評価法を考案した。患者自身の見解を問う質問票も含まれていた。さまざまな状況の中で言語反応を測定するという難問は、今後の大きな課題である。

セラピーの総合的視点

我々は当初から、リハビリを計画し実践するためには、より広いコミュニケーション環境が重要であることを認識している。認知神経心理学の視点から進められてきた研究によって、セラピーを方向づける理論が多少は呈示されたが、セラピープロセスに影響を与える要因はまだまだたくさんある。それらはセラピーの道筋と成果に影響を与えるため、考慮していく必要がある。中には神経可塑性に関係する事柄もある（Pulvermüllerら2008）。この最終章で、失語症セラピーに影響を与えるすべての要因を吟味することはできないが（これら多くの要因についてはRaymerら2008を参照のこと）、いくつかの要因については述べておきたい。

セラピーの頻度と量

患者がセラピーを受ける総時間数と頻度は、考慮すべき重要な点である（Bhogalら2003、Basso 2005、Cherneyら2008）。失語症セラピーの客観的な分析によると、週に2時間以上のセラピーが、それより長い期間にわたって少ない量で続けるよりも大きな改善が見られたとしている（Robey 1998）。Sommerville（1974）は、多くの治療研究が「同種療法（homeopathic doses）」[訳注81]でのセラピーを行っていると指摘している。通常、十分なセラピーによって大きな改善が得られると期待するが、英国でも他の国々でも、失語症者が非常に限られたセラピーしか受けられないという現実がある（Enderbyら2002、Katzら2000）。しかしながら、第3部でレビューした研究の中には、比較的少ない時間で（セラピストが費やした時間という点から）、特定のターゲットについて改善したという報告もあり、前向きに考えることもできる。他の研究の中には、特殊なアプローチについて、決められたセラピー頻度を推奨しているものもある。例えば、CILT（Constraint Induced Language Therapy：言語のCI療法）は口頭表出を促すために他のコミュニケーション方法を抑制することを目指すセラピーだが、Pulvermüllerら（2001）は、10日間で毎日3時間のセラピーを推奨している。我々は、言語処理プロセスへのアクセスに働きかけ、セラピーに費やす時間を最善の方法で利用するならば、どんな場面でも高い生産性を上げることになると考えている。

セラピーセッションの方法

セラピーのやり方にはさまざまな方法がある。専門家であるセラピストとの個別のセッション、グループセラピー、宿題、パソコンの利用、友人や家族、ボランティアの人との実施、電話やインターネットでの遠隔訓練など、多様である。それぞれに利点と欠点があるが、いろいろな方法を工夫して使うならば、失語症者はまずまずの量のリハビリを受けることができるといえる。さまざまなテクノロジーやコンピュータはセラピーのあらゆる領域で利用されているが、特に喚語（Bestら1997など）と音読（Arguinら1994など）でよく使われる。コンピュータ、

訳注81）極度に薄めた成分を投与する治療。

インターネット、タブレット上のアプリなどは、訓練課題をより集中して行うために、ますます使われるようになることは間違いない。現在、コンピュータで使えるさまざまなプログラムが商品化されているが（Aphasia Software Finder や The Tavistock Trust for Aphasia など）、ほとんどがその効果について検証されていないことは残念である。一方、Cherney らが開発した訓練プログラムは、セラピストの分身としてコンピュータ上に表示されるキャラクター（avatar）が訓練を実施し、訓練効果のデータを収集して、セラピー方法のモデルをコンピュータを通して提案するものになっている（Cherney 2010、Lee ら 2010）。

やる気（motivation）

　失語症患者にやる気があって、セラピーに積極的に参加し、現実の生活で意味のある目標に向かって取り組むとき、セラピーがおそらく最も効果的で役立つものになることは間違いない（Hillis 1998 など）。当然、セラピーには「表面的妥当性（face validity）」があるべきで、つまり、現実生活の中で目標をもって方向づけられていなければならない。例えば、De Partz（1986）が、音読を可能にするためには、文字と音韻の関係を無意味語で再学習するべきと主張しているのは正しいかもしれないが、失語症者にとっては実在語を読めるようにすることが目的なので、この方法を拒否する場合もある。Raymer らはセラピーの社会規範あるいは顕現性（salience）を「参加者が体験について感じる価値や妥当性」（Raymer ら 2008, p.S267）と定義しているが、そういった感じ方はやる気の高さと密接に関係しており、言語処理プロセスに着目する目的とともに考慮するべきである。この参加者の感じ方は、セラピーとの関わりを促進するだけでなく、セラピーの成果に影響を及ぼす重要な変数となる（詳細な考察については Raymer ら 2008 を参照のこと）。

神経学的な安定性

　自然回復が見られる初期段階の神経学的な変化は、リハビリの成果に大きく影響を及ぼす。失語症発症直後は、複雑で速い変化が起きている時期で、さまざまなセラピーが行われ、また、患者は自身の社会的役割の変化に必死に順応しようとしている時期でもある。この期間中のセラピーは、神経学的変化を前提としてその変化を促すように組み立てられなければならない（Huber ら 1993、Robey 1998、Holland ら 2001）。脳卒中後の初期段階におけるリハビリで失語症が改善したというエビデンスもあるが（Godecke ら 2012）、本書の第3部でレビューした研究のほとんどが急性期以降の患者のものであることは偶然なわけではない（Grayson ら 1997 を除く）。実際、速い変化が複数領域で起こっていないほうが、特定のセラピーの効果を示しやすいし、急性期以降は失語症者自身が体系的な言語セラピーに挑戦する準備が整っている時期でもある。

言語以外のその他の要因

　非言語的な認知能力や障害は、セラピーの成果を大きく左右すると考えられる（Helm-

Estabrooks 2002）。意味記憶やエピソード記憶（Swinburn ら 2004）、非言語的推論能力（Bailey ら 1981）、注意（Lapointe ら 1991、Laures ら 2003）、問題解決能力（Lambon Ralph ら 2010）、学習能力（Ferguson 1999、Fillingham ら 2003）などがそれに当たる。Lambon Ralph ら（2010）は、認知テストの成績が、喚語セラピー後の言語の改善を予測する因子の一つになるとしている。併発している認知障害に訓練のターゲットを当てることで、改善が主に言語的活動に見られるというエビデンスもある（Coelho 2005、Salis 2012 など）。また、多くの失語症患者が（驚くことではないが）脳卒中後に鬱的になっており（Huff ら 2001、Kauhanen ら 2000）、このことはリハビリ効果に悪影響を与えている。こうした要因の影響に関する知識は今のところ断片的で（Basso 2003 を参照）、その重要性がますます認識されてきているが、今後の研究においてさらに検討されていくであろう。

セラピストの貢献

セラピーの目標や対象にする単語など、セラピーの多くの要素を特定化して検討できるようになっている一方で、セラピーのプロセス自体には、さまざまな局面において患者とセラピストの間に生じる微妙だが極めて重要な相互作用がある（Byng ら 1995）。セラピストはそれぞれ大きく異なる"スタイル"をもっており、おそらく、失語症とそのセラピーに関する報告が物語っているように、患者を改善するのがうまいセラピストというのが存在するのではないかと思われる（Hale 2002 などを参照のこと）。セラピストの特徴や技術とセラピー自体との関係は見えにくく数値で表すことも難しいが、セラピープロセスの大切な部分であることを認識すべきである。

複数の要因の相互作用によって、セラピーの成果に影響が出ることは確かである。それらを分析して重要性を判断することはとても複雑だが、失語症者にとって正しい、つまり、現実生活の目標に最大限に効果的であるセラピー方法を決めるために、また、どのように支援を計画するかを決めるためには必須である。

神経学からのさらなる洞察

神経学的見地からは、セラピーがどのようにして、なぜ効果を上げているのかという問いは重要である（Musso ら 1999 など）。現在では、行動的な変化と神経的な変化に関係があることが明らかになっている。また、機能的な変化は、構造レベルの状態を反映していると考えられている（Rijntjes ら 2002、Saur ら 2006 など）。この領域には多くの興味深い文献があるが、我々の知る限りでは、失語症セラピーの現場に影響を及ぼすような情報は今のところ見られない。脳の特定箇所に外から電磁刺激を与えて細胞間の接続に影響を与える技術によって失語症の回復や失語症者のリハビリ効果を高める可能性について、予備段階ではあるが興味深い発見はある。脳への非侵襲性の刺激が脳機能に変化をもたらし、可塑性を促進する手段となり得るかについての研究も行われている（Webster ら 2006、Plow ら 2009）。一般的に脳卒中のリハビリに

おいてよく使われている方法は、反復経頭蓋磁気刺激法（rTMS：repetitive transcranial magnetic stimulation）と、陽極あるいは陰極を用いる経頭蓋直流電気刺激法（tDCS：transcranial direct current stimulation）で、脳の損傷側あるいは反対側に刺激を与える。目的は、損傷側の活動を高め、反対側の活動を抑えることである。

しかし、脳卒中後の非侵襲性脳刺激法のみでの機能改善は10％から30％にとどまり、しかも長持ちしないという報告がある（Hummelら2006、Talelliら2006、Websterら2006）。より効果的で長続きする介入法として、リハビリと脳刺激を組み合わせることが注目されている。例えば、動物実験では、末梢神経と中枢神経の両方への刺激と中枢神経のみへの刺激とを比較し、両方を刺激するほうがシナプスの可塑性を高めたことが示されている（Fritschら2010）。脳への刺激は、それ自体で完結するセラピーとはいえないが、その他のセラピーの補助としてセラピー効果を高めることが期待される。特にtDCSは持ち運びもでき、値段が高くなく安全で（TMSより発作の危険性が低い）、しかも比較的簡単に設置できることで注目されている。これらの特徴から、tDCSは在宅リハビリに付加する治療として、あるいは薬物治療に代わる候補としても検討されている。失語症セラピーのうち主に口頭表出に関するセラピー効果について、TMSあるいはtDCSを使用した研究がわずかだが報告されており、結果は一定はしていないがほぼ良い結果が出ている。例えば、失語症者の右半球の活性化と回復経過の相関に関する最近の研究では、左下前頭回を促進あるいは右下前頭回を抑制し、言語の短期的な改善について調べている（Bakerら2010、Fridrikssonら2011、Weiduschatら2011）。さらに、左半球の損傷が非常に広範囲にわたっている患者に対して、自然回復を超えて言語回復プロセスを促進する可能性を考え、右半球の言語野相当箇所を刺激するセラピーを記述した報告もある（Vinesら2011、Medinaら2012）。

臨床現場でこのような非侵襲的な方法を使うことは、失語症治療の大きな力になるであろう。回復を増大させリハビリ効果を助ける、非侵襲的な大脳皮質刺激を行う神経調節（neuro-modulation）という分野のレビューについては、『Aphasiology』26巻（2012）の特別号を参照されたい（Hollandら2012）。

セラピープロセスの認知神経心理学的視点による洗練

セラピーの結果に影響を与えるこのような要因は念頭に置いておくにしても、その一方で、認知神経心理学的アプローチを治療過程に採用することには非常に重要な利点がある。すでに述べたように、このアプローチの最も大切なことは、適切な評価に基づいて患者の言語処理の良好な点と弱点を知ることを基本にするということである。この考え方は、患者の強みを基礎にセラピーを構築し、障害されたプロセスに働きかける（あるいはそれを避ける）特定の知識をセラピストに与えてくれる。さらに、個別の患者あるいは少人数の患者に対しセラピーを立案するにあたっては、セラピーの形式や内容を詳細に書き出すことが求められる。つまり、セラピーの目的、改善メカニズムの仮説も含め、セラピーの内容の記述が必要になる。これは、

失語症者の大規模グループ研究において、さまざまな方法が多様な失語症者の集団に使われる（詳細が語られることはないし、それは不可能である）ことと対照的である。そうした研究では、たとえセラピーで効果が見られたとしても、記述が不十分で、その同じ（効果のある）セラピーを第三者が使うことができない（Howard 1986）。Coltheart（1983）のことばを借りれば、セラピーが"料理レシピ"のように記述されて初めて、効果があると報告されている研究をもとに、そこからセラピーを組み立てることができる。これは、ランダム化比較試験（RCTs）という研究法自体が問題なのではない。わかりやすく解説した再現可能な「治療計画（treatment protocols）」と、明確な定義づけに基づく適切な結果測定法を示したセラピー実験を立案し実施することは可能である。

さらに、認知神経心理学的な研究では、そのアプローチの特徴から、必ず、"特定の（specific）"言語機能を改善する目的で、"目標をもった（targeted）"セラピーを行う。その結果、効果を期待した課題（あるいは単語）でセラピーが改善をもたらしたかを判断できる。また、訓練効果が出ないと想定される課題や単語での成績と比べることもできる。つまりセラピーは、改善が見込まれる課題（あるいは単語）で改善が見られたか、という「正当な評価（fair test）」を受けることになる。

最後に、こうした研究は、**なぜ**セラピーは効果があるのか、行動に変化を引き起こすメカニズムは何か、と考えるきっかけを与えてくれる。多くの場合、セラピーの研究は、改善がなぜ**予想される**のかについては明確に記述している。しかし、改善のメカニズムは**こうである**という特定のエビデンスを示しているものは少ない。あるセラピーに効果があったことを示すことができても、予想された理由で効果が見られたとは限らない。喚語困難の例を挙げると、意味セラピーは意味表象を改善するといわれ、語彙・音韻セラピーは表出のための語彙表象へのアクセスを改善するといわれている。これは、患者の根底にある障害と一致しており、しかも、それらがセラピーで目標とされたことだからである。しかし、Howard（2000）は、どちらのセラピー方法もその表面的な違いにかかわらず、同じ理由で効果があるとしている。すなわち、いずれの方法も単語の意味表象と音韻表象をペアにしており、それらのつながりを強固にしているということで、上記の考えには異議を唱えている。どちらの見方が正しいかは明確ではないが、重要なのは、認知神経心理学的視点をもつことがこのような議論を可能にしているということである。

もっと具体的に言えば、認知神経心理学的アプローチを採用することは、セラピストに次の三つのことを求めることになる。一つめは、失語症評価の結果に基づき、**なぜ**言語課題の成績が落ちているのかを明確にする必要がある。二つめは、リハビリ経過の中で、**なぜ**特定の課題で変化がもたらされたのかについて明らかにしなくてはならない。三つめは、**なぜ**この課題における改善が患者の実生活のコミュニケーションを改善し得るのかという質問に答えられなくてはならない。つまるところ、セラピストは理論的で実践的な枠組みを手に入れ、Schuellらの忠告に応えられなければならない。「良いセラピストは"どうしてこれをやっているのですか？"という質問に驚かされてはいけない」（Schuellら 1964, p.333）のである。

認知神経心理学と失語症の将来像

　本書の初版を刊行したとき、失語症セラピーに関する研究がこの先の数年間でどのように進むべきかについて、二つの方向を考えた。それらは今でも課題であり続けているが、さらにつけ加えたいこともある。まず一つめの課題は、特定のセラピー方法の効果が患者の失語症パターンとどのような関係があるのかについて、知識を深めて洗練させていかなければならないということである。これまでの30年間で、言語処理に関する理論的なモデルを使って言語の崩壊レベルを見極めることに関し、我々の能力は大きく進歩した。結果として、障害されたプロセスと残存するプロセスをより良く同定できるようになった。二つめの課題は、患者に対し、どのようなセラピーアプローチを採るのかということであった。これについては、すでに概要を述べたように、大まかに二つのアプローチが考えられる。

　一つは、セラピーがどのような効果をもつか、どういう患者に適しているかということについて理論的に理解し、それに基づいて決断するということである。これには多くの例がある。例えば、Nickelsの「自動ヒント（autocue）」セラピー（語想起の際に自分で音韻ヒントを考える）は、彼女によると、①音韻ヒントで効果がある者、そして、②単語として書けなくても語頭の文字がわかる者に適しているという。同様に、Miceliら（1996）は、「語彙セラピー（lexical therapy）」は喚語に関する障害が意味処理より後の処理にある患者に適しているとしている。しかしながら、特定のセラピーのこのような効果に関する理解が適切でないということもあり得る。すでに述べたように、Howard（2000）は、喚語に関する「意味」と「語彙」（あるいは「音韻」）セラピーは、意味と音韻形態をペアにすることで、いずれも同じ理由で効果があり、同じタイプの患者に適しているとしている。この議論が正しいかどうかはとりあえず問題ではなく、重要なのは、セラピーがどのように作用するかについては、適切な仮説検証による実験的な考察によってのみ理解することができるということである。そのためには、特に、あるセラピーについて、それを適用することが妥当だと考えられる患者とそうではないかもしれない患者の両方に行ってみることが必要になる（Nettletonら1991を参照）。

　二つめの、おそらくより生産的なアプローチとしては、本書にも紹介しているが、一つの訓練方法をさまざまなタイプの患者に行い、その改善度合いを比較する研究を行うということである。この一連症例研究では、それぞれの参加者を単一症例として別個に分析し、同一の検査を使って参加者の中で訓練効果の度合いに顕著な違いがないかどうかを検証することができる（Howard 2003）。違いが見られた場合は、障害の形態（Bestら2002を参照）、あるいは、障害の程度（Conroyら2009a、Conroyら2009bを参照）に関係があるということになる。複数の患者を対象に研究を続けることで、患者の多様性を観察し、訓練アプローチに対する失語症者の反応がどのように異なるのか、どうして異なるのかについて理論的な理解を積み重ね、失語症とそのアプローチの両方に対する理解をさらに進めることができるであろう。

　さらに、一人の患者に対して複数の異なるセラピーを行い、その効果を比較する研究も必要である。本書でレビューしたものは、ほとんどが一つのセラピーアプローチを扱ったものであ

る。患者が改善を示せば、それは明らかに喜ばしいことであるが、だからと言って、他のアプローチのほうが効果が大きくなかったかどうかはわからない。複数のアプローチを扱う研究によって、初めて最適なセラピー方法に関する重要な情報が得られる。また、異なるセラピー方法を比較する研究は、患者の根底にある障害について理解していれば、訓練がどのように効果をもたらすのかという情報を与えてくれる。これまでに、このアプローチを採用して成果を上げたという研究がいくつかある（Hickinら2002、Hillisら1994、Howard 2000、Springerら1991など）。一方、異なるアプローチを比較して、参加者間・参加者内で、セラピー効果の違いがほとんど見られなかったという研究もある（Booら2011、Raymerら2002など）。

　過去30年ほど積み上げてきた基礎の上に、実は、さらに築いていくべき課題がある。重複障害や高次脳機能障害を併発している場合や重度の失語症には認知神経心理学的アプローチはあまり適さないといわれているが、それらについて我々の知識をさらに幅広いものとし、貢献できるように研究していく必要がある。効果を検証する際に、訓練課題のみでなく他の課題や状況の中で、特に実生活のコミュニケーションの中で検討することはすでに始まっている。単語と長めの発話の関係、さらにそれらの機能が相互作用のあるやり取りとどう関係するかについては、認知レベルや言語レベルのみでなく、セラピーに対する患者や家族の実生活上での評価という点からも大きな課題となっている。失語症者に行うすべてのセラピーの目的は、実社会に関与し達成感を得るにあたってのバリアに対処するために、機能を改善することである。そういう意味で、セラピーの方法は「社会モデル（social model）」の中に組み込まれているといえる（Byngら2000）。言語能力を改善することによってこうした目的を達成できるのであり、本書でもそういう視点をもって研究を紹介した。実用的・社会的な目的と、障害を減らすことを目的にしたセラピーとに矛盾はない。音楽の世界で音階を学ぶのは、音階が演奏に含まれているからではなく、技術を高めることができて結果としてより良い演奏ができるからである。言語の障害された部分に直接働きかけるセラピーも同じことである。

　Basso（2003）は、私たちはセラピストとして、失語症者の治療において、失語症そのものと失語症セラピーに関して知り得る限りの知識を利用する責任があると述べている。Bassoと同じように、我々は、知り得る最善の知識は言語処理に関する認知神経心理学的な理解から引き出されることを主張してきたし、まさにそこから理念を引き出している。Zangwillが70年も前に記したように、「治療方法が、それが基づく理念よりすばらしいということはないし、その理念を探すことが、目前の臨床をどうするかより重要でないはずがない」（Zangwill 1947, p.7）のである。

訳者コラム⑮

　認知神経心理学は、読み障害の研究を発端に英国で大きく発展し、少なく見積もっても30年以上が経過している。Caramazzaら（2006）は、20余年間の認知神経心理学の発展を振り返り、コンピュータ上で再現できるモデルが増え認知機能の理解に大きく貢献してきたが、当初からの実験心理学的方法で得られるデータが重要でなくなったわけではなく、特に「箱と矢印モデル」が仮説を立てるうえで役割を果たしてきた、と論じている。英国を中心とした英語圏での失語症学における認知神経心理学的アプローチは、1990年代から2000年代に多くの研究が発表され大きな盛り上がりを見せた。そしてその後、確実に定着している。一方、日本語話者に関する失語症研究・臨床においては、その動きはまだ小さい。

　本邦における認知神経心理学的な評価法である『失語症語彙検査（TLPA）』と『SALA失語症検査』が開発されてから10年以上が経過した。2011年の日本神経心理学会学術集会では「認知神経心理学は失語症臨床にいかなる変化をもたらしたか」と題したシンポジウムが開催された。座長を務めた中村ら（2012）によれば、認知神経心理学的な方法論を臨床にもち込むことは障害の同定を助け、壊れた認知システムの「直し方」に示唆を与え、その効果の予測に役立つ、としている。一方、極論すればと前置きし、現在一般的になっているロゴジェンモデルが正しいとは限らず、間違っていてもよいとすら考えているとも述べている。多くの臨床家が特定のモデルを念頭に症例との関わりをもつことと、検証可能な形で評価と介入の知見を積み重ねていくことの重要性を説いた。また、多くの言語聴覚士に読まれてきた1995年刊行の竹内らによるテキストが数年前に改訂されたが、その中では認知神経心理学的アプローチについて22ページにもわたり詳細に解説されている（竹内2012）。そして、古典的アプローチにおいて「症候群」として失語症タイプを捉えることは今でも臨床において鑑別診断上有効であるが、それを超えて、目前の患者一人の障害の特徴を理解し治療法を決定していくために、認知神経心理学的研究の手法が新しい視点を与えてくれた、と述べている。

文献

Caramazza A & Coltheart M（2006）. Cognitive Neuropsychology twenty years on. *Cognitive Neuropsychology* 23（1）, 3-12.

中村　光, 松田　実（2012）. 認知神経心理学は失語症臨床にいかなる変化をもたらしたか. *神経心理学* 28（2）, 113-115.

竹内愛子（2012）. 第1章 失語症／3. 失語症候群：伝統的な失語分類／（5）古典的な失語症アプローチの有用性についての疑問呈示, 4. 認知神経心理学的アプローチ, 5. ロゴジェンモデルで説明される失語症の言語症状. 竹内愛子, 河内十郎（編）, *脳卒中後のコミュニケーション障害 改訂第2版：成人コミュニケーション障害者のリハビリテーション：失語症を中心に*（pp.38-60）. 東京, 協同医書出版社.

（長塚紀子）

用語解説

allographic realisation「文字実現」── 手を動かして文字を書く直前の段階で、書記素を適切な形の文字（例：大文字や小文字）で表し、正しい文字の順番で単語を綴る準備をすること。

allographs「文字」── 一つの書記素のさまざまな形の文字（例："a"や"A"）。

anomia「失名辞」── 語想起の遅れや失敗。

articulatory programming「構音プログラミング」── 音素を神経筋の指令へと変換すること。

auditory phonological analysis「聴覚的音韻分析」── 聴こえた音の流れを分析して語音を同定すること。

brain reorganisation strategies「脳の再組織化方略」── 障害された言語機能の代わりに脳の別の部分が働くように仕向ける方略。

circumlocution「迂言」── 正確な喚語はできないが、周辺の意味情報にアクセスできていることがうかがわれる誤答。例えば、「釘」に対して「木に打ち込むやつ」など。

cognitive relay strategies「認知機能再編成法（認知的迂回方略）」── 言語機能を遂行する際、本来とは違う経路や手段を探す方略。つまり、障害された機能を間接的な方法をもって成し遂げるために、言語システムの健常な部分を使うこと。

compensation strategies「代償方略」── 障害された機能に注目せずに、保たれた言語機能とコミュニケーション行動を最大限利用する方略。

conduite d'approche「接近行動」── 口頭表出の際に、音韻エラーを繰り返すこと。だんだんとターゲット語に近づいていくことが多い。音韻配列が困難な場合によく現れる。

CT「computerised tomographyの略、コンピュータX線断層撮影」── CATスキャン（computerised axial tomography scan）「コンピュータX線体軸断層撮影」ともいわれる。X線写真による高度な診断技術で、脳（あるいは身体）の画像をコンピュータで作り、損傷部位を同定する。

CVA「cerebrovascular accidentの略、脳血管障害」──「脳卒中（stroke）」ともいわれる。脳の血管が破れたり詰まったりすることで周辺の脳組織に損傷が及ぶ。

direct lexical route for reading「音読の直接的語彙経路」── 音読の経路の中でも、意味理解を伴う経路ではなく、レキシコンからレキシコンへ直接情報が流れて処理する経路。

direct lexical route for writing「書取の直接的語彙経路」── 書取の経路の中でも、意味理解を伴う経路ではなく、レキシコンからレキシコンへ直接情報が流れて処理する経路。

graphemic output buffer「文字出力バッファー」── 抽象的な書記素表象の貯蔵庫（大文字や小文字の区別はしないレベル）。

graphic motor programming「書字運動プログラミング」── 文字を運動パターンに変換する

こと。

homophones「同音異義語」──同じ音韻をもつ単語で意味が違うもの。例えば、"sail"（航海）と"sale"（販売）、"two"（二つ）と"too"（〜もまた）と"to"（〜へ）など。

morphological errors「形態論的な誤り」──エラー反応の中で、ターゲット語と少なくとも語根（root morpheme）は共通だが、接頭辞や接尾辞に付加、省略、置換があるもの（例：DISCORD→"concorde"、UNREALITY→"real"）。

MRI「magnetic resonance imagingの略、磁気共鳴画像法」──磁場とコンピュータ技術を使って、脳（あるいは身体）の詳細な画像を作る診断技術。CTよりも詳細である。

neologisms「新造語」──非語になってしまうエラー反応で、目標語に音韻の類似が少なく、音韻性の誤りとして分類できないもの。

orthographic input lexicon「文字入力レキシコン」──単語の視覚的な認識単位の貯蔵庫。知っている単語であると認識したときに、その単語の文字形態にアクセスする。

orthographic output lexicon「文字出力レキシコン」──なじみのある単語の綴りや、文字単語の形の貯蔵庫。

orthographic-to-phonological conversion（non-lexical reading route）「文字－音韻変換（非語彙的音読ルート）」──単語以前の文字から音韻への対応で音読すること。書記素を「音にする」こと。

phoneme-to-grapheme conversion/phonological-to-graphemic conversion（non-lexical writing route）「音韻－文字変換（非語彙的書字ルート）」──単語を音素（音韻）に分解し、それぞれの音素を書記素（文字）に変換して書くこと。

phonemic cueing「音韻ヒント」──喚語を促進するために、音韻的なヒントを与えること。音素を一つ与える（通常、語頭の音素）場合もあれば、徐々に音韻ヒントを増やしていく場合もある。

phonological assembly「音韻出力配列」──表出するために、音素を韻律的に特定されたつながりに組み立てること。

phonological errors「音韻的エラー」──目標語に音韻の形が似ているエラー反応。音韻の類似とは、通常、目標語と少なくとも50％は同じ音韻が表出されており、音韻の順番がほぼ同じものを指す。

phonological input lexicon「音韻入力レキシコン」──単語の聴覚的な認識単位の貯蔵庫。知っている単語であると認識したときに、その単語の音韻形態にアクセスする。

phonological output lexicon「音韻出力レキシコン」──発話する単語の音韻形態の貯蔵庫。口頭表出する際、単語の音韻形態にアクセスする。

phonologically plausible errors「音韻的に適切な（あるいは妥当な）エラー」──音読や書字の際の誤りで、その単語の音韻としては適切な産生をしているものを指す。

reactivation approaches「再活性化アプローチ」──障害された言語機能や処理過程を再活性化することを目指すセラピー。

relearning approaches「再学習アプローチ」——障害された言語手続きや知識を再び学ぶことを目指すセラピー。

semantic cueing「意味ヒント」——喚語を促進するために、意味情報を与えること。

semantic errors「意味的エラー」——目標語に意味的に関連のあるエラー反応（例：NAIL（釘）→ "screw"（ねじ））。

semantic lexical route for reading「音読の意味的語彙経路」——単語の意味にアクセスして音読をする経路。

semantic lexical route for writing「書字の意味的語彙経路」——単語の意味にアクセスして書字をする経路。

semantic system「意味システム」——単語の意味の貯蔵庫。

substitution strategies「補助手段」——コミュニケーションを促進させるために、補助機器の使用を奨める方略。

visual and semantic errors「視覚的・意味的エラー」——目標語に視覚的にも意味的にも関連のあるエラー反応。

visual errors「視覚的エラー」——読みの誤りで、目標語の文字に形が似ている文字へ読み誤る反応。

visual orthographic analysis「文字認知」——文字を同定して、単語内の文字の位置を認識すること。文字のつながりを書記素に区切ることも含まれる。

word form deafness「語形聾」——音韻入力レキシコンの障害。

word meaning deafness「語義聾」——音韻入力レキシコンから意味システムへのアクセスの障害。

word sound deafness「語音聾」——聴覚的音韻分析の障害。

文献

Ablinger I & Domahs F (2009). Improved single-letter identification after whole-word training in pure alexia. *Neuropsychological Rehabilitation* 19 (3), 340-363.

Abou El-Ella MY, Alloush TK, El-Shobary AM, El-Dien Hafez NG, Abed El-Halim AI & El-Rouby IM (2013). Modification and standardisation of Arabic version of the Comprehensive Aphasia Test. *Aphasiology* 27 (5), 599-614.

Adlam AL, Patterson K, Bozeat S & Hodges JR (2010). The Cambridge Semantic Memory Test Battery: detection of semantic deficits in semantic dementia and Alzheimer's disease. *Neurocase* 16 (3), 193-207.

Albert ML, Sparks RW & Helm NA (1973). Melodic intonation therapy for aphasia. *Archives of Neurology* 29 (2), 130-131.

Albert ML, Goodglass H, Helm NA, Rubens AB & Alexander MP (1981). *Clinical aspects of dysphasia*. Vienna: Springer-Verlag.

Allport DA (1985). Distributed memory, modular systems and dysphasia. In SK Newman & R Epstein (Eds), *Current perspectives on dysphasia*. Edinburgh: Churchill Livingstone.

Allport DA & Funnell E (1981). Components of the mental lexicon. *Philosophical Transactions of the Royal Society of London* B295, 397-410.

Arguin M & Bub DN (1994). Pure alexia: attempted rehabilitation and its implications for interpretation of the deficit. *Brain and Language* 47 (2), 233-268.

Baayen RH, Piepenbrock R & Gulikers L (1995). *The CELEX lexical database (Release 2)* [CD-Rom]. Philadelphia, PA: Linguistic Data Consortium, University of Pennsylvania.

Badecker W, Hillis AE & Caramazza A (1990). Lexical morphology and its role in the writing process: evidence from a case of acquired dysgraphia. *Cognition* 35 (3), 205-244.

Bailey S, Powell GE & Clark E (1981). A note on intelligence and recovery from aphasia; the relationship between Raven's matrices scores and change on the Schuell aphasia test. *British Journal of Disorders of Communication* 16 (3), 193-203.

Bak TH & Hodges JR (2003). Kissing and dancing – a test to distinguish the lexical and conceptual contributions to noun/verb and action/object dissociation. Preliminary results in patients with frontotemporal dementia. *Journal of Neurolinguistics* 16 (2-3), 169-181.

Baker JM, Rorden C & Fridriksson J (2010). Using transcranial direct-current stimulation to treat stroke patients with aphasia. *Stroke* 41 (6), 1229-1236.

Barry C, Morrison CM & Ellis AW (1997). Naming the Snodgrass and Vanderwart pictures. Effects of age of acquisition, frequency and name agreement. *Quarterly Journal of Experimental Psychology* 50A (3), 560-585.

Basso A (1989). Spontaneous recovery and language rehabilitation. In X Seron & G Deloche (Eds), *Cognitive approaches in neuropsychological rehabilitation*. Hillsdale, New Jersey: Lawrence Erlbaum Associates.

Basso A (2003). *Aphasia and its therapy*. Oxford: Oxford University Press.

Basso A (2005). How intensive/prolonged should be an intensive/prolonged treatment be? *Aphasiology* 19 (10-11), 975-984.

Basso A & Marangolo P (2000). Cognitive neuropsychological rehabilitation: the emperor's new clothes? *Neuropsychological Rehabilitation* 10 (3), 219-229.

Bastiaanse R, Bosje M & Visch-Brink E (1995). *Psycholinguistische Testbatterij voor de Taalverwerking van Afasien Patienten*. London: Psychology Press.

Bastiaanse R, Edwards S & Rispens J (2002). *The Verb and Sentence Test (VAST)*. London: Thames Valley Test Publishers.

Bastiaanse R, Nijboer S & Taconis M (1993). The auditory language comprehension programme: a description and case study. *European Journal of Disorders of Communication* 28 (4), 415-433.

Baxter DM & Warrington EK (1986). Ideational agraphia: a single case study. *Journal of Neurology, Neurosurgery & Psychiatry* 49 (4), 369-374.

Beauvois MF & Dérouesné J (1981). Lexical or orthographic agraphia. *Brain* 104, 21-49.

Beeson PM (1999). Treating acquired writing impairment: strengthening graphemic representations. *Aphasiology* 13 (9-11), 767-785.

Beeson PM, Hirsch FM & Rewega MA (2002). Successful single-word writing treatment: experimental analyses of four cases. *Aphasiology* 16 (4-6), 473-491.

Beeson PM, Rewega MA, Vail S & Rapcsak SZ (2000). Problem-solving approach to agraphia treatment: interactive use of lexical and sublexical spelling routes. *Aphasiology* 14 (5-6), 551-565.

Beeson P, Rising K & Volk J (2003). Writing treatment for severe aphasia: who benefits? *Journal of Speech, Language and Hearing Research* 46 (5), 1038-1060.

Behrmann M (1987). The rites of righting writing: homophone remediation in acquired dysgraphia. *Cognitive Neuropsychology* 4 (3), 365-384.

Behrmann M & Bub D (1992). Surface dyslexia and dysgraphia: dual routes, single lexicon. *Cognitive Neuropsychology* 9 (3), 209-251.

Behrmann M & Lieberthal T (1989). Category-specific treatment of a lexical-semantic deficit: a single case study of global aphasia. *British Journal of Disorders of Communication* 24 (3), 281-299.

Belin P, Van Eeckhout P, Zilbovicius M, Remy P, François C, Guillaume S, Chain F, Rancurel G & Samson Y (1996). Recovery from non-fluent aphasia after melodic intonation therapy: a PET study. *Neurology* 47 (6), 1504-1511.

Berndt RS, Haendiges AN, Burton M & Mitchum CC (2002). Grammatical class and imageability in aphasic word production: their effects are independent. *Journal of Neurolinguistics* 15 (3-5), 353-371.

Berndt RS, Haendiges AN, Mitchum CC & Sandson J (1997). Verb retrieval in aphasia: II. Relationship to sentence processing. *Brain and Language* 56 (1), 107-137.

Berndt RS & Mitchum CC (1994). Approaches to the rehabilitation of 'phonological assembly': elaborating the model of non-lexical reading. In G Humphreys & MJ Riddoch (Eds), *Cognitive neuropsychology and cognitive rehabilitation*. London: Lawrence Erlbaum Associates.

Best W (1995). A reverse length effect in dysphasic naming: when elephant is easier than ant. *Cortex* 31 (4), 637-652.

Best W, Grassly J, Greenwood A, Herbert R, Hickin J & Howard D (2011). A controlled study of changes in conversation following aphasia therapy for anomia. *Disability and rehabilitation* 33 (3), 229-242.

Best W, Greenwood A, Grassly J & Hickin J (2008). Bridging the gap: can impairment-based therapy for anomia have an impact at the psycho-social level? *International Journal of Language & Communication Disorders* 43 (4), 390-407.

Best W, Greenwood A, Grassly J, Hickin J, Herbert R & Howard D (2013). Aphasia rehabilitation: does generalisation from anomia therapy occur and is it predictable? A case series study. *Cortex* 49 (9), 2345-2357.

Best W, Herbert R, Hickin J, Osborne F & Howard D (2002). Phonological and orthographic facilitation of word-retrieval in aphasia: immediate and delayed effects. *Aphasiology* 16 (1-2), 151-168.

Best W, Howard D, Bruce C & Gatehouse C (1997). Cueing the words: a single case study of treatments for anomia. *Neuropsychological Rehabilitation* 7 (2), 105-141.

Bhogal SK, Teasell R & Speechley M (2003). Intensity of aphasia therapy, impact on recovery. *Stroke* 34 (4), 987-993.

Bigland S & Speake J (1992). *Semantic links*. Northumberland: STASS Publications.

Bird H, Franklin S & Howard D (2002). 'Little words' – not really: function and content words in normal and aphasic speech. *Journal of Neurolinguistics* 15 (3-5), 209-237.

Bird H, Howard D & Franklin S (2000). Why is a verb like an inanimate object? Grammatical category and semantic category deficits. *Brain and Language* 72 (3), 246-309.

Bird H, Howard D & Franklin S (2003). Verbs and nouns: the importance of being imageable. *Journal of Neurolinguistics* 16 (2-3), 113-149.

Boo M & Rose ML (2011). The efficacy of repetition, semantic, and gesture treatments for verb retrieval and use in Broca's aphasia. *Aphasiology* 25 (2), 154-175.

Booth S & Perkins L (1999a). The use of conversation analysis to guide individualised advice to carers and evaluate change in aphasia: a case study. *Aphasiology* 13, 283-303.

Booth S & Swabey D (1999b). Group training in communication skills for carers of adults with aphasia. *International Journal of Language and Communication Disorders* 34 (3), 291-309.

Boyle M (2010). Semantic Feature Analysis treatment for aphasic word retrieval impairments: what's in a name? *Topics in Stroke Rehabilitation* 17 (6), 411-422.

Boyle M & Coelho CA (1995). Application of a semantic feature analysis as a treatment for aphasic dysnomia. *American Journal of Speech-Language Pathology* 4 (4), 94-98.

Brady MC, Kelly H, Godwin J & Enderby P (2012). Speech and language therapy for aphasia following stroke. *Cochrane Database of Systematic Reviews* (Vol. Issue 5. Art. No.: CD000425).

Breedin SD, Saffran EM & Coslett HB (1994). Reversal of concreteness effect in a patient with semantic dementia. *Cognitive Neuropsychology* 11 (6), 617-660.

Brodeur MB, Dionne-Dostie E, Montreuil T & Lepage M (2010). The Bank of Standardized Stimuli (BOSS), a new set of 480 normative photos of objects to be used as visual stimuli in cognitive research. *PLoS ONE* 5 (5), (e10773).

Bruce C & Howard D (1987). Computer-generated phonemic cues: an effective aid for naming in aphasia. *British Journal of Disorders of Communication* 22 (3), 191-201.

Brumfitt S (1993). Losing your sense of self: what aphasia can do. *Aphasiology* 7 (6), 569-575.

Bryant PE & Bradley L (1985). *Children's reading problems: psychology and education*. Oxford: Blackwell.

Bub D, Cancelliere A & Kertesz A (1985). Whole-word and analytic translation of spelling to sound in a non-semantic reader. In K Patterson, J Marshall & M Coltheart (Eds), *Surface dyslexia: neuropsychological and cognitive studies of phonological reading*. London: LEA.

Bub D & Kertesz A (1982). Deep agraphia. *Brain and Language* 17 (1), 146-165.

Byng S (1988). Sentence processing deficits: theory and therapy. *Cognitive Neuropsychology* 5 (6), 629-676.

Byng S & Black M (1995). What makes a therapy? Some parameters of therapeutic intervention in aphasia. *European Journal of Disorders of Communication* 30 (3), 303-316.

Byng S & Coltheart M (1986). Aphasia therapy research: methodological requirements and illustrative results. In R Hjelmquist & LB Nilsson (Eds), *Communication and handicap*. Amsterdam: Elsevier.

Byng S, Pound C & Parr S (2000). Living with aphasia: a framework for therapy interventions. In I Papathanasiou (Ed), *Acquired neurological communication disorders: a clinical perspective*. London: Whurr.

Capitani E, Laiacona M, Mahon B & Caramazza A (2003). What are the facts of semantic category-specific deficits? A critical review of the clinical evidence. *Cognitive Neuropsychology* 20 (3-6), 213-261.

Caplan D & Bub D (1990). *Psycholinguistic assessment of aphasia*. Paper presented at the American Speech and Hearing Association Conference, Seattle, WA.

Caplan D, Vanier M & Baker C (1986). A case study of reproduction aphasia. 1: word production. *Cognitive Neuropsychology* 3 (1), 99-128.

Caramazza A (1986). On drawing inferences about the structure of normal cognitive systems from the analysis of patterns of impaired performance: the case for single patient studies. *Brain and Cognition* 5 (1), 41-66.

Caramazza A (1989). Cognitive neuropsychology and rehabilitation: an unfulfilled promise? In X Seron & G Deloche (Eds), *Cognitive Approaches in Neuropsychological Rehabilitation* (pp.383-398). Hillsdale, New Jersey: Lawrence Erlbaum Associates.

Caramazza A & Hillis AE (1990). Where do semantic errors come from? *Cortex* 26 (1), 95-122.

Caramazza A & Mahon B (2003). The organization of conceptual knowledge: the evidence from category-specific semantic deficits. *Trends in Cognitive Sciences* 7 (8), 354-361.

Carragher M, Conroy P, Sage K & Wilkinson R (2012). Can impairment-focused therapy change the everyday conversations of people with aphasia? A review of the literature and future directions. *Aphasiology* 26 (7), 895-916.

Castro SL, Caló S & Gomes I (2007). *PALPA-P – Provas de Avaliação da Linguagem e da Afasia em Português*. Hove: Erlbaum.

Chall JS (1983). *Stages of reading development*. New York: McGraw-Hill.

Chapey R (2001). Cognitive stimulation: stimulation of recognition/comprehension, memory and convergent, divergent and evaluative thinking. In R Chapey (Ed), *Language intervention strategies in aphasia and related neurogenic communication disorders* (4th ed, pp.397-434). Baltimore: Lippincott, Williams & Wilkins.

Chapey R, Duchan J, Elman RJ, Garcia LJ, Kagan A, Lyon J & Simmons-Mackie N (2008). Life-participation approach to aphasia: a statement of values for the future. In R Chapey (Ed), *Language intervention strategies in aphasia and related neurogenic communication disorders* (5th ed, pp.278-289). Philadelphia: Lippincott, Williams & Wilkins.

Cherney LR (2010). Oral Reading for Language in Aphasia (ORLA): evaluating the efficacy of computer-delivered therapy in chronic nonfluent aphasia. *Topics in Stroke Rehabilitation* 17 (6), 423-431.

Cherney LR, Patterson JP, Raymer A, Frymark T & Schooling T (2008). Evidence-based systematic review: effects of intensity of treatment and constraint-induced language therapy for individuals with stroke-induced aphasia. *Journal of Speech Language and Hearing Research* 51 (5), 1282-1299.

Clark E (1993). *The lexicon in acquistion*. Cambridge: Cambridge University Press.

Clausen NS & Beeson PM (2003). Conversational use of writing in severe aphasia: a group treatment approach. *Aphasiology* 17 (6-7), 625-644.

Code C & Herrmann M (2003). The relevance of emotional and psychosocial factors in aphasia to rehabilitation. *Neuropsychological Rehabilitation* 13 (1-2), 109-132.

Coelho CA (2005). Direct attention training as a treatment of reading impairment in aphasia. *Aphasiology* 19 (3-5), 275-283.

Cole-Virtue J & Nickels L (2004). Why cabbage and not carrot? An investigation of factors affecting performance on spoken word to picture matching. *Aphasiology* 18 (2), 153-179.

Coltheart M (1980). The semantic error: types and theories. In M Coltheart, KE Patterson & JC Marshall (Eds), *Deep dyslexia*. London: Routledge and Kegan Paul.

Coltheart M (1981). The MRC psycholinguistic database. *Quarterly Journal of Experimental Psychology* 33A (4), 497-505.

Coltheart (1983). Aphasia therapy research a single case study approach. In C Code & D Müller (Eds), *Aphasia therapy*. London: Edward Arnold.

Coltheart M (2001). Assumptions and methods in cognitive neuropsychology. In B Rapp (Ed), *The handbook of cognitive neuropsychology*. Philadelphia, PA: Psychology Press.

Coltheart M & Byng S (1989). A treatment for surface dyslexia. In X Seron & G Deloche (Eds), *Cognitive approaches in neuropsychological remediation*. Hillsdale, NJ: Lawrence Erlbaum Associates.

Coltheart M, Curtis B, Atkins P & Haller M (1993). Models of reading aloud: Dual-route and parallel-distributed-processing approaches. *Psychological Review* 100 (4), 589-608.

Coltheart M, Langdon R & Haller M (1996). Computational cognitive neuropsychology and reading. In B Dodd, L Worrall & R Campbell (Eds), *Models of language: illuminations from impairment*. London: Whurr Publishers.

Coltheart M, Rastle K, Perry C, Langdon R & Ziegler W (2001). DRC: a dual route cascaded model of visual word recognition and reading aloud. *Psychological Review* 108 (1), 204-256.

Conroy P, Sage K & Lambon Ralph MA (2006). Towards theory-driven therapies for aphasic verb impairments: a review of current theory and practice. *Aphasiology* 20 (12), 1159-1185.

Conroy P, Sage K & Lambon Ralph MA (2009a). A comparison of word versus sentence cues as therapy for verb naming in aphasia. *Aphasiology* 23 (4), 462-482.

Conroy P, Sage K & Lambon Ralph MA (2009b). The effects of decreasing and increasing cue therapy on improving naming speed and accuracy for verbs and nouns in aphasia. *Aphasiology* 23 (6), 707-730.

Conroy P, Sage K & Lambon Ralph MA (2009c). Errorless and errorful therapy for verb and noun naming in aphasia. *Aphasiology* 23 (11), 1311-1337.

Conway TW, Heilman P, Rothi LJG, Alexander AW, Adair J, Crosson BA & Heilman KM (1998). Treatment of a case of phonological alexia with agraphia using the Auditory Discrimination in Depth (ADD) program. *Journal of the International Neuropsychological Society* 4 (6), 608-620.

Cruice M, Worrall L & Hickson LMH (2000). Quality of life measurement in speech pathology and audiology. *Asia Pacific Journal of Speech, Language and Hearing* 5 (1), 1-20.

Cunningham R (1998). Counselling someone with severe aphasia: an explorative case study. *Disability and Rehabilitation* 20 (9), 346-354.

Cutler A (1981). The reliability of speech error data. *Linguistics* 19, 561-582.

De Haan EHF (2001). Face perception and recognition. In B Rapp (Ed), *The handbook of cognitive neuropsychology: what deficits reveal about the human mind*. Philadelphia: Psychology Press.

De Partz MP (1986). Re-education of a deep dyslexic patient: rationale of the method and results. *Cognitive Neuropsychology* 3 (2), 149-177.

De Partz MP, Seron X & Van der Linden M (1992). Re-education of a surface dysgraphia with a visual imagery strategy. *Cognitive Neuropsychology* 9 (5), 369-401.

DeDe G, Parris D & Waters G (2003). Teaching self-cues: a treatment approach for verbal naming. *Aphasiology* 17 (5), 465-480.

Del Grosso Destreri N, Farina E, Alberoni M, Pomati S, Nichelli P & Mariani C (2000). Selective uppercase dysgraphia with loss of visual imagery of letter forms: a window on the organization of graphomotor patterns. *Brain and Language* 71 (3), 353-372.

Dell GS, Nozari N & Oppenhiem GM (2014). Word production: behavioural and computational considerations. *Oxford Handbook of Language Production*. Oxford: Oxford University Press.

Dell GS, Schwartz MF, Martin N, Saffran EM & Gagnon DA (1997). Lexical access in aphasic and nonaphasic speakers. *Psychological Review* 104 (4), 801-838.

Deloche G, Dordain M & Kremin H (1993). Rehabilitation of confrontation naming in aphasia: relations between oral and written modalities. *Aphasiology* 7 (2), 201-216.

Druks J & Masterson J (2000). *An object and action naming battery*. London: Taylor & Francis.

Edwards S & Tucker K (2006). Verb retrieval in fluent aphasia: a clinical study. *Aphasiology* 20 (7), 644-675.

Edwards S, Tucker K & McCann C (2004). The contribution of verb retrieval to sentence construction: a clinical study. *Brain and Language* 91 (1), 78-79.

Ellis AW, Flude BM & Young AW (1987). 'Neglect dyslexia' and the early visual processing of letters in words. *Cognitive Neuropsychology* 4 (4), 439-464.

Ellis AW & Morrison CM (1998). Real age-of-acquisition effects in lexical retrieval. *Journal of Experimental Psychology: Learning, Memory and Cognition* 24 (2), 515-523.

Enderby P & Petheram B (2002). Has aphasia therapy been swallowed up? *Clinical Rehabilitation* 16 (6), 604-608.

Farah MJ (1990). *Visual agnosia: disorders of object recognition and what they tell us about normal vision*. Cambridge, MA: MIT Press.

Farah MJ & Wallace MA (1991). Pure alexia as a visual impairment: a reconsideration. *Cognitive Neuropsychology* 8 (3-4), 313-334.

Faroqi-Shah Y & Thompson CK (2012). Approaches to treatment of agrammatism. In R Bastiaanse & CK Thompson (Eds), *Perspectives on agrammatism*. Hove, East Sussex: Psychology Press.

Ferguson A (1999). Clinical Forum Learning in aphasia therapy: it's not so much what you do, but how you do it! *Aphasiology* 13 (2), 125-132.

Fillingham JK, Hodgson C, Sage K & Lambon Ralph MA (2003). The application of errorless learning to aphasic disorders: a review of theory and practice. *Neuropsychological Rehabilitation* 13 (3), 337-363.

Fillingham JK, Sage K & Lambon Ralph MA (2005a). Treatment of anomia using errorless versus errorful learning: Are frontal executive skills and feedback important? *International Journal of Language & Communication Disorders* 40 (4), 505-523.

Fillingham JK, Sage K & Lambon Ralph MA (2005b). Further explorations and an overview of errorless and errorful therapy for aphasic word-finding difficulties: the number of naming attempts during therapy affects outcome. *Aphasiology* 19 (7), 597-614.

Fillingham JK, Sage K & Lambon Ralph MA (2006). The treatment of anomia using errorless learning. *Neuropsychological Rehabilitation* 16 (2), 129-154.

Fink RB, Martin N, Schwartz MF, Saffran EM & Myers JL (1992). Facilitation of verb retrieval skills in aphasia: a comparison of two approaches. *Clinical Aphasiology* 21, 263-275.

Foygel D & Dell GS (2000). Models of impaired lexical access in speech production. *Journal of Memory and Language* 43 (2), 182-216.

Francis DR, Clark N & Humphreys GW (2002). Circumlocution-induced naming (CIN): a treatment for effecting generalisation in anomia? *Aphasiology* 16 (3), 243-259.

Francis DR, Riddoch MJ & Humphreys GW (2001a). Cognitive rehabilitation of word meaning deafness. *Aphasiology* 15 (8), 749-766.

Francis DR, Riddoch MJ & Humphreys GW (2001b). Treating agnosic alexia complicated by additional impairments. *Neuropsychological Rehabilitation* 11 (2), 113-145.

Franklin S (1989). Dissociations in auditory word comprehension: evidence from nine fluent aphasic patients. *Aphasiology* 3 (3), 189-207.

Franklin S (1997). Designing single case treatment studies for aphasic patients. *Neuropsychological Rehabilitation* 7 (4), 401-418.

Franklin S, Buerk F & Howard D (2002). Generalised improvement in speech production for a subject with reproduction conduction aphasia. *Aphasiology* 16 (10-11), 1087-1114.

Franklin S, Howard D & Patterson K (1994). Abstract word meaning deafness. *Cognitive Neuropsychology* 11 (1), 1-34.

Franklin S, Howard D & Patterson K (1995). Abstract word anomia. *Cognitive Neuropsychology* 12 (5), 549-566.

Franklin S, Turner J, Lambon Ralph MA, Morris J & Bailey PJ (1996). A distinctive case of word meaning deafness? *Cognitive Neuropsychology* 13 (8), 1139-1162.

Franklin S, Turner JM & Ellis AW (1992). *The ADA Comprehension Battery*. London: Action for Dysphasic Adults.

Fridriksson J, Richardson JD, Baker JM & Rorden C (2011). Transcranial direct current stimulation improves naming reaction time in fluent aphasia: a double-blind, sham-controlled study. *Stroke* 42 (3), 819-821.

Friedman RB & Lott SN (2000). Rapid word identification in pure alexia is lexical but not semantic. *Brain and Language* 72 (3), 219-237.

Friedman RB & Lott SN (2002a). Successful blending in a phonological reading treatment for deep alexia. *Aphasiology* 16 (3), 355-372.

Friedman RB, Sample DM & Lott SN (2002b). The role of level of representation in the use of paired associate learning for rehabilitation of alexia. *Neuropsychologia* 40 (2), 223-234.

Frith U (1986). A developmental framework for developmental dyslexia. *Annals of Dyslexia* 36, 69-81.

Fritsch B, Reis J, Martinowich K, Schambra HM, Ji Y, Cohen LG, Lu B (2010). Direct current stimulation promotes BDNF-dependent synaptic plasticity: potential implications for motor learning. *Neuron* 66 (2), 198-204.

藤林眞理子，長塚紀子，吉田　敬，David Howard，Sue Franklin，Anne Whitworth (2004)．*SALA失語症検査：Sophia Analysis of Language in Aphasia*．千葉，エスコアール．

Funnell E (1983). Phonological processes in reading: new evidence from acquired dyslexia. *British Journal of Psychology* 74, 159-180.

Funnell E (1987). Morphological errors in acquired dyslexia: a case of mistaken identity. *Quarterly Journal of Experimental Psychology* 39A (3), 497-538.

Garrard P & Hodges JR (1999). Semantic dementia: Implications for the neural basis of language and meaning. *Aphasiology* 13 (8), 609-623.

Gernsbacher MA (1984). Resolving 20 years of inconsistent interactions between lexical familiarity and orthography, concreteness and polysemy. *Journal of Experimental Psychology: General* 113 (2), 256-281.

Gielewski EJ (1989). Acoustic analysis and auditory retraining in the remediation of sensory aphasia. In C Code & D Müller (Eds), *Aphasia Therapy. Second Edition*. London: Whurr Publishers Ltd.

Godecke E, Hird K, Lalor EE, Rai T & Phillips MR (2012). Very early poststroke aphasia therapy: a pilot randomized controlled efficacy trial. *International Journal of Stroke* 7 (8), 635-644.

Goodglass H, Kaplan E & Barresi B (2001a). *Boston Diagnostic Aphasia Examination (third edition)*. Philadephia: Lippincott, Williams & Wilkins.

Goodglass H, Kaplan E & Weintraub S (2001b). *The Boston Naming Test*. Philadelphia: Lippincott, Williams & Wilkins.

Gough PB (1996). How children learn to read and why they fail. *Annals of Dyslexia* 46 (1), 3-20.

Grayson E, Hilton R & Franklin SE (1997). Early intervention in a case of jargon aphasia: efficacy of language comprehension therapy. *European Journal of Disorders of Communication* 32, 257-276.

Green G (1982). Assessment and treatment of the adult with severe aphasia: aiming for functional generalisation. *Australian Journal of Human Communication Disorders* 10 (1), 11-23.

Greener J, Enderby P & Whurr R (1999). Speech and language therapy for aphasia following stroke. *Cochrane Database of Systematic Reviews* (Vol. Issue 4. Art. No.: CD000425.).

Greenwald ML, Raymer AM, Richardson ME & Rothi LJG (1995). Contrasting treatments for severe impairments of picture naming. *Neuropsychological Rehabilitation* 5 (1-2), 17-49.

Greenwald ML & Rothi LJG (1998). Lexical access via letter naming in a profoundly alexic and anomic patient: a treatment study. *Journal of the International Neuropsychological Society* 4 (6), 595-607.

Greenwood A, Grassly J, Hickin J & Best W (2010). Phonological and orthographic cueing therapy: a case of generalised improvement. *Aphasiology* 24 (9), 991-1016.

Hale S (2002). *The Man Who Lost His Language: A Case of Aphasia*. London: Jessica Kingsley Publishers.

Hall DA & Riddoch MJ (1997). Word meaning deafness: spelling words that are not understood. *Cognitive Neuropsychology* 14 (8), 1131-1164.

Harley T (2004). Does cognitive neuropsychology have a future? *Cognitive Neuropsychology* 21 (1), 3-16.

Hatfield FM (1983). Aspects of acquired dysgraphia and implications for re-education. In C Code & DJ Müller (Eds), *Aphasia therapy*. London: Edward Arnold.

Hatfield FM & Patterson KE (1983a). Phonological spelling. *Quarterly Journal of Experimental Psychology* 35A (3), 451-468.

Hatfield FM & Shewell C (1983b). Some applications of linguistics to aphasia therapy. In C Code & DJ Müller (Eds), *Aphasia therapy*. London: Edward Arnold.

Helm-Estabrooks N (2002). Cognition and aphasia: a discussion and a study. *Journal of Communication Disorders* 35 (2), 171-186.

Helm-Estabrooks N, Fitzpatrick PMR & Baresi B (1982). Visual action therapy for global aphasics. *Journal of

Speech and Hearing Disorders 47, 385-389.

Herbert R, Best W, Hickin J, Howard D & Osborne F (2003). Combining lexical and interactional approaches to therapy for word finding deficits in aphasia. *Aphasiology* 17 (12), 1163-1186.

Herbert R, Hickin J, Howard D, Osborne F & Best W (2008). Do picture-naming tests provide a valid assessment of lexical retrieval in conversation in aphasia? *Aphasiology* 22 (2), 184-203.

Hickin J, Best W, Herbert R, Howard D & Osborne F (2002). Phonological therapy for word-finding difficulties: a re-evaluation. *Aphasiology* 16 (10-11), 981-999.

Hickin J, Herbert R, Best W, Howard D & Osborne F (2007). Lexical and functionally based treatment: Effects on word retrieval and conversation. In S Byng, J Duchan & C Pound (Eds), *Aphasia Therapy File, Vol. 2* (pp.69-82). Hove, UK: Psychology Press.

Hillis AE (1989). Efficacy and generalisation of treatment for aphasic naming errors. *Archives of Physical Medicine and Rehabilitation* 70 (8), 632-636.

Hillis AE (1993). The role of models of language processing in rehabilitation of language impairments. *Aphasiology* 7 (1), 5-26.

Hillis AE (1998). Treatment of naming disorders: new issues regarding old therapies. *Journal of the International Neuropsychological Society* 4 (6), 648-660.

Hillis AE & Caramazza A (1991). Mechanisms for accessing lexical representations for output: evidence from a category-specific semantic deficit. *Brain and Language* 40 (1), 106-144.

Hillis AE & Caramazza A (1994). Theories of lexical processing and rehabilitation of lexical deficits. In MJ Riddoch & GE Humphreys (Eds), *Cognitive neuropsychology and cognitive rehabilitation*. London: Lawrence Erlbaum Associates.

Hillis AE & Caramazza A (1995). Converging evidence for the interaction of semantic and phonological information in accessing lexical representations for spoken output. *Cognitive Neuropsychology* 12 (2), 187-227.

Hillis AE, Rapp B, Romani C & Caramazza A (1990). Selective impairment of semantics in lexical processing. *Cognitive Neuropsychology* 7 (3), 191-243.

Hinton GE, McClelland JL & Rumelhart DE (1986). Distributed representations. In DE Rumelhart & JL McClelland (Eds), *Parallel Distributed Processing*. London: Bradford Books.

Hodges JR, Patterson K, Oxbury S & Funnell E (1992). Semantic dementia. Progressive fluent aphasia with temporal lobe atrophy. *Brain* 115, 1783-1806.

Holland A (2007). Counselling/coaching in chronic aphasia: getting on with life. *Topics in Language Disorders* 27 (4), 339-350.

Holland A & Fridriksson J (2001). Aphasia management during the early phases of recovery following stroke. *American Journal of Speech-Language Pathology* 10 (1), 19-28.

Holland AL (1982). Observing functional communication of aphasic adults. *Journal of Speech and Hearing Disorders* 47 (1), 50-56.

Holland R & Crinion J (2012). Can tDCS enhance treatment of aphasia after stroke? *Aphasiology* 26 (9), 1169-1191.

Howard D (1985). The semantic organisation of the lexicon: evidence from aphasia. Unpublished PhD Thesis, University of London.

Howard D (1986). Beyond randomised controlled trials; the case for effective case studies of the effects of treatment in aphasia. *British Journal of Disorders of Communication* 21 (1), 89-102.

Howard D (1995). Lexical anomia: or the case of the missing lexical entries. *Quarterly Journal of Experimental Psychology* 48A (4), 999-1023.

Howard D (2000). Cognitive neuropsychology and aphasia therapy: the case of word retrieval. In I Papathanasiou (Ed), *Acquired neurogenic communication disorders*. London: Whurr Publishers.

Howard D (2003). Single cases, group studies and case series in aphasia therapy. In I Papathanasiou & R De Bleser (Eds), *The sciences of aphasia: from therapy to theory*. Oxford: Pergamon Press.

Howard D & Franklin S (1988). *Missing the meaning*. Cambridge, MA: MIT Press.

Howard D & Harding D (1998). Self-cueing of word retrieval by a woman with aphasia; why a letter board works. *Aphasiology* 12 (4-5), 399-420.

Howard D & Hatfield FM (1987). *Aphasia therapy: historical and contemporary issues*. London: Lawrence Erlbaum Associates.

Howard D & Nickels L (2005). Separating input and output phonology: semantic, phonological and orthographic effects in short term memory impairment. *Cognitive Neuropsychology* 22 (1), 42-77.

Howard D & Orchard-Lisle V (1984). On the origin of semantic errors in naming: evidence from a case of global aphasia. *Cognitive Neuropsychology* 1 (2), 163-190.

Howard D & Patterson K (1989). Models for therapy. In X Seron & G Deloche (Eds), *Cognitive approaches in neuropsychological rehabilitation*. Hillsdale, NJ: Lawrence Erlbaum Associates.

Howard D, Best W & Nickels L (2015). Optimising the design of intervention studies: critiques and ways forward. *Aphasiology* 29 (5), 526-562.

Howard D, Patterson K, Franklin S, Orchard-Lisle V & Morton J (1985a). The facilitation of picture naming in aphasia. *Cognitive Neuropsychology* 2 (1), 49-80.

Howard D, Patterson K, Franklin S, Orchard-Lisle V & Morton J (1985b). Treatment of word retrieval deficits in aphasia: a comparison of two therapy methods. *Brain* 108, 817-829.

Howard D & Patterson K (1992). *The Pyramids and Palm Trees Test*. Bury St. Edmunds: Thames Valley Test Corporation.

Howard D, Swinburn K & Porter G (2010). Putting the CAT out: what the Comprehensive Aphasia Test has to offer. *Aphasiology* 24 (1), 56-74.

Huber W, Springer L & Willmes K (1993). Approaches to aphasia therapy in Aachen. In A Holland & F Forbes (Eds), *Aphasia treatment: world perspectives*. San Diego, CA: Singular Publishing Group.

Huff W, Ruhrmann S & Sitzer M (2001). Post-stroke depression: diagnosis and therapy. *Fortschritte der Neurologie Psychiatrie* 69 (12), 581-591.

Hummel FC & Cohen LG (2006). Non-invasive brain stimulation: a new strategy to improve neurorehabilitation after stroke? *Lancet Neurology* 5 (8), 708-712.

Humphreys GW & Riddoch MJ (1987). *To see but not to see; a case study of visual agnosia*. London: LEA.

Jones EV (1986). Building the foundations for sentence production in a non-fluent aphasic. *British Journal of Disorders of Communication* 21 (1), 63-82.

Jones EV (1989). A year in the life of EVJ and PC. Paper presented at the British Aphasiology Society, Cambridge.

Kagan A, Simmons-Mackie N, Rowland A, Huijbregts M, Shumway E, McEwen S, Threats T, Sharp S (2008). Counting what counts: a framework for capturing real-life outcomes of aphasia intervention. *Aphasiology* 22 (3), 258-280.

Kaplan E, Goodglass G & Weintraub S (2001). *The Boston Naming Test*. Maryland: Lippincott, Williams & Wilkins.

Katz RC, Hallowell B, Code C, Armstrong E, Roberts P, Pound C & Katz L (2000). A multinational comparison of aphasia management practices. *International Journal of Language & Communication Disorders* 35 (2), 303-314.

Kauhanen ML, Korpelainen JT, Hiltunen P, Määttä R, Mononen H, Brusin E, Sotaniemi KA & Myllylä VV (2000). Aphasia, depression and non-verbal cognitive impairment in ischaemic stroke. *Cerebrovascular Diseases* 10 (6), 455-461.

Kay J & Ellis AW (1987). A cognitive neuropsychological case study of anomia: implications for psychological models of word retrieval. *Brain* 110, 613-629.

Kay J, Lesser R & Coltheart M (1992). *PALPA: Psycholinguistic Assessments of Language Processing in Aphasia*. Hove: Lawrence Erlbaum Associates.

Kelly H, Brady MC & Enderby P (2010). Speech and language therapy for aphasia following stroke. *Cochrane Database of Systematic Reviews* (Vol. Issue 5. Art. No.: CD000425).

Kendall DL, McNeil MR & Small SL (1998). Rule-based treatment for acquired phonological dyslexia. *Aphasiology* 12 (7-8), 587-600.

Kendall DL, Nadeau SE, Conway T, Fuller RH, Riestra A & Gonzalez Rothi LJ (2006). Treatability of different components of aphasia – Insights from a case study. *Journal of Rehabilitation Research & Development* 43 (3), 323-336.

Kim M & Beaudoin-Parsons D (2007). Training phonological reading in deep alexia: does it improve reading words with low imageability? *Clinical Linguistics & Phonetics* 21 (5), 321-351.

Kiran S & Thompson CK (2003). The role of semantic complexity in treatment of naming deficits: training semantic categories in fluent aphasia by controlling exemplar typicality. *Journal of Speech, Language and Hearing Research* 46 (3), 608-622.

Kučera H & Francis WN (1967). *A computational analysis of present day American English.* Providence, RI: Brown University Press.

Laine M & Martin N (2012). Cognitive neuropsychology has been, is and will be significant to aphasiology. *Aphasiology* 26 (11), 1362-1376.

Lambon Ralph MA & Howard D (2000). Gogi aphasia or semantic dementia? Simulating and assessing poor verbal comprehension in a case of progressive fluent aphasia. *Cognitive Neuropsychology* 17 (5), 437-465.

Lambon Ralph MA, Graham KS, Ellis AW & Hodges JR (1998). Naming in semantic dementia – what matters? *Neuropsychologia* 36 (8), 775-784.

Lambon Ralph MA, Snell C, Fillingham JK, Conroy P & Sage K (2010). Predicting the outcome of anomia therapy for people with aphasia post CVA: both language and cognitive status are key predictors. *Neuropsychological Rehabilitation* 20 (2), 289-305.

Lapointe LL & Erickson RJ (1991). Auditory vigilance during divided task attention in aphasic individuals. *Aphasiology* 5 (6), 511-520.

Laures J, Odell K & Coe C (2003). Arousal and auditory vigilance in individuals with aphasia during a linguistic and nonlinguistic task. *Aphasiology* 17 (12), 1133-1152.

Le Dorze G, Boulay N, Gaudreau J & Brassard C (1994). The contrasting effects of a semantic versus a formal – semantic technique for the facilitation of naming in a case of anomia. *Aphasiology* 8 (2), 127-141.

Lee J, Fowler R, Rodney D, Cherney LR & Small SL (2010). IMITATE: an intensive computer-based treatment for aphasia based on action observation and imitation. *Aphasiology* 24 (4), 449-465.

Leonard C, Rochon E & Laird L (2008). Treating naming impairments in aphasia: findings from a phonological components analysis treatment. *Aphasiology* 22 (9), 923-947.

Lesser R (1990). Superior oral to written spelling – evidence for separate buffers. *Cognitive Neuropsychology* 7 (4), 347-366.

Lesser R & Milroy L (1993). *Linguistics and aphasia: psycholinguistic and pragmatic aspects of intervention.* London: Longman.

Lesser R & Perkins L (1999). *Cognitive neuropsychology and conversation analysis in aphasia: an introductory casebook.* London: Whurr Publishers.

Levelt WJ, Roelofs A & Meyer AS (1999). A theory of lexical access in speech production. *Behavioral and Brain Sciences* 22 (1), 1-38.

Lindamood CH & Lindamood PC (1975). *Auditory discrimination in depth.* Allen, Texas: DLM Teaching Resources.

Lomas J, Pickard L, Bester S, Elbard H, Finlayson A & Zoghaib C (1989). The communicative effectiveness index: development and psychometric evaluation of a functional communication measure for adult aphasia. *Journal of Speech and Hearing Disorders* 54 (1), 113-124.

Lott SN & Friedman RB (1999). Can treatment for pure alexia improve letter-by-letter reading speed without sacrificing accuracy? *Brain and Language* 67 (3), 188-201.

Lott SN, Friedmann RB & Linebaugh CW (1994). Rationale and efficacy of a tactile-kinesthetic treatment for alexia. *Aphasiology* 8 (2), 181-195.

Lowell S, Beeson PM & Holland AL (1995). The efficacy of semantic cueing procedures on naming performance of adults with aphasia. *American Journal of Speech-Language Pathology* 4 (4), 99-104.

Luce PA & Large NR (2001). Phonotactics, density, and entropy in spoken word recognition. *Language and Cognitive Processes* 16 (5-6), 565-581.

Luce PA, Pisoni DB & Goldinger SD (1990). Similarity neighbourhoods of spoken words. In G Altmann (Ed), *Cognitive models of speech processing; psycholinguistic and computation perspectives*. Cambridge, MA: MIT Press.

Luria AR (1970). *Traumatic aphasia*. The Hague: Mouton.

Luzzatti C, Colombo C, Frustaci M & Vitolo F (2000). Rehabilitation of spelling along the subword-level routine. *Neuropsychological Rehabilitation* 10 (3), 249-278.

Maher LM, Clayton MC, Barrett AM, Schober-Peterson D & Rothi LJG (1998). Rehabilitation of a case of pure alexia: exploiting residual abilities. *Journal of the International Neuropsychological Society* 4 (6), 636-647.

Maneta A, Marshall J & Lindsay J (2001). Direct and indirect therapy for word sound deafness. *International Journal of Language & Communication Disorders* 36 (1), 91-106.

Marcel AJ & Patterson K (1978). Word recognition and production: reciprocity in clinical and normal studies. In J Requin (Ed), *Attention and performance VII*. Hillsdale, NJ: Lawrence Erlbaum Associates.

Marshall J (1999). Doing something about a verb impairment: two therapy approaches. In S Byng, K Swinburn & C Pound (Eds), *The aphasia therapy file*. Hove: Psychology Press.

Marshall J (2013). Disorders of sentence processing in aphasia. In I Papathanasiou, P Coppens & C Potagas (Eds), *Aphasia and related neurogenic communication disorders*. Burlington, MA: Jones and Bartlett Learning.

Marshall J, Chiat S, Robson J & Pring T (1996). Calling a salad a federation: an investigation of semantic jargon. Part 2: Verbs. *Journal of Neurolinguistics* 9 (4), 251-260.

Marshall J, Pound C, White-Thomson M & Pring T (1990). The use of picture/word matching tasks to assist word retrieval in aphasic patients. *Aphasiology* 4 (2), 167-184.

Marshall J, Pring T & Chiat S (1998). Verb retrieval and sentence production in aphasia. *Brain and Language* 63 (2), 159-183.

Marshall JC & Newcombe F (1966). Syntactic and semantic errors in paralexia. *Neuropsychologia* 4 (2), 169-176.

Marshall JC & Newcombe F (1973). Patterns of paralexia: a psycholinguistic approach. *Journal of Psycholinguistic Research* 2 (3), 175-199.

Marslen-Wilson W (1987). Functional parallelism in spoken word recognition. *Cognition* 25 (1-2), 71-102.

Martin N, Dell GS, Saffran EM & Schwartz MF (1994). Origins of paraphasias in deep dysphasia: testing the consequences of a decay impairment to an interactive spreading activation model of lexical retrieval. *Brain and Language* 47 (4), 609-660.

Martin N, Thompson C & Worrall L (2007). *Contemporary approaches to aphasia rehabilitation: consideration of the impairment and its consequences*. Plural Publishing Inc.

Matthews C (1991). Serial processing and the 'phonetic route': lessons learned in the functional reorganisation of deep dyslexia. *Journal of Communication Disorders* 24 (1), 21-39.

Mätzig S, Druks J, Masterson J & Vigliocco G (2009). Noun and verb differences in picture naming: past studies and new evidence. *Cortex* 45 (6), 738-758.

McCann C & Doleman J (2011). Verb retrieval in nonfluent aphasia: a replication of Edwards & Tucker, 2006. *Journal of Neurolinguistics* 24 (2), 237-248.

McCann RS & Besner D (1987). Reading pseudohomophones: Implications for models of pronunciation assembly and the locus of word frequency effects in naming. *Journal of Experimental Psychology: Human Perception & Performance* 13 (1), 14-24.

McCann RS, Besner D & Davelaar E (1988). Word recognition and identification: Do word-frequency effects reflect lexical access? *Journal of Experimental Psychology Human: Perception & Performance* 14 (4), 693-706.

McKelvey ML, Hux K, Dietz A & Beukelman DR (2010). Impact of personal relevance and contextualization on word-picture matching by people with aphasia. *American Journal of Speech-Language Pathology* 19 (1), 22-33.

McKenna P (1998). *The category-specific names test*. Hove, UK: Psychology Press.

McKenna P & Warrington EK (1983). *The graded naming test*. Berkshire: NFER-Nelson.

Medina J, Norise C, Faseyitan O, Coslett HB, Turkeltaub PE & Hamilton RH (2012). Finding the right words: transcranial magnetic stimulation improves discourse productivity in nonfluent aphasia after stroke. *Aphasiology* 26 (9), 1153-1168.

Metsala J & Ehri L (1998). *Word recognition in beginning reading*. Hillsdale, NJ: LEA.

Miceli G, Amitrano A, Capasso R & Caramazza A (1996). The treatment of anomia resulting from output lexical damage: analysis of two cases. *Brain and Language* 52 (1), 150-174.

Miceli G, Silveri MC & Caramazza A (1985). Cognitive analysis of a case of pure dysgraphia. *Brain and Language* 25 (2), 187-212.

Miceli G, Silveri MC & Caramazza A (1987). The role of the phoneme-to-grapheme conversion system and of the graphemic output buffer in writing. In M Coltheart, G Sartori & R Job (Eds), *The cognitive neuropsychology of language*. London: LEA Ltd.

Mitchum CC & Berndt RS (1991). Diagnosis and treatment of the non-lexical route in acquired dyslexia: an illustration of the cognitive neuropsychological approach. *Journal of Neurolinguistics* 6 (2), 103-137.

Mitchum CC & Berndt RS (2001). Cognitive neuropsychological approaches to diagnosing and treating language disorders: production and comprehension of sentences. In R Chapey (Ed), *Language intervention strategies in aphasia and related neurogenic communication disorders* (4th ed, pp.551-571). Baltimore: Lippincott Williams & Wilkins.

Monsell S (1987). On the relation between lexical input and output pathways. In DA Allport, D MacKay, W Prinz & E Scheerer (Eds), *Language perception and production: common processes in listening, speaking, reading and writing*. London: Academic Press.

Morris J & Franklin S (1995). Assessment and remediation of a speech discrimination deficit in a dysphasic patient. In M Perkins & S Howard (Eds), *Case studies in clinical linguistics*. London: Whurr.

Morris J & Franklin S (2012). Investigating the effect of a semantic therapy on comprehension in aphasia. *Aphasiology* 26 (12), 1461-1480.

Morris J, Franklin S, Ellis AW, Turner JE & Bailey PJ (1996). Remediating a speech perception deficit in an aphasic patient. *Aphasiology* 10 (2), 137-158.

Morris J, Webster J, Whitworth A & Howard D (2009). Newcastle University aphasia therapy resources: auditory processing. University of Newcastle upon Tyne.

Mortley J, Enderby P & Petheram B (2001). Using a computer to improve functional writing in a patient with severe dysgraphia. *Aphasiology* 15 (5), 443-461.

Morton J (1969). Interaction of information in word recognition. *Psychological Review* 76 (2), 165-178.

Morton J (1979a). Word recognition. In J Morton & JC Marshall (Eds), *Psycholinguistics (Vol. 2)*. London: Elek.

Morton J (1979b). Facilitation in word recognition: Experiments causing change in the logogen model. In P Kolers, M Wrolstad & H Bouma (Eds), *Processing of visible language*. New York: Plenum Press.

Morton J & Patterson KE (1980). A new attempt at an interpretation, or, an attempt at a new interpretation. In M Coltheart, KE Patterson & JC Marshall (Eds), *Deep dyslexia*. London: Routledge and Kegan Paul.

Moss A & Nicholas M (2006). Language rehabilitation in chronic aphasia and time postonset: a review of single-subject data. *Stroke* 37 (12), 3043-3051.

Musso M, Weiller C, Kiebel S, Müller SP, Bülau P & Rijntjes M (1999). Training induced brain plasticity in aphasia. *Brain* 122, 1781-1790.

Nettleton J & Lesser R (1991). Therapy for naming difficulties in aphasia: application of a cognitive neuropsychological model. *Journal of Neurolinguistics* 6 (2), 139-157.

Newcombe F & Marshall J (1980). Response monitoring and response blocking in deep dyslexia. In M Coltheart, K Patterson & JC Marshall (Eds), *Deep dyslexia*. London: Routledge and Kegan Paul.

Newcombe F, Oldfield RC, Ratcliff GG & Wingfield A (1971). Recognition and naming of object-drawings by men with focal brain wounds. *Journal of Neurology, Neurosurgery and Psychiatry* 34 (3), 329-340.

Nicholas LE & Brookshire RH (1993). A system of quantifying the informativeness and efficiency of the connected speech of adults with aphasia. *Journal of Speech and Hearing Research* 36 (2), 338-350.

Nickels L (1992). The autocue? Self-generated phonemic cues in the treatment of a disorder of reading and naming. *Cognitive Neuropsychology* 9 (2), 155-182.

Nickels L (1995). Reading too little into reading?: strategies in the rehabilitation of acquired dyslexia. *European Journal of Disorders of Communication* 30 (1), 37-50.

Nickels L (2001). Spoken word production. In B Rapp (Ed), *The handbook of cognitive neuropsychology: what deficits reveal about the human mind*. Philadelphia: Psychology Press.

Nickels L (2002a). Improving word finding: practice makes (closer to) perfect? *Aphasiology* 16 (10-11), 1047-1060.

Nickels L (2002b). Therapy for naming disorders: revisiting, revising, and reviewing. *Aphasiology* 16 (10-11), 935-979.

Nickels L (2008). The hypothesis testing approach to the assessment of language. In B Stemmer & HA Whitaker (Eds), *Handbook of the neuroscience of language*. Oxford, UK: Elsevier.

Nickels L & Best W (1996). Therapy for naming disorders (Part II): specifics, surprises and suggestions. *Aphasiology* 10 (2), 109-136.

Nickels L & Howard D (1994). A frequent occurrence? Factors affecting the production of semantic errors in aphasic naming. *Cognitive Neuropsychology* 11 (3), 289-320.

Nickels L & Howard D (1995a). Aphasic naming: what matters? *Neuropsychologia* 33 (10), 1281-1303.

Nickels L & Howard D (1995b). Phonological errors in aphasic naming – comprehension, monitoring and lexicality. *Cortex* 31 (2), 209-237.

Nickels L & Howard D (2000). When the words won't come: relating impairments and models of spoken word production. In LR Wheeldon (Ed), *Aspects of language production*. Hove, UK: Psychology Press.

Nickels L & Howard D (2004). Dissociating effects of number of phonemes, number of syllables and syllabic complexity on word production in aphasia: it's the number of phonemes that counts. *Cognitive Neuropsychology* 21 (1), 57-78.

Nickels L, Kohnen S & Biedermann B (2010). An untapped resource: treatment as a tool for revealing the nature of cognitive processes. *Cognitive Neuropsychology* 27 (7), 539-562.

Nozari NK, Kittredge AK, Dell GS & Schwartz MF (2010). Naming and repetition in aphasia: steps, routes and frequency effects. *Journal of Memory and Language* 63 (4), 541-559.

Oppenhiem GM, Dell GS & Schwartz MF (2010). The dark side of incremental learning: a model of cumulative semantic interference during lexical access in speech production. *Cognition* 114 (2), 227-252.

Panton A & Marshall J (2008). Improving spelling and everyday writing after a CVA: a single-case therapy study. *Aphasiology* 22 (2), 164-183.

Parkin AJ (2001). The structure and mechanisms of memory. In B Rapp (Ed), *The handbook of cognitive neuropsychology: what deficits reveal about the human mind*. Philadelphia, PA: Psychology Press.

Patterson K, Purell C & Morton J (1983). The facilitation of word retrieval in aphasia. In C Code & DJ Müller (Eds), *Aphasia therapy*. London: Edward Arnold.

Patterson KE (1978). Phonemic dyslexia: errors of meaning and the meaning of errors. *Quarterly Journal of Experimental Psychology* 30 (4), 587-601.

Patterson KE (1979). What is right with 'deep' dyslexic patients? *Brain and Language* 8 (1), 111-129.

Patterson KE & Kay J (1982). Letter-by-letter reading: psychological descriptions of a neurological syndrome. *Quarterly Journal of Experimental Psychology* 34A (3), 411-441.

Patterson KE & Marcel AJ (1977). Aphasia, dyslexia and the phonological coding of written words. *Quarterly Journal of Experimental Psychology* 29 (2), 307-318.

Patterson KE & Shewell C (1987). Speak and spell: dissociations and word-class effects. In M Coltheart, R Job & G Sartori (Eds), *The cognitive neuropsychology of language*. Hillsdale, NJ: Lawrence Erlbaum.

Patterson KE & Wilson B (1990). A rose is a rose or a nose – a deficit in initial letter identification. *Cognitive Neuropsychology* 7 (5-6), 447-477.

Patterson KE & Wing AM (1989). Processes in handwriting – a case for case. *Cognitive Neuropsychology* 6 (1), 1-23.

Pavan Kumar V & Humphreys GW (2008). The role of semantic knowledge in relearning spellings: evidence from deep dysgraphia. *Aphasiology* 22 (5), 489-504.

Plaut DC (1999). A connectionist approach to word reading and acquired dyslexia: extension to sequential processing. *Cognitive Science* 23 (4), 543-568.

Plaut DC, McClelland JL, Seidenberg M & Patterson K (1996). Understanding normal and impaired word reading: computational principles in quasi-regular domains. *Psychological Review* 103 (1), 56-115.

Plaut DC & Shallice T (1993). Deep dyslexia: a case study in connectionist neuropsychology. *Cognitive Neuropsychology* 10 (5), 377-500.

Plow EB, Carey JR, Nudo RJ & Pascual-Leone A (2009). Invasive cortical stimulation to promote recovery of function after stroke: a critical appraisal. *Stroke* 40 (5), 1926-1931.

Pound C (1996). Writing remediation using preserved oral spelling: a case for separate output buffers. *Aphasiology* 10 (3), 283-296.

Pound C, Parr S, Lindsay J & Woolf C (2000). *Beyond aphasia: therapies for living with communication disability*. Oxon: Speechmark Publishing.

Price CJ (2012). A review and synthesis of the first 20 years of PET and fMRI studies of heard speech, spoken language and reading. *NeuroImage* 62 (2), 816-847.

Price CJ, Gorno-Tempini ML, Graham KS, Biggio N, Mechelli A, Patterson K & Noppeney U (2003). Normal and pathological reading: converging data from lesion and impairment studies. *NeuroImage* 20, S30-S41.

Pring T, Hamilton A, Harwood A & Macbride L (1993). Generalization of naming after picture/word matching tasks: only items appearing in therapy benefit. *Aphasiology* 7 (4), 383-394.

Pulvermüller F & Berthier ML (2008). Aphasia therapy on a neuroscience basis. *Aphasiology* 22 (6), 563-599.

Pulvermüller F, Neininger B, Elbert T, Mohr B, Rockstroh B, Koebbel P & Taub E (2001). Constraint-induced therapy of chronic aphasia after stroke. *Stroke* 32 (7), 1621–1626.

Rapp B (2005). The relationship between treatment outcomes and the underlying cognitive deficit: evidence from the remediation of acquired dysgraphia. *Aphasiology* 19 (10-11), 994-1008.

Rapp B & Goldrick M (2000). Discreteness and interactivity in spoken word production. *Psychological Review* 107 (3), 460-499.

Rapp B & Kane A (2002). Remediation of deficits affecting different components of the spelling process. *Aphasiology* 16 (4-6), 439-454.

Raymer A, Beeson P, Holland A, Kendall DL, Maher LM, Martin N, Murray L, Rose M, Thompson CK, Turkstra L, Altmann L, Boyle M, Conway T, Hula W, Kearns K, Rapp B, Simmons-Mackie N & Gonzalez Rothi LJ (2008). Translational research in aphasia: from neuroscience to neurorehabilitation. *Journal of Speech, Language and Hearing Research* (51) S259-S275.

Raymer AM, Ciampitti M, Holliway B, Singletary F, Blonder LX, Ketterson T, Anderson S, Lehnen J, Heilman KM & Rothi LJ (2007). Semantic-phonologic treatment for noun and verb retrieval impairments in aphasia.

Neuropsychological Rehabilitation 17 (2), 244-270.

Raymer AM, Cudworth C & Haley MA (2003). Spelling treatment for an individual with dysgraphia: analysis of generalisation to untrained words. *Aphasiology* 17 (6-7), 607-624.

Raymer AM & Ellsworth TA (2002). Response to contrasting verb retrieval treatments: a case study. *Aphasiology* 16 (10-11), 1031-1045.

Raymer AM, Singletary F, Rodriguez A, Ciampitti M, Heilman KM & Rothi LJ (2006). Effects of gesture + verbal treatment for noun and verb retrieval in aphasia. *Journal of the International Neuropsychological Society* 12 (6), 867-882.

Renvall K, Nickels L & Davidson B (2013a). Functionally relevant items in the treatment of aphasia (Part I): challenges for current practice. *Aphasiology* 27 (6), 636-650.

Renvall K, Nickels L & Davidson B (2013b). Functionally relevant items in the treatment of aphasia (part II): further perspectives and specific tools. *Aphasiology* 27 (6), 651-677.

Riddoch MJ & Humphreys GW (1986). Neurological impairments of object constancy: the effects of orientation and size disparities. *Cognitive Neuropsychology* 3 (2), 207-224.

Riddoch MJ & Humphreys GW (1993). *The Birmingham Object Recognition Battery*. Hove: Lawrence Erlbaum Associates.

Riddoch MJ & Humphreys GW (2001). Object recognition. In B Rapp (Ed), *The handbook of cognitive neuropscyhology: what deficits reveal about the human mind*. Philadephia, PA: Psychology Press.

Rijintjes M & Weiller C (2002). Recovery of motor and language abilities after stroke: the contribution of functional imaging. *Progress in Neurobiology* 66 (2), 109-122.

Robey RR (1998). A meta-analysis of clinical outcomes in the treatment of aphasia. *Journal of Speech, Language and Hearing Research* 41 (1), 172-187.

Robson J, Marshall J, Pring T & Chiat S (1998a). Phonological naming therapy in jargon aphasia: positive but paradoxical effects. *Journal of the International Neuropsychological Society* 4 (6), 675-686.

Robson J, Pring T, Marshall J, Morrison S & Chiat S (1998b). Written communication in undifferentiated jargon aphasia: a therapy study. *International Journal of Language and Communication Disorders* 33 (3), 305-329.

Rodriguez AD, Raymer AM & Gonzalez Rothi LJ (2006). Effects of gesture + verbal and semantic-phonologic treatments for verb retrieval in aphasia. *Aphasiology* 20 (2-4), 286-297.

Rogers TT, Lambon Ralph MA, Garrard P, Bozeat S, McClelland JL, Hodges JR & Patterson K (2004). Structure and deterioration of semantic memory: a neuropsychological and computational investigation. *Psychological Review* 111 (1), 205-234.

Romani C & Calabrese A (1998). Syllabic constraints in the phonological errors of an aphasic patient. *Brain and Language* 64 (1), 83-121.

Rose M & Douglas J (2008a). Treating a semantic word production deficit in aphasia with verbal and gesture methods. *Aphasiology* 22 (1), 20-41.

Rose M & Sussmilch G (2008b). The effects of semantic and gesture treatments on verb retrieval and verb use in aphasia. *Aphasiology* 22 (7-8), 691-706.

Rossion B & Pourtois G (2004). Revisiting Snodgrass and Vanderwart's object set: the role of surface detail in basic-level object recognition. *Perception* 33 (2), 217-236.

Ruml W & Caramazza A (2000). An evaluation of a computational model of lexical access: comment on Dell et al (1997). *Psychological Review* 107 (3), 609-634.

Sacchett C & Humphreys GW (1992). Calling a squirrel a squirrel but a canoe a wigwam: a category specific deficit for artefactual objects and body parts. *Cognitive Neuropsychology* 9 (1), 73-86.

Saffran EM & Coslett HB (1998). Implicit vs. letter-by-letter reading in pure alexia: a tale of two systems. *Cognitive Neuropsychology* 15 (1-2), 141-165.

Sage K & Ellis AW (2004). Lexical effects in a case of graphemic output buffer. *Cognitive Neuropsychology* 21 (2), 381-400.

Sage K & Ellis AW (2006). Using orthographic neighbours to treat a case of graphemic buffer disorder. *Aphasiology* 20 (9-11), 851-870.

Sage K, Hesketh A & Lambon Ralph MA (2005). Using errorless learning to treat letter-by-letter reading: contrasting word versus letter-based therapy. *Neuropsychological Rehabilitation* 15 (5), 619-642.

Salis C (2012). Short-term memory treatment: patterns of learning and generalisation to sentence comprehension in a person with aphasia. *Neuropsychological Rehabilitation* 22 (3), 428-448.

Saur D, Lange R, Baumgaertner A, Schraknepper V, Willmes K, Rijntjes M & Weiller C (2006). Dynamics of language reorganization after stroke. *Brain* 129, 1371-1384.

Schmalzl L & Nickels L (2006). Treatment of irregular word spelling in acquired dysgraphia: selective benefit from visual mnemonics. *Neuropsychological Rehabilitation* 16 (1), 1-37.

Schneider SL & Thompson CK (2003). Verb production in agrammatic aphasia: the influence of semantic class and argument structure properties on generalisation. *Aphasiology* 17 (3), 213-241.

Schuell HM, Jenkins JJ & Jimenez-Pabon E (1964). *Aphasia in adults: diagnosis, prognosis and treatment*. New York: Harper & Row.

Schwartz MF & Dell GS (2010). Case series investigations in cognitive neuropsychology. *Cognitive Neuropsychology* 27 (6), 477-494.

Schwartz MF, Dell GS, Martin N & Saffran EM (1994). Normal and aphasic naming in an interactive spreading activation model. *Brain and Language* 47 (3), 391-394.

Schwartz MF, Saffran EM & Marin OSM (1980). Fractionating the reading process in dementia: evidence for word-specific print-to-sound associations. In M Coltheart, KE Patterson & JC Marshall (Eds), *Deep dyslexia*. London: Routledge and Kegan Paul.

Scott CJ & Byng S (1989). Computer assisted remediation of a homophone comprehension disorder in surface dyslexia. *Aphasiology* 3 (3), 301-320.

Seidenberg MS & McClelland JL (1989). A distributed, developmental model of word recognition and naming. *Psychological Review* 96 (4), 523-568.

Semenza C & Zettin M (1988). Generating proper names: a case of selective inability. *Cognitive Neuropsychology* 5 (6), 711-721.

Seron X (1984). Reeducation strategies in neuropsychology: cognitive and pragmatic approaches. In F Rose (Ed), *Advances in Neurology, Vol. 442: Progress in aphasiology*. New York: Raven Press.

Shallice T (1981). Phonological agraphia and the lexical route in writing. *Brain* 104, 413-429.

Shallice T (1988). *From neuropsychology to mental structure*. Cambridge: Cambridge University Press.

Shallice T & Warrington EK (1977a). Auditory-verbal short-term memory impairment and conduction aphasia. *Brain and Language* 4 (4), 479-491.

Shallice T & Warrington EK (1977b). The possible role of selective attention in acquired dyslexia. *Neuropsychologia* 15 (1), 31-41.

Shankweiler D & Liberman IY (1989). *Phonology and reading disability: solving the reading puzzle*. Ann Arbor: University of Michigan Press.

Share DL & Stanovich KE (1995). Cognitive processes in early reading development: a model of acquisition and individual differences. *Issues in Education: Contributions from Educational Psychology* 1, 1-57.

Simmons-Mackie N & Kagan A (2007). Application of the ICF in aphasia. *Seminars in Speech and Language* 28 (4), 244-253.

Snodgrass JG & Vanderwart M (1980). A standardised set of 260 pictures: norms for name agreement, image agreement, familiarity and visual complexity. *Journal of Experimental Psychology: Human Learning and Memory* 6 (2), 174-215.

Sommerville JG (1974). A symposium on the rehabilitation of the stroke patient. Rebuilding the stroke patient's life. *Nursing Mirror and Midwives Journal* 139 (6), 57-58.

Spencer KA, Doyle PJ, McNeil MR, Wambaugh JL, Park G & Carroll B (2000). Examining the facilitative effects of rhyme in a patient with output lexicon damage. *Aphasiology* 14 (5-6), 567-584.

Spreen O & Benton AL (1977). *Neurosensory Center Comprehensive Examination for Aphasia (NCCEA)*. Victoria, BC: University of Victoria, Neuropsychology Laboratory.

Springer L, Glindemann R, Huber W & Willmes K (1991). How efficacious is pace-therapy when 'language systematic training' is incorporated? *Aphasiology* 5 (4-5), 391-399.

Stadie N & Rilling E (2006). Evaluation of lexically and nonlexically based reading treatment in a deep dyslexic. *Cognitive Neuropsychology* 23 (4), 643-672.

Swinburn K & Byng S (2006). *The communication disability profile*. London: Connect.

Swinburn K, Porter G & Howard D (2004). *The Comprehensive Aphasia Test*. Hove: Psychology Press.

Talelli P & Rothwell J (2006). Does brain stimulation after stroke have a future? *Current Opinion in Neurology* 19 (6), 543-550.

Tate RL, McDonald S, Perdices M, Togher L, Schultz R & Savage S (2008). Rating the methodological quality of single-subject designs and n-of-1 trials: introducing the Single-Case Experimental Design (SCED) Scale. *Neuropsychological Rehabilitation* 18 (4), 385-401.

Tessier C, Weill-Chounlamountry A, Michelot N & Pradat-Diehl P (2007). Rehabilitation of word deafness due to auditory analysis disorder. *Brain Injury* 21 (11), 1165-1174.

Thompson CK (2006). Single subject controlled experiments in aphasia: the science and the state of the science. *Journal of Communication Disorders* 39 (4), 266-291.

Thompson CK (2011). *Northwestern Assessment of Verbs and Sentences*. Evanston, Illinois: Northwestern University.

Thompson CK, Shapiro LP, Kiran S & Sobecks J (2003). The role of syntactic complexity in treatment of sentence deficits in agrammatic aphasia: the complexity account of treatment efficacy (CATE). *Journal of Speech, Language and Hearing Research* 46 (3), 591-607.

Turner S & Whitworth A (2006a). Clinicians' perceptions of candidacy for conversation partner training in aphasia: how do we select candidates for therapy and do we get it right? *Aphasiology* 20 (7), 616-643.

Turner S & Whitworth A (2006b). Conversational partner training programmes in aphasia: a review of key themes and participants' roles. *Aphasiology* 20 (6), 483-510.

Tyler LK, Moss HE, Durrant-Peatfield MR & Levy JP (2000). Conceptual structure and the structure of concepts: a distributed account of category-specific defcits. *Brain and Language* 75 (2), 195-231.

Vallar G & Shallice T (1992). *Neuropsychological impairments of short term memory*. Oxford: Oxford University Press.

Valle F & Cuetos F (1995). *Evaluació'n del Procesamiento Linguistico en la Afasia*. London: Psychology Press.

Vigliocco G, Vinson DP, Druks J, Barber H & Cappa SF (2011). Nouns and verbs in the brain: a review of behavioural, electrophysiological, neuropsychological and imaging studies. *Neuroscience and Biobehavioural Reviews* 35 (3), 407-426.

Vines BW, Norton AC & Schlaug G (2011). Non-invasive brain stimulation enhances the effects of melodic intonation therapy. *Front Psychology* 2, 230.

Visch-Brink E, de Smet HJ, Vandenborre D & Mariën P (2014). CAT-NL, nederlandse bewerking van K Swinburn, G Porter, D Howard (2004). *Comprehensive Aphasia Test*. Hove-New York: Psychology Press. Amsterdam: Pearson Assessment and Information.

Waldron H, Whitworth A & Howard D (2011a). Therapy for phonological assembly difficulties: a case series. *Aphasiology* 25 (4), 434-455.

Waldron H, Whitworth A & Howard D (2011b). Comparing monitoring and production based approaches to the treatment of phonological assembly difficulties in aphasia. *Aphasiology* 25 (10), 1153-1173.

Wambaugh JL, Cameron R, Kalinyak-Fliszar M, Nessler C & Wright S (2004). Retrieval of action names in aphasia: effects of two cueing treatments. *Aphasiology* 18 (11), 979-1004.

Wambaugh JL, Doyle PJ, Martinez AL & Kalinyak-Fliszar M (2002). Effects of two lexical retrieval cueing treatments on action naming in aphasia. *Journal of Rehabilitation Research & Development* 39 (4), 455-466.

Wambaugh JL & Ferguson M (2007). Application of semantic feature analysis to retrieval of action names in aphasia. *Journal of Rehabilitation Research & Development* 44 (3), 381-394.

Warrington EK (1975). The selective impairment of semantic memory. *Quarterly Journal of Experimental Psychology* 27 (4), 635-657.

Warrington EK (1981). Concrete word dyslexia. *Brain* 103, 99-112.

Warrington EK (1996). *The Camden Memory Tests*. Hove: Psychology Press.

Warrington EK & James M (1991). *The Visual Object and Space Perception Battery*. Bury St. Edmunds: Thames Valley Test Company.

Warrington EK & Shallice T (1980). Word-form dyslexia. *Brain* 100, 99-112.

Warrington EK & Shallice T (1984). Category specific semantic impairments. *Brain* 107, 829-854.

Webster BR, Celnik PA & Cohen LG (2006). Noninvasive brain stimulation in stroke rehabilitation. *NeuroRx* 3 (4), 474-481.

Webster J & Bird H (2000). *VAN: The Verb and Noun Test*. Northumberland: STASS Publications.

Webster J & Gordon B (2009a). Contrasting therapy effects for verb and sentence processing difficulties: a discussion of what worked and why. *Aphasiology* 23 (10), 1231-1251.

Webster J, Morris J, Whitworth A & Howard D (2009b). *Newcastle University Aphasia Therapy Resources: Sentence Processing*. University of Newcastle upon Tyne.

Webster J & Whitworth A (2012). Treating verbs in aphasia: exploring the impact of therapy at the single word and sentence levels. *International Journal of Language & Communication Disorders* 47 (6), 619-636.

Webster J, Morris J & Franklin S (2005). Effects of therapy targeted at verb retrieval and the realisation of the predicate argument structure: a case study. *Aphasiology* 19 (8), 748-764.

Weekes B, Davies R, Parris B & Robinson G (2003). Age of acquisition effects on spelling in surface dysgraphia. *Aphasiology* 17 (6-7), 563-584.

Weiduschat N, Thiel A, Rubi-Fessen I, Hartmann A, Kessler J, Merl P, Kracht L, Rommel T & Heiss WD (2011). Effects of repetitive transcranial magnetic stimulation in aphasic stroke: a randomized controlled pilot study. *Stroke* 42 (2), 409-415.

Wertz RT (1999). The role of theory in aphasia therapy: art or science? In DT Stuss, G Winocur & IH Robertson (Eds), *Cognitive neurorehabilitation* (pp.265-278). Cambridge: Cambridge University Press.

Westbury C (2007). The Alberta Language Function Assessment Battery (http://www.psych.ualberta.ca/~westburylab/downloads/alfab.download.html).

Whitworth A (1994). Thematic Role Assignment in Word Retrieval Deficits in Aphasia. Unpublished PhD Thesis, University of Newcastle upon Tyne.

Whitworth A, Webster J & Howard D (2012). Clinical aphasiology and CNP: a pragmatic alliance. Commentary on Laine and Martin, 'Cognitive neuropsychology has been, is and will be significant to aphasiology'. *Aphasiology* 26 (11), 1386-1390.

Whitworth A, Webster J & Morris J (2014). Acquired aphasia. In L Cummings (Ed), *Cambridge handbook of communication disorders*. Cambridge: Cambridge University Press.

Willmes K (1990). Statistical methods for a single case study approach to aphasia therapy research. *Aphasiology* 4 (4), 415-436.

Wilson B & Patterson K (1990). Rehabilitation for cognitive impairment. Does cognitive psychology apply? *Applied Cognitive Psychology* 4 (4), 247-260.

Wilson BA, Cockburn J & Halligan PW (1987). *Behavioural Inattention Test (BIT)*. Bury St. Edmunds, UK: Thames Valley Test Company.

Wright HH, Marshall RC, Wilson KB & Page JL (2008). Using a written cueing hierarchy to improve verbal naming in aphasia. *Aphasiology* 22 (5), 522-536.

Worrall L, Brown K, Cruice M, Davidson B, Hersh D, Howe T & Sherratt S (2010). The evidence for a life-coaching approach to aphasia. *Aphasiology* 24 (4), 497-514.

Yampolsky S & Waters G (2002). Treatment of single word oral reading in an individual with deep dyslexia. *Aphasiology* 16 (4-6), 455-471.

Yorkston KM & Beukelman DR (1981). *The Assessment of Intelligibility of Dysarthric Speech*. Austin, TX: Pro-Ed.

Zangwill OL (1947). Psychology, speech therapy and rehabilitation. *Speech* 11, 4-8.

監訳者あとがき

　英語圏では、1992年に刊行された評価法『Psycholinguistic Assessments of Language Processing in Aphasia（PALPA）』が失語症臨床や研究現場で活用され、認知神経心理学的なアプローチの発展に大いに貢献した。本書は、PALPAが依拠する理論を解説し、主にPALPAを利用した臨床的研究の数々を紹介している。総ページ数の4分の3をセラピー研究の紹介に充てており、聴覚的理解に関するセラピーが8件、名詞の産生29件、動詞の産生17件、読み22件、書字17件をすべて同じフォーマットで整理してあって参考にしやすい。

　本邦では、いわゆる「漢字仮名問題」を源に1980年代終盤から単語の情報処理モデルという考え方が芽生えたが、失語症臨床の中に認知神経心理学的視点が「根づいている」とは言い難い。その原因の一つに、日本語で学ぶ材料が少ないということがあると感じている。本書初版が出版された2005年当時、この本がもっと広く読まれれば、認知神経心理学的視点がより多くの臨床家に役立つものになるかもしれない、失語症について学ぶ学生にわかりやすいテキストになるかもしれない、という思いがあった。結果として第2版の出版を待つことにはなったが、原著者らとは1997年以来のおつきあいもあり翻訳プロジェクトはスムーズに開始した。

　人間のダイナミックな言語活動が、当然、すべて箱と矢印で解釈できるわけではないが、少なくとも臨床家が認知神経心理学的視点をもってセラピーを行い、データを集積させ、その分析を分かち合う、というステップがあってよいと思う。また、どんなセラピーをするかは別として、評価の際にもつべき視点として役立つ。この日本語版がそういう方向に進む小さなきっかけになれば嬉しい。翻訳は想像以上に難しい作業で、特にセラピーの論文は原著も確認しながらの作業となった。わかりにくい箇所については、ご指摘いただければ誠実にお応えしたい。

　4名の訳者は全員『SALA失語症検査』の開発に携わったメンバーで、その視点を十分理解した臨床家・研究者である。それぞれが単なる一訳者という役割にとどまらず、監訳全体を支えてくれた。また、当初このプロジェクトに参加するはずだった『SALA失語症検査』の筆頭著者である故藤林眞理子氏にはずっと見守っていただいた。3名の原著者には、忙しい中、訳者からのたくさんの質問に丁寧に答えていただいた。各章末に訳者コラムを挿入することも快く承諾してくれ、その原稿の英訳にもすべて目を通していただいた。さらに、協同医書出版社編集部の戸髙英明氏には、プロジェクト開始時に「読者に伝わる翻訳本を」と強いメッセージをいただき、それを頭の中で唱えながら作業を進めてきた。訳語や文章に関しても多くのアドバイスをいただいた。訳出の表現に頭を抱えながらも、こうした皆さんの支えがあって、なんとか出版にこぎつけた。この場を借りて心より感謝の意を表したい。

2015年10月　監訳者　長塚紀子

著者索引

Ablinger I *296, 319*
Albert ML *119*
Allport DA *8, 22*
Arguin M *296, 300*

Baayen RH *16*
Basso A *117, 416, 425*
Bastiaanse R *59, 130, 131, 146*
Beaudoin-Parsons D *348*
Beauvois MF *91*
Beeson PM *361, 362, 363, 365, 375, 390, 393*
Behrmann M *130, 131, 144, 362, 365, 382*
Belin P *119*
Berndt RS *296, 336*
Best W *155, 158, 161, 162, 170, 190, 199, 417, 418*
Boo M *244, 265, 281, 418*
Boyle M *158, 160, 211, 281*
Bruce C *159, 227*
Bub D *80, 91, 96, 300*
Byng S *124, 296, 298, 321, 327, 329, 425*

Caramazza A *6, 117, 185*
Chapey R *116*
Cherney LR *420*
Clausen NS *211, 363, 365, 397, 418*
Coelho CA *211*
Coltheart M *5, 6, 18, 296, 321, 423*
Conroy P *243, 263, 281, 282, 287, 289*
Conway TW *297, 338*
Cutler A *23*

De Partz MP *159, 296, 299, 331, 362, 365, 369, 420*
DeDe G *158, 206*
Dell GS *8, 23*
Deloche G *363, 384*
Domahs F *319*
Douglas J *163*
Druks J *59*

Edwards S *242, 244, 277, 281*
Ellis AW *18, 71, 406*
Ellsworth TA *244*

Faroqi-Shah Y *241*
Ferguson M *258*

Fillingham JK *158, 162, 201*
Fink RB *244, 269*
Foygel D *9*
Francis DR *130, 131, 142, 159, 215, 296, 297, 323*
Franklin S *24, 39, 43, 45, 46, 63, 119, 148, 159, 161, 234, 417*
Friedman RB *296, 297, 298, 299, 309, 312, 345, 351*
Funnell E *84*

Gielewski EJ *129*
Gordon B *249*
Grayson E *130, 131, 138*
Greenwald ML *296, 303*

Harding D *229*
Hatfield FM *ix, 97, 362, 365, 366*
Herbert R *158, 163, 196, 418*
Hickin J *158, 162, 193, 281*
Hillis AE *49, 118, 157, 183, 185, 362, 281*
Holland AL *116*
Howard D *20, 23, 31, 62, 117, 118, 119, 121, 155, 157, 159, 160, 162, 168, 227, 229, 423, 424*
Humphreys GW *107, 377*

Kagan A *116*
Kane A *399*
Kaplan E *59*
Kendall DL *297, 341*
Kim M *297, 299, 348*
Kiran S *157, 160, 175, 281, 417*
Kučera H *16*

Lambon Ralph MA *421*
Le Dorze G *158, 209*
Lee J *420*
Leonard C *158,161, 204*
Lesser R *117, 118, 166*
Levelt WJ *7*
Lieberthal T *144*
Lott SN *296, 298, 307, 309, 345*
Lowell S *159, 213*
Luzzatti C *362, 365, 372*

Maher LM *296, 305*
Maneta A *129, 130, 134*

Marshall JC   *3, 71, 72, 83*
Marshall J   *157, 179, 241, 244, 271, 281, 409*
Martin N   *8, 23*
McClelland JL   *9*
McKenna P   *59*
Miceli G   *98, 220, 281, 424*
Mitchum CC   *241, 336*
Morris J   *129, 130, 131, 132, 148*
Mortley J   *363, 365, 404*
Morton J   *4, 8, 17, 23*

Nettleton J   *119, 157, 161, 166, 281*
Nickels L   *20, 23, 58, 117, 156, 157, 170, 159, 160, 161, 170, 225, 281, 296, 334, 379*
Nozari NK   *9*

Panton A   *364, 365, 366, 409, 418*
Patterson KE   *71, 77*
Pavan Kumar V   *362, 377*
Plaut DC   *9*
Pound C   *117*
Pring T   *157, 181, 281*
Pulvermüller F   *419*

Rapp B   *363, 399, 402, 417*
Raymer AM   *243, 244, 281, 282, 284, 402, 420*
Renvall K   *161, 417*
Riddoch MJ   *107*
Rilling E   *354*
Robson J   *159, 222, 363, 386, 418*
Rodriguez AD   *243, 255, 281*
Rogers TT   *9*
Romani C   *20*

Rose M   *157, 162, 163, 243, 260, 265, 281*
Rothi LJG   *303*

Sage K   *296, 298, 315, 364, 406*
Schmalzl L   *362, 379*
Schneider SL   *244, 274, 281*
Schuell HM   *423*
Schwartz MF   *119*
Scott CJ   *296, 298, 327*
Seidenberg MS   *9*
Shallice T   *6, 15, 71, 91, 101*
Sommerville JG   *419*
Spencer KA   *159, 163, 217, 281*
Stadie N   *296, 297, 299, 300, 354*
Sussmilch G   *260*

Tate RL   *119*
Tessier C   *129, 130, 136*
Thompson CK   *59, 123, 175, 274*
Tucker K   *277*

Waldron H   *159, 161, 231, 236, 417*
Wambaugh JL   *243, 252, 258, 281*
Warrington EK   *71*
Waters G   *343*
Webster J   *59, 241, 243, 247, 249, 281*
Whitworth A   *116*
Willmes K   *119*
Wilson B   *117*

Yampolsky S   *297, 343*

Zangwill OL   *425*

項目索引

あ

ICFモデル　*116*
Anagram and Copy Treatment（ACT）　*363, 392, 395*
Aphasia Software Finder　*420*
Aphasia Framework for Outcome Measurement（A-FROM）モデル　*116*
Alberta Language Function Assessment Battery　*32*
暗示的聴覚セラピー　*142-144*

い

一連症例研究法　*4, 119, 162, 424*
意味システム（semantic system）　*24, 105, 429*
　　音韻入力レキシコンからのアクセス
　　　　⇨ 語義聾
　　文字入力レキシコンからのアクセス　*79-81*
意味システム（産生）　*53, 87*
　　障害　*54-55*
　　症例　*49, 96*
　　書字のセラピー　*366-369, 377-382*
　　評価　*60-61, 94-95*
　　名詞の想起と産生のセラピー　*163-208*
意味システム（理解）　*24, 67*
　　障害　*39, 73*
　　症例　*49, 83*
　　聴覚的理解のセラピー　*144-151*
　　評価　*47-50, 81-83*
意味性認知症　*19*
意味的エラー（semantic errors）　*22, 429*
意味的語彙経路（semantic lexical route）
　　音読の――（for reading）　*67-68, 429*
　　書字の――（for writing）　*88, 429*
意味的ヒント（semantic cueing）　*60, 429*
意味特徴分析（SFA）セラピー　*160, 165*

う

迂言（circumlocution）　*55, 427*

え

ADA Comprehension Battery　*41*
SFAセラピー
　　⇨ 意味特徴分析セラピー
絵の認知
　　⇨ 物体と絵の認知
エラー　*22-23*
　　音読　*75*

障害の同定　*15-16*
単語の口頭表出　*57*
単語の書字（綴り）　*94*
　　⇨ 意味的エラー
　　⇨ 音韻的エラー
　　⇨ 形態論的な誤り
　　⇨ 新造語

お

Object and Action Naming Battery　*59*
おまじない効果　*121, 123*
音韻出力配列（phonological assembly）　*7, 53, 428*
　　音読における――　*69*
　　障害　*56*
　　症例　*63*
　　評価　*63*
　　名詞の想起と産生のセラピー　*161, 231-239*
音韻出力レキシコン（phonological output lexicon）　*53, 428*
　　障害　*55-56*
　　症例　*62, 80*
　　動詞の想起のセラピー　*265-280*
　　評価　*61-62*
　　名詞の想起のセラピー　*175-234*
音韻性失書　*91*
音韻性失読　*72, 83, 300*
音韻的エラー（phonological errors）　*22, 428*
音韻的に妥当な誤り（phonologically plausible errors）　*75, 428*
音韻的ヒント（phonemic cueing）　*60, 428*
音韻入力レキシコン（phonological input lexicon）　*24, 37, 428*
　　――から意味システムへのアクセス
　　　　⇨ 語義聾
　　障害　*39*
　　症例　*45*
　　聴覚的理解のセラピー　*138-142*
　　評価　*43-45*
音韻−文字変換（phonological-to-graphemic conversion）　*88, 361, 367, 369-377, 428*
　　障害　*92*
　　症例　*96, 101*
　　書字のセラピー　*369-377*
　　評価　*100-101*
　　名詞の想起と産生のセラピー　*185-190*

音韻隣接語　*38*
音読（読み）　*68*
　　意味システム　*73, 81-83*
　　意味システム（文字入力レキシコンからのアクセス）　*79-81*
　　意味的語彙経路　*67-68, 429*
　　エラータイプ　*75*
　　──における音韻出力配列　*69*
　　障害　*70-73*
　　症例　*77, 80, 83, 84*
　　単語の特徴　*74*
　　直接的語彙経路　*69, 427*
　　非語彙ルート　*21, 25, 69, 428*
　　評価　*74-84*
　　文字-音韻変換　*73, 83, 84*
　　文字入力レキシコン　*70, 77-79*
　　文字認知　*70, 75-77*
　　モデル　*67-70*
音の混成　*299*

か
解剖学的モジュール性　*6*
顔の認知　*106*
仮説の検証　*29*
画像技術　*4*
カテゴリー効果　*40*

き
偽語　*295*
機能語　*21, 22, 295*
機能辞　*295*
機能的モジュール性　*6*
機能の減算性　*6*

く
クライアント　*ix-x*
Granded Naming Test　*59*
クロスオーバーデザイン　*120*

け
形態論的な誤り（morphological errors）　*75, 428*
経頭蓋直流電気刺激法（rDCS）　*422*
形容詞　*21*
言語の違い　*32, 297*

こ
語彙性　*21*
　　──効果　*21*
語彙性失名辞　*62*
構音の障害　*56*

構音プログラミング（articulatory programming）　*53, 56, 427*
構造記述　*106*
　　障害　*106*
　　評価　*109*
語音聾（word sound deafness）　*37, 429*
語義聾（word meaning deafness）　*39, 429*
　　症例　*46*
　　聴覚的理解のセラピー　*138-144*
　　評価　*45-46*
国際生活機能分類（ICF）　*115*
語形聾（word form deafness）　*39, 429*
語想起
　　──の研究　*416*
　　評価　*58-60*
語長　*20*
Copy and Recall Treatment（CART）　*361, 366, 418*
コミュニケーション状態の観察　*30*
Constraint Induced Language Therapy（CILT）　*419*
コントロール課題　*120*
コンピュータの使用　*419*
　　書字のセラピー　*365*
　　聴覚的理解のセラピー　*137*
　　名詞の想起と産生のセラピー　*161, 227-229*
　　読みのセラピー　*295, 298, 301, 312-315, 327-329, 354-357*
Comprehensive Aphasia Test（CAT）　*ix, x, 31, 58, 415*

さ
再学習（relearning）　*118, 119, 429*
　　書字のセラピー　*372-377*
　　読みのセラピー　*323-327, 331-338, 341-345, 354-357*
再活性化アプローチ（reactivation approaches）　*119, 428*
　　書字のセラピー　*364, 366-369, 377-404, 406-411*
　　聴覚的理解のセラピー　*132-151*
　　動詞と名詞に関する研究　*280-292*
　　動詞に関する研究　*242-280*
　　名詞の呼称に関する研究　*163-206, 209-227, 231-239*
　　読みのセラピー　*300-302, 305-307, 312-323, 327-331, 338-341, 348-357*
　　臨床への示唆　*417*
Psycholinguistic Assessment of Aphasia（PAL）　*32*
Psycholinguistic Assessment of Language Processing in Aphasia（PALPA）　*31, 58, 415*
SANDAL-SCANDAL-SMANDALパラドックス　*17*

項目索引　457

し

CT（コンピュータX線断層撮影）　427
CVA（脳血管障害）　427
視覚失認　106-107
　　統覚型──　106, 107
　　連合型──　106
視覚性失読　3, 71
視覚的・意味的誤り　318, 429
視覚的エラー（visual errors）　22, 429
視覚的知覚分析　105
　　障害　106
　　評価　108
磁気共鳴機能画像法（fMRI）　4, 428
自然回復　121
失書　361
　　──の特徴　91
失読　295
　　音韻性──　72, 83, 300
　　視覚性──　3, 71
　　──の特徴　71-73
　　深層──　3, 72, 300
　　逐次読み　71
　　注意性──　71
　　中枢性──　72-73
　　表層──　3, 72
　　末梢性──　71-72
　　無視性──　71
失名辞（anomia）　62, 427
　　⇨ 語想起
純粋失読
　　⇨ 逐次読み
　　⇨ 文字認知
障害
　　音読　70-73
　　単語の口頭表出　54-56
　　単語の聴覚的理解　37-40
　　物体と絵の認知　106-107
　　文字単語の表出（書字）　89-92
障害の同定
　　エビデンス　15-16
　　エラー反応の特徴　22-23
　　課題間の比較　23-25
　　成績に影響を与える重要な変数　15, 16-22
症例
　　意味システム（産生）　96
　　意味システム（理解）　49
　　音韻出力配列　63
　　音韻出力レキシコン　62, 80
　　音韻入力レキシコン　45
　　音韻－文字変換　98, 101
　　音読（読み）　77, 80, 83, 84
　　単語の口頭表出　62, 63
　　単語の聴覚的理解　43, 45, 46, 49
　　聴覚的音韻分析　43
　　物体と絵の認知　107
　　文字-音韻変換　83, 84
　　文字出力バッファー　98
　　文字出力レキシコン　96, 97
　　文字単語の表出（書字）　96, 97, 98, 101
書記素と音素の対応　69, 299
書記素の解析　69
書字運動プログラミング（graphic motor programming）　92, 100, 427
書字困難　361
　　⇨ 失書
書字のセラピー
　　意味システム（産生）　366-369, 377-382
　　音韻-文字変換　361, 369-377
　　コンピュータの使用　365
　　再学習　372-377
　　再活性化　364, 366-369, 377-404, 406-411
　　書字に関する研究の概要　361-366
　　書字によるコミュニケーション　364, 366
　　書字の語彙ルート　361, 364
　　書字の非語彙ルート　361
　　セラピー研究一覧　362-364
　　セラピー研究レビュー　366-411
　　認知機能再編成　366-369, 375-377, 379-382, 404-406, 409-411
　　文字出力バッファー　364, 399-411
　　文字出力レキシコン　364, 366-372, 375-402
　　臨床への示唆　418
神経学　421
神経心理学　3
新造語（neologisms）　58, 428
深層失書　91, 96, 366-369, 377-379
深層失読　3, 72, 300, 349
心像性　19, 21
親密度　18

せ

成績に影響を与える重要な変数　15, 16
　　語彙性　21
　　語長　20
　　心像性　19
　　単語の規則性　20
　　単語の品詞　21
　　単語の頻度　16-19
世界保健機関（WHO）　115
接近行動（conduite d'approche）　56, 427

セラピー　*115-116, 419*
　　アプローチと目的　*118*
　　一連症例研究法　*4, 119, 162, 424*
　　顕現性　*420*
　　言語以外のその他の要因　*420-421*
　　修復、再学習、再訓練　*115*
　　将来像　*424-425*
　　神経学的な安定性　*420*
　　セッションの方法　*419-420*
　　セラピストの貢献　*421*
　　全体論　*116-117, 419-421*
　　代償方略　*115, 119*
　　単一症例研究　*119, 120*
　　認知神経心理学的視点　*115, 422-425*
　　認知神経心理学的な診かた　*117-118*
　　認知的な守備領域と改善のメカニズム
　　　118-124
　　評価の枠組み　*124-126*
　　頻度と量　*419*
　　目標をもった──　*423*
　　やる気　*420*
　　⇨ 研究計画
　　⇨ 書字のセラピー
　　⇨ 聴覚的理解のセラピー
　　⇨ 動詞の想起と産生のセラピー
　　⇨ 名詞の想起と産生のセラピー
　　⇨ 読みのセラピー
セラピー研究計画　*120*
　　仮説を立てる段階　*121*
　　基本原則　*121-124*
　　セラピー期　*123*
　　セラピーの前　*122-123*
　　選択段階　*122*
　　データ分析期　*124*
　　ベースライン期　*122*
CELEXデータベース　*16*

そ
相互作用セラピー　*162*
像の正規化　*105*
　　障害　*106*
　　評価　*109*
相貌失認　*106*

た
代償方略（compensation strategies）　*115, 119, 427*
　　聴覚的理解のセラピー　*134-136, 142-144*
　　動詞の想起のセラピー　*258-260*
　　名詞の想起のセラピー　*227-229*
多層ベースライン　*120*

単一症例研究　*119, 120*
単語処理　*5*
単語の獲得年齢　*18*
単語の規則性　*20*
単語の言語処理モデル　*5*
単語の口頭表出
　　意味システム（産生）　*54-55, 60-61*
　　エラータイプ　*57*
　　音韻出力配列　*56, 63-64*
　　音韻出力レキシコン　*55-56, 61-62*
　　構音・発話　*56*
　　構音プログラミング　*53, 56, 427*
　　呼称　*54*
　　呼称、音読、復唱　*55*
　　語想起　*58-60*
　　障害　*54-56*
　　症例　*49, 62, 63*
　　単語の特徴　*57*
　　評価　*30, 56-64*
　　モデル　*53*
単語の書字（文字表出・綴り）
　　意味システム　*94-95*
　　意味的語彙経路　*88, 429*
　　エラータイプ　*94*
　　音韻‒文字変換　*88, 92, 100-101, 428*
　　書取　*90*
　　障害　*89-92*
　　症例　*96, 97, 98, 101*
　　書字運動プログラミング　*92, 100, 427*
　　書称　*88*
　　単語の写字　*89*
　　単語の特徴　*93-94*
　　直接的語彙経路　*89, 361, 364, 427*
　　評価　*92-101*
　　文字実現　*92, 99-100*
　　文字出力バッファー　*91, 98-99*
　　文字出力レキシコン　*91, 96-98*
　　モデル　*87-89*
　　⇨ 書字のセラピー
単語の聴覚的理解　*38*
　　意味システム（理解）　*39, 47-50*
　　音韻入出力変換　*37*
　　音韻入力レキシコン　*39, 43-45*
　　語義聾　*39, 45-46*
　　障害　*37-40*
　　症例　*43, 45, 46, 49*
　　単語の特徴　*41*
　　聴覚的音韻分析　*37-39, 42-43*
　　評価　*30, 40-50*
　　モデル　*37*

単語の特徴
　　音読　*74*
　　単語の口頭表出　*57*
　　単語の書字（綴り）　*93-94*
　　単語の聴覚的理解　*41*
単語の品詞　*21*
単語の頻度　*16-19*
単語の理解
　　⇨ 単語の聴覚的理解

ち
知覚的特徴の統合　*105*
　　障害　*106*
　　評価　*109*
逐次読み　*71, 77, 295, 298*
　　⇨ 文字認知
注意性失読　*71*
中枢性失読　*72-73*
聴覚的音韻分析（auditory phonological analysis）　*24, 37, 427*
　　障害　*37*
　　症例　*43*
　　セラピー研究　*132-142*
　　評価　*42-43*
聴覚的理解のセラピー
　　意味システム（理解）　*144-151*
　　音韻入力レキシコン　*138-142*
　　語義聾　*138-144*
　　コンピュータの使用　*137*
　　再活性化　*132-151*
　　セラピー研究一覧　*130*
　　セラピー研究レビュー　*132-151*
　　代償方略　*134-136, 142-144*
　　聴覚的理解に関する研究の概要　*129-131*
　　臨床への示唆　*417*
直接的語彙経路（direct lexical route）
　　音読の――（for reading）　*69, 427*
　　書字の――（for writing）　*89, 361, 365, 427*
治療効果　*121*

つ
対連合学習　*351-354*
綴り
　　⇨ 書字のセラピー
　　⇨ 単語の書字

て
ディスアスリア（運動障害性構音障害）　*56*
テストの項目数　*31*
テストの選択　*29*

と
同音異義語（homophones）　*25, 428*
動詞　*21*
動詞の想起と産生のセラピー
　　意味障害　*244-269, 282-292*
　　音韻出力レキシコン　*265-280*
　　音韻障害　*252-280, 282-292*
　　代償方略　*258-260*
　　動詞と名詞に関する研究　*280-282*
　　動詞と名詞に関するセラピー研究一覧　*281-282*
　　動詞と名詞に関するセラピー研究レビュー　*282-292*
　　動詞に関する研究　*242-244*
　　動詞に関するセラピー研究レビュー　*244-280*
　　動詞に関するセラピー研究一覧　*243-244*
　　動詞の喚語に関する研究の概要　*241*
　　認知機能再編成　*256-257*
　　臨床への示唆　*416, 418*
読唇　*41*
特定項目デザイン　*120*
読解
　　⇨ 音読（読み）
トライアングルモデル　*9, 10*

な
内容語　*21, 22*
難読　*295*
　　⇨ 失読

に
Nickels' Naming Test　*58*
ニューカッスル大学失語症資料　*129*
認知機能再編成（cognitive-relay）　*119, 427*
　　書字のセラピー　*366-369, 375-377, 379-382, 404-406, 409-411*
　　動詞の想起のセラピー　*255-257*
　　名詞の想起のセラピー　*206-208, 229-231*
　　読みのセラピー　*303-312, 334-336, 345-348*
認知システムの普遍性　*6*

の
脳卒中　*421, 427*
脳の再組織化（brain reorganisation）　*119, 427*
脳への刺激　*421*
Northwestern Assessment of Verb and Sentences（NAVS）　*59*

は
Verb and Sentence Test（VAST）　*59*

Verb and Noun Test (VAN)　*59*
バイグラフの訓練　*299*
反復経頭蓋磁気刺激法 (rTMS)　*422*
反復ベースライン　*120*

ひ
非語　*295*
評価　*29*
　　音読　*74-84*
　　仮説の検証　*29*
　　コミュニケーション状態の観察　*30*
　　単語の口頭表出　*30, 56-64*
　　単語の書字（綴り）　*92-101*
　　単語の聴覚的理解　*30, 40*
　　テストの項目数　*31*
　　テストの選択　*29*
　　評価法　*31*
　　――レベルの絞り方　*30*
　　物体と絵の認知　*107-110*
表層失書　*21, 91, 97, 366-372, 382-386*
表層失読　*3, 72, 80, 321-323, 327-331*
頻度効果　*18, 19*

ふ
複数の物体への分割　*105*
　　障害　*106*
　　評価　*109*
不全失語　*295*
物体概念　*106*
　　障害　*106*
　　評価　*110*
物体と絵の認知
　　構造記述　*106, 109*
　　視覚的知覚分析　*106, 108*
　　障害　*106-107*
　　症例　*107*
　　知覚的特徴の統合、複数の物体への分割、像の正規化　*106, 109*
　　評価　*107-110*
　　物体概念　*106, 110*
　　モデル　*105*
プラセボ効果　*121*

ほ
補助手段 (substitution)　*119, 429*
Boston Naming Test　*59*

ま
末梢性失読　*71-72*

む
無視性失読　*71, 76*

め
名詞　*21*
明示的聴覚セラピー　*142-144*
　　名詞の呼称に関する研究の概要　*155-163*
　　セラピー効果　*155, 162*
名詞の想起と産生のセラピー
　　一連症例研究　*162*
　　意味課題　*160, 162*
　　意味訓練課題　*156*
　　意味システム（産生）　*163-208*
　　音韻訓練課題　*156, 160*
　　音韻出力配列のセラピー　*161, 231-239*
　　音韻出力レキシコン　*166-234*
　　音韻－文字変換　*185-190*
　　コンピュータの使用　*161, 227-229*
　　再活性化　*163-206, 209-227, 231-239*
　　セラピー研究一覧　*157-159*
　　セラピー研究レビュー　*163-239*
　　セラピーの焦点とターゲット　*156*
　　相互作用セラピー　*162*
　　代償方略　*227-229*
　　認知機能再編成　*206-208, 229-231*
　　文字－音韻変換　*185-190*
　　文字出力レキシコン　*217-219*
　　文字を使ったセラピー　*161*
　　臨床への示唆　*416, 418*
メロディック・イントネーション・セラピー　*119*

も
文字 (allographs)　*87, 427*
文字－音韻の対応　*69, 299*
文字－音韻変換 (orthographic-to-phonological conversion)　*21, 25, 69, 428*
　　障害　*73*
　　症例　*83, 84*
　　評価　*83-84*
　　名詞の想起のセラピー　*185-190*
　　読みのセラピー　*298, 323-327, 331-357*
文字実現 (allographic realisation)　*87, 427*
　　障害　*92*
　　評価　*99-100*
文字出力バッファー (graphemic output buffer)　*87, 427*
　　障害　*91*
　　症例　*98*
　　書字のセラピー　*364, 399-411*
　　評価　*98*

文字出力レキシコン（orthographic output lexicon） 87, 428
　　障害 91
　　症例 96, 97
　　書字のセラピー 364, 366-372, 375-402
　　評価 96-98
　　名詞の想起と産生のセラピー 217-219
文字入力レキシコン（orthographic input lexicon） 67, 428
　　障害 70, 77-79
　　評価 77-79
　　読みのセラピー 298, 321-329
文字認知（visual orthographic analysis） 67, 429
　　障害 70
　　症例 77
　　評価 75-77
　　読みのセラピー 301-321

よ
用語 ix, 295, 361
読みのセラピー
　　コンピュータの使用 295, 298, 301, 312-315, 327-329, 354-357
　　再学習 323-327, 331-338, 341-345, 354-357
　　再活性化 300-302, 305-307, 312-323, 327-331, 338-341, 348-357
　　セラピー研究一覧 296-297
　　セラピー研究レビュー 300-357
　　認知機能再編成 303-312, 334-336, 345-348
　　文字－音韻変換 298, 323-327, 331-357
　　文字入力レキシコン 298, 321-329
　　読みに関する研究の概要 295-300
　　臨床への示唆 417

ら
Life-Participation Approach to Aphasia（LPAA） 116
ランダム化比較試験（RCTs） 115, 423

り
理論モデル 4
　　競合するモデル 7-10
　　単語処理 415
　　単語の口頭表出 53-54
　　単語の聴覚的理解 37
　　トライアングルモデル 9, 10
　　MartinとDellによるモデル 8
　　文字単語の表出（書字） 87-89
　　要件 6
　　読み 67-70
　　ロゴジェンモデル 4, 5

ろ
ロゴジェンモデル 4, 5

訳者紹介

【監訳者】
長塚 紀子（上智大学国際言語情報研究所、はさまレインボークリニック／言語聴覚士）

【訳者（五十音順）】
荻野　恵（きせがわ病院リハビリテーション課／言語聴覚士）
山澤 秀子（西東京市保谷障害者福祉センター／言語聴覚士）
吉田　敬（愛知淑徳大学健康医療科学部医療貢献学科言語聴覚学専攻／言語聴覚士）

失語症臨床の認知神経心理学的アプローチ
評価とリハビリテーションのためのガイドブック

ISBN 978-4-7639-3050-7

2015年11月30日　初版　第1刷　発行　ⓒ
定価はカバーに表示

著　者	Anne Whitworth ＋ Janet Webster ＋ David Howard
監訳者	長塚 紀子
訳　者	荻野 恵＋山澤 秀子＋吉田 敬
発行者	中村 三夫
発行所	株式会社協同医書出版社

〒113-0033　東京都文京区本郷3-21-10　浅沼第2ビル4階
phone：03-3818-2361　／　fax：03-3818-2368
URL：http://www.kyodo-isho.co.jp/
郵便振替　00160-1-148631

印　刷　横山印刷株式会社
製　本　有限会社永瀬製本所

JCOPY〈(社)出版者著作権管理機構 委託出版物〉

本書の無断複写は著作権法上での例外を除き禁じられています。複写される場合は，そのつど事前に，(社)出版者著作権管理機構（電話 03-3513-6969，FAX 03-3513-6979，e-mail: info@jcopy.or.jp）の許諾を得てください。

本書を無断で複製する行為（コピー，スキャン，デジタルデータ化など）は，「私的使用のための複製」など著作権法上の限られた例外を除き禁じられています。大学，病院，企業などにおいて，業務上使用する目的（診療，研究活動を含む）で上記の行為を行うことは，その使用範囲が内部的であっても，私的使用には該当せず，違法です。また私的使用に該当する場合であっても，代行業者等の第三者に依頼して上記の行為を行うことは違法となります。